Les cours de PACES

Introduction à l'anatomie

2e édition

Olivier Trost
Docteur en médecine
Maître de conférences des universités en anatomie
Praticien hospitalier en chirurgie maxillo-faciale et stomatologie

Pierre Trouilloud
Docteur en médecine
Professeur des universités en anatomie
Praticien hospitalier en chirurgie orthopédique et traumatologique

Avec la participation de Brice Viard

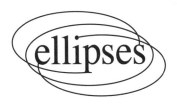

ellipses

Dans la même collection

ISBN 978-2-7298-7866-5
©Ellipses Édition Marketing S.A., 2013
32, rue Bargue 75740 Paris cedex 15

www.editions-ellipses.fr

PRÉFACE

Dans la préface de la première édition d'*Introduction à l'anatomie*, nous avions voulu montrer l'actualité d'une discipline trop souvent considérée comme une taxinomie figée et dans laquelle un regard novateur serait impossible. Ce livre d'Olivier Trost et Pierre Trouilloud s'adresse avant tout à des étudiants en sciences de la santé pour qui apprendre l'anatomie du corps humain, c'est acquérir un vocabulaire et se confronter à des points de vue apportés par l'observation anatomique.

L'anatomie partage avec des disciplines comme la botanique, le souci de la collecte et le problème du foisonnement. Autre point commun, l'anatomie et la botanique sont aussi et déjà des sciences d'observation. En effet, elles reposent les deux sur des pratiques et des expériences où l'empirisme est important. Le botaniste se livre à des expériences de terrain, c'est dans la nature qu'il part à la recherche des différentes espèces de plantes qu'il observe et décrit. L'anatomiste, quant à lui, rencontre le corps dans la salle de dissection et sans ce geste inaugural de la dissection, le corps serait resté inconnu aux médecins. Ce n'est qu'après avoir observé avec soin dans les deux cas que les résultats sont restitués dans des ouvrages où les images et les textes se répondent mutuellement.

Ainsi, comme le botaniste, l'anatomiste crée des collections avec son iconographie et ses légendes. À la beauté ou à la laideur du corps, l'anatomiste substitue un corps qui informe. Si l'anatomie du XVIᵉ siècle a longtemps privilégié l'aspect esthétique grâce au concours d'artistes, elle a ensuite utilisé des schémas et des légendes qui permettent ainsi d'*alléger* l'objet initial – le corps humain – et de le rendre accessible à l'investigation rationnelle. Comme la botanique a substitué à l'éclat de la plante sa description scientifique, l'anatomie a su restituer un corps devenu un lieu de savoir.

La première difficulté pour l'anatomiste se situe donc dans le regard qui commence par saisir un ensemble – vision synthétique du corps –, puis qui recense les détails externes avant de pénétrer par couches ou strates successives jusque dans la profondeur du corps humain et ses détails internes – vision analytique du corps –. La seconde difficulté porte sur la restitution du savoir acquis car ni le mot, ni le dessin, ni la photographie moderne, ne sont la chose elle-même. Nommer et reproduire par le dessin (notamment celui qui accompagne le cours d'anatomie) les parties du corps humain, c'est ce qui constitue la tâche essentielle de l'anatomiste qui repère, isole, décrit et analyse un organe ou une fonction. On ne peut donc pas réduire le terme anatomique à une simple étiquette qui distingue des entités différentes, ce serait totalement méconnaître la richesse d'un tel terme. Sa terminologie a une histoire et la retrouver c'est parcourir une démarche savante qui nous transporte dans le temps, nous informe sur les objets convoqués comme *modèle* d'un organe ou le choix des étymons : par exemple le mot dent dérive de *dens* (latin) le soc de charrue. Le terme anatomique peut également signifier une fonction, comme le mot *incisori* chez Vésale, car la dent tranche.

Non seulement les termes anatomiques rendent compte du corps, mais ils parlent aussi de l'homme tant cette recherche du mot juste nous en apprend sur la réalité d'une époque, l'état de ses connaissances. C'est tout l'intérêt de cet ouvrage. Il propose un dialogue entre les termes anatomiques et médicaux qui n'oublie pas la clinique et ainsi l'usage qui doit en être fait dans la pratique médicale. Il apparaît ainsi comme un support pédagogique indispensable à l'apprentissage du corps humain.

Christian Salomon
Professeur de Philosophie, Besançon.
Laboratoire d'Anatomie de l'Université de Bourgogne.

AVANT-PROPOS

Les liens entre pharmaciens et médecins se resserrent autour du patient et des techniques modernes de soins. Les nouvelles techniques nécessitent une communication précise qui s'appuie sur un langage commun. L'anatomie est une des bases fondamentales de la maitrise de ce langage.

La loi Hôpital Patient Santé Territoire (HPST) confirme les missions du pharmacien envers le patient et lui en confère de nouvelles. Parmi ces missions, celle relative à sa contribution dans la pratique de l'éducation thérapeutique du patient est essentielle. Cette mission requiert une participation active dans la prise en charge du malade tant au niveau de sa pathologie que de la thérapeutique afférente. Ainsi, les connaissances du pharmacien doivent être adaptées à la reconnaissance et à l'évaluation des symptômes, de même qu'à l'appréciation de l'évolution d'une pathologie. Pour obtenir cette compétence, sa formation universitaire doit le conduire à acquérir avec rigueur des connaissances appartenant plus spécifiquement à certaines disciplines médicales : dispositifs médicaux stériles, dispositifs implantables, prothèses, orthèses... L'anatomie est la science primordiale de la description et de l'étude des structures internes, de la topographie et des rapports des organes entre eux.

Il est en effet logique de commencer par l'étude du corps humain avant d'en analyser le mécanisme, les réactions, les altérations et les soins qu'il requiert.

La connaissance des éléments essentiels d'anatomie systémique permettra à l'étudiant d'aborder sans difficulté d'autres disciplines indispensables comme la physiologie et la physiopathologie.

L'enseignement de l'anatomie pour chacune des filières de la PACES est un exemple d'enseignement indispensable à l'étudiant désireux d'acquérir une formation dans le domaine de la santé quelle que soit l'option de parcours qu'il aura choisie.

Professeur J.-P. Belon
Professeur de pharmacologie à l'UFR de Pharmacie de Dijon.
Ancien vice-président de la commission de pédagogie nationale
des études pharmaceutiques (CPNEP).
Praticien attaché au Centre hospitalier et universitaire de Dijon.

REMERCIEMENTS

Les auteurs remercient chaleureusement le Professeur Nicolas CHEYNEL, anatomiste à la Faculté de Médecine de Dijon, pour la lecture critique du présent ouvrage.

Amitiés sincères au Docteur Yves-Roger DJEMBI, anatomiste et chirurgien orthopédiste à Libreville, au Gabon. Notre collaboration de longue date est toujours appréciée !

Au Docteur Pierre NZENGUET-MOUELE, chirurgien généraliste gabonais, futur orthopédiste, pour sa bonne humeur et son entrain chirurgical.

Au Docteur Jean-Marie LE MINOR, brillant anatomiste et auteur fécond de la Faculté de Médecine de Strasbourg.

Au Professeur Henri SICK, un grand nom de l'Anatomie française, qui a suscité de nombreuses vocations anatomiques, et l'admiration de ses nombreux élèves.

À Maria GONCALVES DE MELO et Denis GENELOT, nos deux « compères » du laboratoire d'anatomie de Dijon !

Au Professeur Patrick RAT, chirurgien viscéral, et au Docteur Sophie DALAC-RAT, dermatologue au CHU de Dijon, dont le soutien est très apprécié.

Au Docteur Victorin AHOSSI, Chef du Service d'Odontologie du CHU de Dijon, avec qui collaborer est et restera un immense plaisir !

Au Professeur Emmanuel BAULOT, orthopédiste du CHU de Dijon.

Au Professeur Astrid WILK, professeur de chirurgie maxillo-faciale à Strasbourg, qui a suscité ma vocation chirurgicale.

Au Professeur Christophe MEYER, Chef du Service de Chirurgie Maxillo-faciale et Stomatologie du CHU de Besançon, pour nos moments de grande rigolade au bloc opératoire à Strasbourg, et ses conseils pertinents.

Au Professeur Jean-Marc PERON, Chef du Service de Chirurgie Maxillo-faciale et Stomatologie du CHU de Rouen.

Au Doyen Pierre FREGER, Doyen de la Faculté de Médecine de Rouen.

Au Professeur Jean-François COMPÈRE, Président de la sous-section 55-03 (Chirurgie Maxillo-faciale et Stomatologie) du Conseil National des Universités.

Aux Maîtres et amis membres actuels de la sous-section 42-01 (Anatomie) du Conseil National des Universités : les Professeurs ROGEZ, LE GARS, FONTAINE, BRAUN, DELMAS et DUMAS, et les Docteurs LE MINOR, LE FLOCH-PRIGENT, FOULON, LE CORROLLER et PRAT-PRADAL.

À notre Maître le Professeur Gabriel MALKA.

Au Doyen Jean-Michel ROGEZ, Doyen de la Faculté de Médecine de Nantes, anatomiste, pour sa personnalité attachante, et son soutien indéfectible.

Au Professeur Alain BONNIN, Président de l'Université de Bourgogne. Ce fut un honneur et un grand plaisir de travailler à vos côtés.

Au Doyen Frédéric HUET, Doyen de la Faculté de Médecine de Dijon, pour son aide et son soutien inconditionnel à l'Anatomie dijonnaise.

Un grand merci à l'indispensable Stéphane MICOUD, diplômé de l'École du Louvre, pour son concours à la réalisation de ce volume.

Et évidemment aux Carabins dijonnais !

Première partie
Anatomie générale

Chapitre 1

TECHNIQUES – CONVENTIONS

I. DÉFINITIONS

L'anatomie est l'étude de l'homme et des animaux d'un point de vue morphologique. L'objectif de cette science est de systématiser, de déterminer, de décrire, d'interpréter et d'apprécier la variabilité des structures des organismes. Le vocabulaire anatomique forme l'essentiel du vocabulaire médical lorsqu'il s'agit de description, de repérage ou de localisation. C'est pourquoi il est essentiel de l'acquérir avec toute la précision et la rigueur exigées par les activités de soins.

L'anatomie fondamentale comprend plusieurs disciplines. Parmi elles, les disciplines fondamentales sont :
- l'**anatomie générale** qui étudie les relations entre les structures anatomiques et leurs fonctions. Elle comprend l'ostéologie (étude des os), l'arthrologie (étude des articulations), la myologie (étude des muscles), l'angiologie (étude du cœur et des vaisseaux sanguins et lymphatiques) et la névrologie (étude des nerfs et tissus nerveux) ;
- l'**anatomie descriptive** qui s'attache à décrire la morphologie des structures ;
- l'**anatomie topographique** qui étudie les rapports entre les organes, c'est-à-dire la disposition respective des formations observées les unes par rapport aux autres. Le corps est ainsi divisé en régions, chaque région étant considérée comme une entité qui fait l'objet de l'anatomie régionale ;
- l'**embryologie**, étude du développement de l'œuf et de l'embryon (soit les deux premiers mois de la vie *in utero*) ;
- l'**organogenèse**, étude du développement du fœtus (soit du troisième mois de la vie *in utero* à la naissance) ;
- l'**anatomie comparée** qui étudie les différences entre les formes et les structures observées parmi les organismes vivants ou fossiles. Des interprétations physiologiques et fonctionnelles sont discutées pour expliquer ces observations ;
- la **tératologie** qui étudie les anomalies et les malformations (les « monstruosités »).

L'anatomie appliquée comprend :
- l'**anatomie pathologique** qui étudie les lésions macroscopiques, microscopiques, ultrastructurales et biomoléculaires apportées aux organes, aux tissus et aux cellules par la maladie (F. Cabanne, J.-L. Bonenfant) ;
- l'**anatomie radiologique**, étude des structures anatomiques à l'aide des rayons X (radiologie, tomodensitométrie). Elle s'est élargie et est devenue imagerie médicale avec l'utilisation des ultrasons (échographie) ou des champs magnétiques (IRM) ;
- l'**anatomie chirurgicale**, application de l'anatomie à la chirurgie, en recherchant les meilleures voies d'abord et de traitement lors d'une intervention chirurgicale ;
- l'**anthropologie**, initiée par Paul Broca, qui a développé l'analyse des variations morphologiques humaines pour situer les découvertes d'ossements et de fossiles par rapport à la forme humaine actuelle ;
- l'**anatomie endoscopique** qui permet de visualiser les cavités naturelles par l'intermédiaire de systèmes optiques.

1.   Techniques anatomiques

Le terme « anatomia » (ανατομια) se trouve chez Aristote dans *L'histoire des animaux* pour désigner les observations faites « en coupant à travers » le corps des animaux (ana, ανα : à travers ; tomein, τομειν : couper). Cette méthode d'observation est devenue la dissection, le seul moyen d'étude du corps humain avant l'imagerie pour observer « ce qui est caché dans le corps » (Galien).

a. Dissection

La dissection ne permet pas d'observer les structures vivantes, mais elle donne une idée précise de ce que pourront appareiller l'orthésiste ou le pharmacien, de ce que va palper le médecin, ce que va aborder le chirurgien ou de ce que va remplacer l'ingénieur concepteur de prothèses. Le déroulement de la dissection sert de fil conducteur à la description : le corps est décrit en commençant par la peau, puis plan par plan (couche par couche) de la superficie à la profondeur. Cette méthode de description utilisée par Galien, jusqu'à Charles Étienne et Ambroise Paré, se perpétue de nos jours dans les manuels de dissection, dans les laboratoires d'anatomie ou en anatomie chirurgicale. De ce point de vue, « l'apprentissage personnel de l'anatomie par la dissection ne pourra être égalé » (Vacher et Delmas, 2009).

b. Imagerie

L'imagerie permet d'observer l'homme vivant, et d'appréhender la forme et la fonction avec le minimum d'agression pour le corps. J.-E. Marey (1830-1904) utilise les enregistrements graphiques puis la chronophotographie pour étudier la dynamique des mouvements. Les techniques d'imagerie appliquées à la médecine ont bouleversé la situation de la dissection. Wilhelm Conrad Roentgen (Röntgen), en 1895, avec la découverte des rayons X, a fondé la **radiologie** développée ensuite par les cliniciens (Destot de Lyon, Wackenheim de Strasbourg, Lasjaunias de Paris…). Cormack en 1963, et Hounsfield en 1973, mettent au point le **scanner** (ou tomodensitométrie, TDM) qui perfectionne l'utilisation des rayons X en accédant à des coupes du corps humain. L'**échographie** utilise les ultrasons et l'effet Döppler (1842) pour réaliser des cartographies des tissus et des vaisseaux (Baker, 1970) du corps humain. Bloch et Purcell, en 1946, mettent au point la résonance magnétique nucléaire (RMN), dont l'application chez l'homme en 1971 par Damadian ouvre un autre champ pour l'imagerie en permettant une analyse morphologique et chimique du corps (**imagerie par résonance magnétique**, IRM).

c. Endoscopie

La miniaturisation des optiques et des caméras permet l'exploration in vivo des cavités et des conduits. Ainsi, la **cœlioscopie** est une technique développée initialement par les gynécologues, et qui consiste à introduire une caméra miniaturisée dans la cavité abdominale afin d'observer les viscères abdomino-pelviens dans un but diagnostic dans un premier temps, puis dans un but thérapeutique. La **thoracoscopie** consiste à introduire un optique dans le thorax. Les neurochirurgiens introduisent une caméra très miniaturisée à travers le lobe frontal du cerveau afin d'explorer les cavités ventriculaires intra-cérébrales : c'est la **ventriculoscopie**. L'exploration du tube digestif ou de l'arbre trachéo-bronchique par **endoscopie** est de pratique quotidienne… Toutes ces techniques sont devenues une source irremplaçable d'informations pour une nouvelle anatomie fonctionnelle et clinique, comme en témoignent les publications de la revue *Surgical and Radiologic Anatomy*.

2. Vocabulaire anatomique

Le vocabulaire anatomique évolue depuis l'Antiquité en fonction des préoccupations scientifiques et médicales. Quelques auteurs illustrent cette évolution : Hippocrate, Aristote ou Galien pour les écrits grecs, Celse, Pline l'Ancien ou Vésale pour les écrits latins, Ambroise Paré et les ouvrages anatomiques classiques comme Bourgery, Testut, Poirier, Rouvière, Latarjet, Paturet ou Bossy pour les écrits français. Différentes éditions de *Gray's Anatomy* montrent l'évolution du vocabulaire anatomique anglo-saxon.

II. REPÈRES CHRONOLOGIQUES

L'histoire de l'anatomie humaine est associée à l'histoire de l'observation du corps humain sous toutes ses formes : artistique, philosophique, religieuse, médicale…

1. Antiquité

Pendant la période antique, les représentations anatomiques apparaissent à travers des écrits comme le code d'Hammourabi (Babylone, –1793, –1750), le papyrus d'Ebers et Smith (–1550), l'Iliade d'Homère. Mais c'est surtout par les écrits du corpus hippocratique (**Hippocrate**, –460, –375) et les ouvrages de philosophes comme Platon (–428, –348) et Aristote (–384, –322) qu'apparaît un vocabulaire grec pour désigner les principales structures du corps humain.

L'école d'Alexandrie avec Proxagoras, **Hérophile** (–335, –280), Erasistrate (–300, –230), Eudémos, en utilisant la dissection, précise les connaissances anatomiques, en particulier pour la description des vaisseaux, du cœur, du système nerveux et des viscères abdominaux et pelviens.

Ensuite, à Rome, **Celse** publie, vers 35 de notre ère, une encyclopédie, *De arte medicina*, en latin, qui témoigne du vocabulaire « populaire » utilisé en anatomie à son époque. De même, Pline l'Ancien (23-79), dans son *Histoire naturelle* (*Naturalis historiae*) en 37 livres, fait une synthèse des connaissances de son époque.

Galien (130, 201), élève de Rufus d'Ephèse et de Marinus, nous a laissé de nombreux écrits où il fait une synthèse entre les observations de ses prédécesseurs et les siennes. Plusieurs de ses ouvrages sont consacrés à l'anatomie : *L'utilité des parties, Traité sur les os, Traité sur les dissections, Sur la dissection des muscles, Sur la dissection des veines et des artères, Sur la dissection des nerfs*. Ces textes sont écrits en grec ancien. Ils ont été ensuite traduits en latin et ces traductions ont été utilisées jusqu'à la Renaissance comme référence pour les études de médecine en Europe.

2. Période médiévale

C'est au Moyen-Orient, en Afrique du Nord, en Espagne puis en Italie que la médecine et l'anatomie vont évoluer. **Mesue** (776-855) fonde une académie de médecine à Bagdad. Rhazes (850-923), né à Ravy, au sud de Téhéran, publie *Le livre qui contient tout* où il fait une analyse critique des écrits d'Hippocrate et de Galien.

L'activité intellectuelle se déplace ensuite à Cordoue. Avicenne (980-1037) publie *Le canon* où il redéfinit les bases de la médecine et de l'anatomie. Averroes (Ibn Rushd, Aven Rushd, dit Averroes, 1126-1198) publie *Le Colliget*. Maimonide (Ibn Maimun, 1135-1204) traduit Hippocrate, Galien et Avicenne.

Des universités italiennes se développent à Salerne, près de Naples, en 1010, à Bologne en 1188, à Naples en 1224, à Padoue en 1228, à Rome en 1245. En 1446, un théâtre anatomique est construit à Padoue pour y faire des dissections anatomiques publiques.

Des anatomistes vont s'épanouir dans ce contexte avec **Berengario de Carpi** (1470-1530) qui publie *Isagogae* en 1522. Il différencie les vaisseaux lymphatiques des veines, décrit l'appendice iléo-cæcal, le thymus, le rein en fer à cheval, les valvules cardiaques. Il met à l'honneur l'iconographie en montrant les reliefs par ce que Léonard de Vinci appellera le clair-obscur.

3.   Renaissance

Léonard de Vinci (1452-1519) fait des dissections anatomiques avec Marc della Torre (1481-1511), professeur d'anatomie à Milan. Il a réalisé près d'un millier de dessins anatomiques avec des points de vue variés (artiste, ingénieur…). Ses dessins sont conservés au château de Windsor en Angleterre.

André Vésale (1514-1564) publie en 1543 *De humani corporis fabrica,* ouvrage qui inaugure une nouvelle approche de la description anatomique par le texte et par l'image, en étudiant de manière systématique les structures les unes après les autres en commençant par le squelette. Il s'agit d'un ouvrage de 661 pages avec 269 figures, divisé en sept livres : *1. Quid os, quid cartilago ; 2. Quid ligamentum, quid musculus ; 3. Quid vena, quid arteria ; 4. Qui nervis proprius ; 5. Qui organis nutritioni ; 6 Qui cordi ; 7. Qui cerebro.* Il utilise une nomenclature latine classique inspirée de Pline l'Ancien, de Celse et des traductions latines de Galien. Il élimine les listes de synonymes médiévaux qui incluent des termes grecs, arabes ou hébreux. Il introduit l'utilisation d'éponymes comme références systématiques aux premiers observateurs d'une structure.

Ambroise Paré (1517-1590) est chirurgien-barbier et accompagne les expéditions de François 1er. Il n'a qu'une formation empirique de terrain, ce qui le distingue de Vésale, son contemporain érudit, *homo trilinguis.* L'objectif de Paré est de donner des informations accessibles aux chirurgiens-barbiers qui ne connaissent pas le latin. Il publie des ouvrages d'anatomie dans ce but avec la *Brève collection de l'administration anatomique* en 1550. Il y collige les descriptions anatomiques classiques à son époque en utilisant la langue française sans illustration. Puis en 1561, il publie *L'Anatomie Universelle* avec un texte en français et des illustrations (tirées de la *Fabrica*) sur les régions qu'il juge importantes, en ne reprenant que des fragments de dessins de Vésale.

André Vésale et Ambroise Paré illustrent les enjeux du langage anatomique et clinique : développer un langage universel, international, référence mondiale, ou bien populariser une terminologie dans la langue de chaque pays. L'avantage du langage universel est l'accessibilité au plus grand nombre, mais il induit une inertie d'évolution et une distance entre le langage et ses utilisateurs. Une langue populaire est plus facile à faire évoluer par ses utilisateurs, mais son utilisation entraîne des difficultés de traduction et de communication.

4.   Développement de l'anatomie scientifique

Fabrice de Acquapendente (1533-1619) puis William **Harvey** (1578-1657) mettent en évidence la circulation sanguine. Il faudra attendre Dionis (1650-1718) pour que le concept de circulation sanguine intègre les descriptions anatomiques. L'utilisation du microscope avec Leeuwenhoek (1632-1723), Malpighi (1628-1694) en embryologie puis Morgagni (1682-1771) en pathologie, modifie l'approche anatomique. La théorie de Darwin développée dans *L'origine des espèces* en 1859, et le développement de l'anatomie comparée, ont renouvelé les préoccupations anatomiques. La compréhension des phénomènes physiques (Duchenne de Boulogne, 1806-1875), chimiques (Claude Bernard, 1813-1878) et les observations microscopiques (Ramon y Cajal, 1900) sont à l'origine de théories modernes sur le système nerveux utilisables par les cliniciens. Les procédés nouveaux de conservation des corps (plastination de Günther Von Hagens, 1979, méthode de W. Thiel, 1992) améliorent les conditions des observations anatomiques.

III. NOMENCLATURE ANATOMIQUE

La nomenclature anatomique (*Nomina Anatomica*) internationale est latine. La première liste officielle de termes anatomiques latins a été éditée en 1887 lors du premier congrès de l'Anatomische Gesellschaft à Leipzig (30 000 termes anatomiques en près de 1 000 pages). Une liste de 35 000 termes fut présentée au congrès de l'Anatomische Gesellschaft à Bâle en 1895. Cette liste (BNA, *Basler Nomina Anatomica*) fut diffusée dans la revue *Archiv für Anatomie und Physiologie* en 1895 par His. Depuis 1895, une révision de cette liste a été apportée par la Société Anatomique de Grande-Bretagne et d'Irlande du Nord sous le nom de Birmingham Revision en 1933. Une révision de la BNA a été présentée par l'Anatomische Gesellschaft à Iéna en 1935 : *Nomina Anatomica de Iéna*, INA éditée en 1936 dans le compte rendu de l'Association des Anatomistes allemands, puis en 1937 par la Société Anatomique Japonaise avec 266 termes supplémentaires. Une troisième édition paraît en 1940, puis une autre en 1950.

Le Comité International de Nomenclature Anatomique (IANC) est constitué en 1950. Sa mission est d'élaborer une *Nomina Anatomica* internationale. En 1955, l'IANC se réunit à Paris et publie une *Nomina Anatomica* puis une *Parisiensa Nomina Anatomica* (PNA) en 1958, reprise par G. Olivier en 1959, révisée à Tokyo en 1975. Une *Terminologia anatomica* a été élaborée par le Comité Fédératif de la Terminologie anatomique en 1998, et un dictionnaire médical illustré a été publié par Dorland en 2007.

Les anatomistes français ont fondé une Commission de Francisation des Nomenclatures Anatomiques internationales en 1971, associant des représentants de l'anatomie humaine et de l'anatomie animale. Cette initiative a abouti à une nomenclature internationale francisée publiée en 1976, éditée par Maloine dans le quatrième tome de l'Atlas d'Anatomie Humaine de Sobotta en 1977. Cette nomenclature utilisée dans les traités d'Anatomie Clinique de Chevrel et dans le dictionnaire des termes anatomiques de Kamina, s'est répandue dans tous les ouvrages d'anatomie francophones modernes.

Nous utiliserons la nomenclature latine francisée. Nous indiquerons les noms en nomenclature latine en écriture italique. Les termes anglais, lorsqu'ils seront précisés, seront soulignés.

IV. STRUCTURES ANATOMIQUES ÉLÉMENTAIRES

Les structures anatomiques sont regroupées en plusieurs catégories selon les techniques d'observation utilisées et l'interprétation qui en est donnée.

1. Cellule

La cellule est la plus petite portion de matière vivante pouvant vivre isolément. Elle est considérée comme une **unité physiologique** depuis la mise au point des cultures de cellules. C'est Hooke, en 1665, dans *Micrographia* qui introduit le mot cellule (*cellula*) pour désigner les structures microscopiques observées dans un morceau de liège. Leeuwenhoek, en 1677, décrit les organismes unicellulaires (protozoaires et bactéries). Il observe les cellules d'animaux : globules sanguins, spermatozoïdes… La cellule devient l'**unité microscopique élémentaire** de tous les être vivants avec les théories cellulaires de Schleiden pour les végétaux, puis de Schwann pour les animaux (1839).

2.   Tissus

Les tissus sont des **ensembles de cellules** qui ont des différenciations analogues, et qui participent à la spécialisation fonctionnelle d'une structure. Cette spécialisation peut être physique, chimique ou mixte.

Bichat, en 1801, dans *L'anatomie générale appliquée à la physiologie et à la médecine,* introduit la notion de tissu pour caractériser les structures macroscopiques élémentaires qui constituent l'organisme. Il distingue 21 tissus en fonction de leurs propriétés chimiques et physiques.

Schwann (1810-1882) se fonde sur la théorie cellulaire pour classer les tissus de l'organisme. Selon lui, ils sont répartis en cinq groupes (base de l'analyse anatomo-pathologique actuelle) :
- **les tissus épithéliaux** sont des tissus épithéliaux de revêtement ou des tissus épithéliaux glandulaires selon le rôle prédominant des cellules qui les constituent (protection ou sécrétion) ;
- **les tissus conjonctifs ou connectifs** sont des tissus qui ont un rôle mécanique spécifique par la substance fondamentale élaborée par leurs cellules. Ils constituent le squelette, les vaisseaux et les espaces de glissement ou de comblement. Ils comprennent le tissu conjonctif lâche, le tissu adipeux, le tissu osseux, le tissu fibreux, le tissu cartilagineux, le tissu des parois des vaisseaux sanguins et lymphatiques ;
- **les tissus hématopoïétiques**, le sang et la lymphe, où les cellules sont libres ;
- **les tissus musculaires lisses et striés** sont caractérisés par les propriétés mécaniques contractiles et sensitives des cellules musculaires ;
- **les tissus nerveux** sont caractérisés par les propriétés chimiques et électriques des neurones.

3.   Organes

Les organes sont des **unités morphologiques** formées d'un ou de plusieurs tissus, et qui ont une ou plusieurs fonctions. L'étude du développement d'un organe constitue l'organogenèse.

V.   ORIENTATION DES STRUCTURES DU CORPS

Les termes indiquant la situation et l'orientation des structures du corps (*termini sitium et directionem partium corporis indicantes*) doivent être adaptés à l'anatomie humaine, mais aussi à l'anatomie comparée.

1.   Position de référence du corps humain

La **position anatomique de référence** est la position debout, pieds joints, les deux membres supérieurs le long du tronc, la paume des mains tournée vers l'avant, la tête droite regardant vers l'avant. Cette position représente la position zéro des articulations à partir de laquelle sont définis les déplacements.

2.   Axe du corps et axes des membres

L'**axe du corps** est une ligne théorique longitudinale passant au centre de la tête et au centre du tronc. Selon cet axe sont définies plusieurs orientations :
- crânial (*cranialis*) est la direction de l'axe qui va vers la tête ;
- caudal (*caudalis*) est la direction de l'axe qui va vers les pieds ;

– longitudinal (*longitudinalis*) est ce qui est dans le sens de la longueur ;
– rostral (*rostralis*) est au niveau de la tête la direction qui va vers la face.

L'**axe des membres supérieurs** est un axe théorique passant par le milieu de la tête humérale et le troisième doigt. L'axe fonctionnel de la main est représenté par le troisième rayon (troisième doigt). Ainsi, on définit l'abduction des doigts comme le mouvement qui éloigne les doigts de l'axe de la main (bien qu'en position anatomique, ce mouvement rapproche les quatrième et cinquième doigts de l'axe du corps…).

L'**axe des membres inférieurs** est un axe théorique passant par le milieu de la tête fémorale et le deuxième orteil. L'axe fonctionnel du pied est représenté par le deuxième rayon (deuxième orteil). Les mouvements d'abduction et d'adduction des orteils se définissent par rapport à cet axe.

3. Plans de références anatomiques

Le corps humain est un volume qui se projette sur trois plans anatomiques de référence : le plan horizontal, le plan médian et le plan frontal. Ces trois plans sont perpendiculaires entre eux.

a. Plan horizontal

Un plan horizontal (*horizontalis*) est un plan perpendiculaire à l'axe du corps. Deux termes proches sont utilisés : transversal et axial. Transversal (*transversalis*) est synonyme d'horizontal au niveau du tronc, du cou et de la tête. Au niveau des membres, un plan transversal est un plan perpendiculaire à l'axe du membre. Les radiologues utilisent le terme de « plan axial » plutôt que « plan horizontal », utilisé par les anatomistes.

Quatre directions orientent ces plans :
– médial, orienté vers l'axe du corps,
– latéral, orienté dans la direction opposée à l'axe du corps,
– antérieur ou ventral, en avant de l'axe du corps,
– postérieur ou dorsal, en arrière de l'axe du corps.

b. Plan médian

Le plan médian (*medianus*) est le plan vertical qui passe par l'axe du corps, perpendiculaire au plan horizontal, et qui divise le corps en une partie droite et une partie gauche. Un plan sagittal (*sagittalis*) est un plan parallèle au plan médian. Il est fréquent de lire le terme « para-sagittal » pour désigner un plan sagittal. Quatre directions orientent ces plans :
– antérieur ou ventral, en avant de l'axe du corps,
– postérieur ou dorsal, en arrière de l'axe du corps,
– supérieur, ou crânial, orienté vers la tête,
– inférieur ou caudal, orienté vers les pieds.

c. Plan frontal

Un plan frontal (*frontalis*), « parallèle au front », est un plan perpendiculaire au plan horizontal et au plan médian. Les radiologues utilisent « plan coronal » comme synonyme de plan frontal. Quatre directions orientent ce plan :
– supérieur ou crânial, orienté vers la tête,
– inférieur ou caudal, orienté vers les pieds,
– médial, orienté vers l'axe du corps,
– latéral, orienté dans la direction opposée à l'axe du corps.

d. Index des termes indiquant la situation dans un plan

- Médial (*medialis*) : situé près du plan médian ;
- Latéral (*lateralis*) : éloigné du plan médian ;
- Intermédiaire (*intermedius*) : entre médial et latéral ;
- Dorsal (*dorsalis*) : orienté comme le dos, c'est-à-dire tourné en arrière chez l'homme ;
- Ventral (*ventralis*) : orienté comme le ventre, c'est-à-dire tourné en avant chez l'homme ;
- Interne (*internus*) : orienté vers l'intérieur d'une structure, c'est-à-dire profond (*profundus*) ;
- Externe (*externus*) : orienté vers la périphérie d'une structure, c'est-à-dire superficiel (*superficialis*) ;
- Supérieur (*superior*) : en haut chez l'homme ;
- Inférieur (*inferior*) : en bas chez l'homme ;
- Antérieur (*anterior*) : vers l'avant ;
- Postérieur (*posterior*) : vers l'arrière.

e. Index des termes indiquant la situation au niveau des membres

- Proximal (*proximalis*) : situé près de la racine d'un membre ;
- Distal (*distalis*) : situé près de l'extrémité libre d'un membre, opposé à proximal ;
- Axial (*axialis*) : orienté vers l'axe du membre ;
- Abaxial (*abaxialis*) : orienté vers la périphérie du membre, opposé à axial ;
- Ulnaire (*ulnaris*) : orienté vers l'ulna ou en relation avec l'ulna ;
- Radial (*radialis*) : orienté vers le radius ou en relation avec le radius ;
- Tibial (*tibialis*) : orienté vers le tibia ou en relation avec le tibia ;
- Fibulaire (*fibularis*) : orienté vers la fibula ou en relation avec la fibula ;
- Palmaire (*palmaris*) : en direction de la paume de la main ou en relation avec la paume ;
- Plantaire (*plantaris*) : en direction de la plante du pied ou en relation avec la plante.

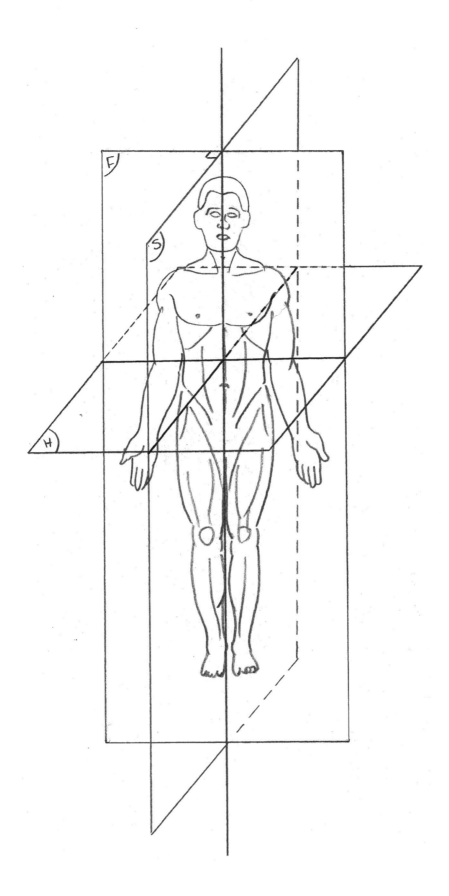

Plans de référence, sujet vu de face en position anatomique :
F : plan frontal,
S : plan sagittal,
H : plan horizontal

Chapitre 2
OSTÉOLOGIE

I. DÉFINITIONS

1. Ostéologie

L'ostéologie (*osteologia*) est l'étude de l'os. Le mot « os » apparaît en français dans *La chanson de Roland* en 1080 (du latin : *os, ossum* en latin populaire ; en grec : ostéon, οστεον ; en sanscrit : asthi ; en slave : kosti ; en allemand : Knochen ; en anglais : bone ; en italien : osso ; en espagnol : hueso).

2. Os

Le mot os a deux significations :
- l'os désigne un **tissu conjonctif** dont les caractéristiques chimiques et physiques sont à l'origine de propriétés mécaniques : armature (membres et rachis), protection (crâne vis-à-vis du cerveau), poutre ou levier pour les muscles. C'est aussi un centre hématopoïétique (sternum, vertèbres, os iliaque) et une réserve d'éléments minéraux comme le calcium ou le phosphore ;
- un os désigne un **organe** qui présente une forme et une fonction spécifiques selon sa situation. Sa forme est le reflet de sa fonction comme Wolff l'a montré d'après les observations de Culmann. Ainsi, en clinique et en anthropologie, il est le témoin de l'activité mécanique de chaque individu. Environ 206 os sont dénombrés chez l'homme.

3. Squelette

Le squelette (*sceletus, sceleton*) comprend l'ensemble des structures osseuses et cartilagineuses (l'étude des ligaments est intégrée à celle du squelette). On distingue :
- le **squelette axial** comprenant les os du crâne, de la colonne vertébrale et du thorax ;
- le **squelette zonal** (terme d'anatomie comparée), comprenant les os des ceintures pelvienne et thoracique ;
- le **squelette appendiculaire** comprenant les os des membres ;
- le **squelette viscéral** chez certains animaux comme l'os pénien du chien (*baculum*) ou l'os cardiaque du bœuf ou du chevreuil.

II. OSSIFICATION ET CALCIFICATION

Gabe distingue l'ostéogenèse et la calcification.

1. Ostéogenèse

L'ostéogenèse est la mise en place d'une matrice organique minéralisée qui aboutit à la formation de tissu osseux (ossification). Après une fracture, l'ossification qui se produit forme le cal fracturaire.

2. Calcification

La calcification correspond à des dépôts de phosphate de calcium constituant des structures physiologiques ou pathologiques qui n'ont pas la signification du tissu osseux (exemple : calcification pathologique des muscles de la coiffe des rotateurs de l'épaule).

III. STRUCTURE DU TISSU OSSEUX

Pritchard définit trois formes de tissu osseux : l'os compact ou os cortical, l'os spongieux à grosses cavités et l'os sous-chondral.

1. Os compact ou os cortical

L'os compact ou substance compacte (*substantia compacta*), encore appelé os cortical ou substance corticale (*substantia corticalis*), se trouve à la périphérie des os. Il est surtout développé au niveau de la diaphyse des os longs dont il assure la solidité (fémur, tibia, humérus…). Il est formé de lamelles de trois à sept microns d'épaisseur, distribuées concentriquement autour de canaux (canaux de Havers), où cheminent des vaisseaux et des nerfs. Clopton Havers décrit les canaux vasculaires de l'os en 1692. L'ostéon est constitué de lamelles réparties en couches parallèles plus ou moins inclinées par rapport au canal central.

2. Os spongieux

L'os spongieux ou substance spongieuse (*substantia spongiosa*) se dispose sous l'os cortical. Il est formé de lamelles réparties en travées. Les intervalles entre les travées sont remplis de tissu myéloïde. La répartition des travées est le reflet des conditions mécaniques de fonctionnement (Wolff), elle est visualisée par les rayons X.

3. Os sous-chondral

L'os sous-chondral est de l'os spongieux à petites cavités qui soutient le cartilage hyalin des surfaces articulaires. Il forme avec le cartilage hyalin qui lui est attenant une unité fonctionnelle et pathologique. C'est par exemple dans ce type d'os que se développent les géodes sous-chondrales, observées dans les arthroses.

IV. ANNEXES DU TISSU OSSEUX

1. Périoste

Le périoste (*periosteum*) est une membrane fibreuse dont la couche profonde renferme des cellules ostéogéniques. Très épais chez l'enfant, son épaisseur diminue avec l'âge. Il enveloppe l'os sauf au niveau des surfaces articulaires recouvertes de cartilage hyalin. L. Ollier, en 1867, a démontré expérimentalement son pouvoir ostéogénique.

2. Endoste

L'endoste (*endosteum*) est une couche de cellules à pouvoir ostéogénique plus faible que le périoste, qui tapisse la face profonde de l'os cortical.

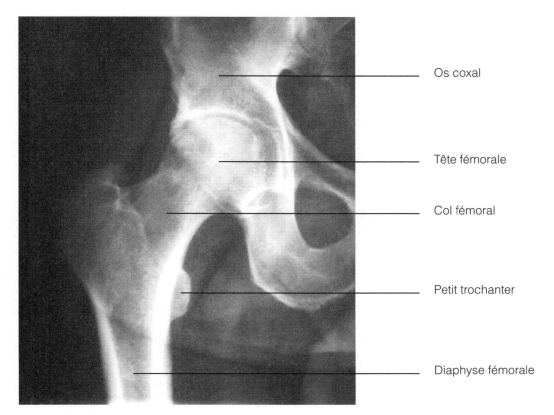

Os coxal

Tête fémorale

Col fémoral

Petit trochanter

Diaphyse fémorale

Radiographie de la hanche droite de face

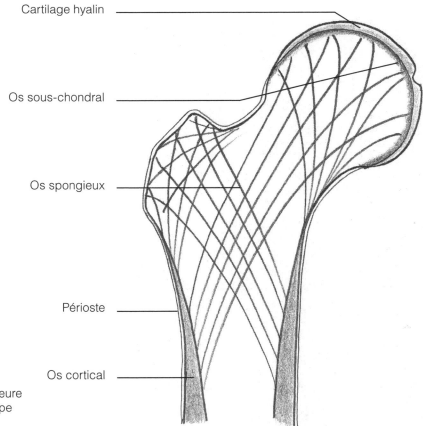

Cartilage hyalin

Os sous-chondral

Os spongieux

Périoste

Os cortical

Représentation schématique
de la structure de l'os :
Exemple de l'extrémité supérieure
du fémur, représentée en coupe
frontale

3.   Moelle osseuse

La moelle osseuse (*medulla ossium*) occupe la cavité médullaire (*cavum medullare*) ou canal médullaire des os longs et les interstices entre les travées de l'os spongieux. On distingue deux formes de moelle osseuse :
- la **moelle osseuse rouge** (*medulla ossium rubra*) qui contient des cellules hématopoïétiques ; elle persiste très longtemps dans le sternum, les crêtes iliaques et les corps vertébraux. Ceci permet d'effectuer des prélèvements lors de certaines affections hématologiques ;
- la **moelle osseuse jaune** (*medulla ossium flava*) qui correspond à une involution de la moelle rouge avec des cellules hématopoïétiques dégénérées et une infiltration graisseuse importante responsable de sa couleur.

V.   NOMENCLATURE ET CLASSIFICATION

1.   Nomenclature

Les noms des os dérivent de considérations diverses, ce qui explique une certaine hétérogénéité dans la nomenclature anatomique internationale :
- **géométriques** : cuboïde, trapèze, trapézoïde, pyramidal, cunéiforme, sphénoïde (en forme de coin en grec) ;
- **analogiques** : phalange (« bâton » en grec), tibia (« flûte » en latin), scaphoïde (« bateau » en grec, « os naviculaire » en latin), ethmoïde (« en forme de crible » en grec) ;
- **topographiques** : fémur (« cuisse » en latin), atlas (première vertèbre cervicale qui porte la tête), cubitus ou ulna, os du coude, frontal (os du front), temporal (os de la région où apparaissent les cheveux gris, marque du temps), os iliaque, os des îles (c'est-à-dire os du flanc) appelé encore os coxal (c'est-à-dire os de la hanche : *coxa* = hanche) ;
- **fonctionnelles** : vertèbre (*vertere*, tourner en latin) ;
- **culturelles** : sacrum, os servant aux sacrifices.

2.   Classification des os

Les os sont classés selon leur forme. On distingue des os longs, des os courts, des os plats, des os irréguliers et des os pneumatisés.

a. Os long

Un os long (*os longum*) est un os dont la longueur est supérieure à la largeur et à l'épaisseur, comme le fémur ou l'humérus par exemple. Les os longs présentent une portion moyenne, le corps de l'os ou diaphyse (*diaphysis*), et deux extrémités élargies ou épiphyses (*epiphysis*). Le corps de l'os est essentiellement constitué d'os compact. Les épiphyses sont constituées d'os spongieux avec de l'os cortical très mince en périphérie, en continuité avec l'os sous-chondral au niveau des surfaces articulaires cartilagineuses. Le corps de l'os est creusé d'une cavité médullaire qui renferme la moelle osseuse.

b. Os court

Un os court (*os breve*) est un os dont les trois dimensions, largeur, longueur, et hauteur, sont du même ordre. Les os du carpe en sont des exemples. Les os courts sont formés d'os spongieux avec un revêtement d'os cortical plus ou moins épais à la périphérie. Les os sésamoïdes

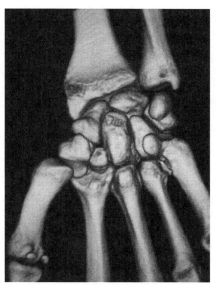

Exemples d'os courts :
Les os du carpe vus sur une reconstruction
tridimensionnelle d'un scanner
de la main droite

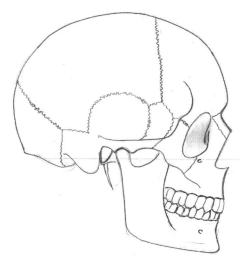

Exemples d'os plats :
Les os de la voûte crânienne ou calvaria
(vue latérale droite du crâne)

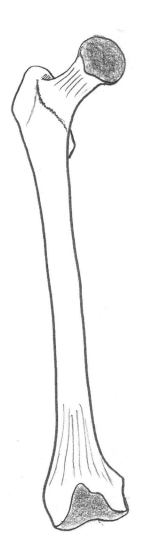

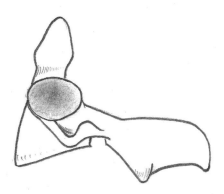

Exemple d'un os irrégulier :
La deuxième vertèbre cervicale ou axis (C2),
en vue latérale gauche

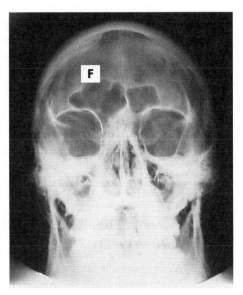

Exemple d'un os long :
Le fémur droit vu de face

**Radiographie standard du crâne
montrant les sinus frontaux (F)**

ont une forme plus ou moins ovoïde ; ils sont inclus dans l'appareil tendineux ou ligamentaire de certaines articulations. Ils contrôlent le changement de direction du trajet d'un tendon. La patella (*patella*), au niveau du genou, est un exemple d'os sésamoïde.

c. Os plat

Un os plat (*os planum*) est un os étendu dans deux directions, et dont l'épaisseur est réduite. Les os plats sont formés de deux couches d'os compact entre lesquelles se trouve une couche d'os spongieux. Ils comprennent les os de la voûte du crâne (pariétal, frontal, occipital) ; dans ces exemples, la couche spongieuse prend le nom de diploë.

d. Os irrégulier

Un os irrégulier (*os inordinatum*) a des formes complexes. Il s'agit des vertèbres, de certains os de la face et de la base du crâne.

e. Os pneumatique

Les os pneumatiques (*os pneumaticum*) se trouvent au niveau de la tête (os maxillaires, os ethmoïde, os sphénoïde, os frontal). Ils contiennent des cavités aériques revêtues d'une muqueuse. Ces cavités sont appelées sinus ou cellules. Elles communiquent avec l'atmosphère au niveau des cavités nasales.

VI. CONSTITUTION CHIMIQUE

L'os est formé d'éléments organiques (à peu près un tiers), de graisse et d'éléments minéraux (deux tiers) formant une trame dans laquelle sont réparties des cellules.

1. Éléments organiques

Les éléments organiques constituent la matrice organique ou ostéoïde de l'os, formée de deux types de protéines :
  – les **fibres collagènes** (90 % de la substance organique dégraissée d'après Rogers) sont un mélange de protéines riches en glycocolle, proline, hydroxyproline, hydroxylysine et acide glutamique. Le collagène donne à l'os sa flexibilité et sa résistance aux forces de traction ou d'arrachement. L'os renferme, comme la peau, essentiellement du collagène de type I. Le scorbut par carence en vitamine C provoque un défaut de structure du collagène qui se traduit par des hémorragies et des fractures spontanées. L'ostéogenèse imparfaite (Lobstein) est liée à un déficit en collagène I qui rend les os cassants ;
  – la **substance fondamentale inter-fibrillaire** représente 5 % de la substance organique de l'os. Elle est répartie entre les fibres de collagène. Elle est formée de mucoprotéines (glycoprotéines), de mucopolysaccharides (glycosaminoglycanes), et de lipides en faible quantité qui auraient un rôle dans la calcification.

2. Éléments minéraux

Les éléments minéraux sont représentés par le calcium et le phosphore. L'os contient 98 % du calcium de l'organisme et 90 % du phosphore. Ces deux éléments sont organisés en structures cristallines d'hydroxyapatite responsables de la rigidité de l'os et de son opacité aux rayons X. Le rachitisme par carence en vitamine D entraîne un défaut de rigidité des os.

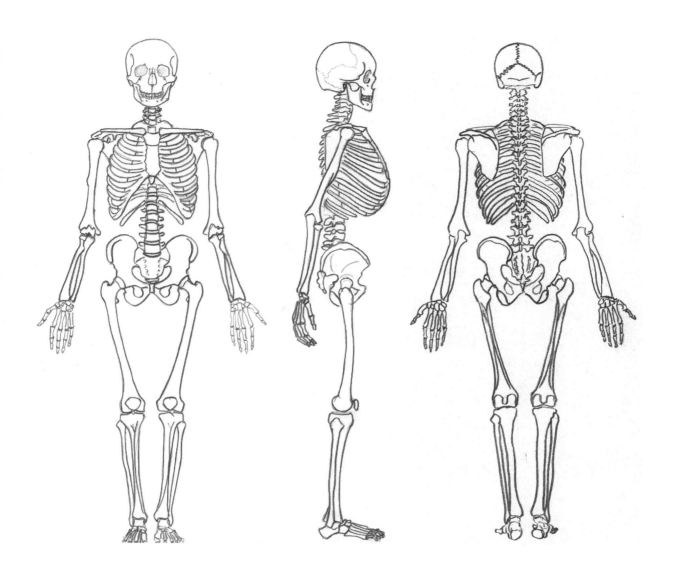

Squelette entier vu de face, de profil et de dos

VII. CELLULES OSSEUSES

Trois types de cellules sont retrouvés dans le tissu osseux.

1. Ostéocytes

Les ostéocytes sont répartis dans des cavités au sein de la substance osseuse. Ils ont une activité métabolique essentielle pour l'ostéogenèse.

2. Ostéoblastes

Les ostéoblastes (Gegenbaur, 1864) interviennent dans l'élaboration de la substance osseuse ostéoïde (matrice organique non calcifiée), et en particulier dans la synthèse du collagène (Leblond), et de certaines enzymes comme les phosphatases alcalines.

3. Ostéoclastes

Les ostéoclastes (Kölliker, 1873) ou myéloplaxes (Robin, 1849) sont observés le long des travées osseuses en voie de résorption. Ils sont liés à la résorption de l'os en agissant surtout sur le métabolisme des substances protéiques de l'os. L'hyperparathyroïdie entraîne une prolifération des ostéoclastes dont témoigne la raréfaction osseuse. L'ostéopétrose correspond à un défaut de résorption ostéoclastique avec densification des os qui deviennent cassants.

VIII. VASCULARISATION ET INNERVATION DE L'OS

1. Vascularisation artérielle de l'os

Trois types d'artères participent à la vascularisation de l'os :
- une (ou parfois deux) **artère nourricière** est observée au niveau de la diaphyse de l'os. Elle pénètre dans le foramen nourricier (*foramen nutricium*) de l'os, puis passe dans le canal nourricier (*canalis nutricium*) et se ramifie dans la cavité médullaire ;
- les **artères métaphyso-épiphysaires**. Les vaisseaux épiphysaires et métaphysaires sont séparés jusqu'à la disparition du cartilage épiphysaire ou cartilage de croissance. Les artères pénètrent dans l'os par des foramens nourriciers au voisinage de la surface articulaire ;
- les **réseaux artériels périostés et endostés**. Il existe un réseau artériel réparti dans le périoste en une couche superficielle et une couche profonde à mailles plus serrées, et de calibre plus fin. Un autre réseau se trouve dans le canal médullaire au niveau de l'endoste. À l'intérieur de l'os, les canaux haversiens renferment un ou plusieurs vaisseaux. Ils sont reliés entre eux par des canaux transversaux (canaux de Volkmann). Ce réseau vasculaire est relié aux systèmes vasculaires du périoste et de l'endoste.

2. Vascularisation veineuse de l'os

Il existe un riche réseau veineux intra-médullaire formant des sinusoïdes qui souvent se regroupent en un sinus veineux central. Ce réseau communique avec la périphérie de l'os par des veines qui traversent l'os au niveau de la diaphyse ou au niveau des métaphyses. Les réseaux métaphyso-épiphysaires sont les plus fournis.

3. Vaisseaux lymphatiques de l'os

Les conduits lymphatiques de l'os se drainent dans un réseau lymphatique périosté qui reçoit ainsi les affluents du système haversien. Ce réseau se draine dans les veines métaphyso-épiphysaires et dans les courants lymphatiques des membres et du tronc.

4. Innervation de l'os

Les fibres nerveuses accompagnent les vaisseaux. Il s'agit essentiellement de fibres vasomotrices et de fibres sensitives venant du périoste. Le périoste est sensible aux forces d'arrachement et aux forces de traction, ce qui serait à l'origine des phénomènes douloureux observés lors des fractures, lorsque le foyer de fracture est mobilisé. Il existe aussi au niveau du périoste des terminaisons encapsulées, récepteurs de la sensibilité proprioceptive (ou profonde).

IX. DÉVELOPPEMENT ET CROISSANCE DE L'OS

1. Ossification intra-membranaire ou périostée

Il s'agit d'une ossification qui se produit dans du **tissu fibreux ou membrane**. Les os de la voûte du crâne sont formés exclusivement selon ce processus. Chez le nouveau-né, les reliquats de la membrane d'ossification des os de la voûte du crâne forment les fontanelles (*fonticulus*), conférant au crâne de l'enfant une certaine souplesse facilitant la traversée de la filière pelvi-périnéale. Au niveau des os longs, le périoste assure une ossification de membrane au niveau des diaphyses, permettant une croissance de l'os en épaisseur.

2. Ossification endochondrale ou enchondrale

Il s'agit d'une ossification qui se produit au sein du **cartilage**. C'est ce qui est observé pour la croissance en longueur au niveau des os des membres (cartilages de croissance ou de conjugaison), des vertèbres, de la base du crâne (chondrocrâne), du pelvis, de la cage thoracique.

L'ébauche cartilagineuse se forme pendant les quatrième et cinquième semaines de la vie intra-utérine. Les cellules mésenchymateuses s'organisent en formant un périchondrium, puis se transforment en chondroblastes à l'origine de chondrocytes qui forment du cartilage hyalin. Les foyers d'ossification enchondrale se développent au sein de cette ébauche. Il existe en général un foyer diaphysaire et plusieurs foyers épiphysaires. L'apparition des foyers d'ossification et la disparition des cartilages de conjugaison permet de déterminer l'âge osseux selon des abaques précis.

Le cartilage épiphysaire ou cartilage de croissance, ou de conjugaison (*cartilago epiphysialis*) présente quatre couches de cellules disposées en colonnes de l'épiphyse à la métaphyse, reposant sur la plaque basale formée de lamelles osseuses et de vaisseaux :
  - la couche germinative formée de petites cellules cartilagineuses ;
  - la couche sériée formée d'un empilement de cellules cartilagineuses ;
  - la couche hypertrophique formée de grandes cellules cartilagineuses ;
  - la couche dégénérative formée de cellules cartilagineuses dégénératives.

L'ossification apparaît au centre de l'ébauche cartilagineuse diaphysaire puis épiphysaire. Des cellules cartilagineuses deviennent géantes, tandis que, à la périphérie, se développent des vaisseaux, qui ensuite pénètrent dans l'ébauche cartilagineuse en direction du centre. Le cartilage épiphysaire n'est pas vascularisé, son envahissement par des vaisseaux provoque son ossification.

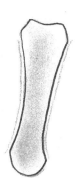

Matrice cartilagineuse

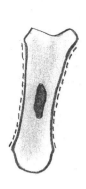

Point d'ossification
primaire (diaphysaire)

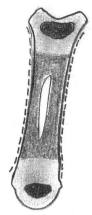

Points d'ossification secondaires
(épiphysaires)

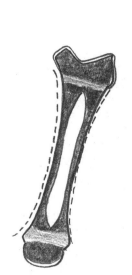

Cartilages épiphysaires
proximal et distal
(cartilages de croissance)

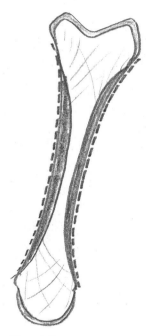

Os adulte

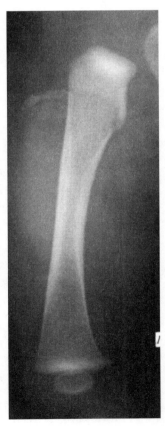

Fémur d'un enfant de trois mois.
Noter le point d'ossification
secondaire distal

OSSIFICATION ENDOCHONDRALE

Chapitre 3

ARTHROLOGIE, SYNDESMOLOGIE

I. DÉFINITIONS

1. Articulation

L'arthrologie ou syndesmologie (*syndesmologia*) est l'étude des articulations. Une articulation (*junctura ossium*) unit plusieurs os. La morphologie des surfaces articulaires et la nature des moyens d'union (capsule articulaire, ligaments, fibrocartilages articulaires) conditionnent la mobilité, la stabilité et le verrouillage de l'articulation :
- la **mobilité** de l'articulation est définie par l'amplitude des mouvements des pièces osseuses par rapport à des plans de références : frontal, horizontal et sagittal. Elle est favorisée par les conditions de glissement et de roulement des surfaces articulaires ;
- la **stabilité** de l'articulation, ou capacité de résistance de l'articulation aux déformations, est liée à la transmission des forces entre les os en présence. Elle est assurée par la forme des surfaces articulaires (hanche), les ligaments articulaires (genou, cheville), des fibrocartilages (labrum glénoïdal), ou un complexe musculo-ligamentaire (épaule).

2. Mouvements élémentaires

Les mouvements élémentaires sont définis dans les trois plans fondamentaux, à partir de la position anatomique de référence (« position zéro »).

a. Dans le plan frontal

Pour la tête et le tronc, l'**inclinaison** droite est un déplacement vers la droite de la tête ou de la partie supérieure du tronc. L'inclinaison gauche est un déplacement vers la gauche de la tête ou de la partie supérieure du tronc.

Pour les membres, sauf les doigts, l'axe de référence du déplacement est l'axe du corps. L'**abduction** éloigne l'extrémité distale du membre de l'axe du corps. L'**adduction** rapproche l'extrémité distale du membre de l'axe du corps.

Pour les doigts, l'axe de référence est l'axe de la main ou du pied. L'abduction éloigne les doigts de l'axe de la main ou du pied. L'adduction rapproche les doigts de l'axe de la main ou du pied.

b. Dans le plan sagittal

Pour la tête et le tronc, la **flexion** est un déplacement vers l'avant de la tête ou de la partie supérieure du tronc. L'**extension** est un déplacement vers l'arrière de la tête ou de la partie supérieure du tronc.

Pour l'épaule, la **propulsion** déplace l'extrémité distale du membre vers l'avant. La **rétropulsion** déplace l'extrémité distale du membre vers l'arrière.

Pour l'extrémité distale du membre supérieur, la flexion déplace le segment distal en avant du plan frontal. L'extension déplace le segment distal en arrière du plan frontal.

Pour la hanche, la flexion déplace le membre inférieur en avant du plan frontal. L'extension déplace le membre inférieur en arrière du plan frontal.

Pour le genou, la flexion amène la jambe en arrière du plan frontal. L'extension aligne la jambe dans le prolongement de la cuisse.

Pour la cheville, la flexion plantaire correspond à l'action de se mettre sur la pointe des pieds. La flexion dorsale est l'action de marcher sur le talon.

c. Dans le plan horizontal

Les déplacements se font en **rotation** droite et gauche pour la tête et le tronc, médiale et latérale pour les différents segments des membres.

II.   STRUCTURES ARTICULAIRES

1.   Cartilage

Pour les grecs, le mot chondros (χονδρος) avait plusieurs significations : petit corps dur et rond, grain de froment, cartilage costal, cartilage articulaire, cartilage des poissons. C'est l'aspect qui a prévalu pour définir la notion de cartilage (*cartilago* en latin). Schaffer, en 1930, donne une définition histologique du cartilage : « Tissu avasculaire formé de trois constituants : des chondrocytes, une substance fondamentale intercellulaire, et des structures fibreuses ». Selon la prédominance d'un des trois constituants du cartilage, Schaffer distingue trois types de cartilages :
- le **cartilage cellulaire** est un cartilage où prédominent les chondrocytes et le tissu fibreux. C'est le cartilage qui forme le pavillon de l'oreille et l'épiglotte ;
- le **cartilage élastique** et le **fibro-cartilage** sont des cartilages où prédomine le tissu fibreux qui leur donne un aspect jaunâtre. Ils se trouvent dans les disques intervertébraux, les ménisques, la terminaison des tendons et de certains ligaments ;
- le **cartilage hyalin** est un cartilage où prédomine la substance fondamentale qui lui donne un aspect vitreux. Il forme le squelette embryonnaire, les cartilages nasaux et costaux, les cartilages du larynx, de la trachée et des bronches. C'est le cartilage de revêtement de la plupart des surfaces articulaires : le cartilage articulaire (*cartilago articularis*). Entre la diaphyse et l'épiphyse des os longs, une zone de cartilage hyalin sérié se différencie : les chondrocytes y sont empilés selon des colonnes parallèles à l'axe des forces dominantes, c'est le cartilage épiphysaire. Chez l'adulte seul le cartilage hyalin articulaire persiste.

2.   Tissu synovial et liquide synovial

Paracelse a introduit le terme de synovie, pour désigner le liquide intra-articulaire, du fait de son aspect de blanc d'œuf. Vaubel, en 1933, a montré que ce sont les cellules de la synoviale qui produisent le liquide synovial. Les cellules synoviales sont supportées par la membrane synoviale (*membrana synovialis*) qui tapisse la face profonde de la capsule des articulations synoviales. Du tissu synovial se retrouve aussi autour d'autres éléments mobiles comme les tendons, certains ligaments ou les bourses séreuses péri-articulaires.

3.   Capsules et ligaments

Ce sont les structures fibreuses qui unissent les pièces osseuses. La capsule articulaire (*capsula articularis*) forme un manchon autour de la synoviale. Les ligaments (*ligamenta*) sont des structures fibreuses plus épaisses dont la résistance mécanique est augmentée dans des directions privilégiées par l'orientation des fibres.

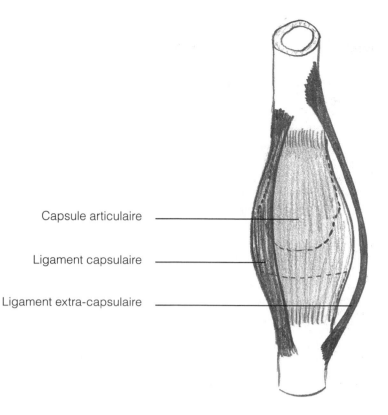

Capsule articulaire

Ligament capsulaire

Ligament extra-capsulaire

Vue schématique d'une articulation
montrant les moyens de contention

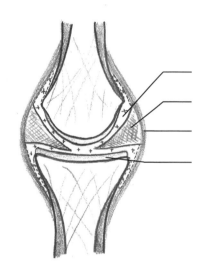

Fente synoviale

Fibro-cartilage articulaire

Capsule articulaire

Cartilage articulaire

Coupe schématique
d'une articulation synoviale

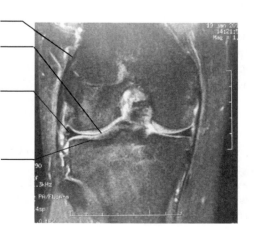

Capsule articulaire

Fente synoviale

Fibro-cartilage articulaire

Cartilage articulaire

IRM du genou, coupe frontale

III.   CLASSIFICATION DES ARTICULATIONS

La classification des articulations est fondée sur plusieurs critères : le mode de développement, la forme des surfaces articulaires en présence, les moyens d'union, le type de mobilité. Ambroise Paré, reprenant la classification de Galien, distinguait les diarthroses (articulations mobiles) et les synarthroses (articulations non mobiles). Winslow et Bichat ajoutent les amphiarthroses (semi-mobiles). Les syssarthroses réalisent des espaces de glissement, comme par exemple la syssarthrose scapulo-thoracique.

Selon des critères histologiques (Testut, Poirier), trois types d'articulations sont définis : les articulations fibreuses sans cartilage articulaire ni cavité synoviale, les articulations cartilagineuses sans cavité synoviale, les articulations cartilagineuses avec cavité synoviale. Nous retiendrons cette classification.

1.   Articulations fibreuses

Une articulation fibreuse (*junctura fibrosa*) ou synfibrose réunit deux ou plusieurs pièces osseuses par du tissu fibreux. Les articulations fibreuses sont des articulations peu mobiles, sans cavité articulaire. Parmi les synfibroses, on distingue : les sutures, les syndesmoses et les gomphoses.

a. Suture

Les sutures (*suturae*) désignent les articulations des os de la voûte crânienne entre eux. Selon leur aspect, elles sont dentées (*sutura serrata*) comme les sutures fronto-pariétale, sagittale, pariéto-occipitale ; squameuses (*sutura squamosa*) comme entre l'os pariétal et l'écaille temporale ; foliées (*sutura foliata*) comme entre la base du vomer et la crête sphénoïdale ou planes (*sutura plana*) comme entre les os nasaux.

b. Syndesmose

Les syndesmoses (*syndesmosis*) sont des articulations fibreuses où les pièces squelettiques sont réunies par des ligaments comme dans l'articulation tibio-fibulaire distale ou l'articulation vestibulo-stapédienne (de la base du stapès dans la fenêtre vestibulaire).

c. Gomphose

Les gomphoses (*gomphosis*) désignent les articulations des dents dans les alvéoles osseuses maxillaires et mandibulaires. Les racines dentaires sont en effet solidarisées à l'os alvéolaire par le ligament alvéolo-dentaire ou parodonte.

2.   Articulations cartilagineuses sans cavité synoviale

Dans les articulations cartilagineuses (*junctura cartilaginea*) sans cavité synoviale, les pièces osseuses sont réunies par du fibrocartilage, ou du cartilage hyalin, ou un mélange des deux. Ces articulations sont très peu mobiles. On distingue dans ce groupe d'articulations les synchondroses et les symphyses.

a. Synchondrose

Une synchondrose (*synchondrosis*) désigne une articulation réunissant des os par du cartilage. Il n'existe pas de cavité articulaire dans ce type d'articulations. La plupart des articulations des os de la base du crâne sont des synchondroses. La jonction entre l'épiphyse et la diaphyse des os longs (cartilage de croissance) chez l'enfant est assimilable à une synchondrose. Ces articulations peuvent se désunir en traumatologie (décollement

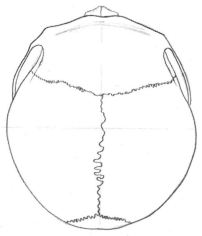

Sutures de la voûte crânienne

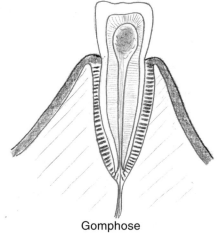

Gomphose

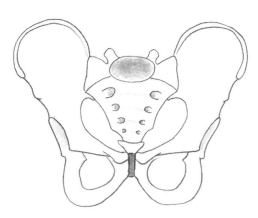

Symphyse pubienne

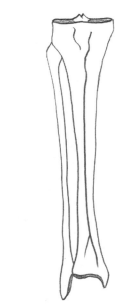

Syndesmose tibio-fibulaire distale

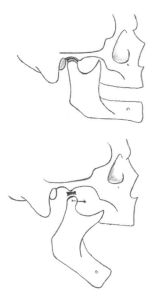

Articulation travaillant essentiellement en glissement :
l'articulation temporo-mandibulaire

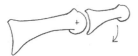

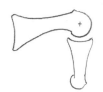

Articulation travaillant essentiellement
en roulement : articulation inter-phalangienne

épiphysaire). Chez l'adulte, les synchondroses se transforment souvent en synostoses (soudure de deux os) : l'articulation disparaît et les os apparaissent fusionnés. C'est très souvent le cas de la synchondrose sphéno-occipitale, au niveau du clivus, que certains praticiens prétendent malgré tout pouvoir mobiliser.

b. Symphyse

Les symphyses (*symphysis*) sont des articulations fibrocartilagineuses dépourvues de cavité synoviale. La symphyse pubienne et les disques intervertébraux en sont des exemples. Le disque interpubien (*discus interpubicus*) comme les disques intervertébraux présentent une partie périphérique annulaire (*annulus fibrosus*) et une partie centrale (*nucleus pulposus*). La symphyse pubienne peut se creuser d'une cavité qui n'a bien entendu pas la signification d'une cavité synoviale.

3. Articulations cartilagineuses synoviales

a. Définition

Les articulations cartilagineuses synoviales (*junctura synovialis*) sont les articulations les plus mobiles du corps. Elles se caractérisent par une membrane synoviale qui délimite une cavité synoviale. Les articulations simples mettent en présence deux surfaces articulaires, et les articulations composées, plus de deux surfaces articulaires.

Une articulation synoviale est caractérisée par différents éléments qui constituent le plan habituel de description d'un tel type d'articulation :
  – des **surfaces articulaires** (*facies articularis*) dont la forme et l'encroûtement par du cartilage hyalin sont fonction du rôle mécanique ;
  – des **fibrocartilages** dans certaines articulations (labrum, ménisque, disque) qui augmentent la congruence articulaire ;
  – une **capsule articulaire** renforcée par des **ligaments**, constituant les moyens d'union de l'articulation ;
  – la **membrane synoviale** (*membrana synovialis*) qui tapisse la face profonde de la capsule articulaire et élabore la synovie ou liquide synovial, moyen de glissement de l'articulation et de nutrition du cartilage hyalin ;
  – des **bourses séreuses péri-articulaires** qui réalisent un plan de glissement entre l'articulation et les structures voisines.

La classification des articulations synoviales peut être soit anatomique, selon la forme des surfaces articulaires (énarthroses, condylarthroses, trochléarthroses), soit fonctionnelle selon le type de déplacements réalisés. La classification fonctionnelle des articulations synoviales repose sur le mode de déplacement élémentaire prédominant des articulations (en glissement ou en roulement), ainsi que sur le nombre d'axes autour duquel ou desquels s'effectue le déplacement.

b. Glissement et roulement

Le **glissement** est un déplacement de deux surfaces articulaires avec des vitesses différentes. Ce mode de déplacement est favorisé par le faible coefficient de frottement entre les surfaces cartilagineuses. L'articulation temporo-mandibulaire est une articulation qui fonctionne essentiellement en glissement.

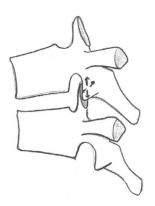

Articulations planes :
articulations zygapophysaires

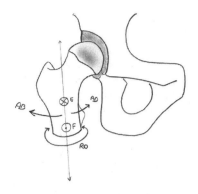

Articulation sphéroïde :
articulation coxo-fémorale (hanche)

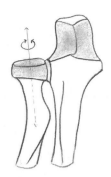

Articulation trochoïde :
articulation radio-ulnaire proximale

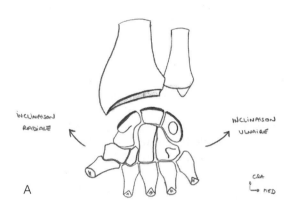

Articulation ellipsoïde : articulation radio-carpienne
A : vue antérieure
B : vue de profil

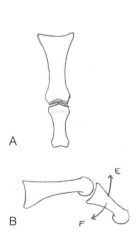

Articulation ginglyme : articulation inter-phalangienne
A : vue antérieure
B : vue de profil

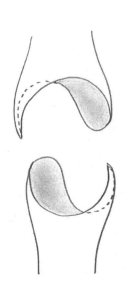

Schéma de principe
d'une articulation sellaire

Le **roulement** est un déplacement des surfaces articulaires avec une vitesse identique, il y a alors une correspondance point par point des surfaces en présence lors du déplacement. L'articulation de la hanche (articulation coxo-fémorale) est un exemple d'articulation fonctionnant essentiellement en roulement.

c. Articulations synoviales fonctionnant essentiellement en glissement

Il s'agit d'articulations où les mouvements se font dans un plan de glissement, les surfaces articulaires glissant l'une en face de l'autre lors de déplacements en règle générale de faible amplitude. Ce sont les **articulations synoviales planes** comme les articulations zygapophysaires qui réunissent les arcs postérieurs des vertèbres.

d. Articulations synoviales fonctionnant essentiellement en roulement

On distingue trois groupes d'articulations synoviales fonctionnant essentiellement en roulement, selon le nombre d'axes fonctionnels autour desquels les mouvements s'effectuent :

— déplacement autour d'un seul axe (= un degré de liberté). Une articulation en charnière ou **ginglyme** met en présence deux surfaces articulaires emboîtées avec deux versants séparés par une crête ou une gorge (articulation talo-crurale par exemple). Les articulations **trochoïdes en pivot** sont représentées par l'articulation atlanto-axoïdienne (C1-C2) où l'atlas (C1) se déplace autour de « l'axe » du processus odontoïde (rotation). Une articulation **trochoïde** (trochos, τροχος : roue) met en présence deux surfaces articulaires emboîtées inscrites dans un segment de cylindre (cylindre plein-cylindre creux, comme les articulations radio-ulnaires par exemple) ;

— déplacement autour de deux axes (= deux degrés de liberté). Une articulation **ellipsoïde** met en présence deux surfaces emboîtées s'inscrivant dans une ellipsoïde (presque synonyme d'ovoïde), comme l'articulation radio-carpienne. Une articulation **sellaire** (ou par emboîtement réciproque) met en présence deux surfaces articulaires emboîtées s'inscrivant dans des segments de tore (surface convexe dans un plan et concave dans le plan perpendiculaire, comme le cavalier sur la selle du cheval). L'articulation trapézo-métacarpienne en est un exemple. Une **articulation torique** met en présence deux surfaces articulaires emboîtées inscrites dans un segment de tore. Morphologiquement, un tore plein correspond à la forme d'une chambre à air, un tore creux correspond à la forme de la jante dans laquelle se moule la chambre à air ;

— déplacements autour de trois axes (= trois degrés de liberté). Une articulation **sphéroïde** met en présence deux surfaces articulaires emboîtées inscrites dans un segment de sphère. La hanche et l'épaule font partie de ce groupe. Les déplacements se font autour d'un axe vertical (rotation), d'un axe transversal (flexion-extension) ou d'un axe antéropostérieur (abduction-adduction).

N.B. : Les surfaces articulaires sont désignées par des mots qui ne sont que des métaphores plus ou moins précises. Par exemple, une trochlée désigne une surface articulaire en forme de poulie (du grec trochleos, τροχλεος, poulie). Un condyle désigne une surface articulaire convexe (du grec condylos, χονδυλος, surface convexe comme un poing). Cet arrondi peut être une portion de sphère (articulation sphéroïde), de tore (articulation torique), d'ellipse (articulation ellipsoïde)…

IV. HISTOCHIMIE ET CYTOLOGIE ARTICULAIRES

Les surfaces articulaires sont recouvertes de cartilage hyalin. Les bourrelets péri-articulaires, les ménisques articulaires, les disques articulaires sont faits de tissu fibreux.

1. Cartilage

Le cartilage est formé d'éléments cellulaires, les chondrocytes, de fibres de collagène, de la substance fondamentale et d'eau (75 %), d'après Ficat. La substance fondamentale est composée de protéoglycanes et de glycoprotéines qui se lient au collagène, essentiellement de type II.

Le collagène de type II représente 90 % du collagène cartilagineux. Les autres collagènes du cartilage sont de type VI, IX, X, XI, et XIII (Kucharz). La trame collagène plus ou moins serrée limite l'imbibition d'eau attirée par les protéoglycanes. De faibles quantités de lipides se trouvent sous la couche de cartilage.

2. Chondrocytes

Les chondrocytes sont des cellules discoïdes ou ovalaires qui présentent un métabolisme anaérobie. Ils paraissent actifs surtout lorsqu'ils sont à la superficie du cartilage. Ils sont responsables de la synthèse de collagène de type II, de protéoglycanes, de prostaglandines et de mucopolysaccharides. Les mucopolysaccharidoses sont des affections dues à un défaut de la dégradation des mucopolysaccharides (ou glucosamino-glycanes). Elles entrent dans le cadre des maladies génétiques dégénératives pouvant atteindre les articulations.

3. Membrane synoviale

La membrane synoviale (*membrana synovialis*) tapisse l'intérieur de la cavité articulaire sauf au niveau des surfaces cartilagineuses. Elle tapisse aussi les bourses de glissement péri-articulaires et les gaines des tendons. C'est le moyen de glissement caractéristique des articulations à grande mobilité.

Elle est formée de deux couches (Souteyrand), l'intima et la sous-intima :
- l'intima est constituée de synoviocytes de deux types (type A qui interviennent dans la résorption du liquide synovial et type B, dans la synthèse du liquide synovial) ;
- la sous-intima est formée de tissu conjonctif.

La membrane synoviale sécrète le liquide synovial ou synovie et résorbe ce liquide ou d'éventuels liquides pathologiques (lors d'une hémarthrose, épanchement de sang dans l'articulation, par exemple). L'élaboration d'acide hyaluronique par la synoviale a été démontrée par Yielding en 1957 par incubation de tissu synovial avec du glucose marqué au carbone 14. Le liquide synovial a un rôle trophique et lubrifiant. Des liquides pathologiques peuvent modifier les propriétés du liquide synovial ou entraîner une maladie de la synoviale. Ceci aura des répercussions indirectes sur le cartilage articulaire, comme dans les hémarthroses à répétition de l'hémophile.

4. Synovie

La synovie (*synovia*) ou liquide synovial est constituée de protéines sanguines de poids moléculaire inférieur à 1 500 000, et d'acide hyaluronique synthétisé par la membrane synoviale. L'acide hyaluronique est responsable de la viscosité et des propriétés lubrifiantes de la synovie.

5.   Capsule articulaire et ligaments

La capsule articulaire (*membrana fibrosa capsulae articularis*) est un manchon fibreux qui s'insère sur les pièces osseuses de l'articulation. Elle constitue un moyen d'union de l'articulation. Sa souplesse et une certaine élasticité permettent l'amplitude des mouvements. Des ligaments constitués eux aussi de tissu fibreux renforcent la capsule, soit comme un simple épaississement de la capsule (ligaments capsulaires), soit comme une structure distincte, à distance de la capsule (ligaments extra-capsulaires).

Les ligaments sont constitués de fibres qui peuvent être réparties en lames, en cordons, plus ou moins torsadés selon la direction des forces de traction qui leur sont appliquées. Ces formations sont constituées de trois éléments :
  – des cellules conjonctives, dont les fibroblastes sont les plus représentatifs ;
  – des fibres de collagène et des fibres élastiques qui sont à l'origine des propriétés mécaniques essentielles des ligaments ;
  – de la substance fondamentale qui renferme essentiellement des mucopolysaccharides (protéoglycanes) et des protéines.

Dans certaines formes de la maladie d'Ehlers-Danlos due à des anomalies du collagène de type V, VI ou VII, il existe une hyperlaxité de la peau et des articulations. Elle entraîne des déformations au niveau des membres inférieurs (pieds plats, genou recurvatum) et au niveau de la colonne vertébrale (cypho-scoliose).

6.   Éléments fibro-cartilagineux

Les éléments fibro-cartilagineux annexés aux articulations comprennent les bourrelets péri-articulaires ou labrums (comme au niveau de la hanche et de l'épaule), les disques articulaires et les ménisques articulaires.

Les **labrums** se présentent sous la forme de fibro-cartilages annulaires, triangulaires en coupe radiaire. Ils présentent :
  – une face basale adhérente à l'os autour du cartilage articulaire,
  – une face articulaire en continuité avec le cartilage articulaire, et qui augmente la surface articulaire totale, ce qui augmente la congruence de l'articulation,
  – une face périphérique qui donne insertion à la capsule articulaire.

Les **disques articulaires** (*discus articularis*) sont des fibrocartilages placés entre les surfaces articulaires (disque intervertébral, disque interpubien). Ils présentent :
  – un noyau pulpeux central (*nucleus pulposus*), pouvant chez certains sujets se creuser d'une cavité qui n'a pas la signification d'une cavité synoviale (symphyse pubienne),
  – un anneau fibreux périphérique (*annulus fibrosus*).

Certaines articulations synoviales peuvent présenter un disque articulaire (comme l'articulation sterno-claviculaire ou l'articulation temporo-mandibulaire), divisant l'articulation en deux compartiments qui ne communiquent pas en théorie.

Un **ménisque** (*meniscus articularis*) est un fibrocartilage placé entre les surfaces articulaires et qui ne compartimente que partiellement la cavité articulaire (ménisques latéral et médial de l'articulation du genou). Parfois, le ménisque latéral du genou peut être discoïde, divisant alors le compartiment latéral du genou en deux étages qui ne communiquent pas.

V.   VASCULARISATION ET INNERVATION

La vascularisation artérielle de l'os sous-chondral des grosses articulations est issue de cercles anastomotiques qui se trouvent près de l'insertion capsulaire. Pour certaines zones comme le corps du talus ou la tête fémorale, la capsule articulaire joue le rôle de lame porte vaisseaux. La synoviale est abondamment vascularisée à partir de ce même réseau, avec un réseau artériel dense et un retour veineux et lymphatique parallèle au réseau artériel.

Le cartilage n'a pas de vascularisation. Sa nutrition est assurée par des processus de diffusion. Le liquide synovial joue un rôle trophique majeur pour le cartilage.

L'innervation est dense au niveau des éléments capsulaires et ligamentaires, et au niveau de la synoviale. Ces éléments renferment de nombreux récepteurs pour la douleur et la sensibilité proprioceptive, ainsi que des terminaisons vasomotrices.

Chapitre 4
MYOLOGIE

I. DÉFINITIONS

La myologie (*myologia*) est la science qui étudie les muscles. Le muscle est l'effecteur de la motricité de la vie végétative ou viscérale et de la motricité de la vie de relation ou écotrope.

Un muscle est un organe caractérisé par trois propriétés fondamentales : la contractilité, l'excitabilité et la sensibilité mécanique (proprioceptive). Les muscles forment le principal système producteur d'énergie de l'organisme sous forme d'énergie mécanique, thermique et électrique. Le muscle est le régulateur des interactions énergétiques entre l'organisme (le milieu intérieur) et l'environnement (le milieu extérieur). C'est l'élément essentiel de l'adaptation énergétique (mécanique et thermique) rapide à l'environnement.

Sylvius explique l'étymologie du mot « muscle » par une métaphore morphologique toujours utilisée, attribuée à Pollux : μυς (mus), la « souris » en grec, présente une tête (comparée à l'origine du muscle), un corps (comparé au corps charnu du muscle) et une queue (comparée au tendon terminal) ; *musculus* en latin ou *lacertus*, lézard. Cruveilhier évoque une étymologie fonctionnelle : μυειν, mein, se mouvoir.

II. NOMENCLATURE

La disposition et la répartition du tissu musculaire sont l'objet de variations fréquentes, ce qui entraîne des difficultés d'interprétation. Testut, dans *Les anomalies musculaires chez l'homme*, écrit : « Aucun organe, en effet, n'est plus variable que le muscle ; il n'est peut-être pas un cadavre dont les muscles ne présentent pas plusieurs variations plus ou moins profondes… ». Le nombre des muscles chez l'homme varie selon les auteurs. Krause en trouve 323, Sappey 501, Paturet 637. Tels faisceaux musculaires peuvent former un muscle autonome ou faire partie d'un autre muscle selon le point de vue de l'observateur.

D'après Olry, pour nommer 182 muscles, 146 à 151 mots sont utilisés. Ils se rapportent :
- à la **taille du muscle** : court, long, grand, petit, gracile, platysma ;
- à la **topographie** : supra-, infra-, sub-, interne, profond, superficiel, radial, ulnaire, tibial, fibulaire ;
- à la **situation** : psoas (lombes), brachial, cervical, dorsal, fessier, intercostal, inter-épineux, interosseux, intertransversaire, langue, lombes, pectoral, périnée, poplité, sural, tête, thorax, plantaire, palmaire, thyro-, tibial, tympan, ulnaire, urètre, zygomatique ;
- à l'**action** : abaisseur, élévateur, abducteur, adducteur, buccinateur, constricteur, corrugateur, extenseur, fléchisseur, masséter, opposant, pronateur, releveur, risorius, rotateur, sphincter, dilatateur, tenseur, vocal, orbiculaire, rétracteur, protracteur, pronateur, supinateur ;
- à la **constitution du muscle** : biceps, digastrique, jumeau, membraneux, multifidus, quadriceps, tendineux, triceps, semi- ;
- à la **direction du muscle** : droit, longitudinal, oblique, orbiculaire, transverse ;

- aux **insertions** : aile du nez, anconé, angle de la bouche, anus, aryténoïdien, auriculaire, bouche, bulbo-, carpe, caverneux, clavier, cléïdo-, coccygien, costaux, côtes, doigts, épineux, fascia lata, fémoral, fibulaire, frontal, génioglosse, hallux, hyo-, iliaque, index, ischio-, lèvre, mastoïdien, mylo-, obturateur, occipito-, œil, omo-, palato-, palmaire, paupière, pectiné, petit doigt, petit orteil, pharynx, ptégygoïdien, radial, scapula, sourcil, spongieux, stapédien, sterno-, stylo-, temporal ;
- à la **forme** : carré, deltoïde, dentelé, lombricaux, pyramidal, piriforme, rhomboïde, scalène, trapèze.

III. CLASSIFICATION DES MUSCLES

Bichat a introduit la notion de « muscles de la vie animale », ou volontaires, et de « muscles de la vie végétative », ou viscéraux. Cette distinction fonctionnelle a été mise en parallèle avec les observations morphologiques des fibres musculaires par Ranvier qui décrit les fibres lisses et les fibres striées.

1. Muscles lisses

Les muscles lisses (leio, λειο = lisse) ou muscles à fibres lisses, ne présentent pas de stries transversales. Ils sont répartis dans la plupart des structures de l'organisme : le tube digestif et ses annexes, l'appareil respiratoire, l'appareil uro-génital, l'appareil circulatoire, la peau, l'œil. Ces muscles sont sous le contrôle du système nerveux autonome (involontaire).

2. Muscles striés

Les muscles striés (rabdo, ραβδο = strié, qui a donné la racine « rhabdo ») ou muscles à fibres striées, sont formés d'éléments cylindroïdes appelés fibres musculaires, sur lesquelles des stries transversales sont visibles. On distingue :
- le **muscle cardiaque** constitué de cellules courtes uninuclées ou binuclées ;
- les **muscles squelettiques**, constitués de fibres longues multinuclées. Ils se répartissent en huit groupes : les muscles cutanés ou peauciers (*musculi cutanei*) que l'on trouve sur la tête, les mains et les organes génitaux externes, les muscles de la tête (*musculi capitis*), les muscles du cou (*musculi colli*), les muscles du dos (*musculi dorsi*), les muscles du thorax (*musculi thoracis*), les muscles de l'abdomen (*musculi abdominis*), les muscles du membre supérieur (*musculi membri thoracici*), les muscles du membre inférieur (*musculi membri pelvini*).

IV. STRUCTURE DES MUSCLES

Un muscle, observé au microscope optique, est formé de cellules musculaires spécifiques et de tissu conjonctif interstitiel disposé entre les myocytes. Les cellules musculaires sont des cellules contractiles appelées fibres.

1. Fibres musculaires lisses

Elles ont en moyenne une largeur de quatre à six microns, et une longueur de 100 à 200 microns. Elles comportent un noyau, un corps cellulaire fusiforme renfermant des myofibrilles réparties dans le sarcoplasme, et une enveloppe, le sarcolemme.

2.   Fibres musculaires cardiaques

Elles sont striées transversalement. Elles renferment un ou deux noyaux, un corps cellulaire fusiforme strié de la même manière que les fibres musculaires striées squelettiques.

3.   Fibres musculaires striées squelettiques

Les fibres musculaires striées squelettiques extrafusoriales (motrices) ont une largeur de quelques microns, pour une longueur qui peut être de quelques centimètres. Elles présentent des stries claires et foncées décrites par Bowman vers 1840, formant des bandes : bandes A pour les bandes Anisotropes, et bandes I pour les bandes Isotropes, selon leur effet respectif sur la lumière polarisée. Les bandes I sont subdivisées en deux portions par des lignes Z (Zwischenscheibe, en allemand « plan intermédiaire »). Deux lignes Z successives délimitent un sarcomère, qui constitue l'unité élémentaire de la contraction.

4.   Fibres musculaires fusoriales

Les fibres musculaires fusoriales (fibres intrafusoriales) proprioceptives ont des extrémités contractiles et un centre élastique. Elles se présentent en groupes de deux à douze cellules dans une capsule, soit renflées en leurs centres (fibres à sac nucléaire), soit sans renflement (fibres à chaîne nucléaire). Ces cellules sont des capteurs des informations sensitives profondes (proprioceptives) d'origine musculaire.

5.   Tissu conjonctif

Les fibres musculaires sont enveloppées de tissu conjonctif appelé endomysium. Les fibres musculaires enveloppées d'endomysium sont regroupées en faisceaux séparés les uns des autres par du tissu conjonctif formant le périmysium.

V.   ANATOMIE DESCRIPTIVE DES MUSCLES

1.   Forme des muscles

Selon la forme prise par l'ensemble des faisceaux musculaires, les muscles ont un aspect particulier : muscles longs, muscles larges, muscles courts et muscles orbiculaires.

a. Muscles longs

Les muscles longs ou muscles fusiformes (*musculus fusiformis*) sont des muscles en forme de fuseau avec une partie renflée ou ventre, et deux extrémités que l'on désigne par tête ou chef (*caput*) pour l'extrémité proximale, et queue (*cauda*) pour l'extrémité distale. On parle d'origine (*origo*) et de terminaison (*terminatio*) pour désigner ces deux extrémités. Le terme d'insertion (*insertio*), parfois utilisé comme synonyme de terminaison, devrait être réservé pour désigner l'ensemble des attaches du muscle (origine et terminaison).

Ces muscles sont des muscles simples lorsqu'ils n'ont qu'un ventre, et des muscles composés lorsqu'ils ont plusieurs ventres. Un muscle composé formé de deux ventres ou plus disposés en série est un muscle digastrique ou polygastrique. Un muscle composé

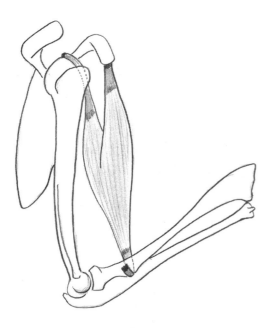

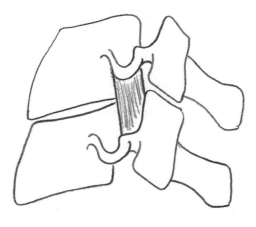

Exemple d'un muscle long :
Le muscle biceps brachial (vue latérale droite)

Exemple d'un muscle court :
Un muscle transversaire (vue latérale gauche)

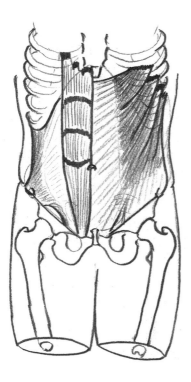

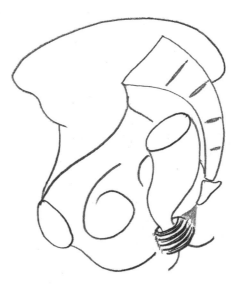

Exemples de muscles plats :
Les muscles de la paroi abdominale
antéro-latérale (vue antérieure)

Exemple de muscle orbiculaire :
Le muscle sphincter externe (strié) de l'anus,
en vue latérale gauche après coupe sagittale
du pelvis

de deux ou plusieurs ventres disposés en parallèle est un muscle biceps, triceps, quadriceps ou multiceps si le nombre est incertain comme pour certains muscles de la colonne vertébrale.

b. Muscles plats

Les muscles plats (*musculus planus*) sont constitués de faisceaux disposés en bandes dont la configuration générale est variable : en triangle, en quadrilatère, en losange ou en cylindre selon les cas. On les observe surtout au niveau du tronc (muscles larges de l'abdomen…).

c. Muscles courts

Les muscles courts (*musculus brevis*) sont des muscles dont les fibres sont réparties sur une faible distance, le plus souvent autour d'articulations n'ayant que des mouvements de faible amplitude, par exemple les muscles inter-transversaires au niveau de la colonne vertébrale.

d. Muscles orbiculaires

Les muscles orbiculaires (*musculus orbicularis*) sont des muscles dont les fibres ont une disposition annulaire. Dans ce groupe, on trouve les muscles sphincters (du grec σφιγχτερ, « serré »).

2. Insertions des muscles

Nous envisageons dans ce paragraphe les modes de fixation des extrémités musculaires proximales et distales.

a. Types d'insertions

Les muscles peuvent s'insérer sur la **peau**, on parle alors de muscles peauciers ou muscles cutanés (*musculus cutaneus*), sur une **aponévrose** (*aponeurosis*) comme le muscle tenseur du fascia lata (*musculus tensor fasciae latae*), sur un **organe** mobile comme le globe oculaire pour les muscles du bulbe oculaire, sur une **synoviale** comme le muscle articulaire du genou (*musculus articularis genus*). La plupart des muscles s'insèrent sur des surfaces osseuses, des aponévroses ou des cloisons intermusculaires ou fascias. Ces insertions sont soit directes, soit indirectes par l'intermédiaire d'un tendon (*tendo*).

b. Aponévrose

Dans la nomenclature anatomique internationale, les aponévroses (*aponeurosis*) désignent des lames fibreuses sur lesquelles s'insèrent les muscles. Une aponévrose a la même signification fonctionnelle qu'un tendon.

c. Fascia

Le terme fascia (*fascia*) a été introduit en 1788. Il désigne une formation fibreuse contentive constituant une gaine autour du muscle, ou d'un groupe de muscles, individualisant alors une loge. Wendell-Smith recommande de distinguer les fascias selon leur topographie : *fascia capitis et colli*, *fascia trunci*, *fascia membrorum*, *fascia musculorum*. Le terme d'aponévrose est parfois employé par abus de langage dans le sens de fascia.

d. Tendons

Les tendons (*tendo*) sont des structures fibreuses qui relient les muscles à leurs insertions. Ils transmettent au squelette les forces développées par le muscle, et permettent la mise en mouvement des articulations. Leur forme varie selon les muscles : conique, cylindrique, lame. Les tendons sont formés de tissu fibreux d'aspect nacré disposé en faisceaux de dix à plusieurs centaines. Ces fibres tendineuses sont accompagnées de cellules tendineuses ou tendinocytes qui élaborent des protéoglycanes, des glycoprotéines, de l'élastine et du collagène.

NB : La distinction macroscopique des tendons et des nerfs périphériques n'a pas toujours été aisée. Ainsi, Hippocrate confondait les nerfs et les tendons. En chirurgie, le diagnostic différenciel n'est pas toujours évident, surtout en traumatologie (certaines plaies délabrantes du poignet par exemple). Un moyen de différencier nerfs et tendons est l'existence, à la surface du nerf, de nombreux micro-vaisseaux sanguins, les *vasa nervorum*.

e. Muscles et annexes

Les fibres tendineuses sont en continuité avec l'endomysium (*endomysium*), le périmysium (*perimysium*) et avec les fibres musculaires. L'union entre les fibres musculaires et les fibres tendineuses peut être conoïde ou arrondie.

L'insertion du muscle sur le tendon est soit bout à bout comme pour les muscles larges, soit latérale c'est-à-dire oblique par rapport au tendon. Quand l'insertion est latérale, le muscle est dit soit penniforme (*penna* = plume) si le muscle s'insère des deux côtés du tendon, soit semi-penniforme quand il s'insère d'un côté seulement. Ainsi sont constitués des muscles unipennés (*musculus unipennatus*), bipennés (*musculus bipennatus*) et multipennés (*musculus multipennatus*).

Les muscles penniformes (*musculus penatus*) ont des fibres de faible longueur (donc un faible potentiel de diminution de longueur), mais une large surface de section par rapport à la direction de la contraction (donc une force importante). Ce sont essentiellement des muscles posturaux.

Les muscles à fibres parallèles ont des fibres de grande longueur, avec un potentiel de diminution de longueur important. Ils ont par contre une surface de section faible, donc ils développent des forces moins importantes.

3.   Gaines péri-tendineuses

Un tendon peut présenter deux types de gaines ayant des fonctions différentes. Il s'agit des gaines fibreuses (*vagina fibrosa tendinis*) et des gaines synoviales (*vagina synovialis tendinis*) :
- les **gaines fibreuses des tendons** sont des lames fibreuses qui imposent au tendon des limites de déplacement. Parfois, elles modifient la direction du tendon, il s'agit alors de poulies comme pour les tendons fléchisseurs dans les gaines ostéofibreuses digitales, ou la poulie fibreuse du muscle oblique supérieur de l'œil ;
- les **gaines synoviales des tendons** favorisent le glissement, et jouent un rôle trophique pour le tendon. Elles présentent deux feuillets, viscéral autour du tendon, pariétal tapissant la coulisse ostéo-fibreuse. Il s'agit typiquement des gaines synoviales des tendons des muscles fléchisseurs des doigts, dans la région palmaire.

4.   Bourses séreuses des muscles et des tendons

Les bourses séreuses des muscles et des tendons sont des structures formées de tissu synovial, interposées entre certains muscles et les tissus environnants, entre différents groupes musculaires ou entre certains os et la peau. Ces bourses synoviales (*bursa synovialis*) favorisent le glissement entre deux éléments dont les conditions de déplacement sont différentes. On les retrouve essentiellement autour des articulations les plus mobiles (épaule, coude, hanche, genou). Elles peuvent être l'objet d'inflammations et de douleurs : on parle de bursite.

VI.   BIOCHIMIE DES MUSCLES

Le muscle contient environ 80 % d'eau. Les 20 % restants sont constitués essentiellement par des protéines. Cette richesse en protéines est à l'origine de l'importance alimentaire de ce tissu. La moitié des protéines musculaires forme l'appareil contractile. Les filaments épais sont constitués d'une protéine, la **myosine**. Les filaments fins sont constitués d'une autre protéine, l'**actine**. Ces deux protéines sont responsables de la contraction musculaire.

1.   Actino-myosine

Szent-Gyorgyi, en étudiant la formation de l'actino-myosine à partir de l'actine et de la myosine, a montré dès 1940 les possibilités de raccourcissement et de production de forces lors de la formation de l'actino-myosine.

2.   Myoglobine

La myoglobine est la protéine qui est responsable de la couleur des fibres musculaires, plus ou moins rouges selon sa concentration. Elle est répartie dans le sarcoplasme et fixe l'oxygène, constituant une réserve pour le métabolisme aérobie lors de l'activité musculaire.

3.   Fibres musculaires motrices

Selon Howald et Mercier, les fibres musculaires motrices se répartissent en trois groupes : les fibres de type I, les fibres de type IIA (fibres intermédiaires) et les fibres de type IIB.

Les **fibres de type I** sont des fibres rouges, lentes, résistantes, à activité tonique aérobie. À l'électromyogramme (EMG), des signaux basses fréquences (8 Hz) sont recueillis.

Les **fibres de type IIA**, ou fibres intermédiaires, sont des fibres rapides, résistantes, à activité posturale aérobie et anaérobie. À l'électromyogramme, des signaux de moyennes fréquences (20 Hz) sont recueillis.

Les **fibres de type IIB** sont des fibres blanches, rapides, fatigables, à activité phasique anaérobie. À l'électromyogramme, des signaux hautes fréquences (35 Hz) sont recueillis.

Les muscles squelettiques renferment chaque type de fibres dans des proportions qui varient selon l'âge et l'activité (type d'entraînement des sportifs). Des facteurs génétiques jouent également un rôle, ce qui explique la prédisposition des sportifs à des activités de pointe ou d'endurance.

VII. EFFECTEURS ET RÉCEPTEURS NERVEUX

1. Plaque motrice, unités motrices

La synapse entre le nerf moteur et le muscle ou jonction neuro-musculaire est appelée plaque motrice. Une unité motrice correspond à un groupe de fibres musculaires innervées par une seule fibre nerveuse. Claude Bernard a montré que le neurotransmetteur de la plaque motrice était l'acétyl-choline (ACh). La toxine botulique bloque la plaque motrice, ce qui fait la gravité du botulisme (paralysies respiratoires entraînant la mort par asphyxie). La toxine botulique modifiée, et en très faibles quantités, peut être utilisée en thérapeutique lorsqu'on cherche à lutter contre certaines spasticités (blépharospasmes, paralysie faciale…). La toxine botulique est également très utilisée en cosmétologie pour diminuer l'hypertonicité des muscles peauciers de la face, responsables de l'apparition de certaines rides.

2. Fuseaux neuro-musculaires, corpuscules de Golgi

Le muscle contient des capteurs sensibles à l'étirement. Ce sont les **fuseaux neuro-musculaires** placés en parallèle avec les éléments contractiles. Leur densité dans un muscle varie selon le rôle fonctionnel : elle est importante dans les muscles de la nuque et les muscles distaux des membres. Il existe deux sortes de récepteurs proprioceptifs dans les muscles :
- les récepteurs de type annulo-spiral à seuil faible,
- les récepteurs en bouquets avec des seuils trois à cinq fois plus élevés.

Les **corpuscules de Golgi** sont dans les tendons. Ils sont sensibles aux forces développées par le muscle ou appliquées au tendon et réalisant un étirement (Pailliard, Boyd). Ils fonctionnent, d'après Morin, comme des dynamomètres dont le seuil de réponse est plus élevé que les récepteurs fusoriaux du muscle.

VIII. VASCULARISATION ET INNERVATION

Un muscle est vascularisé par un ou plusieurs pédicules artério-veineux comprenant habituellement une artère accompagnée de deux veines satellites. En règle générale, le pédicule artério-veineux est accompagné d'un nerf.

Mathes et Nahai proposent une systématisation de la vascularisation des muscles en fonction du nombre et de l'importance de leurs pédicules. Ces auteurs distinguent cinq types de vascularisation :

- **type 1**, muscle ne recevant qu'un seul pédicule vascularisant tout le muscle. Chaque chef du muscle gastrocnémien reçoit un pédicule unique issu des vaisseaux poplités ;

- **type 2**, muscle recevant un pédicule principal dominant et plusieurs pédicules accessoires qui ne peuvent assurer la vascularisation du muscle en cas de ligature du pédicule principal. Le muscle soléaire reçoit un pédicule proximal dominant issu des vaisseaux poplités ou de la partie proximale des vaisseaux tibiaux postérieurs. Il reçoit par ailleurs de façon variable des pédicules accessoires issus du tiers distal des vaisseaux tibiaux postérieurs ;

– **type 3**, muscle recevant deux pédicules dominants d'importance comparable. Le muscle droit de l'abdomen est parcouru à sa face profonde de haut en bas par les vaisseaux épigastriques supérieurs, issus des vaisseaux thoraciques internes, et de bas en haut par les vaisseaux épigastriques inférieurs, issus des vaisseaux iliaques externes. Ces deux pédicules s'anastomosent à plein canal. Chacun de ces pédicules peut assurer la vascularisation de la totalité du muscle en cas de ligature de l'autre pédicule ;

– **type 4**, muscle recevant de multiples pédicules étagés dont aucun n'est dominant, c'est-à-dire qu'aucun pédicule ne peut assurer à lui seul la vascularisation du muscle en cas de ligature de tous les autres. C'est le cas du muscle sterno-cléido-mastoïdien qui reçoit des branches des vaisseaux occipitaux, thyroïdiens supérieurs et cervicaux transverses ;

– **type 5**, muscle recevant un pédicule principal dominant et plusieurs pédicules accessoires qui peuvent assurer la perfusion du muscle en cas de ligature du pédicule principal. Le muscle grand dorsal reçoit un pédicule dominant issu des vaisseaux axillaires (les vaisseaux thoraco-dorsaux, branches de division des vaisseaux subscapulaires après le départ des vaisseaux circonflexes de la scapula) et de nombreux pédicules accessoires issus des 7e à 12e artères intercostales postérieures et des artères lombaires. Le sacrifice des pédicules accessoires permet de basculer le muscle grand dorsal à la face antérieure du thorax (principe des reconstructions mammaires par lambeau de muscle grand dorsal pédiculé). Le muscle grand dorsal peut à l'inverse être retourné en arrière « comme une page d'un livre » après ligature des vaisseaux thoraco-dorsaux et être utilisé pour couvrir une exposition de la moelle spinale, sur ses pédicules accessoires.

La systématisation de la vascularisation des muscles est la base des techniques de chirurgie plastique et réparatrice.

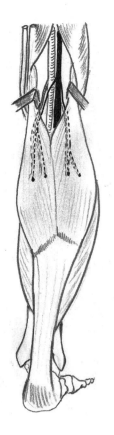

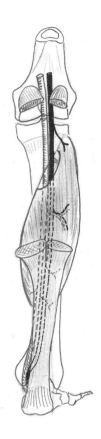

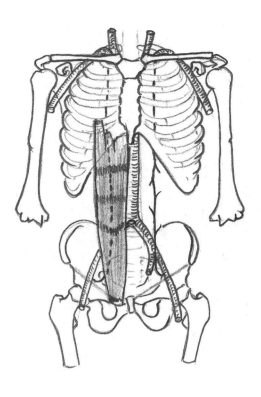

Exemple d'un muscle de type 1 :
Le muscle gastrocnémien

Exemple d'un muscle de type 2 :
Le muscle soléaire

Exemple d'un muscle de type 3 :
Le muscle droit de l'abdomen

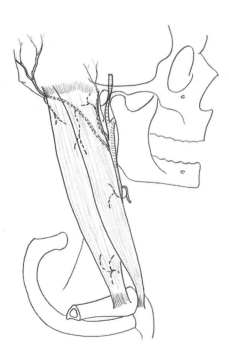

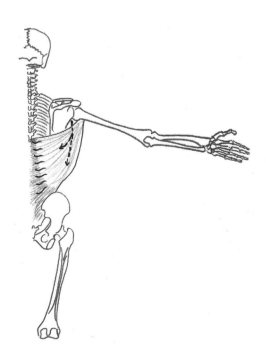

Exemple d'un muscle de type 4 :
Le muscle sterno-cléido-mastoïdien

Exemple de muscle de type 5 :
Le muscle grand dorsal

Chapitre 5

ANGIOLOGIE

I. DÉFINITIONS

1. Généralités

L'angiologie (*angiologia*) ou angéiologie est l'étude de l'appareil circulatoire. L'appareil circulatoire est l'ensemble des structures anatomiques qui participent à l'écoulement des liquides extracellulaires, la lymphe (*lympha*) et le sang (*sanguis*). L'appareil circulatoire comprend : les vaisseaux sanguins (artères et veines), les vaisseaux lymphatiques et leurs annexes, et le cœur.

L'appareil circulatoire assure le renouvellement du liquide des espaces interstitiels, ce qui favorise les échanges entre le milieu intracellulaire et le milieu extracellulaire. Claude Bernard, au XIXᵉ siècle, définit dans le milieu intérieur trois compartiments : le compartiment intracellulaire, le compartiment interstitiel (ou intercellulaire, ou lymphatique) et le compartiment sanguin. Le compartiment interstitiel est séparé du compartiment intracellulaire par la membrane cellulaire. Le compartiment sanguin est séparé du compartiment interstitiel par la paroi capillaire.

La notion de circulation du sang a été développée par William Harvey en 1628, dans son ouvrage *De motu cordis et sanguinis*. Le sang circule en circuit fermé. Les artères amènent le sang vers les tissus, alors que les veines ramènent le sang vers le cœur. La continuité entre les artères et les veines est assurée par les vaisseaux capillaires observés au microscope par Malpighi en 1661.

Il existe deux régimes de circulation sanguine : la grande circulation (circulation systémique) et la petite circulation (circulation pulmonaire).

2. Grande circulation

La grande circulation se définit comme la partie du système circulatoire qui part du ventricule gauche, et qui se termine dans l'atrium droit. Elle comprend deux systèmes :

- un système à haute pression (100 à 140 mm Hg) qui prend son origine dans le ventricule gauche, et qui expulse le sang oxygéné dans l'aorte. Les branches de l'aorte distribuent le sang dans tout l'organisme. La discontinuité du débit et de la pression est modulée par l'élasticité des vaisseaux ;
- un système à basse pression qui est constitué par les capillaires veineux et les veines qui rejoignent la veine cave inférieure et la veine cave supérieure. Le sang de ces deux veines se déverse dans l'atrium droit.

3. Petite circulation

La petite circulation se définit comme la partie du système circulatoire qui part du ventricule droit, et qui se termine dans l'atrium gauche. La petite circulation comprend deux systèmes :

- un système à moyenne pression qui prend son origine dans le ventricule droit et qui expulse le sang désaturé dans le tronc pulmonaire. Les branches du tronc pulmonaire répartissent le sang dans le réseau capillaire des deux poumons où il est oxygéné (hématose) ;

– un système à basse pression constitué par les capillaires veineux pulmonaires qui se drainent dans les quatre veines pulmonaires qui ramènent le sang oxygéné dans l'atrium gauche.

II. VAISSEAUX SANGUINS ET LYMPHATIQUES

1. Vaisseaux sanguins

a. Définition

Les vaisseaux sanguins véhiculent le sang. Leur paroi comprend trois couches :
– externe ou adventice (*tunica adventitia*), formée de structures fibro-élastiques longitudinales parfois renforcées par une couche de fibres élastiques (*lamina elastica externa*) ;
– moyenne ou media (*tunica media*), formée de fibres musculaires lisses. Cette couche est remplacée par des péricytes dans les petits vaisseaux et les capillaires ;
– interne ou intima (*tunica intima*), formée de cellules endothéliales délimitant la lumière du vaisseau. Cette couche est parfois enveloppée d'une lame élastique interne (*lamina elastica interna*).

La vascularisation des vaisseaux sanguins est assurée par des *vasa vasorum* qui se distribuent essentiellement dans l'adventice et la media. L'innervation des vaisseaux sanguins est assurée par des nerfs vasomoteurs d'origine sympathique adrénergique, responsables de la contraction des muscles lisses de la media (vasoconstriction), et par des nerfs parasympathiques vasodilatateurs cholinergiques.

b. Veines

Le terme de veine (*vena*) désigne tout vaisseau sanguin qui amène le sang au cœur, que ce sang soit désaturé en oxygène (sang dit « veineux ») comme dans la veine cave inférieure ou saturé en oxygène (sang dit « artériel ») comme dans les veines pulmonaires ou la veine ombilicale du fœtus.
Trois sortes de veines sont décrites :
– les **veines fibreuses** comme les sinus veineux de la dure-mère crânienne ;
– les **veines fibro-élastiques** comme les veines jugulaires internes ;
– les **veines propulsives** comme les veines sous-cardiaques (situées en dessous du niveau du cœur sur un sujet debout) qui assurent le retour du sang veineux contre la pesanteur. Les veines propulsives présentent une couche musculaire circulaire dans la média et longitudinale dans l'adventice. Elles sont pourvues de valvules (*valvula venosa*) décrites par Fabrice d'Acquapendente, à l'origine de la découverte de la circulation du sang par Harvey.

c. Artères

Le terme d'artère (*arteria*) désigne tout vaisseau sanguin dans lequel circule du sang éjecté du cœur, que ce sang soit saturé en oxygène (sang dit « artériel ») comme dans l'aorte, ou que ce sang soit désaturé en oxygène (sang dit « veineux ») comme dans le tronc pulmonaire ou l'artère ombilicale du fœtus. Selon la taille et la structure des artères, elles sont classées en artères élastiques (aorte et ses branches principales), artères musculaires (branches de distribution), artérioles, métartérioles (artères précapillaires).

Des récepteurs spécifiques sont placés dans la paroi des artères :
- le sinus carotidien, dilatation de l'artère carotide commune juste avant sa division en artères carotides interne et externe, est riche en barorécepteurs sensibles à la pression artérielle ;
- le glomus carotidien, situé dans la bifurcation carotidienne, est un chémorécepteur de trois à cinq millimètres de diamètre, sensible à la concentration d'oxygène, de dioxyde de carbone, et au pH.

d. Capillaires

Les vaisseaux capillaires (*vas capillare*) forment un réseau anastomotique dans lequel se déverse le sang des artérioles (*arteriolae*). Les réseaux de vaisseaux capillaires sont placés entre le système artériel et le système veineux. Ils assurent la continuité de la circulation sanguine et se drainent dans des veinules (*venulae*) qui se jettent dans les veines. Les vaisseaux capillaires sont caractérisés par leur paroi qui permet les échanges entre le sang et le liquide interstitiel.

Il existe aussi des capillaires entre deux réseaux artériels, et entre deux réseaux veineux. Ce sont des **systèmes portes** artériels comme au niveau du glomérule rénal ou au niveau de l'hypophyse (système porte de Poppa et Fielding), ou des systèmes portes veineux comme au niveau du foie.

La paroi des vaisseaux capillaires est formée de deux couches : une couche de cellules endothéliales supportées par une membrane basale doublée de réticuline, et une couche péricapillaire formée de péricytes disposés de manière discontinue.

2. Lymphatiques

Le système lymphatique est le système de drainage de la lymphe des espaces interstitiels. Il comprend des vaisseaux lymphatiques formant des réseaux variables sur lesquels se disposent des lymphonœuds.

a. Vaisseaux lymphatiques

Les capillaires lymphatiques naissent de conduits borgnes dans lesquels diffuse la lymphe. Les capillaires s'unissent et forment des vaisseaux lymphatiques (*vas lymphaticus*) qui se drainent dans des troncs lymphatiques. Rouvière et Kubick décrivent sept troncs principaux : tronc jugulaire, tronc subclavier, tronc broncho-médiastinal, tronc lombaire, troncs intestinaux, conduit lymphatique droit et conduit thoracique.

Les vaisseaux lymphatiques sont munis de valves. Ils se jettent soit dans le conduit thoracique, soit directement dans les veines. Sur le trajet des vaisseaux lymphatiques se trouvent des lymphonœuds qui présentent des vaisseaux afférents et des vaisseaux efférents.

b. Lymphonœuds

Les lymphonœuds (*lymphonodus*) sont des structures arrondies, ovoïdes, enveloppées d'une capsule conjonctive (*capsula*). Ils comprennent une région périphérique (*cortex*) et une zone centrale médullaire (*medulla*). Des follicules lymphoïdes (*folliculus lymphaticus*) se trouvent dans la zone corticale et dans la zone médullaire où ils forment des cordons folliculaires. Les follicules renferment des lymphocytes et des plasmocytes.

Chaque lymphonœud reçoit à sa périphérie des vaisseaux lymphatiques afférents (*vasa afferentia*) qui s'ouvrent dans le sinus périphérique (entre capsule et follicules corticaux). Les sinus radiés relient le sinus périphérique et les sinus médullaires. Les sinus médullaires se drainent vers le hile du lymphonœud (*hilus*) où se trouvent des lymphatiques efférents.

La lymphe se charge de substances graisseuses au niveau de l'intestin. Elle prend alors le nom de chyle. Elle joue un rôle dans l'absorption des graisses. Les lymphonœuds constituent un filtre sur le trajet des vaisseaux lymphatiques : ils fixent les bactéries, les cellules cancéreuses. Riches en cellules immuno-compétentes, ils jouent un rôle dans l'immunité. Leur volume augmente dans certaines pathologies bactériennes, virales ou cancéreuses (adénopathies).

III.   CŒUR

1.   Définition et structure

Le cœur (*cor*) est un muscle creux dont les contractions rythmiques mettent la circulation en mouvement. C'est l'organe mécanique principal de l'appareil circulatoire. Il est constitué d'une charpente fibreuse et de fibres musculaires striées dont certaines ont des propriétés électriques spécifiques (tissu nodal).

2.   Morphologie externe du cœur

Selon Hippocrate, le cœur s'inscrit dans une pyramide couchée sur le diaphragme. Le sommet de la pyramide correspond à l'apex cardiaque (*apex cordis*) ou pointe du cœur, en regard du cinquième espace intercostal gauche, neuf à dix centimètres à gauche de la ligne médiane. Le cœur est décrit avec deux bords droit et gauche (*margo dexter, margo sinister*), trois faces, une base et un sommet.

a. Face sterno-costale du cœur

La face sterno-costale du cœur (*facies sternocostalis*) regarde en avant, vers la paroi antérieure du thorax. Elle est constituée d'une partie atriale (atrium et auricule droits) et d'une partie ventriculaire (ventricules droit et gauche) qui est prolongée par les infundibulums artériels. La partie antérieure du sillon coronaire (*sulcus coronarius*) sépare l'atrium droit du ventricule droit. Le sillon interventriculaire antérieur (*sulcus interventricularis anterior*) sépare le ventricule droit du ventricule gauche. Les auricules de l'atrium droit et de l'atrium gauche (*auricula atrii*) sont nommés ainsi car leur forme est comparée à des oreilles.

b. Face diaphragmatique du cœur

La face diaphragmatique du cœur (*fascies diaphragmatica*) regarde vers le bas, reposant sur le diaphragme. Elle est marquée par le sillon interventriculaire postérieur (*sulcus interventricularis posterior*) séparant le ventricule droit du ventricule gauche.

c. Face pulmonaire du cœur

La face pulmonaire du cœur (*facies pulmonaris*) ou face latérale gauche regarde vers le poumon gauche. Elle correspond au ventricule gauche.

d. Base du cœur

La base du cœur (*basis cordis*) est postérieure, formée par la face postérieure des deux atriums séparés par le sillon interatrial. L'atrium droit reçoit en haut la veine cave supérieure et en bas la veine cave inférieure. Sa surface est marquée par la présence du sinus veineux ou sinus coronaire. L'atrium gauche reçoit les deux veines pulmonaires droites et les deux veines pulmonaires gauches.

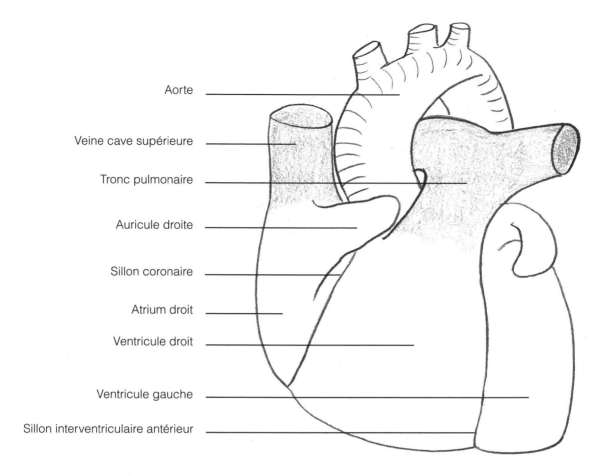

Aorte

Veine cave supérieure

Tronc pulmonaire

Auricule droite

Sillon coronaire

Atrium droit

Ventricule droit

Ventricule gauche

Sillon interventriculaire antérieur

Vue antérieure schématique du cœur

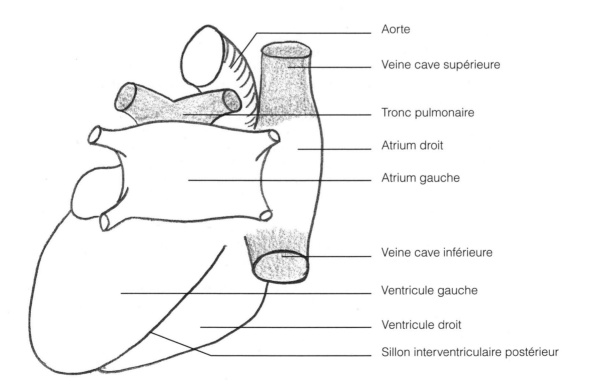

Aorte

Veine cave supérieure

Tronc pulmonaire

Atrium droit

Atrium gauche

Veine cave inférieure

Ventricule gauche

Ventricule droit

Sillon interventriculaire postérieur

Vue postéro-inférieure schématique du cœur

e. Sommet du cœur

Le sommet du cœur ou pointe ou apex cardiaque dépend du ventricule gauche.

3.   Cavités cardiaques

a. Cœur droit

Le cœur droit est formé par l'atrium droit et le ventricule droit. Ces deux cavités communiquent par l'ostium atrio-ventriculaire droit, muni de la valve atrio-ventriculaire droite (valve tricuspide). Le ventricule droit communique avec le tronc pulmonaire par l'ostium du tronc pulmonaire muni de la valve du tronc pulmonaire.

L'**atrium droit** (*atrium dexter*) forme un sac ovoïde qui s'inscrit dans un cube :
– la face latérale ou droite est marquée par la saillie des muscles pectinés (*musculi pectinati*) ;
– la face médiale ou septale, formée par le septum interatrial et le septum atrio-ventriculaire, est marquée par la fosse ovale ;
– la face supérieure est occupée par l'ostium de la veine cave supérieure (*ostium venae cavae superioris*) qui est avalvulaire ;
– la face inférieure est occupée par l'ostium de la veine cave inférieure (*ostium venae cavae inferioris*, Eustache, 1520-1574) muni d'une valvule de la veine cave inférieure (*valvula venae cavae inferioris*), et par l'ostium du sinus coronaire (*ostium sinus coronarii*) avec sa valvule (*valvula sinus coronarii*) ;
– la face postérieure présente deux saillies : le tubercule interveineux (*tuberculum intervenosu*, Lower, 1669) et la crête terminale (*crista terminalis*, His, 1886) reliant les bords droits des veines caves supérieure et inférieure ;
– la face antérieure est marquée par l'orifice atrio-ventriculaire droit (*ostium atrioventriculare dextrum*) et, au-dessus, l'orifice de l'auricule droite (*auricula atrii*) et ses colonnes charnues.

Le **ventricule droit** (*ventriculus dexter*) s'inscrit dans une pyramide à base postérieure triangulaire et à sommet antérieur :
– la face antérieure correspond à la face sterno-costale du cœur. Elle est marquée par la présence du muscle papillaire antérieur (*musculus papillaris anterior*), pilier antérieur de la cuspide antérieure de la valve tricuspide ;
– la face postérieure correspond à la face diaphragmatique du cœur. Elle est marquée par la présence du muscle papillaire postérieur (*musculus papillaris posterior*), pilier postérieur de la cuspide postérieure de la valve tricuspide ;
– la face médiale ou septale correspond au septum interventriculaire. Elle est marquée par la présence des muscles papillaires septaux (*musculi papillares septales*), piliers médiaux de la cuspide septale de la valve tricuspide. La crête supra-ventriculaire (*crista supraventricularis*) se prolonge en bas et en avant par la trabécule septo-marginale (*trabecula septomarginalis*) ;
– le sommet est marqué par la présence de colonnes charnues ;
– la base est occupée par la valve tricuspide.

La **valve tricuspide** ou valve atrio-ventriculaire droite (*valva tricuspidalis, valva atrioventricularis dextra*) est un anneau de 35 à 40 millimètres de diamètre fermé par trois cuspides : une cuspide antérieure (*cuspis anterior*), une cuspide postérieure (*cuspis posterior*) et une cuspide septale (*cuspis septalis*). Les cuspides sont reliées aux muscles papillaires par des cordages fibreux. La valve tricuspide permet le passage du sang de l'atrium droit vers le ventricule droit (passage gêné lors des rétrécissements). Elle se

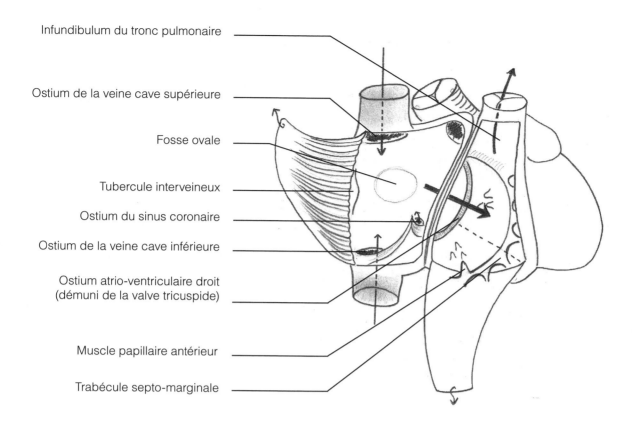

Infundibulum du tronc pulmonaire

Ostium de la veine cave supérieure

Fosse ovale

Tubercule interveineux

Ostium du sinus coronaire

Ostium de la veine cave inférieure

Ostium atrio-ventriculaire droit
(démuni de la valve tricuspide)

Muscle papillaire antérieur

Trabécule septo-marginale

Vue antéro-latérale schématique des cavités cardiaques droites.
La paroi latérale de l'atrium droit est ouverte et réclinée vers la droite.
La paroi antérieure du ventricule droit est ouverte et réclinée vers le bas

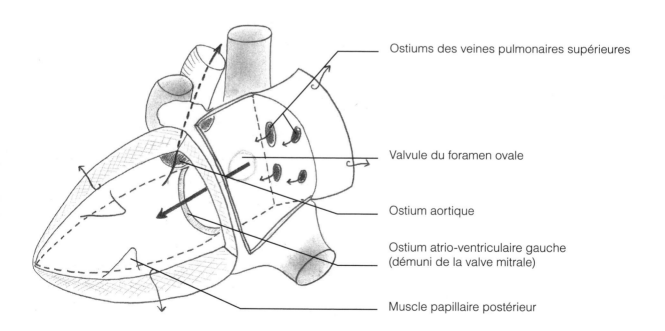

Ostiums des veines pulmonaires supérieures

Valvule du foramen ovale

Ostium aortique

Ostium atrio-ventriculaire gauche
(démuni de la valve mitrale)

Muscle papillaire postérieur

Vue postéro-latérale schématique des cavités cardiaques gauches.
La paroi gauche du ventricule gauche est ouverte longitudinalement et écartée.
La paroi gauche de l'atrium gauche est ouverte et réclinée en arrière

présente comme un dispositif anti-reflux (du ventricule droit vers l'atrium droit) lors de la systole par la présence des cordages fibreux. Une insuffisance tricuspidienne est l'apparition pathologique d'un reflux ventriculo-atrial objectivé à l'auscultation par un souffle systolique.

L'**ostium du tronc pulmonaire** (*ostium tronci pulmonaris*) est muni de la valve du tronc pulmonaire (*valva trunci pulmonaris*) et de ses trois valvules : la valvule semi-lunaire antérieure (*valvula semilunaris antérior*), la valvule semi-lunaire droite (*valvula semilunaris dextra*) et la valvule semi-lunaire gauche (*valvula semilunaris sinistra*). Chacune de ces valvules présente un nodule sur son bord libre (*nodulus valvulae semilunarium*, Morgagni, 1682-1771). Le bord libre épais et rigide, et le nodule central, permettent la continence de la valve du tronc pulmonaire, réalisent un système anti-reflux du sang du tronc pulmonaire vers le ventricule droit pendant la diastole.

Les muscles papillaires septaux et la trabécule septo-marginale divisent la cavité ventriculaire droite en deux chambres : la chambre d'admission en dessous de la trabécule septo-marginale, la chambre d'éjection au dessus.

b. Cœur gauche

Le cœur gauche est formé par l'atrium gauche, le ventricule gauche, la valve mitrale et la valve aortique. Il reçoit le sang oxygéné au niveau des poumons par les quatre veines pulmonaires, et expulse ce sang dans la grande circulation par l'aorte.

L'**atrium gauche** (*atrium sinister*) s'inscrit dans un cube :
- la face latérale (gauche) est marquée par l'orifice de l'auricule gauche (*auricula atrii*) ;
- la face septale est formée par le septum interatrial marqué par la valvule du foramen ovale, reliquat de l'orifice du canal de Botal (1565) ;
- la face postérieure est marquée par les orifices des quatre veines pulmonaires (*ostia venarum pulmonalium*) ;
- la face supérieure est lisse ;
- la face inférieure est lisse ;
- la face antérieure est occupée par l'orifice atrio-ventriculaire gauche (*ostium atrioventriculare sinistrum*).

Le **ventricule gauche** (*ventriculus sinister*) s'inscrit dans un cône aplati à deux faces :
- la face septale ou droite correspond au septum interventriculaire ;
- la face gauche est soulevée de nombreuses trabécules charnues ;
- le bord antérieur donne insertion au muscle papillaire antérieur (*musculus papillaris anterior*) ;
- le bord postérieur donne insertion au muscle papillaire postérieur (*musculus papillaris posterior*) ;
- le sommet correspond au sommet du cœur ;
- la base est occupée par les orifices aortique et mitral.

L'**ostium atrio-ventriculaire gauche** (*ostium atrioventriculare sinistrum*) est muni de la valve mitrale (*valva mitralis, valva atrioventricularis sinistra*). C'est un orifice de 30 à 35 millimètres de diamètre. La valve mitrale a deux cuspides : une cuspide antérieure ou septale (*cuspis anterior, cuspis septalis*) reliée par des cordages au muscle papillaire antérieur, et une cuspide postérieure ou pariérale (*cuspis posterior, cuspis parietalis*) reliée par des cordages au muscle papillaire postérieur. C'est une valve qui permet le passage du sang de l'atrium gauche vers le ventricule gauche (passage partiellement obturé lors des rétrécissements mitraux). Elle réalise un dispositif anti-reflux (du ventricule gauche vers l'atrium gauche) lors de la systole par l'action des cordages. Une insuffisance mitrale est l'apparition pathologique d'un reflux ventriculo-atrial objectivé à l'auscultation par un souffle systolique.

L'**ostium aortique** (*ostium aortae*) est muni de la valve aortique (*valva aortae*) et ses trois valvules : la valvule semi-lunaire postérieure (*valvula semilunaris posterior*), la valvule semi-lunaire droite (*valvula semilunaris dextra*) et la valvule semi-lunaire gauche (*valvula semilunaris sinistra*). Les valvules sont renforcées sur leur bord libre par un nodule d'Arantius (*nodulus valvulae semilunaris*, 1587). Le bord libre rigide, renforcé par le nodule d'Arantius, permet l'étanchéité de la valve aortique lors de la diastole.

4. Structure du cœur

a. Charpente fibreuse du cœur

La charpente fibreuse du cœur est formée d'un noyau fibreux central comprenant un trigone gauche et un trigone droit. Autour de ce centre, les fibres se répartissent en quatre anneaux fibreux (*anuli fibrosi*, Lower, 1669) autour des orifices valvulaires. Les valves atrio-ventriculaire droite, atrio-ventriculaire gauche, du tronc pulmonaire et de l'aorte se fixent sur chacun de ces anneaux. Les valves sont formées de valvules dont le squelette fibreux est fixé sur les anneaux.

b. Cloisons du cœur

Les cavités droites et gauches sont séparées par une cloison ou septum cardiaque. Le septum cardiaque est subdivisé en :
- un septum inter-atrial (*septum interatriale*) qui sépare l'atrium droit et l'atrium gauche ;
- un septum interventriculaire (*septum interventriculare*) qui sépare le ventricule gauche et le ventricule droit, mais aussi l'atrium droit du ventricule gauche. Il présente une partie fibreuse membranacée (*pars membranacea*) postérieure, et une partie musculaire (*pars muscularis*) antérieure. Le septum interventriculaire membraneux s'implante entre l'anneau atrio-ventriculaire droit et l'anneau atrio-ventriculaire gauche.

c. Histologie du cœur

Le cœur est formé de trois couches de tissu, l'endocarde, le myocarde et l'épicarde :
- l'**endocarde** (*endocardium*) est formé d'un endothélium, simple épithélium squameux reposant sur une couche de tissu fibro-élastique parsemé de fibroblastes. Une couche subendocardique formée de tissu conjonctif lâche renferme des fibres de Purkinje, des nerfs et des vaisseaux ;
- le **myocarde** (*myocardium*) est formé de fibres musculaires cardiaques disposées en spirale, fixées sur la charpente fibreuse. Lors de la contraction cardiaque, c'est surtout le diamètre transversal du cœur qui diminue. La paroi musculaire du ventricule gauche est plus épaisse que celle du ventricule droit. Certaines fibres musculaires cardiaques ont des propriétés électriques particulières, formant le tissu nodal. Ce sont des cellules pauvres en myoglobine, ce qui explique leur aspect pâle (cellules P, pâles au microscope) ;
- l'**épicarde** (*epicardium*) ou péricarde viscéral ou lame viscérale du péricarde séreux est formé d'un mésothélium (épithélium squameux) et de tissu conjonctif lâche.

5.   Péricarde

Le péricarde (*pericardium*) enveloppe le cœur, délimitant la cavité péricardique. La cavité péricardique est un espace de glissement qui favorise les mouvements du cœur.

Le **péricarde fibreux** forme un sac conjonctif épais autour du cœur. Il est amarré à la paroi thoracique par des ligaments sterno-péricardiques (*ligamentum sternopericardiaca*), phrénico-péricardiques (*ligamentum phrenicopericardiacum*) et vertébro-péricardiques, ainsi qu'aux viscères (ligaments trachéo- et œso-péricardiques).

Le **péricarde séreux** est formé d'un feuillet viscéral (ou épicarde) et d'un feuillet pariétal, bordant la face profonde du péricarde fibreux. La cavité péricardique est entre ces deux feuillets. Des épanchements liquidiens peuvent se constituer dans cette cavité (péricardites), pouvant comprimer le cœur à partir d'un certain volume (tamponnade).

La cavité péricardique émet des prolongements autour des vaisseaux de la base du cœur : le sinus transverse du péricarde (*sinus transversus pericardii* ; Theile, 1843) et le sinus oblique du péricarde (*sinus obliquus pericardii* ; Haller, 1739).

6.   Artères du cœur

Les artères coronaires forment deux couronnes autour du cœur, d'où leur nom. Le sang est injecté dans ces artères lors de la diastole (lorsque le myocarde se relâche), ce qui constitue une exception dans l'économie humaine. Leur obstruction entraîne l'angine de poitrine ou l'infarctus du myocarde. La description modale conforme à la nomenclature ne représente que 30 % des cas ; il existe en effet de nombreuses variations avec prédominance d'une artère coronaire droite ou d'une artère coronaire gauche.

a. Artère coronaire droite

– Origine : l'artère coronaire droite (*arteria coronaria dextra*) naît du sinus aortique, au-dessus de la valvule semi-lunaire droite de la valve aortique.
– Trajet : elle parcourt la partie antérieure du sillon coronaire, puis le sillon interventriculaire postérieur.
– Terminaison : elle se termine en rameau interventriculaire postérieur (*ramus interventricularis posterior*) qui s'anastomose avec l'artère interventriculaire antérieure (issue de l'artère coronaire gauche), et en artère rétroventriculaire postérieure dans la partie gauche du sillon coronaire.
– Territoire : atrium droit, parois antérieure et inférieure du ventricule droit, partie droite de la face inférieure du ventricule gauche, tiers postérieur du septum interventriculaire, tissu nodal (nœud sinu-atrial et souvent nœud atrio-ventriculaire). Ainsi les infarctus de l'artère coronaire droite se compliquent souvent de troubles du rythme cardiaque.

b. Artère coronaire gauche

– Origine : l'artère coronaire gauche (*arteria coronaria sinistra*) naît du sinus aortique au-dessus de la valvule semi-lunaire gauche de la valve aortique.
– Trajet : elle chemine sur un à deux centimètres entre le tronc pulmonaire et l'auricule gauche. Elle y donne un rameau collatéral, le rameau infundibulaire gauche (*ramus unfundibularis sinister*).
– Terminaison : elle se divise en deux branches terminales, l'artère interventriculaire antérieure (*ramus interventricularis anterior*) et l'artère circonflexe (*ramus circunflexus*).

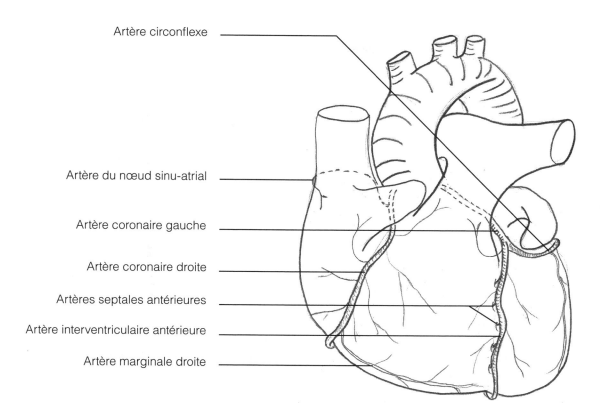

Artère circonflexe

Artère du nœud sinu-atrial

Artère coronaire gauche

Artère coronaire droite

Artères septales antérieures

Artère interventriculaire antérieure

Artère marginale droite

Vue antérieure du cœur montrant les artères coronaires

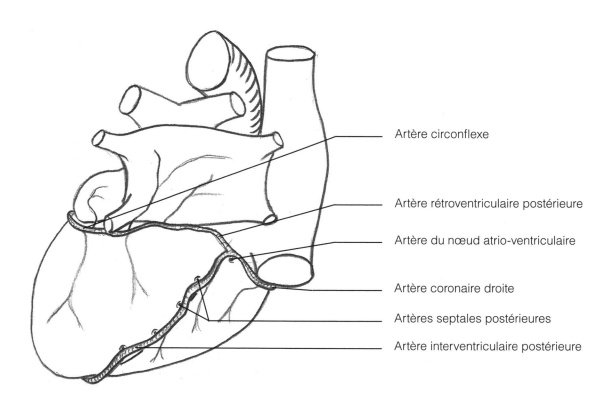

Artère circonflexe

Artère rétroventriculaire postérieure

Artère du nœud atrio-ventriculaire

Artère coronaire droite

Artères septales postérieures

Artère interventriculaire postérieure

Vue postéro-inférieure du cœur montrant les artères coronaires

c. Artère interventriculaire antérieure

- Origine : division de l'artère coronaire gauche.
- Trajet : elle rejoint le sillon interventriculaire antérieur, puis contourne l'incisure du cœur.
- Terminaison : dans le sillon interventriculaire postérieur, elle s'anastomose avec l'artère interventriculaire postérieure (issue de l'artère coronaire droite).
- Territoire : partie gauche de la face antérieure du ventricule droit, face antérieure du ventricule gauche, deux tiers antérieurs du septum interventriculaire.

d. Artère circonflexe

- Origine : division de l'artère coronaire gauche.
- Trajet : elle rejoint la partie gauche du sillon coronaire et contourne le bord gauche du cœur.
- Terminaison : elle s'anastomose avec l'artère rétroventriculaire postérieure (issue de l'artère coronaire droite) dans le sillon coronaire.
- Territoire : atrium gauche, faces gauche et inférieure du ventricule gauche.

7.   Veines du cœur

a. Sinus coronaire

Le sinus coronaire (*sinus coronarius*) est le collecteur veineux principal du cœur. Il prolonge la grande veine du cœur dans le sillon coronaire, à la face diaphragmatique du cœur. Court, de deux à trois centimètres de long, il se draine dans l'atrium droit. Son ostium est muni d'une valvule du sinus coronaire. Il draine les grande, moyenne et petite veines du cœur.

b. Veines antérieures du cœur

Les veines antérieures du cœur (*venae cordis anteriores*) sont trois ou quatre veines de la face antérieure du ventricule droit. Elles se terminent directement dans l'atrium droit.

c. Veines minimes du cœur

Les veines minimes du cœur (*venae cordis minimae*, Thébésius, 1708) sont des veines qui naissent dans les parois du cœur et qui se jettent directement dans les quatre cavités cardiaques, au niveau de foraminulas (Lannelongue, 1867).

8.   Lymphatiques du cœur

Les lymphatiques du cœur (*vas lymphaticum cordis*) se distribuent en trois réseaux : sous-endocardique, intra-myocardique et sous épicardique. Ces lymphatiques se regroupent en :
- un collecteur principal droit qui chemine dans le sillon atrio-ventriculaire droit puis rejoint les lymphonœuds préaortiques, puis le conduit thoracique ;
- un collecteur principal gauche qui chemine dans le sillon interventriculaire antérieur et dans le sillon atrio-ventriculaire gauche. Il rejoint les lymphonœuds trachéo-bronchiques inférieurs et latéro-trachéaux droits, puis le conduit lymphatique droit.

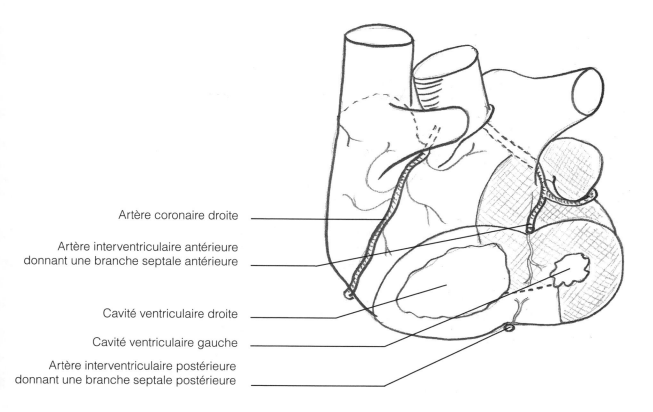

Artère coronaire droite

Artère interventriculaire antérieure
donnant une branche septale antérieure

Cavité ventriculaire droite

Cavité ventriculaire gauche

Artère interventriculaire postérieure
donnant une branche septale postérieure

Vue antérieure du cœur dont la pointe a été retirée selon un plan de coupe frontal
passant à travers les ventricules.
Le territoire de l'artère coronaire droite est représenté en clair.
Le territoire de l'artère coronaire gauche est hachuré.
On notera la différence d'épaisseur des parois ventriculaires

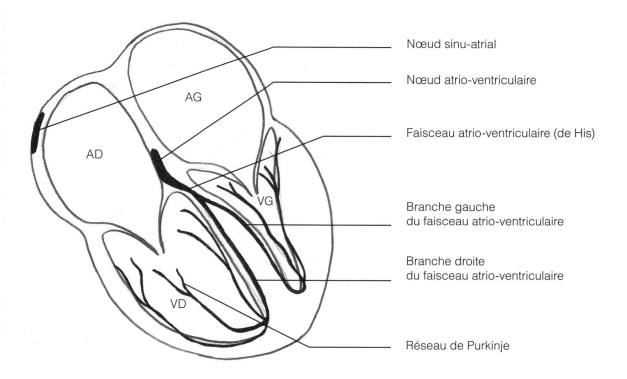

Nœud sinu-atrial

Nœud atrio-ventriculaire

Faisceau atrio-ventriculaire (de His)

Branche gauche
du faisceau atrio-ventriculaire

Branche droite
du faisceau atrio-ventriculaire

Réseau de Purkinje

Coupe schématique « quatre cavités » du cœur montrant la disposition du tissu nodal (en noir).
AD : atrium droit, VD : ventricule droit, AG : atrium gauche, VG : ventricule gauche

9.   Innervation du cœur

a. Tissu nodal

Le tissu nodal est formé de cellules musculaires spécialisées regroupées en plusieurs centres :
- le **nœud sinu-atrial** (*nodus sinuatrialis*, Keith et Flack, 1907), situé dans la paroi latérale de l'atrium droit, en regard de l'orifice de la veine cave supérieure et de la base de l'auricule droite, le long du sillon terminal ;
- le **nœud atrio-ventriculaire** (*nodus atriovenricularis*, Aschoff-Tawara, 1905), situé dans la paroi médiale de l'atrium droit, près de la cloison inter-atriale, dans un triangle entre l'orifice du sinus coronaire et l'anneau atrio-ventriculaire droit (triangle de Koch) ;
- le **faisceau atrio-ventriculaire** (His, 1895) est un cordon cellulaire de 10 à 15 millimètres de long dont le trajet croise l'insertion de la cuspide septale de la valve tricuspide. Il chemine dans la partie membraneuse du septum interventriculaire ;
- les **branches droite et gauche du faisceau atrio-ventriculaire** (*crus dextrum et crus sinistrum*) gagnent l'endocarde du ventricule droit et du ventricule gauche, puis forment le réseau de Purkinje (1787-1869).

Le cœur présente une activité contractile autonome par le tissu nodal. Cette activité est modulée par le système nerveux autonome (sympathique cardio-accélérateur, parasympathique cardio-modérateur). Le nœud sinu-atrial impose un rythme de base entre 60 et 80 pulsations par minute au nœud atrio-ventriculaire (par des voies de conduction qui cheminent dans la paroi de l'atrium droit). L'influx est transmis aux parois des ventricules par le faisceau atrio-ventriculaire et ses ramifications. Le nœud atrio-ventriculaire a une activité spontanée plus lente (30 à 50 pulsations par minute) ; c'est le rythme cardiaque observé en cas d'interruption des connexions entre le nœud sinu-atrial et le nœud atrio-ventriculaire.

b. Système nerveux autonome

L'innervation végétative du cœur module le rythme cardiaque. Elle est représentée par deux contingents :
- les nerfs parasympathiques (cardio-modérateurs) sont des branches des nerfs vagues (X) avec deux à trois rameaux supérieurs qui naissent au-dessus des nerfs laryngés inférieurs, trois à quatre rameaux moyens qui naissent au voisinage de l'anse des nerfs laryngés inférieurs, et un ou deux rameaux inférieurs qui naissent en dessous de l'anse des nerfs laryngés inférieurs ;
- les nerfs sympathiques (cardio-accélérateurs) naissent du tronc sympathique cervical, avec un nerf cardiaque supérieur qui naît du ganglion cervical supérieur, un nerf cardiaque moyen qui naît du ganglion cervical moyen et un nerf cardiaque inférieur qui naît du ganglion cervical inférieur.

Ces deux contingents se regroupent en deux plexus :
- le plexus artériel antérieur, qui forme le ganglion cardiaque de Wrisberg (1780) qui occupe l'espace entre l'aorte ascendante, l'arc aortique, la bifurcation du tronc pulmonaire et le ligament artériel. Il donne des nerfs pour les artères (plexus coronaires), les plexus sous-épicardiques et sous-endocardique ;
- le plexus veineux postérieur (Perman, 1924) qui se regroupe autour de la veine cave supérieure et des veines pulmonaires. Il innerve l'atrium droit et la face postérieure des ventricules.

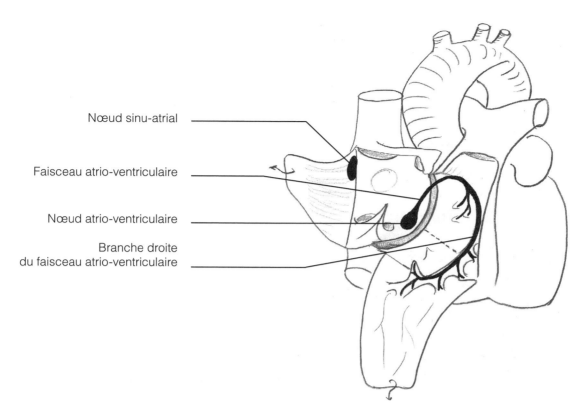

Nœud sinu-atrial

Faisceau atrio-ventriculaire

Nœud atrio-ventriculaire

Branche droite
du faisceau atrio-ventriculaire

Vue antéro-latérale des cavités cardiaques droites montrant la projection du tissu nodal.
Le nœud sinu-atrial se projette sous l'épicarde de l'atrium droit,
près de l'ostium de la veine cave supérieure.
Le nœud atrio-ventriculaire se projette sous l'endocarde de l'atrium droit,
près de l'ostium atrio-ventriculaire droit.
La branche droite du faisceau atrio-ventriculaire soulève la trabécule septo-marginale

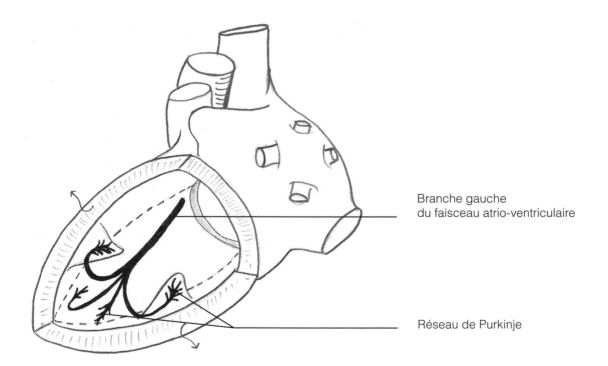

Branche gauche
du faisceau atrio-ventriculaire

Réseau de Purkinje

Vue postéro-inférieure gauche du cœur après ouverture longitudinale du ventricule gauche,
destinée à montrer les projections du tissu nodal dans les cavités cardiaques gauches

IV.   AORTE

L'aorte (*aorta*) est l'artère à l'origine de la grande circulation.

1.   Origine

L'aorte naît de la base du ventricule gauche, au niveau de l'ostium aortique.

2.   Trajet

a. Aorte thoracique ascendante

L'aorte ascendante (*aorta ascendens*) prend son origine au niveau de l'orifice aortique et se termine en amont du tronc brachio-céphalique. Elle est intra-péricardique, décrivant un trajet en hélice autour du tronc pulmonaire. Elle se porte en haut, en avant et à droite. Son diamètre est de 25 à 30 millimètres, sa longueur est en moyenne de sept centimètres. Au-dessus de l'orifice aortique, elle présente un renflement, le sinus aortique (*sinus aortae*, Valsalva, 1666-1723). Un deuxième renflement apparaît en amont du tronc brachio-céphalique : le grand sinus de l'aorte. Le bulbe aortique est l'aspect extérieur du sinus aortique de Valsalva.

b. Arc aortique ou crosse de l'aorte

L'arc aortique (*arcus aortae*) commence en amont de l'origine du tronc brachio-céphalique. Il est dirigé obliquement en arrière et à gauche et rejoint le médiastin postérieur en longeant la face latérale gauche de la trachée et en passant au-dessus du pédicule pulmonaire gauche. Il se termine après la naissance de l'artère subclavière gauche et l'isthme de l'aorte (Stahel, 1886). Son diamètre décroît (en moyenne de 30 à 20 millimètres), sa longueur est de sept à neuf centimètres.

L'isthme de l'aorte est important en traumatologie. En effet, en amont de l'isthme, l'aorte est mobile, alors qu'en aval, elle est fixée à la paroi postérieure du thorax par les artères intercostales postérieures. Cette zone est le lieu électif des ruptures de l'aorte (rupture complètes ou sous-intimales, point de départ de dissections de l'aorte).

c. Aorte descendante

L'aorte descendante (*aorta descendens*) continue l'arc aortique après l'isthme de l'aorte en traversant le thorax (aorte thoracique descendante), puis l'abdomen (aorte abdominale).

L'**aorte thoracique descendante** naît de l'arc aortique après l'isthme de l'aorte. Elle est en rapport avec la face gauche du corps vertébral de la quatrième vertèbre thoracique (Th4). Elle a un trajet vertical prévertébral et se termine lors de la traversée de l'hiatus aortique du diaphragme en regard de la douzième vertèbre thoracique (Th12). Son diamètre est en moyenne de 20 millimètres, sa longueur de 25 centimètres.

L'**aorte abdominale** continue l'aorte thoracique après la traversée de l'hiatus aortique du diaphragme en regard de la douzième vertèbre thoracique. Elle a un trajet vertical en avant et à gauche de la colonne vertébrale lombaire et se termine en regard de la quatrième vertèbre lombaire (L4) en artères iliaques communes droite et gauche.

3.   Terminaison

L'aorte se termine se divisant en artères iliaques communes droite et gauche.

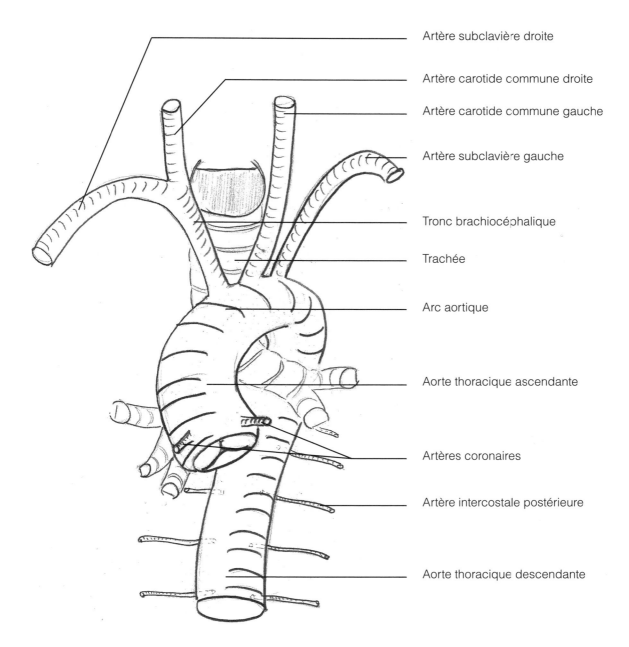

Artère subclavière droite

Artère carotide commune droite

Artère carotide commune gauche

Artère subclavière gauche

Tronc brachiocéphalique

Trachée

Arc aortique

Aorte thoracique ascendante

Artères coronaires

Artère intercostale postérieure

Aorte thoracique descendante

Vue antérieure de l'aorte thoracique

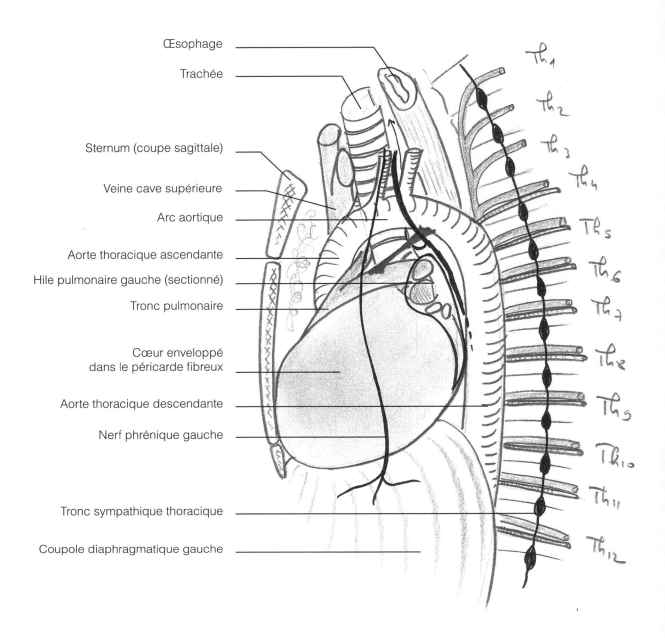

Œsophage

Trachée

Sternum (coupe sagittale)

Veine cave supérieure

Arc aortique

Aorte thoracique ascendante

Hile pulmonaire gauche (sectionné)

Tronc pulmonaire

Cœur enveloppé
dans le péricarde fibreux

Aorte thoracique descendante

Nerf phrénique gauche

Tronc sympathique thoracique

Coupole diaphragmatique gauche

Th₁ Th₂ Th₃ Th₄ Th₅ Th₆ Th₇ Th₈ Th₉ Th₁₀ Th₁₁ Th₁₂

**Vue gauche du médiastin après exérèse de la moitié gauche
de la paroi thoracique et du poumon gauche.**
L'aorte thoracique est visible dans ses trois portions (ascendante, horizontale et descendante).
Dans le médiastin postérieur, l'aorte descendante se place au flanc gauche de l'œsophage,
ce qui explique que l'abord chirurgical de l'œsophage thoracique se fait par une thoracotomie droite

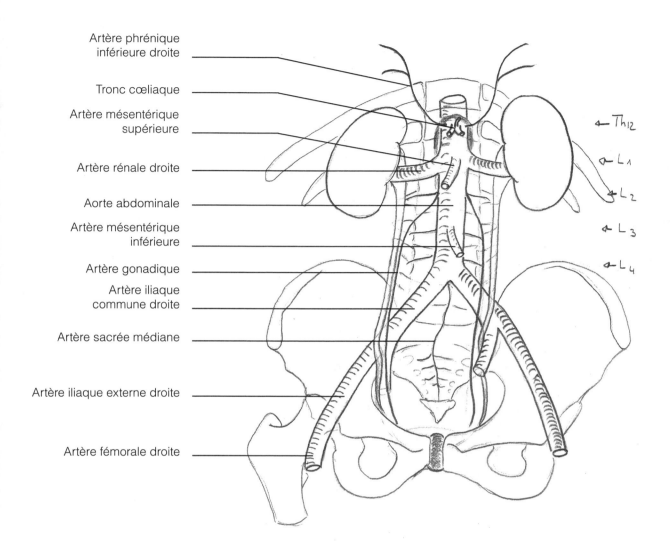

Artère phrénique inférieure droite

Tronc cœliaque

Artère mésentérique supérieure

Artère rénale droite

Aorte abdominale

Artère mésentérique inférieure

Artère gonadique

Artère iliaque commune droite

Artère sacrée médiane

Artère iliaque externe droite

Artère fémorale droite

Th₁₂

L₁

L₂

L₃

L₄

Vue antérieure de l'espace rétro-péritonéal après exérèse du canal alimentaire, montrant l'aorte abdominale et ses branches

4.   Branches collatérales de l'aorte

a. Collatérales de l'aorte ascendante

L'aorte ascendante donne l'artère coronaire droite et l'artère coronaire gauche.

b. Collatérales de l'arc aortique

L'arc aortique donne trois artères principales :
- le tronc brachio-céphalique (*truncus brachiocephalicus*) pour le membre supérieur droit et la moitié droite de la tête et du cou ;
- l'artère carotide commune gauche (*arteria carotis communis sinistra*) pour la moitié gauche de la tête et du cou ;
- l'artère subclavière gauche (*arteria subclavia sinistra*) pour le membre supérieur gauche.

Trois artères de petit calibre sont :
- l'artère thyroïdienne moyenne (*arteria thyroidea ima*, Neubauer, 1772), inconstante ;
- des artères bronchiques ;
- une artère trachéo-œsophagienne.

c. Collatérales de l'aorte descendante

L'aorte thoracique descendante donne :
- des rameaux bronchiques (*rami bronchiales*) : un rameau bronchique droit et un ou deux rameaux bronchiques gauches qui naissent en regard de la cinquième ou de la sixième vertèbre thoracique (Th5-Th6) ;
- des rameaux œsophagiens (*rami esophagei*) moyens au nombre de cinq à sept ;
- des rameaux médiastinaux (*rami mediastinales*), pleuraux et péricardiques (*rami pericardiaci*) ;
- les artères intercostales postérieures (*arteriae intercostales posteriores*) droites et gauches, de la quatrième à la douzième ;
- les artères phréniques supérieures (*arteriae phrenicae superiores*).

L'aorte abdominale donne :
- les artères phréniques inférieures (*arteriae phrenicae inferiores*) ;
- les artères lombaires (*arteriae lumbales*), quatre artères lombaires droites et gauches correspondant aux corps des quatre premières vertèbres lombaires ;
- l'artère sacrée médiane (*arteria sacralis media*), qui naît de la bifurcation aortique ;
- des artères uro-génitales : les artères surrénales moyennes droite et gauche (*arteria suprarenalis media*), les artères rénales droite et gauche (*arteria renalis*), les artères gonadiques, artères testiculaires (*arteria testicularis*) et artères ovariques (*arteria ovarica*) ;
- des artères digestives : le tronc cœliaque (*arteria celiaca, truncus celiacus*), l'artère mésentérique supérieure (*arteria mesenterica superior*) et l'artère mésentérique inférieure (*arteria mesenterica inferior*).

V.   VEINE CAVE INFÉRIEURE

La veine cave inférieure (*vena cava inferior*) draine le sang veineux infra-diaphragmatique.

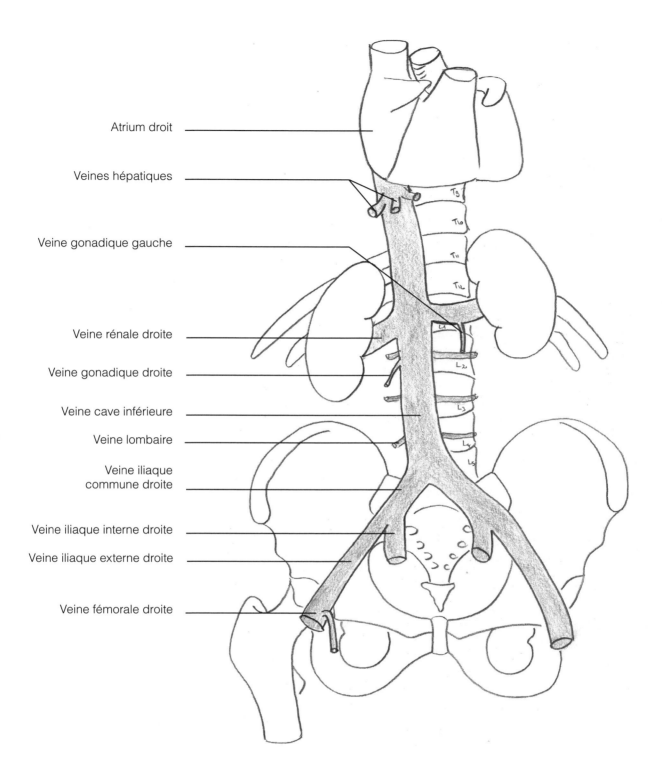

Atrium droit

Veines hépatiques

Veine gonadique gauche

Veine rénale droite

Veine gonadique droite

Veine cave inférieure

Veine lombaire

Veine iliaque
commune droite

Veine iliaque interne droite

Veine iliaque externe droite

Veine fémorale droite

Vue antérieure de l'espace rétro-péritonéal après exérèse du canal alimentaire,
montrant la veine cave inférieure et ses affluents

1.   Origine

La veine cave inférieure naît de la réunion des veines iliaques communes droite et gauche en regard de la face ventrale de la cinquième vertèbre lombaire (L5).

2.   Trajet

La veine cave inférieure s'étend sur une longueur de 18 à 20 centimètres à droite de l'aorte, avec deux portions : une portion infra-rénale verticale entre la quatrième et la première vertèbre lombaire, et une portion rénale et supra-rénale oblique en haut et à droite. Elle passe en arrière de la racine du mésentère, en arrière du bloc duodéno-pancréatique, en arrière du foie, puis elle traverse le diaphragme à travers l'hiatus de la veine cave inférieure.

3.   Terminaison

La veine cave inférieure se termine dans l'atrium droit, au niveau de l'ostium de la veine cave inférieure muni de la valvule de la veine cave inférieure.

4.   Veines affluentes

Les veines affluentes de la veine cave inférieure sont :
  – des veines pariétales : les veines lombaires (*venae lumbales*) droites et gauches qui cheminent en regard des quatre premiers corps vertébraux lombaires, les veines phréniques inférieures ;
  – les veines rénales droite et gauche (*vena renale dextra, vena renale sinistra*) ;
  – la veine surrénale droite (*vena suprarenalis dextra*) ;
  – les veines gonadiques droites : veine testiculaire droite (*vena testicularis dextra*), veine ovarique droite (*vena ovarica dextra*) ;
  – les veines hépatiques droite (*venae hepaticae dextrae*), moyenne (*venae hepaticae mediae*) et gauche (*venae hepaticae sinistrae*).

VI.   VEINE CAVE SUPÉRIEURE

La veine cave supérieure (*vena cava superior*) draine le sang veineux supra-diaphragmatique.

1.   Origine

La veine cave supérieure naît de la réunion des veines brachio-céphaliques droite (*vena brachiocephalica dextra*) et gauche (*vena brachiocephalica sinistra*) en arrière du premier cartilage costal droit.

2.   Trajet

La veine cave supérieure a un trajet vertical de six à huit centimètres de long en moyenne, oblique en bas, en arrière et à droite, à droite de l'aorte ascendante. Son diamètre moyen est de 20 à 25 millimètres. D'abord extra-péricardique, elle devient intra-péricardique et s'abouche dans l'atrium droit.

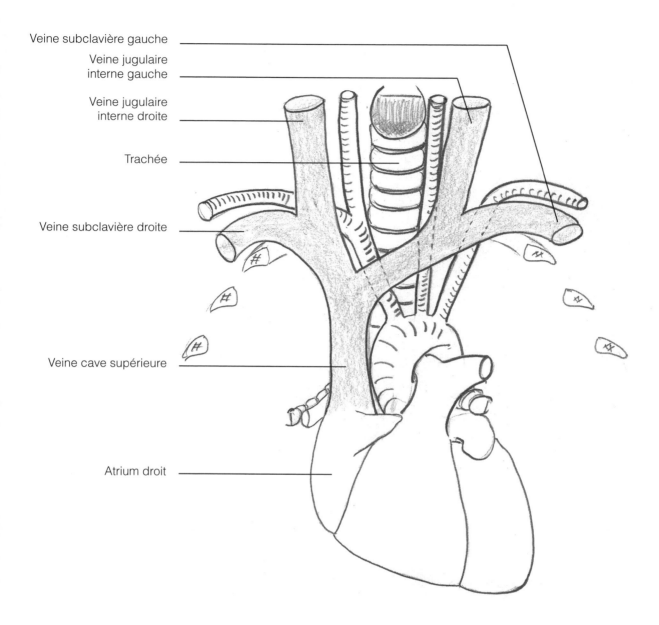

Veine subclavière gauche

Veine jugulaire
interne gauche

Veine jugulaire
interne droite

Trachée

Veine subclavière droite

Veine cave supérieure

Atrium droit

Vue antérieure du médiastin supérieur montrant la veine cave supérieure et ses affluents

3.   Terminaison

La veine cave supérieure se termine en s'abouchant au pôle crânial de l'atrium droit, au niveau de l'ostium de la veine cave supérieure, dépourvu de valve (avalvulaire).

4.   Veine affluente

La veine cave supérieure ne reçoit habituellement qu'une veine collatérale, la veine azygos qui la rejoint dans son segment extra-péricardique après avoir décrit une crosse en regard de la quatrième vertèbre thoracique (Th4). La veine azygos draine le sang pariétal.

VII. CONDUIT THORACIQUE

Le conduit thoracique (*ductus thoracicus*) est le collecteur lymphatique principal de l'organisme, situé dans la cavité thoracique. Il draine la lymphe de la partie sous-diaphragmatique du corps, de la moitié gauche du thorax, du membre supérieur gauche et de la moitié gauche de la tête et du cou.

1.   Origine

Le conduit thoracique naît de la réunion des troncs lymphatiques lombaires (*trunci lumbales*) et intestinaux (*trunci intestinales*). Son origine se trouve en avant des vertèbres Th11 à L2 : c'est la citerne du chyle, souvent dilatée (*cisterna chili*, Pecquet, 1651).

2.   Trajet

Le conduit thoracique mesure en moyenne 30 centimètres de long et présente trois segments :
- un segment abdominal inconstant en arrière de l'aorte abdominale, et en avant de la première et éventuellement de la deuxième vertèbre lombaire ;
- un segment thoracique dans le médiastin postérieur ;
- un segment cervical où il se porte en avant et à gauche.

3.   Terminaison

Le conduit thoracique se termine dans le confluent veineux jugulo-subclavier gauche (Pirogoff, 1852-1859).

4.   Structure

Le conduit thoracique présente une paroi fragile formée d'une tunique interne endothéliale, d'une tunique moyenne musculaire lisse et d'une tunique externe, l'adventice. Il est muni d'une ou deux valvules à son extrémité distale.

5.   Affluents

Le conduit thoracique reçoit des collecteurs phréniques, thoraciques et cervicaux. Le thorax est traversé en outre par trois courants lymphatiques ascendants : pariétal ventral, pariétal dorsal et médiastinal dont le drainage s'établit soit dans les veines du cou, soit par l'intermédiaire du conduit thoracique (Riquet, Hidden, Caplan).

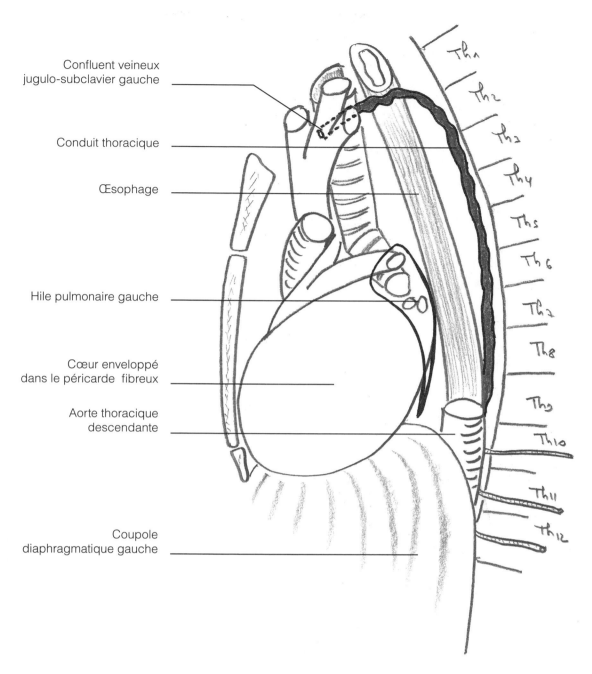

Confluent veineux
jugulo-subclavier gauche

Conduit thoracique

Œsophage

Hile pulmonaire gauche

Cœur enveloppé
dans le péricarde fibreux

Aorte thoracique
descendante

Coupole
diaphragmatique gauche

Th₁
Th₂
Th₃
Th₄
Th₅
Th₆
Th₇
Th₈
Th₉
Th₁₀
Th₁₁
Th₁₂

Vue gauche du médiastin, après exérèse de la moitié gauche de la paroi thoracique,
du poumon gauche et de l'aorte thoracique descendante, montrant le conduit thoracique

Chapitre 6
NÉVROLOGIE

La névrologie est la science qui étudie le système nerveux. Le système nerveux est constitué de centres nerveux (groupes de corps de neurones) et de réseaux de liaison (nerfs) connectés à toutes les structures de l'organisme. La connaissance de la structure et du fonctionnement du système nerveux est la clé de l'examen clinique en médecine. En effet, le système nerveux est le système intégrateur principal de l'organisme, comme l'a montré Sherrington (1947) :
- il centralise les relations entre le milieu extérieur et le milieu intérieur ;
- c'est le support des activités humaines essentielles (activités cognitives, émotions, perception, conscience, motricité...).

Les activités cognitives sont les activités qui concourent à la connaissance et au traitement de l'information (De Rocondo, 1995) : perception, attention, mémoire, langage, praxies, gnosies, traitement des images, des concepts, des symboles, raisonnement.

La description du système nerveux est fondée sur la distinction entre système nerveux central et périphérique, et sur la théorie neuronale (Ramon y Cajal, 1909).

I. DÉFINITIONS

Les observations faites depuis Hérophile au cours de dissections conduisent à diviser le système nerveux en deux parties : le système nerveux central et le système nerveux périphérique. Cette distinction a un intérêt topographique et fonctionnel dans l'interprétation des déficits neurologiques.

1. Système nerveux central

Le système nerveux central (*systema nervosum centrale*) est constitué par une masse de tissu nerveux située dans la cavité crânienne et dans le canal vertébral. Il est séparé des parois osseuses par les méninges et le liquide cérébro-spinal. Il est formé par l'encéphale (cerveau, tronc cérébral et cervelet) et la moelle spinale. Il se développe à partir du tube neural, et est spécifique des vertébrés.

2. Système nerveux périphérique

Le système nerveux périphérique (*systema nervosum periphericum*) est formé de ganglions (*ganglion*) et de nerfs (crâniens, spinaux et végétatifs). Chaque nerf (*nervus*) relie le système nerveux central à une partie de l'organisme. Le système nerveux périphérique est essentiellement extra-méningé.

3. Substance grise, substance blanche, théorie neuronale

À la coupe, le système nerveux apparaît formé de substance grise et de substance blanche, depuis les observations de Willis en 1672 :
- la substance grise (*substantia grisea*) contient de nombreux corps cellulaires de neurones responsables de cette coloration grisâtre ;

– la substance blanche (*substantia alba*) renferme surtout des fibres nerveuses, c'est-à-dire des axones (fibres efférentes au corps cellulaire du neurone) et des dendrites (fibres afférentes au corps cellulaire du neurone).

Dans le **système nerveux central**, la substance grise constitue l'écorce cérébrale ou cortex (*cortex*), que ce soit pour les hémisphères cérébraux (*cortex cerebri*) ou pour le cervelet (*cortex cerebelli*). La substance grise forme aussi les noyaux (*nuclei*) répartis dans la substance blanche des hémisphères cérébraux, du tronc cérébral, et du cervelet. Dans les hémisphères cérébraux, ce sont les noyaux gris centraux ; dans le tronc cérébral, ce sont les noyaux des nerfs crâniens et la substance réticulée ou formation réticulée (*formatio reticularis*). Dans la moelle spinale, la substance grise est au centre des coupes transversales, répartie selon un H avec deux cornes ventrales et deux cornes dorsales, la substance blanche étant périphérique.

Dans le **système nerveux périphérique**, les nerfs sont constitués de substance blanche, et les ganglions, de substance grise. Le mot ganglion (*ganglion*) était à l'origine utilisé pour désigner un renflement situé sur un organe filiforme : lymphatique, nerf… Actuellement, ce mot est réservé au tissu nerveux. Il désigne les amas de substance grise placés sur les nerfs périphériques. Ce sont les centres nerveux périphériques que l'on trouve par exemple sur les nerfs sensitifs (ganglion spinal, ganglion trigéminal…).

Au microscope, la substance grise renferme les corps des neurones. La substance blanche est formée de fibres nerveuses qui prolongent le corps des neurones. Selon la théorie neuronale de Ramon y Cajal (1900) développée à partir d'observations microscopiques grâce à la méthode de coloration de Golgi, le neurone est la structure élémentaire du fonctionnement du système nerveux.

II.   NEURONES

Les neurones, par leurs propriétés électriques et chimiques, assurent les fonctions du système nerveux telles que le traitement des signaux, des informations, la conceptualisation… Ce sont des cellules à besoins énergétiques importants et à réserves énergétiques faibles. Leur autonomie est brève, de quelques minutes en l'absence de glucose ou d'oxygène : perte de connaissance, coma (Lazorthes, 1961).

1.   Corps cellulaire

Le corps cellulaire (péricaryon ou soma) d'un neurone présente une membrane, un noyau, un cytoplasme riche en mitochondries et en ribosomes concentrés autour des granulations basophiles (substance chromophile, Nissl, 1892). Les corps de Nissl contiennent des pigments de mélanine qui donnent la couleur grise au corps des neurones. Ils se raréfient en cas d'activité prolongée du neurone, et réapparaissent lors de la phase de récupération du neurone. Les corps de Nissl étudiés par Palay et Palade (1955) sont des sites de synthèse de protéines.

2.   Fibres nerveuses

Les fibres nerveuses sont les prolongements cellulaires qui caractérisent le neurone. Ces prolongements sont de deux sortes : les dendrites et les axones (ou cylindraxes). Ils contiennent des neurofilaments et des microtubules en relation avec le corps cellulaire. Chaque axone prolonge le corps du neurone au niveau d'une région appelée renflement axonal. Il forme un prolongement plus ou moins long qui se termine par une synapse. Une dendrite est une fibre afférente au corps cellulaire (dépolarisation centripète, « porte d'entrée du neurone »), l'axone est la fibre efférente (dépolarisation centrifuge).

3. Myéline

L'axone est recouvert d'une couche de substance lipidique, la myéline, qui forme une gaine interrompue à intervalles réguliers au niveau des nœuds de Ranvier. La myéline du système nerveux central est différente de celle du système nerveux périphérique :
- au niveau des nerfs périphériques, les cellules de Schwann enroulées autour de la gaine de myéline synthétisent la myéline. Le *Mycobacterium leprae* a un tropisme pour les cellules de Schwann (névrite lépreuse) ;
- au niveau du système nerveux central, la myéline est sécrétée par les oligodendrocytes. La sclérose en plaques se caractérise par des atteintes de la myéline centrale.

4. Myéline et vitesse de conduction

La présence de myéline autour du nerf modifie la vitesse de conduction nerveuse. Erlanger et Gasser, en 1937, ont montré que la vitesse de conduction le long d'un nerf est proportionnelle au diamètre des fibres et à l'épaisseur de la couche de myéline. Ainsi ils distinguent les fibres A de 1 à 22 microns de diamètre avec une vitesse de conduction de 5 à 120 m/s, les fibres B de moins de trois microns de diamètre avec une vitesse de conduction de 3 à 15 m/s et les fibres C ou IV de 0,1 à 1,3 micron avec une vitesse de conduction de 0,6 à 2 m/s.

5. Activité électrique rythmée des neurones

Strumwasser, en 1965, a montré que les neurones présentent des variations spontanées de leur potentiel de membrane. Ils se comportent ainsi comme des « oscillateurs », générateurs de potentiels d'action spontanés recueillis sur le cortex ou sur le scalp lors d'un électroencéphalogramme (EEG). Les rythmes observés sont désignés par les lettres alpha, bêta, thêta…

6. Polarisation de la conduction

La conduction électrique dans un nerf est polarisée : l'influx se propage de manière centripète dans les dendrites et de manière centrifuge dans les axones (depuis le renflement axonal du corps du neurone jusqu'à la synapse).

L'influx nerveux est un potentiel d'action qui se propage de nœud de Ranvier en nœud de Ranvier (Ranvier, 1878), caractérisé par une onde électrique de dépolarisation qui se propage le long de l'axone du fait de l'augmentation de la perméabilité membranaire. L'axone aboutit à un bouton synaptique placé soit sur une dendrite, soit sur le corps d'un neurone.

III. SYNAPSES

1. Définition

Le terme de synapse a été introduit en 1897 par Sherrington (du grec sysnaptos, συσναπτος : connexion). C'est une zone de transmission chimique entre deux neurones : transmission d'un signal électrique (potentiel d'action) à partir d'un neurone présynaptique à un deuxième neurone ou cellule post-synaptique, par l'intermédiaire d'un neurotransmetteur chimique. La dépolarisation, à partir d'un certain seuil, génère un potentiel d'action qui est assimilé à une excitation. Au contraire, l'hyperpolarisation a un effet inhibiteur pour la génération d'un potentiel d'action. Cette transmission est à l'origine d'un potentiel d'action post-synaptique.

2.   Neurotransmetteurs

Les neurotransmetteurs sont synthétisés par le neurone pré-synaptique, puis libérés dans la fente synaptique lorsque l'onde de dépolarisation atteint l'extrémité synaptique de l'axone. Ils se fixent ensuite sur un récepteur protéique du neurone post-synaptique ou un ligand. Les neurotransmetteurs sont des substances chimiques qui permettent le passage de l'excitation d'un neurone à l'autre.

D'après Buser et Imbert, les neurotransmetteurs les plus fréquemment retrouvés sont l'**adrénaline** (dans la médullo-surrénale), la **noradrénaline** (dans le neurone postganglionnaire sympathique, dans le *locus ceruleus*), la **dopamine** (dans la substance noire), l'**acétyl-choline** (jonction neuro-musculaire, neurone parasympathique, glandes sudoripares, vaisseaux sanguins, noyau basal de Meynert), la **sérotonine** (noyaux du raphé du tronc cérébral), l'acide Gamma-Amino-Butyrique ou **GABA** (le principal neurotransmetteur inhibiteur du cervelet, du striatum, du pallidum, de la substance noire). Le **glutamate** est un neurotransmetteur activateur (cortex cérébral), l'**aspartate** est excitateur (fibres grimpantes du cervelet).

Les **neuropeptides** comprennent les tachykinines comme la substance P, la neurokinine, les endomorphines, les enképhalines (globus pallidus), les hormones pancréatiques et gastro-intestinales, les hormones hypothalamo-hypophysaires, la vaso-pressine, l'ocytocine, l'angiotensine, la bradykinine, la calcitonine… La Substance P est un neuromédiateur du cerveau et de la corne postérieure de la moelle spinale inhibé par les interneurones à enképhaline ; son action principale est nociceptive (perception de la douleur). Les **endorphines** inhibent la libération de la noradrénaline. La localisation est encéphalique, tronculaire, médullaire, cérébelleuse, surrénale. Elles ont plusieurs actions : contrôle nociceptif, mnésique, comportemental, hypothalamo-hypophysaire.

IV.   NÉVROGLIE

Virchow (1821-1902) désigne par névroglie le tissu glial qui enveloppe les neurones. Il distingue la névroglie épithéliale représentée par le canal épendymaire, la névroglie périphérique avec la cellule et la gaine de Schwann, et la névroglie centrale répartie en microglie et macroglie. Carpenter (1972) rattache à ce tissu les plexus choroïdes et le névrilemme.

Les cellules gliales sont plus nombreuses que les neurones. Elles interviennent dans la constitution et l'entretien des circuits neuronaux, dans les réactions immunitaires et dans la production de facteurs de croissance et de facteurs inhibiteurs de la croissance des nerfs. Les cellules gliales sont réparties en plusieurs catégories : la macroglie avec les astrocytes et les oligodendrocytes et la microglie qui est apparentée aux macrophages.

1.   Astrocytes

Les astrocytes sont les cellules gliales les plus nombreuses, réparties surtout dans la substance grise. Ils interviennent dans la régulation du potassium extracellulaire, du glutamate, du GABA et de certaines amines (Bardakdjian). Leurs propriétés sont à la base de leurs actions sur la migration des neurones, le développement des axones et la constitution de circuits inter-neuronaux. Ils forment une barrière entre l'espace sanguin et le milieu intracellulaire des neurones. En cas de blessure, ils s'hypertrophient et peuvent produire une gliose fibrillaire.

2.   Oligodendrocytes

Les oligodendrocytes (del Rio Hortega) sont surtout présents dans la substance blanche. Ils interviennent dans la myélinisation (un oligodendrocyte pour 7 à 70 axones). Leur étude dans la remyélinisation lors de pathologies comme la sclérose multiple, la sclérose latérale amyotrophique ou la sclérose en plaque, est prometteuse.

3.   Microglie

La microglie intervient dans le nettoyage des débris et des neurones lésés. Elle coexiste dans le système nerveux central avec des macrophages. Les cellules de la microglie peuvent être infectées par le virus de l'immunodéficience humaine (VIH), processus qui est à la base de la démence du syndrome de l'immunodéficience acquise (SIDA). Elle intervient lors de la maladie d'Alzheimer dans la production des plaques dégénératives.

4.   Cellules épendymaires

Les cellules épendymaires interviennent dans la régulation du liquide cérébro-spinal. Les cellules des plexus choroïdes produisent le liquide cérébro-spinal.

V.   RÉCEPTEURS DU SYSTÈME NERVEUX

Les récepteurs du système nerveux transforment un stimulus physique ou chimique (qui représente une certaine forme d'énergie) en un influx nerveux qui est conduit dans les fibres nerveuses afférentes sensorielles ou sensitives. Ce sont des transducteurs. Les récepteurs peuvent être classés selon différents critères.

1.   Classification histogénétique

En se fondant sur l'histogenèse, Sherrington distingue trois types de récepteurs en fonction de l'origine embryologique :
– les **récepteurs extéroceptifs** ou superficiels qui sont dans les tissus d'origine ectodermique. C'est le cas des récepteurs de la peau, sensibles à la pression, à la température et à la douleur ;
– les **récepteurs proprioceptifs** ou profonds qui sont dans les tissus d'origine méso-dermique. C'est le cas des mécano-récepteurs des muscles et des tendons ;
– les **récepteurs intéroceptifs**, ou viscéroceptifs, qui sont dans les tissus d'ori-gine endodermique.

Ainsi, trois types de sensibilités sont décrits :
– la sensibilité extéroceptive ou superficielle ;
– la sensibilité proprioceptive ou profonde ;
– la sensibilité intéroceptive ou viscérale.

Parfois, la sensibilité somesthésique, regroupant la sensibilité superficielle et la sensibilité profonde, est opposée à la sensibilité viscérale. Certains stimulus mettent en jeu deux types de sensibilité, par exemple la sensibilité vibratoire qui met en jeu la sensibilité profonde et la sensibilité superficielle.

2. Classification selon la perception

Head (1905) distingue deux sortes de sensibilités, protopathique et épicritique :
– la **sensibilité protopathique** est primitive et concerne la douleur et la sensation de variation de température importante. Elle est diffuse, mal localisée, imprécise, mais à l'origine de perturbations émotionnelles importantes ;
– la **sensibilité épicritique** est plus fine, elle concerne des variations de température extérieure faible, ou des sensations tactiles précises dans leur localisation, leur intensité.

3. Classification selon la morphologie du récepteur

Miller et Carpenter distinguent :
– les récepteurs libres répartis dans la peau, les séreuses, les muscles, les fascias et les viscères ;
– les récepteurs encapsulés de différents types (Meissner, Krause, Pacini, Golgi).

4. Classification selon le type de sensibilité du récepteur

Selon le type de stimulus auquel le récepteur est sensible, on distingue :
– les thermorécepteurs, sensibles au chaud et au froid ;
– les photorécepteurs, sensibles à la lumière ;
– les barorécepteurs, sensibles aux variations de pression ;
– les chémorécepteurs, sensibles aux modifications chimiques ;
– les mécanorécepteurs, sensibles à des variations de force ;
– les nocicepteurs ou récepteurs douloureux, sensibles à différents stimulus (mécaniques, chimiques, thermiques, électriques), en fonction de certains seuils.

5. Classification selon l'organe

Selon l'organe auquel le récepteur est associé, on distingue :
– les **récepteurs sensoriels**, organes spécialisés ou organes des sens. Il s'agit des récepteurs du tact, de l'odorat, du goût, de la vision, de l'audition et de l'équilibration ;
– les **récepteurs sensitifs** situés dans des organes non spécialisés comme la peau ou les muscles.

VI. EFFECTEURS DU SYSTÈME NERVEUX

Ce sont les organes qui exécutent les commandes du système nerveux. Il existe le plus souvent une interface entre le système nerveux et l'organe exécutant ou effecteur. On distingue trois groupes d'effecteurs : les muscles striés, les muscles lisses, les viscères et les glandes.

1. Muscles striés

Les muscles striés sont stimulés par la terminaison de l'axone d'un motoneurone, de gros calibre (12 à 20 microns) lorsqu'il s'agit d'un motoneurone alpha innervant des fibres striées, et de calibre moyen (2 à 12 microns) lorsqu'il s'agit d'un motoneurone gamma innervant les fuseaux neuro-musculaires. Lidell et Sherrington introduisent le terme d'unité motrice en 1925 pour désigner un motoneurone et le groupe de fibres musculaires qui en dépendent. Il y a dans la corne antérieure de la moelle deux tiers de fibres alpha et un tiers de fibres gamma (Kuffler et Hunt). La plaque motrice est l'interface entre le motoneurone et le muscle. C'est une synapse neuro-musculaire dont le médiateur est l'acétyl-choline (ACh).

2. Muscles lisses

Les muscles lisses sont stimulés par la terminaison d'un axone de faible calibre (0,5 à 1 micron).

3. Viscères et glandes

Les viscères et les glandes sont innervés par les boutons terminaux de fibres nerveuses de faible calibre (0,5 à 1 micron). Elles seraient le plus souvent excito-sécrétoires.

VII. SYSTÉMATISATION DES FIBRES NERVEUSES

Selon la signification fonctionnelle qui leur est attribuée, les fibres nerveuses peuvent être classées en trois groupes : les fibres motrices, les fibres sensitives et les fibres végétatives. Au niveau d'un nerf, la proportion des trois types de fibres permet de distinguer les nerfs moteurs (à prédominance motrice), les nerfs sensitifs (à prédominance sensitive) et les nerfs mixtes (à prédominance sensitivo-motrice).

1. Fibres motrices

Les fibres motrices sont efférentes pour le système nerveux central. Elles sont issues des motoneurones dont le corps est situé morphologiquement dans le système nerveux central : dans la corne antérieure de la moelle quand il s'agit de nerfs spinaux, dans les noyaux moteurs du tronc cérébral quand il s'agit des nerfs crâniens. Les fibres se distribuent au niveau des muscles dans les différentes unités motrices.

La voie motrice volontaire (voie pyramidale) présente un neurone central cortical et un neurone périphérique dans les noyaux moteurs du tronc cérébral ou dans la corne ventrale de la moelle spinale. Les motoneurones correspondent à l'origine réelle des nerfs moteurs qui font partie du système nerveux périphérique. L'atteinte des cornes antérieures de la moelle dans la poliomyélite lèse des motoneurones et se traduit par un déficit moteur périphérique (paralysie flasque) par opposition à une paralysie centrale, spastique, où le motoneurone est intact (les lésions siégeant en amont du motoneurone).

2. Fibres sensitives

Les fibres sensitives sont afférentes pour le système nerveux central. Elles sont issues des récepteurs périphériques qui transforment les stimulus en signaux électriques. Ces signaux sont acheminés vers le système nerveux central. Chaque voie sensitive comprend deux ou trois neurones :
- un neurone périphérique ou protoneurone dont le corps est situé dans le ganglion spinal de la racine postérieure de la moelle s'il s'agit d'un nerf spinal, ou un ganglion équivalent s'il s'agit d'un nerf crânien. Ce protoneurone relie le récepteur périphérique à un centre primaire de la moelle ou du tronc cérébral ;
- un deuxième neurone central, le deutoneurone, qui est situé dans la moelle ou dans la moelle allongée ; il relie le centre primaire au thalamus ou au cervelet.

Les voies de la sensibilité qui s'arrêtent à ce niveau sont les voies de la sensibilité inconsciente ;
– un troisième neurone central qui est situé dans le thalamus ou dans le cervelet. Il peut relier le thalamus au cortex cérébral où se trouve un quatrième neurone, ce sont alors des voies de la sensibilité consciente.

3.   Fibres végétatives

Les fibres végétatives ont été individualisées en 1732 par Winslow pour désigner les nerfs périphériques qui se distribuent aux viscères et aux vaisseaux. Ces nerfs font partie du système nerveux végétatif. Ils contrôlent le fonctionnement des viscères et des vaisseaux de l'organisme. Ce système est opposé au système nerveux somatique qui contrôle le fonctionnement des appareils de la vie de relation.

Le système végétatif (appelé autonome dans Gray's anatomy) est divisé en deux systèmes : le système orthosympathique (ou sympathique) et le système parasympathique (Langley, 1905). Ces deux systèmes sont antagonistes. Les **fibres parasympathiques** cheminent avec les nerfs crâniens et les nerfs spinaux sacrés, le neurone effecteur périphérique est cholinergique. Les **fibres sympathiques** forment des plexus autour des artères ou peuvent faire partie d'un nerf périphérique. Elles forment, de plus, deux chaînes individualisées en avant de la colonne vertébrale. Le neurone périphérique effecteur est noradrénergique.

VIII.   MILIEU INTÉRIEUR, MILIEU EXTÉRIEUR

Les structures du système nerveux végétatif ont été décrites par Eustache puis par Winslow. Ce n'est qu'à la fin du dix-neuvième siècle que les physiologistes inspirés par Claude Bernard ont précisé leur rôle en introduisant la notion de milieu et d'échanges entre milieu intérieur et milieu extérieur. Ainsi, selon le milieu avec lequel le système nerveux échange des informations, deux activités sont définies : les activités écotropes et les activités végétatives.

1.   Système nerveux de la vie organique (ou végétatif)

Le système nerveux végétatif (ou viscéral, autonome, organique) échange des signaux avec le milieu intérieur : les viscères, les glandes les vaisseaux… Ces signaux concernent la régulation et la coordination du fonctionnement des structures élémentaires de l'organisme. Il est autonome, et en dehors d'entraînements spéciaux (yoga), il n'est pas sous le contrôle de la volonté.

2.   Système nerveux de la vie de relation (ou écotrope)

Le système nerveux somatique ou de la vie de relation échange des signaux avec le milieu extérieur, qui concernent les interactions entre l'organisme et son environnement (éco). C'est un système volontaire ou automatique, sous le contrôle de la volonté.

3.   Activités écotropes et végétatives

La motricité et la sensibilité sont classées en quatre groupes :
– motricité végétative : intestin, cœur, glandes…
– motricité écotrope ou somatique : les muscles des membres…
– sensibilité végétative : barorécepteur carotidien, chémorécepteurs…
– sensibilité écotrope : sensibilité sensorielle, thermique…

4.   Système nerveux de la vie consciente et inconsciente

Les signaux recueillis par les récepteurs sensitifs et sensoriels sont traités, interprétés et stockés. Ils constituent un ensemble d'informations qui contribuent à deux types d'activités consciente et inconsciente.

a. Activité inconsciente

– Réceptrice comme la modulation des afférences sensitives et sensorielles.
– Motrice comme la commande de postures ou gestes automatiques…
– Autonome : activité psychique inconsciente.

b. Activité consciente

– Perception sensitive ou sensorielle.
– Motricité.
– Activité psychique : la conceptualisation, le raisonnement, l'élaboration de comportements dans un groupe ou dans le milieu extérieur, la sélection des signaux sensoriels et sensitifs…

5.   Système nerveux volontaire

L'activité motrice volontaire du cerveau est opposée à l'activité involontaire automatique. L'activité volontaire revêt des formes différentes (Gouazé) :
– les praxies ou facultés d'effectuer des gestes volontaires sur ordre ;
– la programmation ou faculté d'établir une stratégie des activités volontaires ;
– les activités de communication : langage, écriture, geste…

IX.   TERMINOLOGIE, CONVENTIONS

Pour les descriptions, certains termes s'appliquent plus spécialement au système nerveux et à la tête :
– rostral, ascendant indique une direction vers la bouche ;
– caudal, descendant, vers la queue ;
– afférent ou centripète, efférent ou centrifuge désignent des déplacements en se plaçant du point de vue du corps d'un neurone, ou d'un centre nerveux.

Le système nerveux périphérique sera étudié dans les différents chapitres sur le tronc et les membres (et dans le livre *Tête, cou, nerfs crâniens et organes des sens*). Le système nerveux central fera l'objet d'un chapitre à part (chapitre 16). Un dernier chapitre sera consacré au système nerveux autonome et au système endocrinien dont le fonctionnement est lié.

Deuxième partie

Appareil moteur

Chapitre 7

COLONNE VERTÉBRALE

I. DÉFINITION

La colonne vertébrale (*columna vertebralis*), ou colonne rachidienne ou rachis selon la nomenclature traditionnelle française, est un complexe ostéo-articulaire constitué de l'empilement de vertèbres (du latin *vertere* = tourner). Elle présente cinq portions :
- cervicale, formée de sept vertèbres cervicales numérotées de 1 à 7, C1 à C7 (*vertebrae cervicales*) ;
- thoracique, formée de 12 vertèbres thoraciques (*vertebrae thoracicae*) numérotées de 1 à 12 (Th1 à Th 12) ;
- lombaire, formée de cinq vertèbres lombaires (*lombales, vertebrae lumbales*) numérotées de 1 à 5 (L1 à L5) ;
- sacrée, constituée de cinq vertèbres sacrées (*vertebrae sacrales*) soudées ;
- coccygienne, le coccyx est issu de la fusion de trois à cinq vertèbres coccygiennes (*vertebrae coccygeae*).

Les vertèbres sont articulées entre elles. Chaque articulation intervertébrale forme ce que Junghans a appelé un **segment mobile**, qui constitue l'unité fonctionnelle élémentaire de la colonne vertébrale. La colonne vertébrale comprend ainsi 23 segments mobiles qui permettent des mouvements tout en assurant une résistance aux déformations et une protection de la moelle spinale et des nerfs spinaux.

Aux deux extrémités, les portions mobiles de la colonne vertébrale s'articulent avec l'os occipital en haut et avec le pelvis par l'intermédiaire du sacrum, en bas. Debout, l'empilement des vertèbres forme des courbures dans le plan sagittal : lordose cervicale (concavité dorsale), cyphose thoracique (concavité ventrale), lordose lombaire (concavité dorsale).

II. TERMINOLOGIE

Hippocrate désigne la colonne vertébrale par le terme « rachis » (rachis, ραχις, désigne l'épine dorsale, et la nervure médiane d'une feuille). La « grande vertèbre » chez Hippocrate semble correspondre à la vertèbre inférieure de chaque segment vertébral : deuxième vertèbre cervicale (C2 ou axis), septième vertèbre cervicale (C7), douzième vertèbre thoracique (Th12), sacrum. Galien reprend le terme de « rachis », et décrit les vertèbres du cou, du dos (nôtos, νωτος), des lombes (osfus, οσφυς). Les vertèbres sont désignées par le terme spondylos (σπονδυλος).

Le mot « dos » apparaît en français vers 1080, dérivé du latin *dossum*, altération de *dorsum* (*dossennus* signifie « bossu »). Ce mot évoque une surface convexe comme le mot grec nôtos (νοτος). Il désigne la partie postérieure du tronc, mais aussi la partie postérieure du corps, d'où dorsal synonyme de postérieur chez l'homme. Le terme gibbosité désigne aussi une surface convexe de la région dorsale ou lombaire, mais il est réservé aux déformations du thorax ou de la région lombaire dans les scolioses.

Paré utilise « spondile » ou vertèbre pour désigner une vertèbre. Vésale décrit les vertèbres cervicales (*vertebrae colli*), les vertèbres thoraciques (*vertebrae thoracis*), les vertèbres lombaires (*vertebrae lumborum*), le sacrum (*ossum sacrum*).

Lamarck, dans son ouvrage *Recherches sur l'organisation des corps vivants* de 1802, fonde sa classification des animaux sur la présence ou non d'une colonne vertébrale. Pour lui, « cette colonne forme la base de tout véritable squelette, les animaux qui en sont pourvus obtiennent des moyens plus étendus et plus variés pour leurs mouvements divers », ce qui justifie la distinction entre **vertébrés** et **invertébrés**.

En clinique, des termes dérivés du latin ou du grec sont utilisés :
– dérivés de « vertèbre » : vertébrothérapie, vertébroplastie, vertébrectomie, tassement vertébral ;
– dérivés de « spondylos » : spondylite (inflammation ou infection d'une vertèbre), spondylarthrite, spondylarthrose, spondylolisthésis (glissement d'une vertèbre sur une autre), spondyloptôse, spondylodèse ;
– dérivés de « rachis » : rachialgie, rachianesthésie, rachischisis (fissure du rachis), rachicentèse (ponction lombaire), glycorachie, albuminorachie (présence de sucre ou d'albumine dans le liquide cérébro-spinal).

La nomenclature internationale retient le terme *columna vertebralis* pour la colonne vertébrale, et *vertebra* pour vertèbre. Les principaux termes anglais sont spine pour colonne vertébrale, cervical spine pour colonne vertébrale cervicale, thoracic spine pour colonne vertébrale thoracique, lumbar spine pour colonne vertébrale lombaire.

III.   VERTÈBRES CERVICALES

Les sept vertèbres cervicales sont caractérisées par la morphologie de leur corps, des processus zygapophysaires, transverses et épineux, mais surtout par la présence du canal transversaire dans lequel chemine l'artère vertébrale, artère nourricière principale du tiers postérieur du cerveau, du tronc cérébral et du cervelet.

La colonne vertébrale cervicale est divisée en deux segments fonctionnels : la colonne cervicale supérieure qui comprend les deux premières vertèbres cervicales et la colonne cervicale inférieure qui comprend les cinq dernières vertèbres cervicales.

1.   Colonne cervicale inférieure

Les cinq dernières vertèbres cervicales ont une morphologie très proche. Elles sont numérotées de haut en bas : troisième vertèbre cervicale (C3), quatrième vertèbre cervicale (C4)… jusqu'à la septième vertèbre cervicale (C7). Leur taille augmente de haut en bas. Chaque vertèbre comporte un corps vertébral (*corpus vertebrae*), et un arc postérieur ou arc vertébral (*arcus vertebrae*).

a.   Corps des cinq dernières vertèbres cervicales (C3 à C7)

Le corps vertébral des cinq dernières vertèbres cervicales s'inscrit dans un parallélépipède rectangle. Il est rectangulaire sur une vue supérieure, sa largeur antéro-postérieure correspond à peu près aux quatre cinquièmes de sa longueur transversale (d'après les mesures réalisées au laboratoire de Dijon). Les bords latéraux du corps vertébral sont prolongés vers le haut par les processus semi-lunaires ou crochets (*uncus*), ce qui donne au corps vertébral vu de face un aspect en U de son bord supérieur. Le bord inférieur est au contraire chanfreiné latéralement et s'emboîte dans le U sous-jacent. La face antérieure du corps vertébral se prolonge vers le bas et forme le rostrum bien visible sur les radiographies de profil.

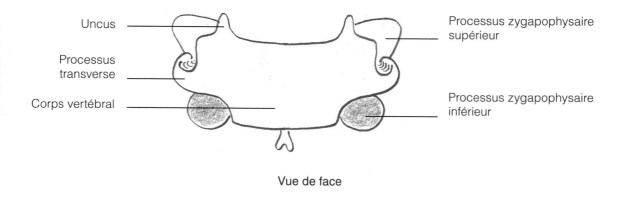

Uncus

Processus
transverse

Corps vertébral

Processus zygapophysaire
supérieur

Processus zygapophysaire
inférieur

Vue de face

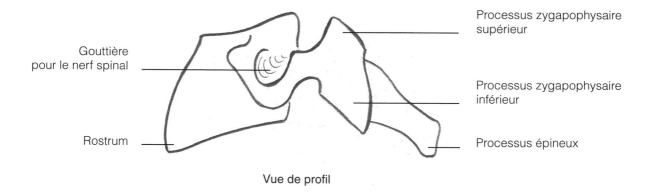

Gouttière
pour le nerf spinal

Rostrum

Processus zygapophysaire
supérieur

Processus zygapophysaire
inférieur

Processus épineux

Vue de profil

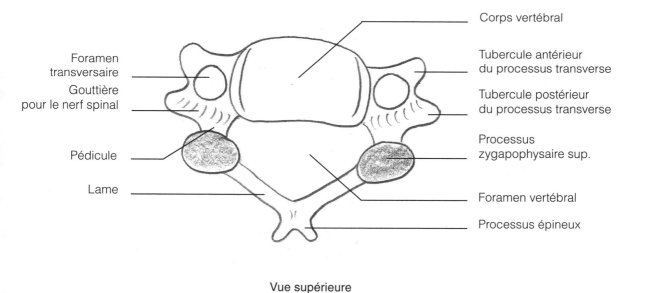

Foramen
transversaire

Gouttière
pour le nerf spinal

Pédicule

Lame

Corps vertébral

Tubercule antérieur
du processus transverse

Tubercule postérieur
du processus transverse

Processus
zygapophysaire sup.

Foramen vertébral

Processus épineux

Vue supérieure

VERTÈBRE CERVICALE DE LA COLONNE CERVICALE INFÉRIEURE (C3 À C7)

b. Arc vertébral des cinq dernières vertèbres cervicales

L'arc vertébral enveloppe le foramen vertébral. Il comprend deux pédicules (*pediculus arcus vertebrae*), deux processus transverses, quatre processus zygapophysaires, deux lames et un processus épineux :

- les **pédicules** (*pediculus arcus vertebrae*) se fixent à l'union de la face postérieure et de la face latérale du corps vertébral ;
- les **lames** (*lamina*) prolongent les pédicules en arrière des processus zygapophysaires. Elles se rejoignent en arrière sur la ligne médiane ;
- le **processus épineux** (*processus spinatus*) résulte de la réunion des lames, il se termine par une extrémité bituberculeuse ;
- les **processus transverses** (*processus transversus*) sont formés de deux lamelles osseuses, l'une antérieure fixée sur le corps vertébral, l'autre postérieure fixée à l'union du pédicule et de la lame. Ces deux lamelles sont réunies par une gouttière et délimitent le foramen transversaire. Elles se prolongent latéralement par un tubercule antérieur et un tubercule postérieur. Le tubercule antérieur de la sixième vertèbre cervicale (C6) est le plus proéminent, formant le tubercule de Chassaignac ou tubercule carotidien (*tuberculum caroticum vertebrae cervicalis*). La lamelle antérieure est parfois très développée et forme une côte cervicale qui peut être à l'origine d'une compression du plexus brachial ou des vaisseaux subclaviers ;
- les **processus zygapophysaires** supérieurs et inférieurs (*processus articularis superior et processus articularis inferior*) sont fixés sur la partie postérieure du pédicule. Chaque processus zygapophysaire supérieur regarde en arrière et en haut ;
- le **foramen vertébral** (*foramen vertebrale*) s'inscrit dans un triangle circonscrit en avant par le corps vertébral, latéralement par les pédicules et en arrière par les lames.

2. Colonne cervicale supérieure

Les deux premières vertèbres cervicales, atlas (C1) et axis (C2), ont une morphologie tout à fait particulière : une partie du corps de l'atlas s'incorpore au corps de l'axis pour former le processus odontoïde ou dent (*dens*). L'odontoïde réalise un pivot autour duquel l'atlas se déplace en rotation, ce qui donne la majeure partie de la mobilité rotatoire de la colonne cervicale. D'autre part, l'atlas supporte la tête en s'articulant avec les condyles occipitaux.

a. Atlas (C1)

L'atlas ou première vertèbre cervicale (*atlas*) est formé de deux masses latérales (*massa lateralis*) réunies par les arcs antérieur (*arcus anterius*) et postérieur (*arcus posterior*). Chaque masse latérale, sur une coupe frontale, se présente comme un trapèze à grande base latérale et à petite base médiale :

- la face supérieure de chaque masse latérale est creusée d'une fossette articulaire supérieure (*fovea articularis superior*) qui s'articule avec le condyle occipital homolatéral. Ces surfaces articulaires constituent une portion de tore creux ;
- la face inférieure de chaque masse latérale présente une fossette articulaire inférieure ovalaire (*fovea articularis inferior*) qui répond à une surface articulaire supérieure de l'axis ;
- l'arc antérieur (*arcus anterior*) forme une barre à concavité postérieure. Sur sa face antérieure s'observe le tubercule antérieur (*tuberculum anterius*). Sur sa face postérieure, une petite surface articulaire ovoïde (*fovea dentis*) s'articule avec la dent ou processus odontoïde de l'axis ;

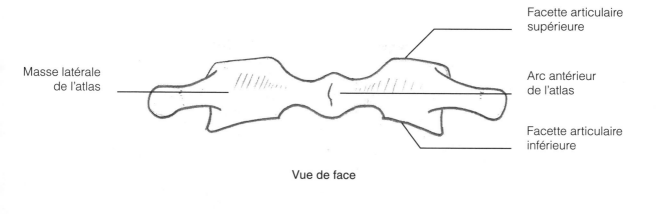

Facette articulaire
supérieure

Masse latérale
de l'atlas

Arc antérieur
de l'atlas

Facette articulaire
inférieure

Vue de face

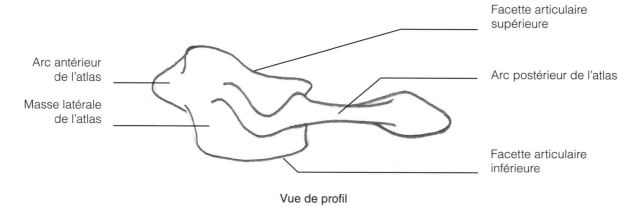

Arc antérieur
de l'atlas

Masse latérale
de l'atlas

Facette articulaire
supérieure

Arc postérieur de l'atlas

Facette articulaire
inférieure

Vue de profil

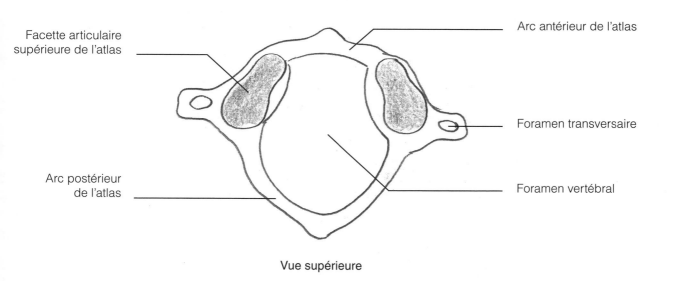

Facette articulaire
supérieure de l'atlas

Arc antérieur de l'atlas

Foramen transversaire

Arc postérieur
de l'atlas

Foramen vertébral

Vue supérieure

PREMIÈRE VERTÈBRE CERVICALE OU ATLAS (C1)

– l'arc postérieur (*arcus posterior*) forme une barre postérieure à concavité anté-rieure. Sur sa face postérieure se trouve le tubercule postérieur (*tuberculum posterius*). Sur sa face supérieure sont creusés deux sillons pour les deux artères vertébrales (*sulcus arteriae vertebralis*), recouverts dans 10 % des cas par un ponticule qui donne un aspect de foramen arqué (*foramen arcuale*) sur une radiographie de profil (Le Minor et Trost, 2004) ;

– les processus transverses sont fixés latéralement sur les masses latérales. Ils circonscrivent le foramen transversaire (*foramen transversarium*) ;

– le foramen vertébral est compris entre les masses latérales et les deux arcs antérieur et postérieur. Il est divisé en deux secteurs par le ligament transverse de l'atlas (*ligamentum transversum atlantis*). En avant du ligament transverse s'articule le processus odontoïde de l'axis. En arrière du ligament transverse, c'est le secteur postérieur où se trouvent les méninges enveloppant la moelle spinale.

b. Axis (C2)

L'axis (*axis*) est caractérisé par son corps qui se prolonge vers le haut par le processus odontoïde que la nomenclature latine internationale appelle « dent » (*dens*). Le terme « odon-toïde » paraît plus pertinent pour décrire cette structure en français (c'est le terme utilisé en clinique). En effet, le terme « dent » correspond aux dents de la cavité orale, et à l'odontoïde, et qualifier ces structures du même mot peut engendrer des confusions (surtout si l'on radio-graphie la dent de l'axis sur une incidence de face, bouche ouverte…).

L'odontoïde s'inscrit dans un cylindre à grand axe vertical. Il présente un sommet pointu sur lequel s'insèrent les deux ligaments alaires. Le corps de l'odontoïde est arrondi. Il répond à l'arc antérieur de l'atlas en avant et au ligament transverse en arrière. Sa face antérieure présente une facette articulaire pour l'arc antérieur de l'atlas (*facies articularis anterior*). L'odontoïde se rétrécit vers le bas au niveau du col, puis sa base se prolonge avec le corps de l'axis.

Deux pédicules relient le corps de l'axis aux processus zygapophysaires et aux deux lames. Les deux lames se rejoignent puis se prolongent en arrière par le processus épineux très développé. Le processus transverse est creusé par le foramen transversaire où passent les vaisseaux vertébraux. Le foramen vertébral s'inscrit dans un triangle sur une vue de dessus.

Le processus zygapophysaire supérieur est ovoïde, convexe, dirigé en haut et en dehors. Il s'articule avec la masse latérale de l'atlas sus-jacente. Le processus zygapo-physaire inférieur est plus latéral et postérieur que le précédent. Il regarde en bas, en avant et en dehors.

IV.   VERTÈBRES THORACIQUES

La colonne vertébrale thoracique comprend douze vertèbres (*vertebrae thoracicae*) numérotées de Th1 à Th12 de haut en bas. Elles s'articulent avec les douze paires de côtes de la cage thoracique. Les côtes s'articulent avec les vertèbres thoraciques par deux articulations : une articulation costo-vertébrale et une articulation costo-transversaire.

1.   Corps vertébral des vertèbres thoraciques

Le corps vertébral d'une vertèbre thoracique s'inscrit dans un segment de cylindre. Son diamètre antéro-postérieur est à peu près égal à son diamètre transverse (Testut). Sa face postérieure est concave et forme la paroi antérieure du canal vertébral. Ses faces laté-

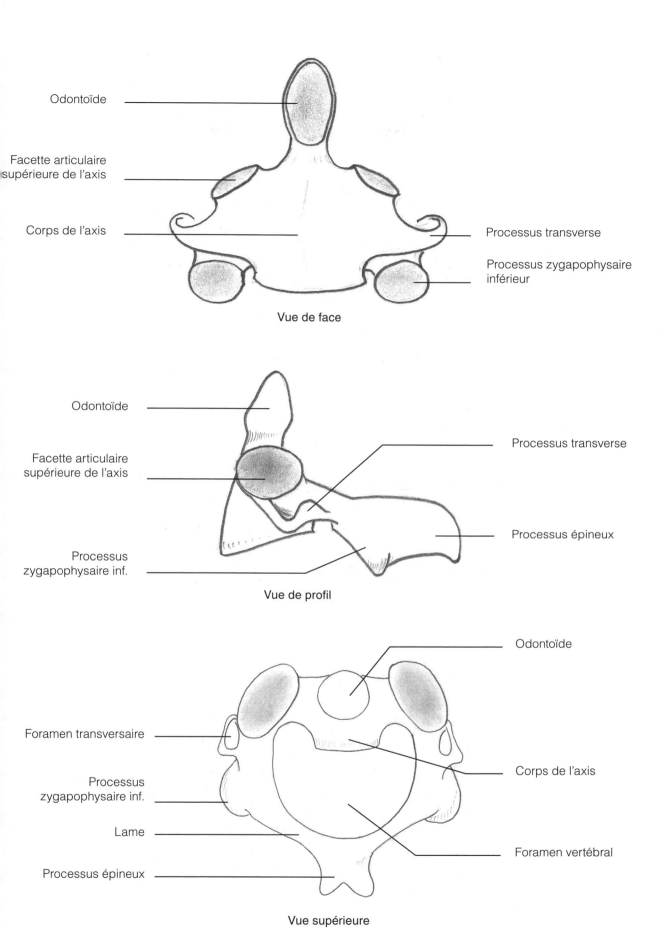

Odontoïde

Facette articulaire
supérieure de l'axis

Corps de l'axis

Processus transverse

Processus zygapophysaire
inférieur

Vue de face

Odontoïde

Facette articulaire
supérieure de l'axis

Processus
zygapophysaire inf.

Processus transverse

Processus épineux

Vue de profil

Odontoïde

Foramen transversaire

Processus
zygapophysaire inf.

Lame

Processus épineux

Corps de l'axis

Foramen vertébral

Vue supérieure

DEUXIÈME VERTÈBRE CERVICALE OU AXIS (C2)

rales sont marquées par la présence de deux facettes articulaires supérieure et inférieure (*fovea costalis superior et fovea costalis inferior*) qui s'articulent chacune avec la tête d'une côte. Certains auteurs comparent la forme d'une vertèbre thoracique en vue supérieure à celle d'un cœur de carte à jouer (« cordiforme » pour J.-M. Le Minor).

2.   Arc vertébral des vertèbres thoraciques

Les pédicules fixés à l'angle postéro-latéral du corps vertébral se projettent sur la moitié supérieure du corps. Leur bord supérieur échancré limite le foramen inter-vertébral sus-jacent. Ils se prolongent en arrière avec les lames qui se réunissent en un processus épineux dont l'extrémité est renflée. Les processus épineux des vertèbres thoraciques sont fortement inclinés en bas et en arrière, si bien que l'extrémité postérieure du processus épineux d'une vertèbre thoracique se place en moyenne dans le même plan horizontal que le corps de la vertèbre sous-jacente. Le corps vertébral et l'arc vertébral circonscrivent le foramen vertébral qui apparaît arrondi au niveau de la colonne thoracique.

Les processus zygapophysaires supérieurs et inférieurs forment deux colonnes droite et gauche fixées à la jonction entre le pédicule et la lame homolatérale. La surface articulaire du processus zygapophysaire supérieur regarde en haut et en arrière, légèrement en dehors. Le plan de l'interligne articulaire est presque frontal. La surface articulaire du processus zygapophysaire inférieur regarde en bas, en avant et un peu en dedans.

V.   VERTÈBRES LOMBAIRES

La colonne lombaire ou lombale comprend cinq vertèbres lombaires numérotées de L1 à L5 de haut en bas, empilées sur une colonne à concavité postérieure (ou lordose).

1.   Corps vertébral des vertèbres lombaires

Le corps vertébral (*corpus vertebrae*) d'une vertèbre lombaire s'inscrit dans un cylindre aplati d'avant en arrière. Il est volumineux avec une face postérieure échancrée élargissant le canal vertébral en avant. En vue supérieure, il apparaît en forme de haricot échancré en arrière (au niveau du canal vertébral). Certains auteurs comparent la forme du corps de la vertèbre lombaire en vue supérieure à celle du rein en vue antérieure : ils décrivent le corps de la vertèbre lombaire comme réniforme.

2.   Arc vertébral des vertèbres lombaires

Les pédicules vertébraux (*pediculus arcus vertebrae*) sont épais, fixés sur la moitié supérieure du corps vertébral. Ils délimitent avec chaque pédicule sous-jacent un foramen inter-vertébral où passe un nerf spinal. Les lames vertébrales (*lamina arcus vertebrae*) sont épaisses, réunies en arrière au niveau d'un processus épineux large en hauteur, qui entre en contact parfois avec celui de la vertèbre sous-jacente, rendant difficile la ponction lombaire. La maladie de Baastrup correspond à un conflit inter-épineux lié à ce contact, et qui peut être douloureux.

Les processus zygapophysaires portent une surface articulaire dans un plan sagittal. Les facettes articulaires supérieures regardent en dedans, les facettes articulaires inférieures regardent en dehors. La « colonne des articulaires » présente un rétrécissement entre le processus articulaire supérieur et le processus articulaire inférieur : c'est l'isthme. L'isthme n'est visible radiologiquement que sur une incidence de trois quarts, il se projette au niveau du cou du petit chien de Duverney.

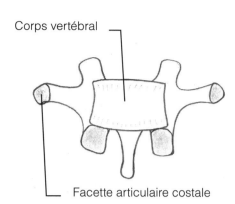

Corps vertébral

Facette articulaire costale

Vue de face

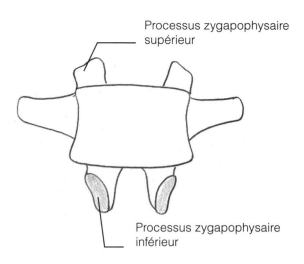

Processus zygapophysaire supérieur

Processus zygapophysaire inférieur

Vue de face

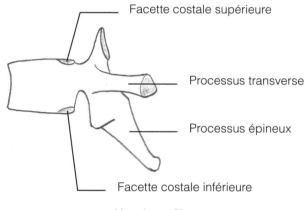

Facette costale supérieure

Processus transverse

Processus épineux

Facette costale inférieure

Vue de profil

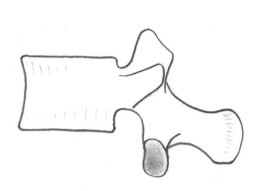

Vue de profil

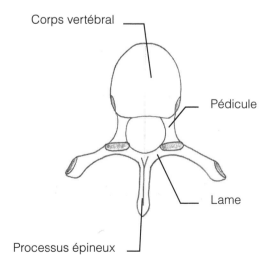

Corps vertébral

Pédicule

Lame

Processus épineux

Vue supérieure

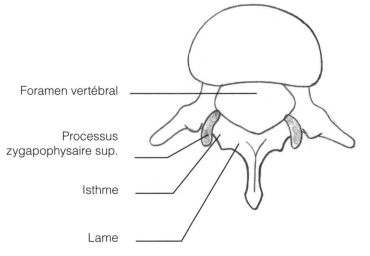

Foramen vertébral

Processus zygapophysaire sup.

Isthme

Lame

Vue supérieure

VERTÈBRE THORACIQUE TYPE

VERTÈBRE LOMBAIRE TYPE

Les processus transverses (*processus transversus*) ou costiformes, sont développés en dehors et en arrière. La première et la deuxième vertèbre lombaire (L1 et L2) comportent deux tubercules, l'un supérieur, le tubercule mamillaire, l'autre postérieur, le tubercule accessoire, qui donnent insertion aux muscles transversaires épineux.

Le foramen vertébral s'inscrit dans un triangle équilatéral. Il est défini par la face postérieure du corps vertébral, la face médiale des pédicules et des lames. Il peut être rétréci par la proéminence des processus zygapophysaires, ou des remaniements arthrosiques (canal lombaire étroit).

VI. SACRUM

1. Définition

Le sacrum (*os sacrum*) est l'os qui forme le socle de la colonne vertébrale et la partie postérieure de l'anneau pelvien, enclavé entre les deux os coxaux. Il s'articule par sa face supérieure avec la cinquième vertèbre lombaire (L5), latéralement avec les os coxaux, en bas avec le coccyx.

Le sacrum est nommé ainsi parce que les anciens offraient aux dieux cette partie de la victime lors des sacrifices (sacré = hieron, ηιερον en grec, d'où le terme de hiérolisthésis, pour désigner une bascule du sacrum).

2. Morphologie

Os impair, symétrique, médian, support de la colonne vertébrale, le sacrum est le plus souvent formé de cinq pièces vertébrales qui fusionnent au cours du développement.

La morphologie du sacrum est très variable d'un individu à l'autre. Les variations sont si fréquentes que Vésale, dans *De humani Corporis Fabrica*, s'est fait reprocher par son élève Fallope la représentation d'un sacrum à six pièces vertébrales.

Embryologiquement, le sacrum se forme autour des points d'ossification correspondant au développement de chacune des cinq vertèbres sacrées qui se soudent de bas en haut (les deux dernières, S1 et S2, vers l'adolescence selon Rouvière).

Le sacrum s'inscrit dans une pyramide inversée quadrangulaire (thèse de Posth), avec une face antérieure ou pelvienne, une face postérieure ou dorsale, deux faces latérales, une base supérieure et un sommet inférieur.

a. Face pelvienne

La face pelvienne (*facies pelvina*) du sacrum est concave vers l'avant. Elle est marquée par des crêtes transversales (*linea transversae*) qui correspondent aux soudures des cinq vertèbres primitives. Latéralement se trouvent les quatre foramens sacrés pelviens (*foramina sacralia pelvina*) d'où émergent les rameaux ventraux des nerfs spinaux sacrés (S1, S2, S3, S4). Les foramens sacrés pelviens se prolongent latéralement par des gouttières.

b. Face dorsale

La face dorsale (*facies dorsalis*) du sacrum est convexe. Elle est marquée par plusieurs reliefs, de dedans en dehors :
- la crête sacrée médiane (*crista sacralis mediana*) sur la ligne médiane, formée de quatre tubercules équivalents à des processus épineux ;
- les gouttières sacrées ;
- la crête sacrée intermédiaire (*crista sacralis intermedia*) qui correspond à la colonne des processus zygapophysaires fusionnés ;

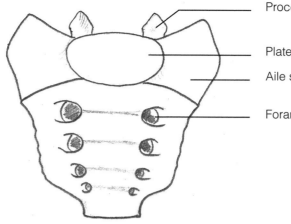

Processus articulaire supérieur

Plateau sacré

Aile sacrée

Foramen sacré pelvien

Sacrum, vue antérieure

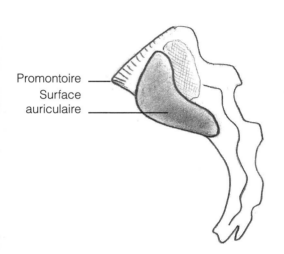

Promontoire
Surface
auriculaire

Sacrum, vue latérale gauche

Processus
articulaire supérieur

Foramen sacré dorsal

Surface auriculaire

Crête sacrée
médiane

Crête sacrée
intermédiaire

Crête sacrée
latérale

Apex sacré

Sacrum, vue postérieure

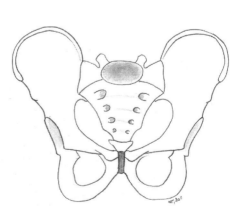

Pelvis, vue antérieure

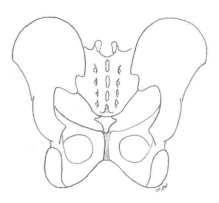

Pelvis, vue postérieure

- les foramens sacrés dorsaux (*foramina sacralia dorsalia*) qui donnent passage aux rameaux dorsaux des nerfs spinaux sacrés S1 à S4 ;
- la crête sacrée latérale (*crista sacralis lateralis*) qui correspond à la fusion des processus transverses ;
- à son extrémité inférieure, le canal sacré s'ouvre au niveau du hiatus sacré (*hiatus sacralis*). Situé sous la peau de la partie haute du sillon fessier, il permet de ponctionner aisément l'espace péridural sacré.

c. Faces latérales

Les faces latérales (*pars lateralis*) du sacrum forment les ailes sacrées (*ala ossis sacri*) au niveau de la moitié supérieure du sacrum, en regard des deux premières pièces sacrées. Chacune supporte la surface auriculaire du sacrum (*facies auricularis*), en forme de croissant à concavité postéro-inférieure.

d. Base du sacrum

La base du sacrum (*basis ossis sacri*) ou plateau sacré (plateau de la première vertèbre sacrée) forme une surface plane dirigée en haut et en avant qui limite en avant le canal sacré. En avant, le plateau sacré forme une avancée ou promontoire (*promontorium*). En arrière de la base du sacrum s'observe l'ouverture supérieure du canal sacré (*canalis sacralis*). En dehors sont le processus articulaire supérieur (*processus articularis superior*) du sacrum, puis l'aile sacrée (*ala ossis sacri*).

e. Sommet du sacrum

Sur une vue inférieure du sacrum s'observent le hiatus sacré et les deux cornes sacrées en arrière. En avant se trouve l'apex du sacrum (*apex ossis sacri*), surface elliptique qui s'articule avec le coccyx.

f. Canal sacré

Le canal sacré (*canalis sacralis*) s'inscrit dans un prisme triangulaire qui se rétrécit en bas. Il communique par les foramens sacrés avec le pelvis en avant et la région sacrée en arrière. Il prolonge vers le bas le canal lombaire. Il abrite la terminaison du sac dure-mérien en regard de S2, et les nerfs de la queue de cheval (*cauda equina*).

VII. ARTICULATIONS DE LA COLONNE VERTÉBRALE

La colonne vertébrale forme un ensemble fonctionnel comprenant les articulations atlanto-occipitale, atlanto-axoïdienne, intervertébrales et lombo-sacrée.

1. Articulation atlanto-occipitale

L'articulation atlanto-occipitale (*articulatio atlantooccipitalis*) comprend deux articulations synoviales toriques situées de part et d'autre du foramen magnum. Toutes les forces entre le crâne et la colonne vertébrale passent par ces deux articulations dont la mobilité se fait essentiellement en flexion-extension de la tête.

a. Surfaces articulaires en présence

L'articulation atlanto-occipitale met en présence les deux condyles de l'os occipital en haut, assimilés à deux portions de tore plein, et les deux fossettes articulaires crâniales ou supérieures de l'atlas (C1) en bas, inscrites dans des segments de tore creux. Les axes des deux tores convergent vers l'avant.

b. Moyens d'union

Chaque articulation est enveloppée d'une capsule articulaire renforcée par le ligament atlanto-occipital latéral. Deux ligaments à distance viennent renforcer l'ensemble :
- la membrane atlanto-occipitale antérieure (*membrana atlantooccipitalis anterior*), tendue entre le bord antérieur du foramen magnum et le bord crânial de l'arc antérieur de l'atlas (C1) ;
- la membrane atlanto-occipitale postérieure (*membrana atlantooccipitalis posterior*), tendue entre le bord postérieur du foramen magnum et le bord crânial de l'arc postérieur de l'atlas (C1).

c. Mouvements

Ces deux articulations se déplacent dans deux mouvements élémentaires : l'inclinaison droite et gauche de la tête et surtout la flexion-extension de la tête.

2. Articulation atlanto-axoïdienne

a. Surfaces articulaires en présence

L'articulation atlanto-axoïdienne (*articulatio atlantoaxialis*, C1-C2) met en jeu trois articulations, l'articulation atlanto-axoïdienne médiane et les deux articulations atlanto-axoïdiennes latérales :
- l'**articulation atlanto-axoïdienne médiane** ou articulation atlanto-odontoïdienne (*articulatio atlantodentis*) met en présence la surface articulaire ventrale de l'odontoïde de l'axis (C2) et la *fovea dentis* de l'arc antérieur de l'atlas (C1). En arrière se trouve une articulation entre l'odontoïde et le ligament transverse de l'atlas (*articulatio syndesmodentis*) ;
- les **articulations atlanto-axoïdiennes latérales** mettent en présence les deux fossettes articulaires inférieures de l'atlas (C1) et les deux facettes articulaires supérieures de l'axis (C2).

b. Moyens d'union

Les moyens d'union sont représentés par les capsules et les ligaments. Chaque articulation présente une capsule articulaire (*capsula articularis*). Le ligament transverse (*ligamentum transversum atlantis*) contribue à la cohésion entre l'odontoïde et l'arc antérieur de l'atlas (C1). Ce ligament présente des expansions occipitales (faisceaux occipito-transversaires) et des expansions axoïdiennes (faisceaux transverso-axoïdiens), l'ensemble formant le ligament cruciforme (*ligamentum cruciforme atlantis*).

3. Articulation crânio-atlanto-axoïdienne

Ce complexe articulaire comprend l'os occipital, l'atlas (C1) et l'axis (C2). L'atlas se comporte comme un anneau pouvant tourner autour de l'odontoïde entre os occipital et axis, du fait de puissants ligaments tendus entre os occipital et axis :

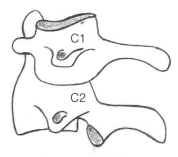

Atlas (C1) et axis (C2) en place, vue latérale gauche

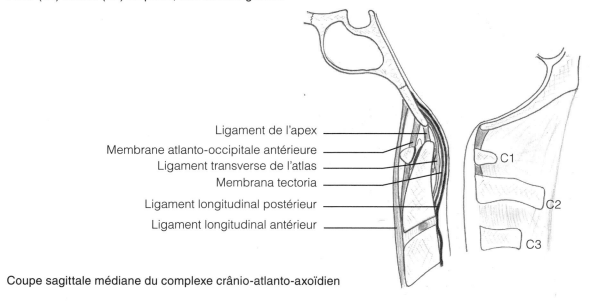

Ligament de l'apex

Membrane atlanto-occipitale antérieure

Ligament transverse de l'atlas

Membrana tectoria

Ligament longitudinal postérieur

Ligament longitudinal antérieur

Coupe sagittale médiane du complexe crânio-atlanto-axoïdien

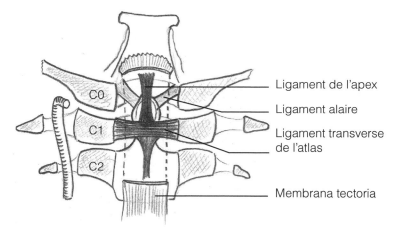

Ligament de l'apex

Ligament alaire

Ligament transverse
de l'atlas

Membrana tectoria

Vue postérieure endo-rachidienne du complexe crânio-atlanto-axoïdien

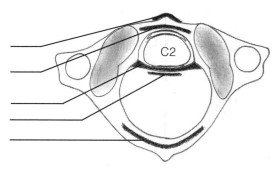

Ligament longitudinal antérieur

Membrane atlanto-occipitale antérieure

Ligament transverse de l'atlas et membrana tectoria

Ligament longitudinal postérieur

Membrane atlanto-occipitale postérieure

Vue supérieure de l'atlas (C1) et de l'odontoïde (C2)

- le ligament de l'apex (*ligamentum apicis dentis*) ;
- les deux ligaments alaires (*ligamentum alaria*), tendus entre les faces latérales de l'odontoïde et la face médiale des condyles occipitaux. Ces deux ligaments solidarisent l'os occipital et l'axis indépendamment de l'atlas, ce qui explique les subluxations rotatoires de l'atlas dans les traumatismes en rotation de l'enfant.

Le ligament longitudinal postérieur recouvre les ligaments précédents en arrière du clivus au niveau de l'os occipital, en arrière de l'odontoïde puis en arrière des corps vertébraux des vertèbres cervicales sous-jacentes. La *membrana tectoria* renforce en avant ce ligament entre os occipital et axis.

4. Articulations intervertébrales

Les vertèbres sont unies entre elles par trois colonnes articulaires : la colonne des corps vertébraux et les deux colonnes des processus zygapophysaires ou processus articulaires. Chaque articulation intervertébrale forme un segment mobile.

a. Disques intervertébraux

Les corps vertébraux sont reliés entre eux par les disques intervertébraux (*disci intervertebrales*). Ce sont des articulations fibro-cartilagineuses appelées par Galien « amphiarthroses ». Chaque disque a une hauteur moyenne de 20 à 30 % de la hauteur d'un corps vertébral. Cette hauteur moyenne diminue avec l'âge. Un disque intervertébral comprend deux structures : un anneau fibreux périphérique (*annulus fibrosus*) et un noyau pulpeux (*nucleus pulposus*) central. À la suite de fissures de l'anneau fibreux, une hernie discale peut se produire : elle correspond à la migration du noyau pulpeux à travers l'anneau fibreux. Cette hernie peut être asymptomatique, ou comprimer un nerf spinal ou la moelle spinale en fonction de sa situation.

Les disques intervertébraux sont renforcés en avant par le ligament longitudinal antérieur et en arrière, par le ligament longitudinal postérieur (cf. infra). En traumatologie, c'est surtout l'atteinte du ligament longitudinal postérieur qui est grave, car elle entraîne une instabilité entre les vertèbres adjacentes à la lésion avec un risque neurologique majeur.

b. Articulations zygapophysaires

Les articulations zygapophysaires (*juncturae zygapophyseales*) sont les articulations synoviales (de type planes) entre les processus zygapophysaires dont l'empilement forme deux colonnes.

Chaque articulation met en présence la facette articulaire supérieure d'un processus zygapophysaire, et la facette articulaire inférieure du processus zygapophysaire de la vertèbre sus-jacente. Les moyens d'union sont représentés par une capsule tapissée sur sa face profonde par une synoviale, et par des ligaments.

Selon le niveau considéré, l'orientation des articulations zygapophysaires varie :
- dans un plan oblique à 45 degrés, orienté en haut et en arrière à l'étage cervical,
- dans un plan frontal à l'étage thoracique,
- dans un plan sagittal à l'étage lombaire.

5. Articulation lombo-sacrée

Le disque intervertébral entre la cinquième vertèbre lombaire (L5) et le plateau sacré (S1) est souvent le plus épais de la colonne vertébrale (10 à 15 millimètres de haut), mais les variations sont nombreuses à ce niveau.

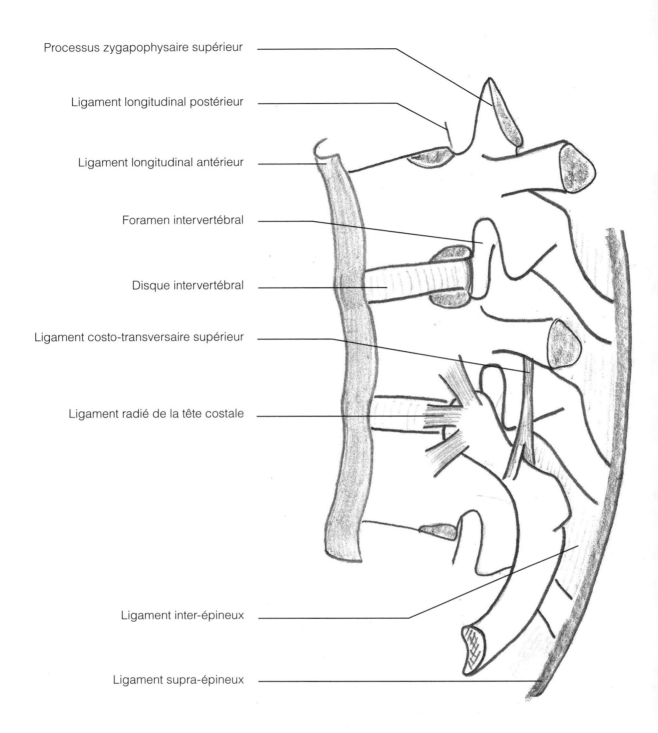

Processus zygapophysaire supérieur

Ligament longitudinal postérieur

Ligament longitudinal antérieur

Foramen intervertébral

Disque intervertébral

Ligament costo-transversaire supérieur

Ligament radié de la tête costale

Ligament inter-épineux

Ligament supra-épineux

Vue latérale gauche d'un segment de la colonne thoracique montrant les articulations de la colonne vertébrale.
Deux vertèbres adjacentes s'articulent en avant par le disque intervertébral interposé entre les corps vertébraux. En arrière, les arcs vertébraux s'articulent au niveau des deux articulations zygapophysaires. La superposition de deux vertèbres délimite le foramen intervertébral, limité en avant par les corps vertébraux et le disque intervertébral, en haut et en bas par les pédicules, et en arrière par les processus zygapophysaires. Le nerf spinal émerge du canal vertébral par le foramen intervertébral

Les articulations zygapophysaires sont de types lombaires. Le système ligamentaire est renforcé par les ligaments ilio-lombaires (*ligamentum iliolombale*), tendus entre les processus transverses de la quatrième et de la cinquième vertèbre lombaire et la crête iliaque homolatérale.

6. Moyens d'union

Les mouvements de toutes ces articulations sont modulés par différents ligaments au niveau de chaque segment mobile :
- les **ligaments jaunes** (*ligamentum flavum*) tendus entre deux lames adjacentes ;
- les **ligaments interépineux** et **supra-épineux** (*ligamentum interspinale et ligamentum supraspinale*) qui relient deux processus épineux adjacents.

La cohérence de l'ensemble de la colonne vertébrale est en outre assurée par deux ligaments longitudinaux :
- le **ligament longitudinal antérieur** (*ligamentum longitudinale anterius*), bandelette fibreuse tendue entre le foramen magnum et le sacrum (S2), fixée sur le tubercule antérieur de l'atlas et sur les faces antérieures des différents corps vertébraux et des disques intervertébraux ;
- le **ligament longitudinal postérieur** (*ligamentum longitudinale posterius*), bandelette fibreuse tendue entre le foramen magnum et le coccyx, à la face postérieure des corps vertébraux. Il s'élargit au voisinage des disques intervertébraux auxquels il est fortement adhérent, de même qu'à la face postérieure des corps vertébraux adjacents. Il devient plus étroit en regard du milieu des corps vertébraux avec lesquels il ménage un espace livrant passage aux veines drainant le corps vertébral.

7. Mobilité de la colonne vertébrale

a. Flexion-Extension

Dans le plan médian, le déplacement qui porte la tête et le tronc en avant, c'est-à-dire qui augmente l'angle de cyphose entre les vertèbres, est appelé flexion. Le déplacement de la tête et du tronc en arrière, qui augmente l'angle de lordose, est l'extension.

b. Inclinaison

Dans le plan frontal, le déplacement de la tête ou du tronc à gauche ou à droite de la ligne médiane est désigné par les termes d'inclinaison gauche ou d'inclinaison droite.

c. Rotation

Par rapport à un axe vertical passant par le corps des vertèbres, la rotation d'une vertèbre sur l'autre désigne une vertèbre qui tourne autour de cet axe, alors que la vertèbre sous-jacente reste immobile.

d. Amplitudes des mouvements de la colonne vertébrale

Selon White et Panjabi, les amplitudes globales moyennes des mouvements de la colonne vertébrale sont :
- pour la colonne cervicale, 45° de flexion, 75° d'extension, 60° d'inclinaison, 70° de rotation ;
- pour la colonne thoracique, 30° de flexion, 20° d'extension, 30° d'inclinaison, 30° de rotation ;

- pour la colonne lombaire, 50° de flexion, 30° d'extension, 40° d'inclinaison, 10° de rotation ;
- pour la colonne « totale » : 125° de flexion, 120° d'extension, 130° d'inclinaison, 110° de rotation.

VIII. MUSCLES DE LA COLONNE VERTÉBRALE

Les muscles annexés à la colonne vertébrale peuvent être classés selon leur situation par rapport à la colonne (en avant ou en arrière) : on distinguera ainsi des muscles prévertébraux et des muscles rétrovertébraux.

A. MUSCLES PRÉVERTÉBRAUX

Les muscles prévertébraux forment une nappe charnue en avant de la colonne vertébrale cervicale essentiellement.

1. Muscle long de la tête

Le muscle long de la tête (*musculus longus capitis*) est le muscle le plus superficiel des muscles prévertébraux :
- Origine : tubercules antérieurs des processus transverses des vertèbres C6 à C3 ;
- Corps charnu : muscle aplati, inscrit dans un triangle dont l'axe est oblique en haut et en dedans ;
- Terminaison : face inférieure du processus basilaire de l'os occipital, en avant du foramen magnum ;
- Innervation : trois ou quatre rameaux de la première et de la deuxième arcade du plexus cervical profond, racines C1 à C4 (niveaux médullaires C1-C3) ;
- Action : flexion de la tête, inclinaison homolatérale de la tête, rotation homolatérale de la tête.

2. Muscle droit antérieur de la tête

Le muscle droit antérieur de la tête (*musculus rectus capitis anterior*) est un muscle situé en arrière du précédent :
- Origine : face antérieure de la masse latérale de l'atlas (C1) ;
- Corps charnu : muscle inscrit dans un quadrilatère, dont l'axe est oblique en haut et en dedans ;
- Terminaison : face inférieure du processus basilaire de l'os occipital, en avant du foramen magnum ;
- Innervation : rameau ventral du premier nerf cervical (niveaux médullaires C1-C2) ;
- Action : flexion de la tête, inclinaison homolatérale de la tête, rotation homolatérale de la tête.

3. Muscle long du cou

Luschka, en 1854, décrit trois faisceaux pour le muscle long du cou (*musculus longus colli*) : faisceaux oblique supérieur, oblique inférieur et droit.

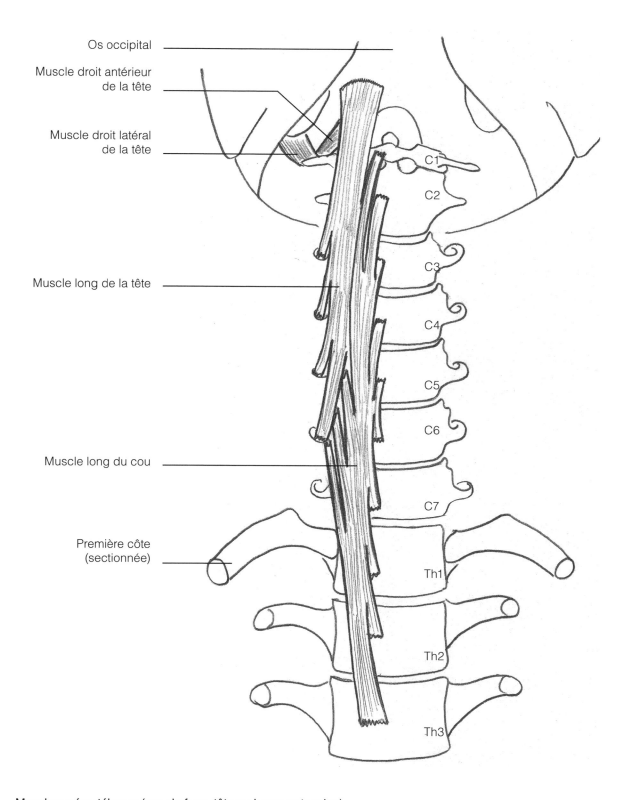

Os occipital

Muscle droit antérieur
de la tête

Muscle droit latéral
de la tête

Muscle long de la tête

Muscle long du cou

Première côte
(sectionnée)

C1
C2
C3
C4
C5
C6
C7
Th1
Th2
Th3

Muscles prévertébraux (vue de face, tête en hyper-extension)

a. Faisceau oblique supérieur

- Origine : tubercule antérieur des processus transverses des vertèbres C5 à C3.
- Corps charnu : fusiforme oblique en haut et en dedans.
- Terminaison : tubercule antérieur de l'atlas (C1).

b. Faisceau oblique inférieur

- Origine : face antérieure des corps des vertèbres thoraciques Th3 à Th1.
- Corps charnu : oblique en haut et en dehors.
- Terminaison : tubercules antérieurs des processus transverses des vertèbres C6 et C5.

c. Faisceau droit

- Origine : face antérieure des corps des vertèbres Th3 à C5.
- Corps charnu : fusiforme dont l'axe est vertical.
- Terminaison : tubercule antérieur de l'atlas (C1) et crête de l'axis (C2).
- Innervation : plexus cervical, racines C1 à C8 (niveaux médullaires C2-C6).
- Action : flexion du cou, inclinaison homolatérale du cou.

4. Muscle droit latéral de la tête

Le muscle droit latéral de la tête (*musculus rectus capitis lateralis*) est un petit muscle tendu de l'atlas au crâne :

- Origine : processus transverse de l'atlas (C1) ;
- Corps charnu : faisceau charnu cylindrique latéral par rapport à l'articulation atlanto-occipitale ;
- Terminaison : processus jugulaire de l'os occipital ;
- Innervation : nerf suboccipital, rameau dorsal du premier nerf cervical C1 (niveaux médullaires C1-C2) ;
- Action : flexion de la tête, inclinaison homolatérale de la tête.

B. MUSCLES RÉTROVERTÉBRAUX

Les muscles de la nuque et du dos s'organisent en trois couches, en fonction de leur origine superficielle (supra-épineuse et sur les processus épineux), moyenne (sur les processus épineux et les lames) ou profonde (sur les processus transverses et zygapophysaires). Des petits muscles profonds, situés au niveau des jonctions entre les différents segments de la colonne vertébrale, sont regroupés sous le terme de « muscles jonctionnels » :

- la **couche superficielle** (muscles du raphé médian) est formée par le muscle trapèze et le muscle grand dorsal qui ont leur origine sur le raphé médian ou sur les processus épineux. Le trapèze recouvre le grand dorsal entre la sixième et la douzième vertèbre thoracique ;
- la **couche moyenne** est formée des muscles qui ont leur origine sur les processus épineux et les lames (muscles splénius de la tête, splénius du cou, dentelé supérieur, dentelé inférieur, inter-épineux) ;
- la **couche profonde** est formée des muscles qui ont leur origine sur les processus transverses ou zygapophysaires (muscles semi-épineux, longissimus de la tête, longissimus du cou, longissimus thoracique, ilio-costal, muscles intertransversaires) ;

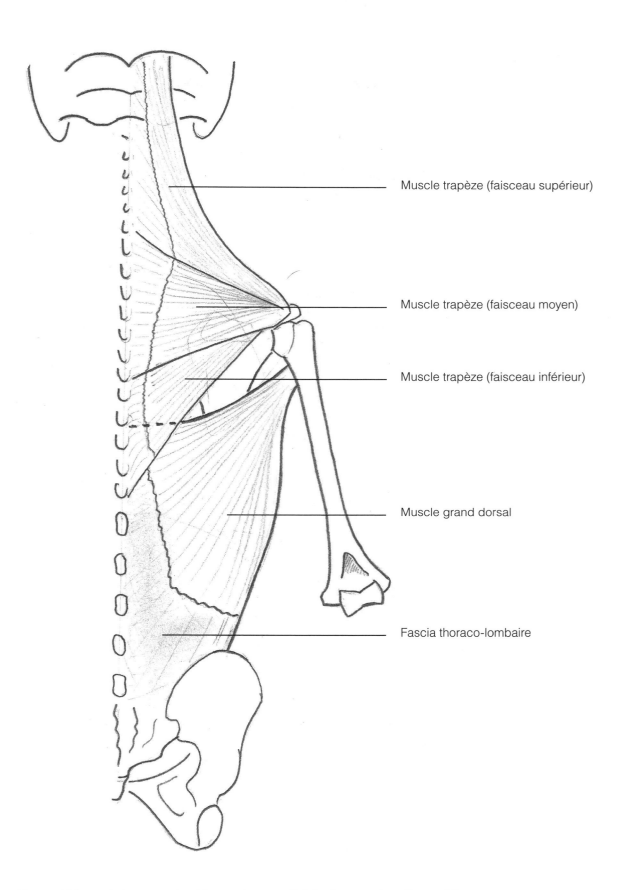

Muscle trapèze (faisceau supérieur)

Muscle trapèze (faisceau moyen)

Muscle trapèze (faisceau inférieur)

Muscle grand dorsal

Fascia thoraco-lombaire

Vue postérieure du tronc montrant la couche superficielle des muscles rétro-vertébraux

– les « **muscles jonctionnels** » interviennent au niveau des jonctions entre les différentes composantes de la colonne vertébrale (muscles suboccipitaux, muscles transversaires épineux).

1. Couche superficielle

a. Muscle trapèze

Le muscle trapèze (*musculus trapezius*) est le muscle de la nuque le plus superficiel. Il recouvre tous les autres muscles de la nuque. Il forme une nappe charnue comparée à une table (du grec trapeza, τραπεζα = table) :
– Origine : ligne nuchale supérieure de l'os occipital, raphé musculaire médian de la nuque, processus épineux de la septième vertèbre cervicale (C7), processus épineux des dix à douze premières vertèbres thoraciques (Th1 à Th10 ou 12) ;
– Corps charnu : il forme une nappe charnue qui dessine le relief de la nuque comme un capuchon, ce qui lui a valu le nom de muscle cuculaire (*cucularis* de Spiegel, du latin *cuculus* = capuchon). Trois faisceaux sont décrits, supérieur (occipito-claviculaire), moyen (cervico-acromial) et inférieur (thoraco-épineux) ;
– Terminaison : bord postérieur et face supérieure de la clavicule, acromion, épine de la scapula ;
– Innervation : nerf accessoire (XI) ; innervation complémentaire par des branches issues des quatre premiers nerfs spinaux cervicaux (niveaux médullaires C3-C4) ;
– Action : élévation de l'épaule (faisceau supérieur), extension, rotation controlatérale, inclinaison homolatérale de la tête (faisceau supérieur), rétropulsion de l'épaule (faisceau moyen), abaissement et rétropulsion de l'épaule (faisceau inférieur), stabilisation de la scapula (contraction de l'ensemble du muscle).

b. Muscle grand dorsal

Le muscle grand dorsal (*musculus latissimus dorsi*) est un muscle superficiel du tronc, faisant partie de la couche superficielle des muscles rétrovertébraux, mais aussi des muscles de la ceinture scapulaire par sa terminaison sur la crête du tubercule mineur de l'humérus (groupe des muscles axio-cingulo-huméraux) :
– Origine : processus épineux des vertèbres thoraciques Th6 à Th12, processus épineux des vertèbres lombaires L1 à L5, fascia thoraco-lombaire, crête sacrée médiane, tiers postérieur de la crête iliaque, côtes numérotées de 9 à 12, angle inférieur de la scapula (inconstant) ;
– Corps charnu : plat, en éventail à sommet supérieur, dont les fibres sont obliques en dehors, en haut et en avant ;
– Terminaison : crête du tubercule mineur de l'humérus ;
– Innervation : nerf thoraco-dorsal (niveaux médullaires C6-C7-C8) ;
– Action : adduction, rétropulsion et rotation médiale de l'épaule ; accessoirement abaissement de l'épaule, élévation du tronc lorsque le point fixe est sur l'humérus (« tractions » en gymnastique).

2. Couche moyenne

a. Muscle splénius de la tête (*musculus splenius capitis*)

– Origine : raphé musculaire médian, processus épineux des vertèbres C7 à Th4.
– Corps charnu : bande charnue quadrilatère oblique en haut et latéralement.
– Terminaison : ligne nuchale supérieure (os occipital) et processus mastoïde (os temporal).

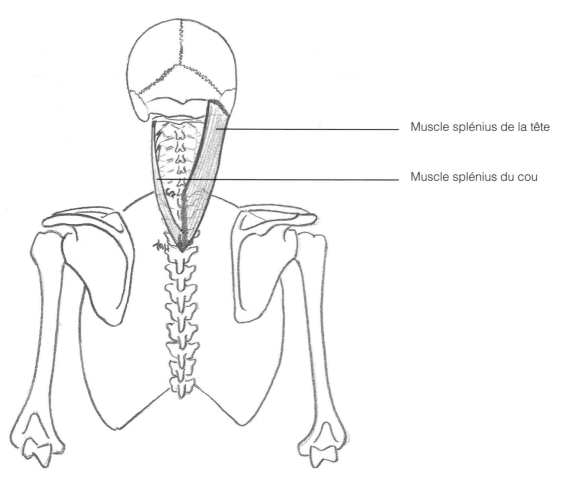

Muscle splénius de la tête

Muscle splénius du cou

Vue postérieure de la colonne vertébrale montrant la couche moyenne
des muscles rétro-vertébraux (muscles splénius)

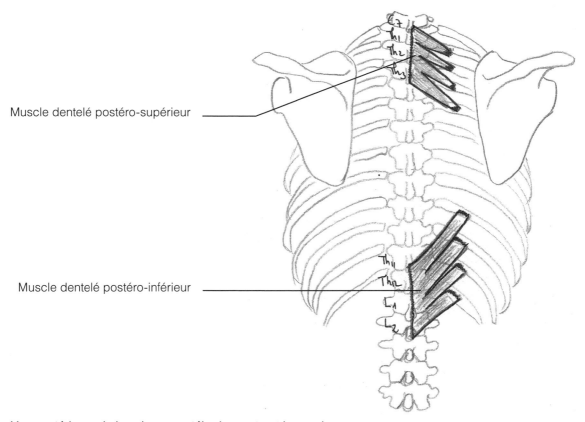

Muscle dentelé postéro-supérieur

Muscle dentelé postéro-inférieur

Vue postérieure de la colonne vertébrale montrant la couche moyenne
des muscles rétro-vertébraux (muscles dentelés)

- Innervation : nerf grand occipital (rameau dorsal de C2, nerf d'Arnold), rameaux dorsaux des nerfs spinaux cervicaux.
- Action : extension de la colonne cervicale et de la tête, inclinaison homolatérale de la tête, rotation homolatérale de la tête.

b. Muscle splénius du cou (*musculus splenius colli*)

- Origine : processus épineux des vertèbres thoraciques Th3 et Th4.
- Corps charnu : oblique en haut et latéralement.
- Terminaison : processus transverses des vertèbres C1 à C3.
- Innervation : rameaux dorsaux des nerfs spinaux cervicaux inférieurs.
- Action : extension de la colonne cervicale et de la tête, rotation homolatérale de la tête.

c. Muscle dentelé postéro-supérieur (*musculus serratus posterior superior*)

- Origine : raphé médian de la nuque, processus épineux des vertèbres C7 à Th3.
- Corps charnu : plat, à fibres parallèles obliques en bas et en dehors.
- Terminaison : par quatre digitations sur les deuxième, troisième, quatrième et cinquième côtes.
- Innervation : quatre premiers nerfs intercostaux (niveaux médullaires Th1-Th4).
- Action : élévation des côtes (muscle inspirateur accessoire).

d. Muscle dentelé postéro-inférieur (*musculus serratus posterior inferior*)

- Origine : processus épineux des vertèbres Th11 à L2.
- Corps charnu : plat à fibres parallèles obliques en haut et en dehors.
- Terminaison : bord inférieur des quatre dernières côtes (numéro 9 à 12) par quatre digitations.
- Innervation : les quatre derniers nerfs intercostaux (niveaux médullaires Th10-L1).
- Action : abaissement des côtes (muscle expirateur accessoire).

e. Muscle épineux

Le muscle épineux (*musculus spinalis*) est un muscle longitudinal multifide qui prend son origine sur les processus épineux de Th11 à L2, et se termine sur les processus épineux de Th3 à Th9.

f. Muscles érecteurs spinaux

Les muscles érecteurs spinaux (*erector spinae*) sont les muscles des gouttières paravertébrales :
- le muscle ilio-costal (*musculus iliocostalis*) est tendu de la crête iliaque aux côtes ;
- le muscle longissimus (*musculus longissimus thoracis*) est tendu du sacrum aux côtes.

3.   Couche profonde

a. Muscle élévateur de la scapula (*musculus levator scapulae*)

- Origine : tubercules postérieurs des processus transverses des vertèbres cervicales C1 à C4.
- Corps charnu : oblique en bas et latéralement.

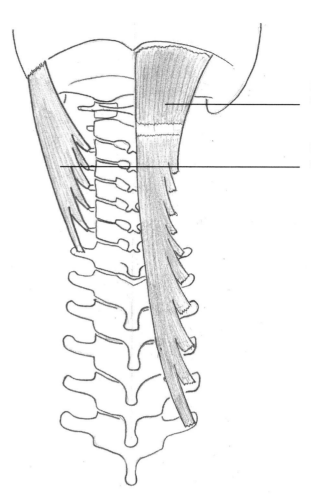

Muscle semi-épineux de la tête
(grand complexus)

Muscle longissimus de la tête
(petit complexus)

Vue postérieure de la colonne vertébrale
montrant les muscles complexus

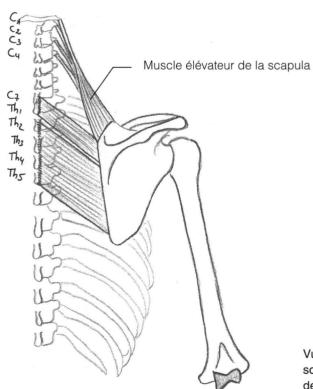

Muscle élévateur de la scapula

Vue postérieure du thorax et de la ceinture
scapulaire montrant les muscles élévateur
de la scapula et rhomboïdes

- Terminaison : partie supérieure du bord médial (spinal) de la scapula.
- Innervation : nerf dorsal de la scapula et rameaux issus des nerfs spinaux cervicaux C3 et C4 (niveaux médullaires C3-C5).
- Action : élévation et adduction de la scapula.

b. Muscle semi-épineux de la tête

Le muscle semi-épineux de la tête (*musculus semispinalis*) est parfois désigné par le terme de « muscle grand complexus » chez les auteurs anglo-saxons :
- Origine : processus zygapophysaires des vertèbres cervicales C4 à C6, processus transverses des vertèbres C7 à Th6 ;
- Corps charnu : il présente un faisceau médial digastrique (avec un tendon intermédiaire en regard de C6, C7), et un faisceau latéral ;
- Terminaison : sur l'os occipital, entre la ligne nuchale supérieure et la ligne nuchale inférieure ;
- Innervation : nerf grand occipital (rameau dorsal du deuxième nerf spinal cervical C2, nerf d'Arnold) et rameaux dorsaux des nerfs spinaux cervicaux ;
- Action : extension, inclinaison homolatérale, rotation de la tête.

c. Muscle longissimus de la tête

Le muscle longissimus de la tête (*musculus longissimus capitis*) est aussi nommé « muscle petit complexus » chez certains auteurs anglo-saxons :
- Origine : processus transverses des vertèbres thoraciques Th1 à Th5, processus zygapophysaires des vertèbres cervicales C4 à C7 ;
- Corps charnu : muscle aplati transversalement formant une bande charnue oblique en haut et en dehors ;
- Terminaison : processus mastoïde de l'os temporal ;
- Innervation : nerf grand occipital (rameau dorsal du deuxième nerf spinal cervical C2, nerf d'Arnold) et rameaux dorsaux des nerfs spinaux cervicaux ;
- Action : extension, inclinaison homolatérale de la tête.

d. Muscle longissimus du cou (*musculus longissimus cervicis*)

- Origine : processus transverses des vertèbres thoraciques Th1 à Th5.
- Corps charnu : ruban vertical, encore appelé transversaire du cou.
- Terminaison : processus transverses des vertèbres cervicales C2 à C6.
- Innervation : rameaux dorsaux des premiers nerfs spinaux thoraciques.
- Action : extension, inclinaison homolatérale de la colonne vertébrale cervicale.

4.   Muscles jonctionnels

Ce sont d'une part les **muscles suboccipitaux**, quatre muscles de la nuque à la jonction C0-C1-C2, qui délimitent une région triangulaire au fond de laquelle chemine l'artère vertébrale (triangle de Tillaux, 1877). D'autre part, les muscles transversaires épineux se trouvent à la jonction thoraco-lombaire et cervico-thoracique.

a. Muscle grand droit postérieur de la tête

Le muscle grand droit postérieur de la tête (*musculus rectus capitis posterior major*) est tendu de l'axis au crâne :
- Origine : processus épineux de l'axis (C2) ;
- Corps charnu : muscle aplati qui s'inscrit dans un triangle, son axe vertical le porte en haut et latéralement ;

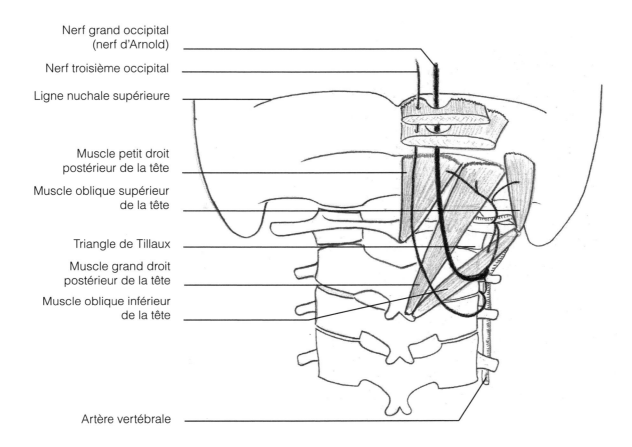

Nerf grand occipital (nerf d'Arnold)

Nerf troisième occipital

Ligne nuchale supérieure

Muscle petit droit postérieur de la tête

Muscle oblique supérieur de la tête

Triangle de Tillaux

Muscle grand droit postérieur de la tête

Muscle oblique inférieur de la tête

Artère vertébrale

Vue postérieure de la nuque montrant le plan des muscles jonctionnels
et le triangle suboccipital (triangle de Tillaux) dans lequel se projette l'artère vertébrale

- Terminaison : sur l'os occipital, en dessous de la ligne nuchale inférieure ;
- Innervation : nerf suboccipital (rameau dorsal du premier nerf spinal cervical C1) ;
- Action : extension de la tête, rotation homolatérale de la tête.

b. Muscle petit droit postérieur de la tête

Le muscle petit droit postérieur de la tête (*musculus rectus capitis posterior minor*) est tendu de l'atlas au crâne :
- Origine : tubercule postérieur de l'atlas (C1) ;
- Corps charnu : aplati, qui s'inscrit dans un triangle, son axe vertical est dirigé vers le haut et un peu vers le dehors ;
- Terminaison : sur l'os occipital, en dessous de la ligne nuchale inférieure, en dedans du précédent ;
- Innervation : nerf suboccipital (rameau dorsal du premier nerf spinal cervical C1) ;
- Action : extension de la tête.

c. Muscle oblique inférieur de la tête

Le muscle oblique inférieur de la tête (*musculus obliquus capitis inferior*) est tendu entre l'atlas et l'axis :
- Origine : processus épineux de l'axis (C2) ;
- Corps charnu : fusiforme, son axe est oblique en haut et en dehors ;
- Terminaison : processus transverse de l'atlas (C1) ;
- Innervation : nerf suboccipital (rameau dorsal du premier nerf spinal cervical C1) ;
- Action : rotation homolatérale de la tête.

d. Muscle oblique supérieur de la tête

Le muscle oblique supérieur de la tête (*musculus obliquus capitis superior*) est tendu entre l'atlas et le crâne :
- Origine : processus transverse de l'atlas (C1) ;
- Corps charnu : il s'inscrit dans un triangle, son axe est oblique en haut et médialement ;
- Terminaison : os occipital, latéralement par rapport au muscle grand droit postérieur de la tête ;
- Innervation : nerf suboccipital (rameau dorsal du premier nerf spinal cervical C1) ;
- Action : extension et inclinaison homolatérale de la tête.

e. Muscles transversaires épineux

Les muscles transversaires épineux (*musculus transversospinalis*) sont tendus entre les processus transverses et les processus épineux des vertèbres sus-jacentes. Ils sont développés surtout au niveau de la jonction thoraco-lombaire.

IX. VASCULARISATION ET INNERVATION

1.   Artères de la colonne vertébrale

Les artères sont des rameaux dorso-spinaux qui rejoignent le canal vertébral en passant dans le foramen intervertébral à chaque étage. Ces rameaux se distribuent aux éléments ostéo-articulaires et au contenu du canal vertébral :

- au niveau de la colonne vertébrale cervicale, les rameaux dorso-spinaux naissent de l'artère vertébrale, de l'artère cervicale profonde, de l'artère cervicale ascendante (branche de l'artère thyroïdienne inférieure) ;
- au niveau de la colonne vertébrale thoracique, les rameaux dorso-spinaux naissent des artères intercostales postérieures ;
- au niveau de la colonne lombaire, les rameaux dorso-spinaux naissent des artères lombaires ;
- au niveau du sacrum, les rameaux dorso-spinaux naissent des artères sacrées latérales.

2.   Veines de la colonne vertébrale

Les veines sont parallèles aux artères dorso-spinales. Elles drainent un plexus intra-canalaire (le plexus veineux vertébral interne) et un plexus extra-canalaire (plexus veineux vertébral externe) situés à l'intérieur et à l'extérieur du canal vertébral. Elles forment un plexus au niveau de chaque foramen intervertébral, matelassant le nerf spinal, et elles rejoignent les veines vertébrales, les veines intercostales postérieures, les veines lombaires et les veines sacrées latérales.

3.   Lymphatiques de la colonne vertébrale

Les lymphatiques de la colonne cervicale supérieure et de la nuque se drainent dans les lymphonœuds rétropharyngiens et les lymphonœuds rétro-auriculaires (ou mastoïdiens) et occipitaux du cercle lymphatique péricervical de Poirier et Cunéo (voir aussi *Tête, cou, nerfs crâniens et organes des sens*).

Les lymphatiques de la colonne cervicale inférieure se drainent dans les lymphonœuds cervicaux profonds.

Les lymphatiques de la colonne thoracique et du dos se drainent dans les lymphonœuds médiastinaux dorsaux, thoraco-aortiques et intercostaux.

Les lymphatiques de la colonne lombaire et de la région lombaire se drainent dans les lymphonœuds lombaires et lombo-aortiques.

4.   Innervation de la colonne vertébrale

L'innervation de chaque segment mobile de la colonne vertébrale est assurée par le rameau dorsal du nerf spinal correspondant, et par le nerf sinu-vertébral. Le rameau dorsal du nerf spinal innerve les articulations zygapophysaires et les muscles paravertébraux. Le nerf sinu-vertébral est relié au nerf spinal et au tronc sympathique, et se distribue, d'après Lazorthes, au corps vertébral, aux lames, au disque sus-jacent à la vertèbre, au ligament longitudinal postérieur et au ligament longitudinal antérieur.

Chapitre 8

MEMBRE INFÉRIEUR

I. DÉFINITION

Le membre inférieur ou membre pelvien s'articule avec la ceinture pelvienne au niveau de la hanche. Il comprend trois segments (la cuisse, la jambe, le pied) et trois articulations principales (la hanche, le genou et la cheville). Son développement et la conformation de certaines structures comme le bassin, la hanche et le tarse, sont caractéristiques de la bipédie de l'homme (*Homo sapiens sapiens*).

II. RÉGIONS DU MEMBRE INFÉRIEUR

La **région fessière ou glutéale** (*regio glutea*) est la région située en arrière de l'articulation de la hanche. Elle est limitée en haut par le relief de la crête iliaque, en bas par le bord inférieur du muscle grand fessier.

Le **trigone fémoral** (*trigonus femorale*, Scarpa) est limité en haut par le ligament inguinal qui marque sa présence à la peau en formant la ligne de Malgaigne ou pli de l'aine. Sa limite latérale est le muscle sartorius. Sa limite médiale est le muscle long adducteur de la cuisse.

La **région fémorale antérieure** (*regio femoris anterior*) désigne les structures situées en avant du plan du fémur, entre le pli de l'aine et une ligne horizontale passant à un travers de doigt au-dessus de la base de la patella.

La **région fémorale médiale** (*regio femoris médialis*) est située à la face médiale de la cuisse et contient entre autres les muscles adducteurs de la cuisse.

La **région fémorale postérieure** (*regio femoris posterior*) désigne les structures situées en arrière du plan du fémur.

La **région antérieure du genou** (*regio genus anterior*) est la région du genou comprise entre deux lignes horizontales, l'une passant à un travers de doigt au-dessus de la base de la patella et l'autre par la tubérosité tibiale.

La **région postérieure du genou** (*regio genus posterior*) désigne les structures situées en arrière de l'articulation du genou. La fosse poplitée (*fossa poplitea*) est comprise entre les muscles ischio-jambiers et gastrocnémien.

La **région antérieure de la jambe** (*regio cruris anterior*) désigne les structures situées en avant du squelette jambier.

La **région postérieure de la jambe** (*regio cruris posterior*) désigne les structures situées en arrière du squelette jambier.

La **région du pied** (*regio pedis*) désigne les structures en rapport avec le squelette du pied. Le dos du pied (*dorsum pedis*) correspond à la face supérieure du pied, la plante du pied (*planta pedis*) correspond à la face inférieure du pied.

III. TERMINOLOGIE

1. Fesse

Hippocrate utilise gloutos (γλουτος) pour désigner la région fessière, ce qui signifie « rondeur ». Gloutos dérive du sanscrit gulah, « pelote », ou « boule », d'où dérivent gloutos en grec et *glomus* ou *globus* en latin. Galien utilise le terme puge (πυγε) pour désigner la région fessière. La racine « pyge » est à l'origine de nombreux dérivés : callipyge, stéatopyge, pygopage, pygomèle (membre surnuméraire). Vésale utilise le mot latin *glutaeus* pour désigner les muscles fessiers.

« Fesse » apparaît en français vers 1360 dans les *Livres du roi Modus*, du latin populaire *fissa* (« fente »). Il a remplacé « nache », dérivé du latin *nates* (« fesse, croupion »), qui peut être rapproché de *natus* (« destiné à la naissance »). En ancien français, le mot nature désigne la région du corps destinée à la naissance. Les dérivés en sont : natiforme (en forme de fesse), naticéphale (région frontale en forme de fesse). *Clunis* en latin signifie « fesse, croupion », qui est à l'origine de clunésie (phlegmon de la fesse), ou des nerfs cluniaux, nerfs sensitifs recueillant la sensibilité de la peau de la région glutéale.

2.   Hanche

Le terme « hanche » dérive du germanique hanka. Il apparaît en français vers 1155 d'après Dauzat et Rey. Hippocrate utilise le terme ischion (ισχηιον) pour désigner la hanche, terme repris par Galien. Celse utilise le terme latin *coxa* pour désigner l'articulation de la hanche. C'est ce terme qui est repris par Vésale. Vésale utilise le terme *ischion* pour désigner une portion de l'os iliaque.

Selon la nomenclature internationale, la hanche est désignée par le mot *coxa*. Dans la nomenclature anglo-saxonne, l'articulation de la hanche est désignée par hip joint.

3.   Fémur

Hippocrate utilise meros (μερος) pour fémur. Ce terme est repris par Galien sous le nom de fémur pour cuisse, et os fémur pour l'os. Ce mot est repris dans le même sens par Vésale et Paré. Le terme « méralgie » désigne une douleur de la cuisse ; *membra* puis « membre » dérivent de ce terme.

4.   Patella

Chez Hippocrate, mulè (μυλη, meule) désigne la patella. Galien utilise epigonatis (επιγονατις, « sur le genou ») pour la patella. Chez Celse apparaît le mot *patella* (petit plat pour les sacrifices), terme repris par Vésale. Pline l'Ancien utilise le terme *rotula* (« petite roue ») pour la patella. Chez Ambroise Paré, c'est « rouelle du genou » qui est employé pour la patella, ou encore « palotte du jenoul », ou « rotule » vulgairement. Le terme « rotule » était utilisé en France dans le langage courant et dans les ouvrages anatomiques jusqu'à ce que la commission de nomenclature internationale propose *patella*. Le terme « patella » avec ses dérivés est utilisé en orthopédie : patellectomie, patelloplastie, *patella alta* et *patella* baja (rotule haute et rotule basse, en mélangeant le latin *patella* et l'espagnol baja).

5.   Genou

Hippocrate utilise le terme gonu (γονυ) pour désigner le genou, mot qui évoque la force, le nœud d'une tige. Galien reprend ce terme. Celse utilise le mot *genu* pour genou. Ambroise Paré utilise le terme « genoul ». Actuellement, en français, nous trouvons des dérivés latins (position genu-pectorale, déformation du genou en *genu recurvatum*, *genu varum*, *genu valgum*) et des dérivés grecs (gonalgie, gonarthrose…).

La nomenclature internationale consacre le mot *genu* pour genou. Dans la nomenclature anglo-saxonne, genou se traduit par knee.

6. Jambe

Hippocrate utilise le terme kneme (χνεμε) pour désigner la jambe, que l'on retrouve dans gastrocnémien (« le ventre de la jambe » ou mollet). *Perone* désigne la fibula. Chez Galien, kneme signifie jambe et tibia ; il reprend le terme « péroné ». Celse utilise les termes *tibia* et *sura* ou *fibula* pour péroné.

7. Pied

Hippocrate puis Galien utilisent le terme pous ou podos (πους, ποδος) pour pied. Tarsos (ταρσος) chez Hippocrate désigne les rayons du pied, l'avant-pied. Le mot « tarse » désigne une claie, une rangée de rame. Pedion (πεδιον), « plat », désigne la plante du pied. Pterna (πτερνα) désigne le talon chez Aristote. Celse utilise le terme *pes*, dérivé de pous, πους, repris par Vésale. *Vola*, chez Pline l'Ancien, désigne la paume de la main et la plante du pied, que l'on retrouve dans l'adjectif anglais volar pour palmaire. Paré utilise pedion pour désigner le métatarse. Le radical latin *pes, pedis* est à l'origine de pédieux, pédicule, bipède… Le radical grec podos, ποδος, est à l'origine de podologie, podalgie, podiatre…

IV. OSTÉOLOGIE DU MEMBRE INFÉRIEUR

1. Os coxal

a. Définition

L'os coxal (*os coxae*, os de la hanche, hip bone) forme avec son homologue contro-latéral et le sacrum la ceinture pelvienne (*cinguli membri inferioris*) ou pelvis (*pelvis*). La ceinture pelvienne articule le tronc avec le membre inférieur. L'ilium en haut, l'ischion en bas et le pubis en avant forment les trois pièces primitives de l'os coxal. Ils s'inscrivent dans un ensemble hélicoïdal centré sur l'acétabulum. Les deux pales de l'hélice sont l'aile iliaque et le pourtour du foramen obturé, situés dans deux plans perpendiculaires (explorés par les incidences alaire et obturatrice en radiologie). L'acétabulum forme l'axe de l'hélice. L'os coxal présente une face exopelvienne et une face endopelvienne.

b. Morphologie

L'os coxal peut être décrit selon ses trois parties (pubis, ilion, ischion) ou globale-ment, en envisageant ses bords et ses deux faces exo- et endopelvienne, comme le font Testut et Rouvière. Nous adopterons ce mode de description.

α. Bords de l'os coxal

Le **bord antérieur** de l'os coxal présente de haut en bas et d'arrière en avant succes-sivement : l'épine iliaque antéro-supérieure (*spina iliaca anterior superior*), une échancrure, l'épine iliaque antéro-inférieure (*spina iliaca anterior inferior*), une échancrure pour le muscle ilio-psoas, l'éminence ilio-pubienne, le pecten du pubis (surface pectinéale), l'épine du pubis, la crête pubienne et l'angle du pubis.

Le **bord postérieur** de l'os coxal présente de haut en bas successivement : l'épine iliaque postéro-supérieure (*spina iliaca posterior superior*), une échancrure, l'épine iliaque postéro-inférieure (*spina iliaca posterior inferior*), la grande incisure sciatique (*incisura ischiadica major*), l'épine sciatique (*spina ischiadica*), la petite incisure sciatique (*incisura ischiadica minor*), la tubérosité ischiatique (*tuber ischiadicum*).

Le **bord supérieur** de l'os coxal est formé par la crête iliaque (*crista iliaca*) qui se présente avec une double courbure en S, avec une saillie exopelvienne au niveau de son

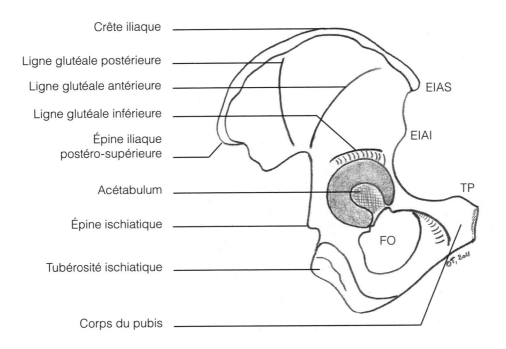

Crête iliaque

Ligne glutéale postérieure

Ligne glutéale antérieure

Ligne glutéale inférieure

Épine iliaque
postéro-supérieure

Acétabulum

Épine ischiatique

Tubérosité ischiatique

Corps du pubis

EIAS

EIAI

TP

FO

Vue latérale de l'os coxal droit.
EIAS : épine iliaque antéro-supérieure ; EIAI : épine iliaque antéro-inférieure ;
TP : tubercule pubien ; FO : foramen obturé

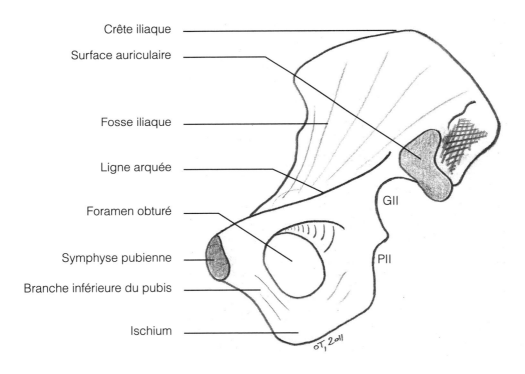

Crête iliaque

Surface auriculaire

Fosse iliaque

Ligne arquée

Foramen obturé

Symphyse pubienne

Branche inférieure du pubis

Ischium

GII

PII

Vue médiale de l'os coxal droit.
GII : grande incisure ischiatique ; PII : petite incisure ischiatique

tiers antérieur, le tubercule du muscle moyen fessier. Cette crête donne insertion aux trois couches des muscles larges de l'abdomen, qui déterminent une lèvre externe (*labium externum*), une ligne moyenne (*linea intermedia*) et une lèvre interne (*labium internum*).

Le **bord inférieur** de l'os coxal est constitué par la branche inférieure du pubis et la branche de l'ischion, oblique en bas et en arrière. Il donne insertion aux structures du périnée.

β. Face exopelvienne de l'os coxal

La face exopelvienne de l'os coxal comprend trois étages de haut en bas :
- l'**aile iliaque** (*ala ossis ili*) présente une face glutéale ou fessière (*facies glutea*) marquée par la ligne glutéale antérieure (*linea glutea anterior*), la ligne glutéale postérieure (*linea glutea posterior*) et la ligne glutéale inférieure (*linea glutea inferior*). Elle est séparée de l'acétabulum par la gouttière supra-acétabulaire où s'insère le tendon réfléchi du muscle droit fémoral ;
- l'**acétabulum** (*acetabulum*) forme une cavité sphéroïde où s'articule la tête fémorale. Il est limité à sa périphérie par le limbe acétabulaire interrompu en bas par l'incisure de l'acétabulum (*incisura acetabuli*). L'acétabulum comprend deux régions. La partie périphérique est encroûtée de cartilage hyalin, formant la surface semi-lunaire (*facies lunata*) avec une corne antérieure effilée et sagittale, une corne postérieure large et frontale, et un toit. La partie centrale de l'acétabulum est déprimée, dépourvue de cartilage, recouverte de tissu graisseux : c'est la fosse de l'acétabulum (*fossa acetabuli*) ;
- le **foramen obturé** (*foramen obturatum*) est situé en dessous de l'acétabulum. Il s'inscrit dans un triangle avec un angle supérieur, un angle médial et un angle postérieur. Il répond en haut à l'incisure de l'acétabulum. Cette incisure est marquée par la présence du tubercule obturateur antérieur et du tubercule obturateur postérieur sur lesquels se fixe la membrane obturatrice. En haut et en avant se trouve la branche supérieure du pubis (*ramus superior ossis pubis*), qui se prolonge en avant par le pubis (*os pubis*) avec sa surface quadrilatère qui forme le corps du pubis (*corpus ossis pubis*). En bas, la branche inférieure du pubis (*ramus inferior ossis pubis*) est reliée à la branche de l'ischion (*ramus ossis ischii*). En arrière se trouve l'ischion (*os ischii*) avec son corps (*corpus ossis ischii*) et sa tubérosité ischiatique (*tuber ischiadicum*). En dessous de la branche supérieure du pubis se trouve une gouttière appelée sillon obturateur (*sulcus obturatorius*) où passe le pédicule obturateur.

γ. Face endopelvienne de l'os coxal

La face endopelvienne de l'os coxal ou face sacro-pelvienne (*facies sacropelvina*) est divisée en deux étages par la ligne arquée (*linea arcuata*) qui relie l'angle antérieur de la surface auriculaire au pubis, et forme la partie latérale et antérieure du détroit supérieur du pelvis. Au-dessus de cette ligne c'est l'étage supérieur (*pelvis major* ou grand bassin). En dessous de cette ligne, c'est l'étage inférieur (*pelvis minor* ou petit bassin).

L'étage supérieur forme la fosse iliaque (*fossa iliaca*) dans laquelle s'insère le muscle iliaque. Elle répond à la face glutéale de l'os coxal.

L'étage inférieur est formé d'arrière en avant par la tubérosité iliaque (*tuberositas iliaca*), la surface auriculaire (*facies auricularis*) de l'os coxal qui s'articule avec le sacrum, puis une surface plane quadrilatère qui répond à la fosse de l'acétabulum, et sur laquelle s'insère le muscle obturateur interne. En dessous se trouve la face endopelvienne du foramen obturé avec le sillon obturateur à sa partie supérieure, et la surface symphysaire.

c. Structure

L'os coxal est constitué d'os compact recouvrant l'os spongieux organisé en travées dessinant deux systèmes de transmission des forces :

- un système principal suivant les éperons ischiatique et sacré ;
- un système secondaire suivant les trabécules ilio-ischiatiques et ilio-pubiennes.

d. Vascularisation

La vascularisation artérielle de l'os coxal dépend de :
- l'artère acétabulaire qui naît de la branche postérieure de l'artère obturatrice. Après avoir donné l'artère du ligament rond du fémur, elle donne des branches pour la fosse de l'acétabulum, la corne antérieure et la colonne antérieure de l'acétabulum. Cette artère vascularise en outre la région du foramen obturé ;
- l'artère glutéale inférieure qui donne un rameau pour la paroi postérieure de l'acétabulum, la colonne postérieure et le toit de l'acétabulum.

Cette disposition peut expliquer la propagation des infections et des métastases.

e. Développement

L'os coxal se forme à partir d'une structure cartilagineuse dans laquelle apparaissent trois points d'ossification primaires avant le sixième mois de la vie intra-utérine : l'ilium, l'ischium et le pubis. À la naissance, ces trois points forment l'essentiel de l'os coxal et délimitent au niveau de l'acétabulum une zone cartilagineuse en Y (cartilage en Y) où s'effectuera la croissance de l'acétabulum. Les points d'ossification secondaires sont à l'origine des épines et des processus de l'os coxal. La crête iliaque présente un point d'ossification qui apparaît d'abord vers le sacrum, puis s'étend latéralement. Il se soude à l'os coxal à la fin de la croissance vertébrale (indice de Risser pour apprécier la fin de croissance dans les scolioses).

2.   Fémur

a. Définition

Le fémur (os femoris) est l'os long qui forme le squelette de la cuisse. Le fémur s'articule en haut avec l'acétabulum de l'os coxal (articulation de la hanche), en bas avec la patella et l'extrémité supérieure du tibia (articulation du genou). Le fémur est le plus gros os de l'organisme. Blaimont, en 1968, en a étudié la structure et les propriétés biomécaniques.

b. Morphologie

α. Diaphyse fémorale

La diaphyse fémorale (corpus femoris) unit les deux extrémités proximale et distale de l'os. De face, l'axe de la diaphyse est oblique en haut et latéralement (déterminant un valgus fémoral de huit à dix degrés en moyenne). De profil, la diaphyse présente une courbure à convexité antérieure. Sur une coupe transversale, elle s'inscrit dans un triangle qui présente une face antérieure, une face postéro-latérale et une face postéro-médiale :
- la face antérieure et les bords médial et latéral du fémur donnent insertion au muscle vaste intermédiaire et au muscle articulaire du genou ;
- le bord postérieur forme la ligne âpre (linea aspera) constituée d'une lèvre médiale (labium mediale), d'une lèvre latérale (labium laterale) et d'un interstice entre les deux lèvres. La lèvre médiale de la ligne âpre donne insertion au muscle vaste médial. La lèvre latérale donne insertion au muscle vaste latéral. Dans

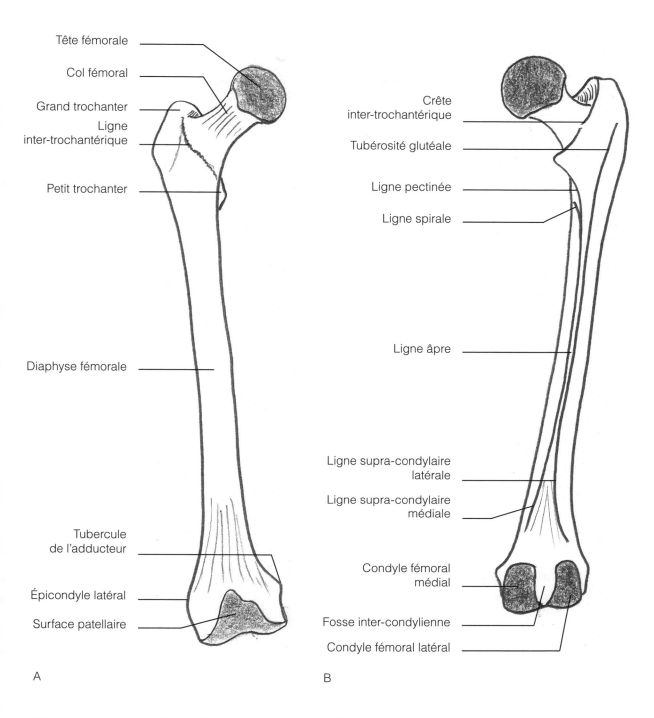

Tête fémorale

Col fémoral

Grand trochanter

Ligne inter-trochantérique

Petit trochanter

Diaphyse fémorale

Tubercule de l'adducteur

Épicondyle latéral

Surface patellaire

A

Crête inter-trochantérique

Tubérosité glutéale

Ligne pectinée

Ligne spirale

Ligne âpre

Ligne supra-condylaire latérale

Ligne supra-condylaire médiale

Condyle fémoral médial

Fosse inter-condylienne

Condyle fémoral latéral

B

Fémur droit, en vue antérieure (A) et en vue postérieure (B)

l'interstice central s'insèrent les muscles adducteurs. La partie proximale de la ligne âpre se prolonge selon trois crêtes : la ligne spirale pour le muscle vaste médial, la ligne pectinée (*linea pectinea*) pour le muscle pectiné et la tubérosité glutéale (*tuberositas glutea*) pour le muscle grand fessier. La partie distale de la ligne âpre se prolonge selon deux lignes qui délimitent la surface poplitée (*facies poplitea*). La ligne supra-condylienne médiale rejoint le tubercule de l'adducteur ou tubercule supracondylaire médial (*tuberositas supracondylaris medialis*) pour le muscle grand adducteur. La ligne supra-condylienne latérale rejoint l'épicondyle latéral ;

- les faces postéro-latérale et postéro-médiale de la diaphyse fémorale sont lisses. Le muscle vaste intermédiaire s'insère sur la face postéro-latérale.

β. Épiphyse proximale du fémur

L'épiphyse proximale du fémur comporte la tête du fémur, le col du fémur et le massif trochantérien.

La **tête fémorale** (*caput ossis femoris*) s'inscrit dans une portion de sphère pleine de 45 à 65 millimètres de diamètre, recouverte de cartilage, orientée en haut, en dedans et en avant. Elle présente une dépression sur son pôle médial, la fovéa capitis (*fossa capitis ossis femoris*) où s'insère le ligament de la tête fémorale.

Le **col fémoral** (*collum ossis femoris*) relie la base de la tête du fémur au massif trochantérien. Il s'inscrit dans un tronc de cône. L'axe du col fémoral forme un angle d'inclinaison avec l'axe de la diaphyse dans le plan frontal, en moyenne de 130° (angle cervico-diaphysaire). Sa face antérieure est séparée du massif trochantérien par la ligne intertrochantérique (*linea intertrochanterica*). Sa face postérieure est limitée distalement par la crête intertrochantérique (*crista intertrochanterica*).

Le **massif trochantérien** est constitué par deux saillies osseuses : le grand trochanter latéralement et le petit trochanter médialement. Le **grand trochanter** (*trochanter major*) s'inscrit dans un parallélépipède rectangle avec une face latérale où s'insère le muscle moyen fessier (*musculus gluteus medius*), une face médiale creusée par la fosse trochantérique pour les muscles obturateurs (*musculus obturatorius externus, internus*), une face supérieure où s'insère le muscle piriforme (*musculus piriformis*), une face antérieure où s'insère le muscle petit fessier (*musculus gluteus minimus*), une face inférieure où s'insère le muscle vaste latéral, et une face postérieure où s'insère le muscle carré fémoral. Le **petit trochanter** (*trochanter minor*) est un tubercule situé sur la face postéro-médiale du col fémoral, il donne insertion au muscle ilio-psoas.

Le **col chirurgical** est situé dans un plan transversal juste en dessous de la base du petit trochanter.

γ. Épiphyse distale du fémur

L'épiphyse distale du fémur est formée par les deux condyles fémoraux (médial et latéral) en arrière et la surface patellaire (ou trochlée fémorale) en avant :

- la surface patellaire (*facies patellaris*) comprend deux versants séparés par la gouttière trochléenne. Le versant latéral est plus étendu que le versant médial ;
- les condyles fémoraux (*condylus lateralis, condylus medialis*) sont en continuité avec la surface patellaire. Ils ont une forme ellipsoïde. Ils sont séparés par la fosse intercondylienne dans laquelle s'insèrent les ligaments croisés. Le fond de la fosse intercondylienne apparaît sur une radiographie de profil du genou sous la forme d'une ligne oblique en bas et en avant (ligne de Blumensat). Latéralement se trouvent les insertions du ligament collatéral fibulaire et du muscle poplité. Médialement se trouve l'insertion du ligament collatéral tibial. En arrière se trouvent les tubercules supracondyliens médial et latéral où s'insèrent les deux chefs du muscle gastrocnémien. Le condyle fémoral latéral est surplombé par l'épicondyle latéral (*epicondylus lateralis*). Médialement, l'épicondyle médial

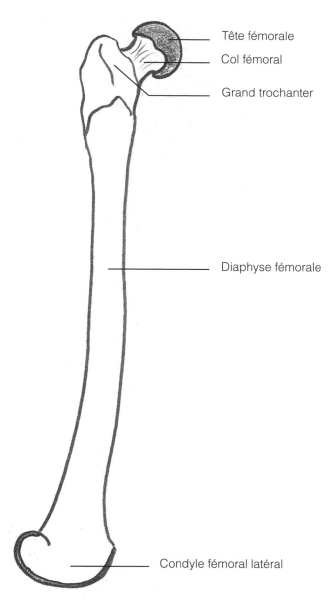

Tête fémorale

Col fémoral

Grand trochanter

Diaphyse fémorale

Condyle fémoral latéral

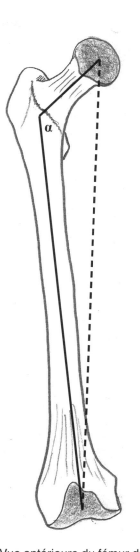

Vue latérale du fémur droit, montrant la courbure convexe en avant de la diaphyse, et l'enroulement ellipsoïde des condyles

Vue antérieure du fémur droit, montrant l'angle cervico-diaphysaire α (130° en moyenne).
L'angle entre l'axe de la diaphyse fémorale (axe anatomique) et l'axe mécanique du fémur (en pointillés) définit le valgus fémoral (8 à 10 degrés en moyenne)

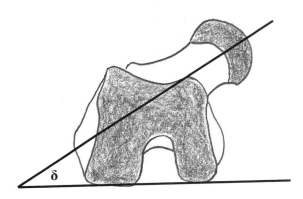

Vue inférieure du fémur droit, montrant l'angle de déclinaison δ entre l'axe du col et la tangente au bord postérieur des condyles fémoraux

(*epicondylus medialis*), surplombant le condyle fémoral médial, est lui-même surmonté du tubercule de l'adducteur.

c. Structure

La diaphyse fémorale est formée d'os cortical très épais : une fracture du fémur témoigne d'un traumatisme violent. L'épiphyse proximale du fémur est formée de travées d'os spongieux avec des points de faiblesse qui peuvent être le point de départ de fractures de fatigue du col du fémur. L'épiphyse distale du fémur est formée de travées spongieuses qui relient les deux condyles fémoraux et l'os cortical de la diaphyse.

L'**axe anatomique du fémur** est l'axe qui relie le milieu de la fosse intercondylienne au sommet du grand trochanter. L'**axe mécanique du fémur** est l'axe qui relie le milieu de la fosse intercondylienne au centre de la tête fémorale. L'angle entre ces deux axes définit l'**angle de valgus fémoral**, en moyenne de huit à dix degrés.

La **torsion fémorale** est l'angle entre l'axe du col du fémur et une ligne tangente aux deux condyles fémoraux (ligne bicondylienne postérieure). Cet angle encore appelé angle de déclinaison est en moyenne de 15°. Il peut varier entre – 10° (rétroversion de la tête fémorale) et 60° (antéversion de la tête fémorale). Lors de la marche, l'axe du col fémoral se place dans un plan frontal. Plus la torsion fémorale est grande, plus la ligne bicondylienne est oblique en dedans, et plus la trochlée regarde en dedans.

d. Vascularisation

La tête fémorale est vascularisée essentiellement par les artères circonflexes antérieure et postérieure du fémur. L'atteinte de cette vascularisation peut être à l'origine d'une nécrose de la tête fémorale. L'artère nourricière principale du corps du fémur présente un trajet ascendant. L'épiphyse distale du fémur reçoit sa vascularisation à partir du cercle péri-artériel du genou.

e. Développement

Le fémur se développe selon un mode enchondral. Les points d'ossification sont : la diaphyse *in utero*, l'épiphyse distale à la naissance, la tête fémorale pendant la première année, le grand trochanter vers trois ans et le petit trochanter vers dix ans. La disparition du cartilage de croissance de l'extrémité supérieure se fait vers 17 ans, celui de l'extrémité inférieure disparaît vers 19 ans en moyenne.

3.   Patella

a. Définition

La patella (*patella*) est un os court situé à la face antérieure du genou, associé au tendon quadricipital et au ligament patellaire. Elle s'articule avec la surface patellaire ou trochlée fémorale. Elle est attachée au tendon du muscle quadriceps fémoral.

b. Morphologie

La patella s'inscrit dans un ovoïde. Elle présente deux faces, une base et un apex :
- une face antérieure (*facies anterior*) palpable sous la peau, sur laquelle s'insère le tendon du muscle quadriceps fémoral ;

- une face postérieure (*facies posterior*) qui est occupée sur les trois quarts proximaux par du cartilage. Elle présente une crête mousse verticale qui s'articule avec la gorge de la surface patellaire du fémur. De part et d'autre se trouvent deux facettes articulaires médiale et latérale qui répondent aux versants de la surface patellaire du fémur ;
- une base (*basis patellae*) proximale qui donne insertion au tendon du muscle quadriceps fémoral ;
- un sommet ou apex (*apex patellae*) distal, donnant insertion au ligament patellaire.

L'**angle Q** ou angle quadricipital est l'angle entre l'axe du ligament patellaire tendu entre l'apex patellaire et la tubérosité tibiale, et l'axe du muscle quadriceps fémoral qui correspond à l'axe de la diaphyse fémorale. Cet angle Q est ouvert latéralement. Ainsi, lorsque le quadriceps se contracte, il exerce une force qui a tendance à luxer la patella latéralement.

c. Structure

La patella est constituée d'os spongieux recouvert d'une fine couche d'os compact.

d. Développement

La patella est un os enchondral. Un ou deux points d'ossification apparaissent dans la maquette cartilagineuse primitive. Si ces points d'ossification primaire ne se soudent pas, ils peuvent être à l'origine d'une patella bipartita, à ne pas confondra avec une fracture dans un contexte traumatique.

4.   Cadre tibio-fibulaire

Le tibia et la fibula sont deux os longs qui forment le squelette de la jambe. Ils répondent au complexe articulaire du genou par leurs extrémités proximales et à l'articulation de la cheville par leurs extrémités distales. Les deux os de la jambe ont une fonction mécanique complémentaire qui a été mise en évidence par Wagner avec la notion de cadre tibio-fibulaire. L'interdépendance de ces deux os par l'intermédiaire des articulations tibio-fibulaires et de la membrane interosseuse de la jambe apparaît au cours de la croissance et en traumatologie.

5.   Tibia

a. Définition

Le tibia (*tibia*) est un os long, montant médial du cadre tibio-fibulaire. C'est l'os médial de la jambe. Il est renflé au niveau de ses deux extrémités. En haut, ses tubérosités qui supportent la surface articulaire proximale ou plateau tibial s'articulent avec le fémur. Distalement, le pilon tibial s'articule avec le talus. Le tibia forme la colonne médiale la plus volumineuse du squelette jambier. Il s'articule latéralement à ses deux extrémités avec la fibula.

b. Morphologie

α. Diaphyse du tibia

La diaphyse tibiale (*corpus tibiae*) présente, dans le plan frontal, une concavité latérale au niveau de sa partie proximale, puis un changement de courbure à l'union des deux tiers proximaux et du tiers distal. Sur des coupes transversales de jambe, le tibia présente une tranche de section qui s'inscrit dans un triangle :

- la face médiale (*facies medialis*) s'élargit vers le haut où elle donne insertion au ligament collatéral médial du genou et aux muscles de la patte d'oie (sartorius, gracile et semi-tendineux, *pes anserinus*). À sa partie moyenne et distale, cette face n'est recouverte que par la peau, ce qui explique la fréquence élevée des fractures ouvertes de jambe ;
- la face postérieure (*facies posterior*) est plus large en haut qu'en bas. Elle est marquée par la présence de la ligne du muscle soléaire (*linea musculi solei*) qui s'étend de la facette articulaire de la fibula jusqu'à l'union du tiers proximal et du tiers moyen de l'os. Elle divise la face postérieure du tibia en deux zones proximale et distale. La zone proximale est une surface triangulaire qui donne insertion au muscle poplité. La zone distale est subdivisée en deux par une crête verticale. Latéralement s'insère le muscle tibial postérieur, médialement, le muscle long fléchisseur des orteils. Elle présente un foramen nourricier ;
- la face latérale (*facies lateralis*) s'inscrit dans un rectangle. Elle donne insertion au muscle tibial antérieur dans ses deux tiers proximaux ;
- le bord antérieur (*margo anterior*) forme la crête tibiale palpable sous la peau. Il se prolonge en haut avec la tubérosité tibiale. En bas, il rejoint la malléole médiale ;
- le bord latéral ou bord interosseux (*margo interosseus*) donne insertion à la membrane interosseuse. En haut, il donne insertion au ligament de Barkow (bord supérieur épaissi de la membrane interosseuse, 1841), qui le relie à la tête de la fibula. En bas, il présente une bifurcation qui encadre l'incisure fibulaire du tibia ;
- le bord médial (*margo medialis*) donne insertion au fascia sural. Il se prolonge au niveau du bord postérieur de la malléole médiale.

β. Épiphyse proximale du tibia

L'épiphyse proximale du tibia s'inscrit dans un parallélépipède rectangle avec une face supérieure articulaire (qui forme le plateau tibial) et quatre faces (antérieure, postérieure, médiale et latérale) :

- la face supérieure (*facies articularis superior*) est divisée en trois parties par l'éminence intercondylienne (*eminentia intercondylaris*). Médialement, le condyle tibial médial (*condylus medialis*) supporte la surface articulaire supéro-médiale. Latéralement, le condyle tibial latéral (*condylus lateralis*) supporte la surface articulaire supéro-latérale. Les surfaces articulaires tibiales médiale et latérale sont ovalaires. La surface articulaire médiale est longue et excavée. La surface articulaire latérale est convexe dans le plan sagittal. Les surfaces articulaires sont recouvertes d'un cartilage hyalin de trois à quatre millimètres d'épaisseur du côté médial, deux fois plus épais du côté latéral. Ces deux surfaces articulaires sont séparées par l'éminence intercondylienne, massif regroupant le tubercule intercondylien médial (*tuberculum intercondylare mediale*) et le tubercule intercondylien latéral (*tuberculum intercondylare laterale*). En avant se trouve l'aire intercondylienne antérieure (*area intercondylaris anterior*) où s'observent les insertions des cornes antérieures des ménisques et du ligament croisé antérieur. En arrière, l'aire intercondylienne postérieure (*area intercondylaris posterior*) présente l'insertion des cornes postérieures des ménisques et du ligament croisé postérieur ;

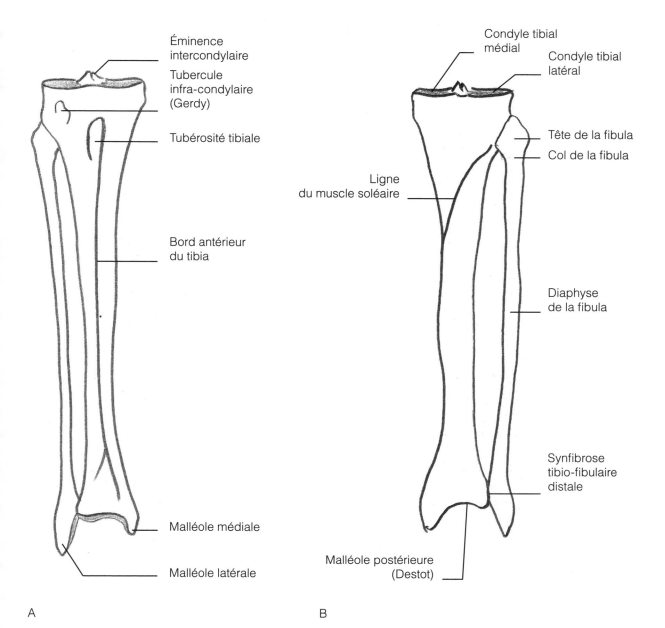

Éminence
intercondylaire

Tubercule
infra-condylaire
(Gerdy)

Tubérosité tibiale

Bord antérieur
du tibia

Malléole médiale

Malléole latérale

Condyle tibial
médial

Condyle tibial
latéral

Tête de la fibula

Col de la fibula

Ligne
du muscle soléaire

Diaphyse
de la fibula

Synfibrose
tibio-fibulaire
distale

Malléole postérieure
(Destot)

A

B

Cadre tibio-fibulaire, en vue antérieure (A) et en vue postérieure (B).
Les deux os de la jambe s'articulent par les articulations tibio-fibulaires :
l'articulation tibio-fibulaire proximale entre la tête fibulaire et le condyle tibial latéral
(articulation synoviale plane), et l'articulation tibio-fibulaire distale entre l'extrémité distale
de la fibula et l'incisure fibulaire de l'extrémité distale du tibia (synfibrose).

– la face antérieure est marquée par la tubérosité tibiale (*tuberositas tibiae*) sur laquelle s'insère le ligament patellaire. Le tubercule infra-condylaire (Gerdy, 1824) est latéral par rapport à la tubérosité tibiale, et donne insertion au tractus ilio-tibial (Maissiat, 1842) ;
– la face postérieure présente deux tubérosités médiale et latérale séparées par une échancrure. La tubérosité latérale présente une facette articulaire pour la tête de la fibula. L'orientation de cette facette est plus ou moins oblique par rapport à l'axe du tibia : presque horizontale entre 0° et 20°, ou oblique entre 20° et 76° d'après Ogden. Les surfaces horizontales sont en moyenne plus arrondies et plus étendues (26 mm²) que les surfaces obliques qui sont plus planes et plus étroites (17 mm²). Sur la tubérosité médiale s'insère le tendon direct du muscle semi-membraneux ;
– la face médiale présente une gouttière dans laquelle s'insère le tendon réfléchi du muscle semi-membraneux.

γ. Épiphyse distale du tibia

L'épiphyse distale du tibia (*extremitas inferior*) est renflée, ce qui lui a valu le nom de pilon tibial. Elle présente une face distale recouverte de cartilage articulaire (*facies articularis inferior*) et qui répond à la trochlée du talus. Elle s'inscrit dans une pyramide à base rectangulaire sur laquelle est fixée la malléole médiale. On lui décrit ainsi une base distale, et quatre faces (antérieure, postérieure, médiale et latérale) :
– la face antérieure continue la face latérale du tibia, elle répond aux tendons des muscles extenseurs au niveau du sillon des extenseurs ;
– la face postérieure présente un bourrelet transversal qui surplombe le rebord marginal postérieur formant la malléole postérieure (Destot, 1905). Ce rebord est échancré par deux gouttières (la gouttière des tendons des muscles tibial postérieur et long fléchisseur des orteils, et la gouttière du muscle long fléchisseur de l'hallux) ;
– la face latérale présente l'incisure fibulaire délimitée par deux tubercules, l'un antérieur (tubercule de Tillaux, 1877), l'autre postérieur, sur lesquels s'insèrent les ligaments de l'articulation tibio-fibulaire distale ;
– la face médiale est prolongée par la malléole médiale avec un bord antérieur, un bord postérieur et un sommet bifurqué. Sa face latérale articulaire forme la joue médiale de la mortaise tibio-fibulaire ;
– la base inférieure est concave dans le plan sagittal et présente un bord antérieur ou marge antérieure, un bord postérieur ou marge postérieure plus marqué. Sa surface est recouverte de cartilage hyalin. Elle présente un relief central dont l'axe antéro-postérieur répond à la gorge de la trochlée du talus.

c. Structure

La diaphyse tibiale présente un canal médullaire entouré d'os compact épais. Les épiphyses sont constituées en majorité d'os spongieux recouvert d'un os compact fin.

d. Développement

Le tibia est un os enchondral. Le point d'ossification diaphysaire apparaît *in utero* au 40e jour. Deux points d'ossifications proximaux apparaissent, pour le plateau tibial à la naissance, et pour la tubérosité tibiale entre 10 et 12 ans. Un point d'ossification distal apparaît au cours de la deuxième année.

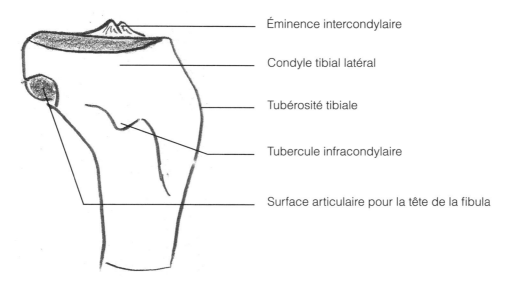

Éminence intercondylaire

Condyle tibial latéral

Tubérosité tibiale

Tubercule infracondylaire

Surface articulaire pour la tête de la fibula

Vue latérale de l'épiphyse proximale du tibia droit

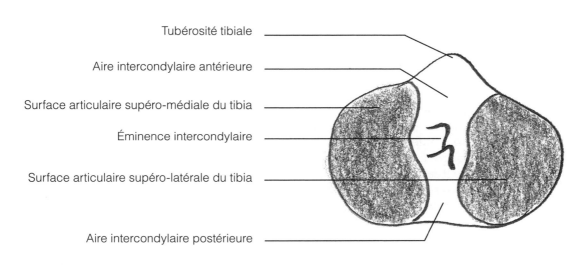

Tubérosité tibiale

Aire intercondylaire antérieure

Surface articulaire supéro-médiale du tibia

Éminence intercondylaire

Surface articulaire supéro-latérale du tibia

Aire intercondylaire postérieure

Vue supérieure du plateau tibial droit

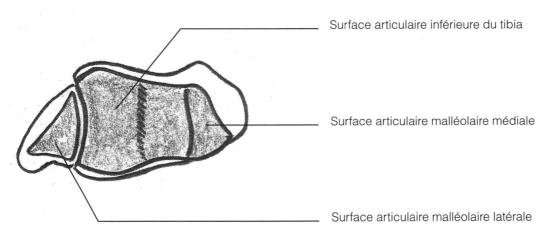

Surface articulaire inférieure du tibia

Surface articulaire malléolaire médiale

Surface articulaire malléolaire latérale

Vue inférieure de la mortaise tibio-fibulaire droite

6. Fibula

a. Définition

La fibula (*fibula*) est un os long constituant la partie latérale du squelette jambier. En haut, elle ne participe pas à l'articulation du genou. En bas, elle participe à l'articulation de la cheville. Elle est rectiligne, verticale, latérale par rapport au tibia.

b. Morphologie

α. Diaphyse de la fibula

La diaphyse fibulaire (*corpus fibulae*) présente, sur des coupes transversales, une tranche de section qui s'inscrit dans un triangle :
- la face latérale (*facies lateralis*) est convexe en haut, concave au tiers moyen, formant une gouttière pour les muscles long et court fibulaires. Distalement, elle est creusée en arrière par la gouttière des tendons des muscles fibulaires qui peuvent pathologiquement se luxer ;
- la face médiale (*facies medialis*) est marquée par une crête verticale sur laquelle s'insère la membrane interosseuse. En avant de cette crête se trouve la surface d'insertion des muscles long extenseur des orteils, troisième fibulaire et long extenseur de l'hallux. En arrière est la surface d'insertion du muscle tibial postérieur ;
- la face postérieure (*facies posterior*) donne insertion au muscle soléaire en haut, et au muscle long fléchisseur de l'hallux à sa partie moyenne. Le foramen nourricier de l'os est au niveau du tiers moyen ;
- le bord antérieur (*margo anterior*) ou crête de la fibula est tranchant ;
- le bord médial (*margo interosseus*) donne insertion au muscle tibial postérieur ;
- le bord postérieur (*margo posterior*) donne insertion à la cloison intermusculaire de la loge postérieure de jambe.

β. Épiphyse proximale de la fibula

La tête de la fibula (*caput fibulae*) présente un sommet ou apex pointu (*apex capitis fibulae*), une face antérieure sur laquelle s'insèrent le tendon du muscle biceps fémoral et le ligament collatéral latéral du genou. Un tubercule antérieur donne insertion au muscle long fibulaire.

En arrière se trouve une surface d'insertion pour le muscle soléaire. En dedans, la face médiale de l'épiphyse proximale de la fibula s'articule avec le tibia (facette articulaire de la tête de la fibula). Le col de la fibula (*collum fibulae*) relie la tête de la fibula à la diaphyse de la fibula. Il est cravaté par le nerf fibulaire commun.

γ. Épiphyse distale de la fibula

L'extrémité distale de la fibula est constituée par la malléole latérale (*malleolus lateralis*) ou malléole fibulaire qui s'articule avec le talus par sa surface articulaire malléolaire (*facies articularis malleoli*). Sur une coupe transversale, elle s'inscrit dans un triangle :
- la face médiale de la malléole fibulaire présente deux surfaces d'insertions antérieure et postérieure pour les ligaments tibio-fibulaires antérieur et postérieur, et une surface articulaire pour le tibia ;
- la face antéro-latérale est sous-cutanée ;
- la face postéro-latérale est creusée en gouttière pour les tendons des muscles fibulaires ;

- le bord antérieur de la malléole fibulaire présente une zone d'insertion pour le faisceau antérieur du ligament collatéral latéral de la cheville (ligament talo-fibulaire antérieur) ;
- le bord postérieur de la malléole fibulaire présente une zone d'insertion pour le faisceau postérieur du ligament collatéral latéral de la cheville (ligament talo-fibulaire postérieur) avec sa fosse malléolaire latérale (*fossa malleoli laterale*) ;
- le sommet de la malléole fibulaire donne insertion au faisceau moyen du ligament collatéral latéral de la cheville (ligament calcanéo-fibulaire).

c. Structure

Le canal médullaire qui creuse la diaphyse fibulaire est étroit, entouré d'os compact. Les épiphyses sont constituées d'os spongieux recouvert d'une couche d'os compact.

d. Développement

La fibula est un os enchondral. Le point diaphysaire apparaît vers le quarantième jour de la vie *in utero*. Le point épiphysaire proximal apparaît vers l'âge de deux ans. Le point épiphysaire distal apparaît vers l'âge de quatre ans.

7. Os et architecture du pied

a. Définition

Le squelette du pied (*skeleton pedis*) comprend 26 os répartis en trois ensembles : le tarse, le métatarse et les phalanges. Ces os sont disposés selon trois arcs, deux longitudinaux et un transversal.

b. Tarse

Le tarse (*tarsus*) comprend sept os répartis en tarse postérieur (talus et calcanéus) et tarse antérieur (os naviculaire, os cuboïde et os cunéiformes latéral, intermédiaire et médial).

α. Talus

Le talus (*talus*) est placé entre la mortaise tibio-fibulaire et le calcanéus. Il s'articule en avant avec l'os naviculaire. Dans le plan sagittal (sur une radiographie de profil du pied), le talus présente un axe sagittal qui forme avec l'axe du premier métatarsien l'angle de flexion plantaire. Cet angle est compris normalement entre 20° et 35° avec une moyenne de 27°.

Le talus est un os court qui comprend trois parties : un corps (*corpus tali*), un col (*collum tali*) et une tête (*caput tali*). Le corps fait avec le col un angle d'inclinaison de 115° en moyenne, et un angle de déclinaison de 150°. L'angle d'inclinaison du talus se définit dans le plan sagittal, il est ouvert en bas. L'angle de déclinaison du talus se définit dans un plan horizontal, il est ouvert en dedans. Le grand axe de la tête du talus forme avec l'horizontale un angle de rotation de 45°.

La **trochlée du talus** (*trochlea tali*) est la surface articulaire pour la mortaise tibio-fibulaire. Elle se compose d'une surface supérieure convexe sagittalement et concave transversalement, formée d'une gorge et de deux berges, d'une surface malléolaire médiale (*facies malleolaris medialis*) en forme de virgule et d'une surface malléolaire latérale (*facies malleolaris lateralis*) de forme triangulaire à sommet inférieur. Elle s'inscrit dans un tiers de poulie creuse plus large en avant qu'en arrière, et dont le grand axe est orienté en avant et latéralement.

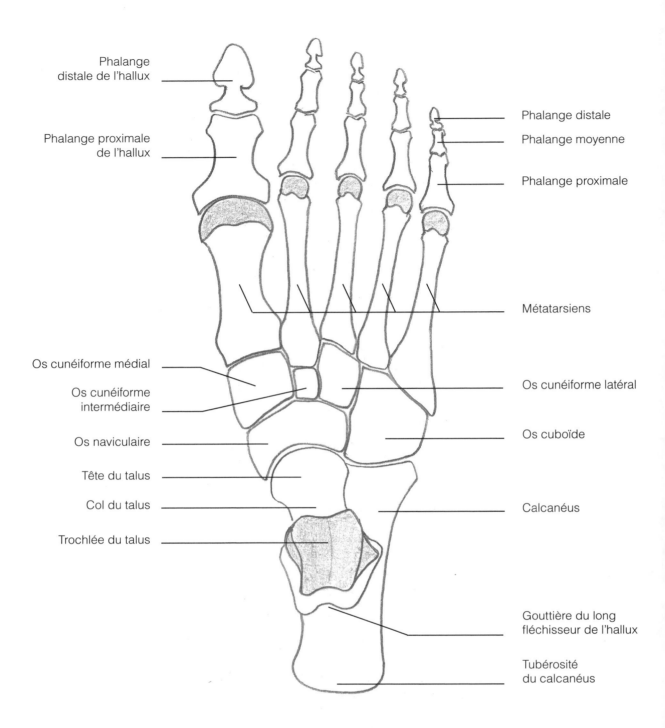

Phalange
distale de l'hallux

Phalange proximale
de l'hallux

Phalange distale

Phalange moyenne

Phalange proximale

Métatarsiens

Os cunéiforme médial

Os cunéiforme
intermédiaire

Os cunéiforme latéral

Os naviculaire

Os cuboïde

Tête du talus

Col du talus

Calcanéus

Trochlée du talus

Gouttière du long
fléchisseur de l'hallux

Tubérosité
du calcanéus

Pied droit, vue supérieure

Le **corps du talus** s'inscrit dans un parallélépipède rectangle dont la face supérieure porte la trochlée. La face latérale porte la surface articulaire malléolaire latérale surplombant le processus latéral du talus. La face médiale porte la surface articulaire malléolaire médiale. Sur la face postérieure, le processus postérieur du talus, formé par les tubercules médial et latéral (*tuberculum mediale et tuberculum laterale*), délimite le sillon du tendon du muscle long fléchisseur de l'hallux (*sulcus tendinosum flexor halluci longi*). La face inférieure présente la surface articulaire calcanéenne postérieure (*facies articularis calcanea posterior*) qui s'articule avec le calcanéus. La face antérieure se prolonge par le col du talus.

Le **col du talus** est une portion rétrécie sous laquelle est le sillon du talus (*sulcus tali*), constituant le plafond du sinus du tarse.

La **tête du talus** est une portion de sphère pleine orientée vers le bas et vers l'avant. Elle porte deux surfaces articulaires. La surface articulaire calcanéenne antérieure (*facies articularis calcanea anterior*) déborde sur la face inférieure du corps du talus, elle est parfois en continuité avec la surface articulaire calcanéenne moyenne (*facies articularis calcanea media*). La surface articulaire naviculaire (*facies articularis navicularis*) participe à l'articulation médiotarsienne (Chopart, 1792).

β. Calcanéus

Le calcanéus (*calcaneus*) est l'os du talon, situé en dessous du talus. Sur une radiographie de profil strict du pied en appui sur le sol, l'angle entre le bord inférieur du calcanéus et le plan du sol est de 10° à 25°, avec une moyenne de 17°.

La **face supérieure** du calcanéus présente les surfaces articulaires talaires antérieure et moyenne (*facies articularis talaris anterior et facies articularis talaris media*), et la surface articulaire talaire postérieure (*facies articularis talaris posterior*), séparées par le sillon calcanéen (*sulcus calcanei*), formant le plancher du sinus du tarse (*sinus tarsi*).

La **face latérale** du calcanéus est plane. Les sillons des tendons des muscles long et court fibulaires (*sulcus tendinis musculus fibularis longi, sulcus tendinis musculus fibularis brevi*), séparés par la trochlée fibulaire (*trochlea fibularis*), marquent cette face.

La **face médiale** du calcanéus, concave, montre le sustentaculum tali qui surplombe le sillon du muscle long fléchisseur de l'hallux. Le sustentaculum tali est un processus développé sur la face médiale du calcanéus, et qui porte la surface articulaire talaire moyenne.

La **face antérieure** du calcanéus présente la surface articulaire cuboïdienne (*facies articularis cuboidea*).

La **face postérieure** du calcanéus présente la tubérosité du calcanéus sur laquelle s'insère le tendon calcanéen (ou tendon d'Achille).

La **face inférieure** du calcanéus est marquée par le tubercule calcanéen sur lequel s'insère le ligament calcanéo-cuboïdien.

γ. Rapports du calcanéus et du talus

Dans un plan transversal, sur une incidence de face du pied, l'axe du calcanéus (parallèle au quatrième métatarsien) et l'axe du talus (parallèle au premier métatarsien) forment un **angle de divergence talo-calcanéen** de 20° à 30°. Cet angle diminue dans le pied bot varus équin, il augmente dans les pieds plats.

δ. Tarse antérieur

Le tarse antérieur est formé par :
– l'os cuboïde (*os cuboideum*) creusé sur sa face plantaire par le sillon du tendon du muscle long fibulaire (*sulcus tendinis musculus fibularis longi*), renforcé par une crête postérieure (*tuberositas ossis cuboidei*) ;

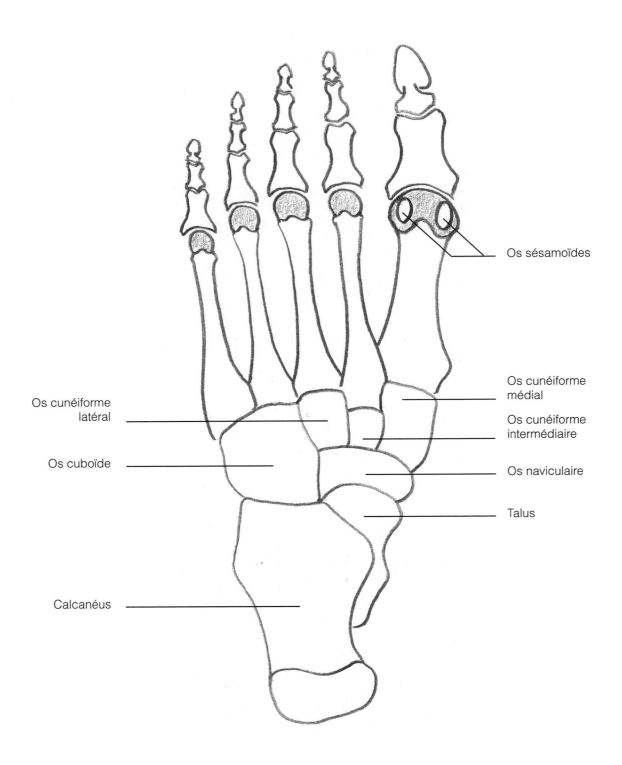

Os cunéiforme
latéral

Os cuboïde

Calcanéus

Os sésamoïdes

Os cunéiforme
médial

Os cunéiforme
intermédiaire

Os naviculaire

Talus

Pied droit, vue inférieure

- l'os naviculaire (*os naviculare*) qui s'articule avec la tête du talus et avec les trois os cunéiformes. Il présente sur sa face médiale une saillie, la tubérosité de l'os naviculaire, sur laquelle se termine le tendon principal du muscle tibial postérieur ;
- les trois os cunéiformes : médial (*os cuneiforme mediale*), intermédiaire (*os cuneiforme intermedium*) et latéral (*os cuneiforme laterale*).

c. Métatarse

Le métatarse (*metatarsus*) est constitué de cinq os, les cinq métatarsiens numérotés de I à V de dedans en dehors. Ce sont des os longs avec une base proximale, une diaphyse, et une tête distale. Le premier métatarsien (*os metatarsalia I*) est le plus court et le plus large. Sa tête repose sur deux os sésamoïdes. Sa base comprend une tubérosité latérale où s'insère le muscle long fibulaire. Le deuxième métatarsien (*os metatarsalia II*) est encastré entre les trois cunéiformes. Le cinquième métatarsien (*os metatarsalia V*) présente une tubérosité (*tuberositas ossis metatarsalia V*) sur laquelle s'insère le muscle court fibulaire.

d. Os des orteils

Les os des orteils (*ossa digitorum pedis*) sont les phalanges. Elles forment le squelette des cinq orteils. Le premier orteil ou hallux ne présente que deux phalanges. Les autres orteils présentent trois phalanges : proximale (*phalanx proximalis*), moyenne (*phalanx media*) et distale (*phalanx distalis*). Chaque phalange est un os long avec une base proximale, un corps et une tête distale. La phalange distale se termine en houppe phalangienne renflée.

Les os sésamoïdes (*ossa sesamoidea*) sont placés sous la tête du premier métatarsien.

e. Architecture du pied

Le modèle présenté par Destot, d'après des clichés radiographiques, s'inscrit dans un trapèze en vue supérieure et dans un triangle en vue latérale :
- en vue de dessus, le squelette du pied s'inscrit dans un trapèze construit à partir d'un triangle isocèle tronqué. Les deux côtés égaux du triangle divergent de 11°25. La longueur de ces deux côtés est égale à deux fois la longueur du pied. Le pied s'inscrit dans le trapèze isocèle ayant pour base celle du triangle et pour hauteur la moitié de celle du triangle. Le tarse occupe la moitié de la longueur du squelette du pied. Le tarse postérieur représente deux tiers de la longueur du tarse. Le métatarse et les phalanges représentent la moitié de la longueur du pied, dont deux tiers pour le métatarse ;
- en vue médiale, le pied s'inscrit dans un triangle rectangle dont un côté de l'angle droit est égal à la longueur du pied, et l'autre coté est la hauteur du pied. Ce triangle est divisé en trois parties égales, ce qui permet de tracer trois lignes qui rejoignent le sommet et qui délimitent trois secteurs. Le calcanéus s'inscrit dans les deux secteurs inférieurs, le talus dans le secteur supérieur.

V. ARTHROLOGIE DU MEMBRE INFÉRIEUR

1. Articulation coxo-fémorale

a. Définition

L'articulation coxo-fémorale (*articulatio coxae*) ou articulation de la hanche est l'articulation entre la tête fémorale et l'acétabulum de l'os coxal. C'est une articulation synoviale sphéroïde fonctionnant selon trois axes, ayant par conséquent trois degrés de

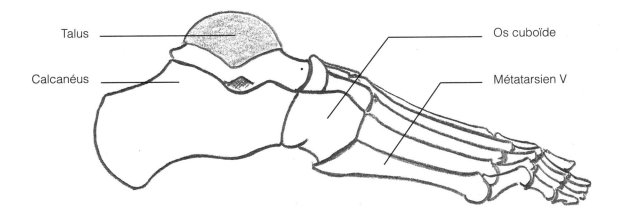

Talus

Calcanéus

Os cuboïde

Métatarsien V

Vue latérale du pied droit

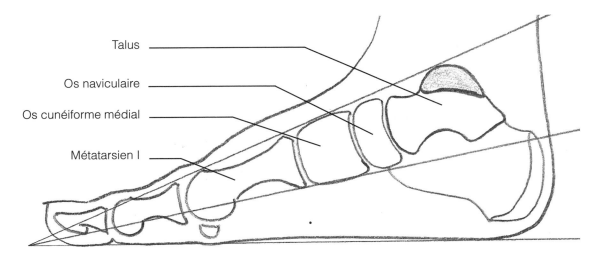

Talus

Os naviculaire

Os cunéiforme médial

Métatarsien I

Vue médiale du pied droit

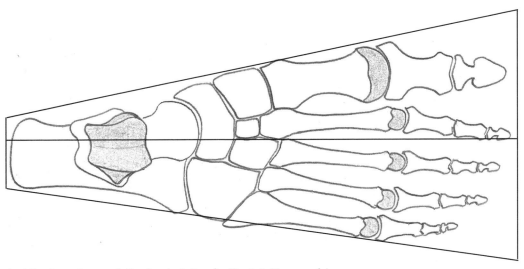

Architecture du squelette du pied d'après Destot. Vue supérieure

liberté. Cette articulation très mobile est remarquable par sa stabilité. En effet, la tête fémorale tient fortement dans l'acétabulum par effet ventouse, du fait de la conformation des surfaces articulaires. Les luxations de la hanche sont rares, et nécessitent un traumatisme à haute énergie.

b. Surfaces articulaires

La **tête fémorale** s'inscrit dans deux tiers de sphère pleine orientée en haut, en dedans et en avant. Elle est creusée à son pôle médial d'une fossette, la fovéa capitis, où s'insère le ligament de la tête fémorale.

L'**acétabulum** représente une demi-sphère creuse recouverte de cartilage au niveau de la surface semi-lunaire. La corne antérieure est effilée, placée dans un plan grossièrement sagittal alors que la corne postérieure est large, descend plus bas et se place dans un plan presque frontal.

Le **labrum acétabulaire** est un fibro-cartilage annulaire inséré au pourtour de l'acétabulum ou limbus acétabulaire. Il est triangulaire à la coupe, présentant une base par laquelle il s'insère sur l'os, une face périphérique adhérente à la capsule articulaire et une face centrale en continuité avec le cartilage de la surface semi-lunaire. Il passe en pont au-dessus de l'incisure acétabulaire. Le labrum acétabulaire augmente la surface articulaire acétabulaire, et participe à la congruence de l'articulation coxo-fémorale. Entre les deux cornes de la surface semi-lunaire est tendu le ligament transverse de l'acétabulum, auquel adhère le labrum.

La **coxométrie** précise les positions relatives des différentes structures en présence :
- angle cervico-diaphysaire entre le col et la diaphyse fémorale (130° en moyenne) ;
- angle de couverture de la tête fémorale entre la verticale passant par le centre de la tête et la droite reliant le centre de la tête au bord latéral de l'acétabulum (30° en moyenne) ;
- angle acétabulaire entre l'horizontale et la tangente au toit de l'acétabulum (10° en moyenne).

c. Moyens d'union

Les moyens d'union sont représentés par la **capsule articulaire**, manchon fibreux inséré tout autour de l'acétabulum et du labrum acétabulaire. Sur le fémur, elle s'insère en avant sur la ligne inter-trochantérique, en arrière, sur la face postérieure du col fémoral (elle ne rejoint pas la crête inter-trochantérique).

La capsule est renforcée par des ligaments :
- le **ligament de la tête fémorale**, ligament intra-articulaire, extra-synovial, tendu de l'incisure acétabulaire, de la fosse acétabulaire et du ligament transverse de l'acétabulum, à la fovéa capitis ;
- le **ligament ilio-fémoral**, ligament capsulaire tendu de l'épine iliaque antéro-inférieure à la ligne inter-trochantérique selon deux faisceaux (supérieur vers la partie supéro-latérale de la ligne inter-trochantérique, inférieur vers la partie inféro-médiale de la ligne inter-trochantérique). Ce ligament très résistant croise la face ventrale de l'articulation coxo-fémorale ;
- le **ligament pubo-fémoral**, ligament capsulaire tendu entre le pubis et le petit trochanter, il renforce la partie inférieure de la capsule articulaire ;
- le **ligament ischio-fémoral**, ligament capsulaire tendu entre la tubérosité ischiatique et la partie supérieure de la ligne inter-trochantérique à proximité du grand trochanter. Il forme un tour de spire à la face postérieure de la capsule articulaire.

Les ligaments capsulaires de l'articulation de la hanche forment un tour de spire qui se tend en extension, et se détend en flexion. Ceci explique que la flexion de la hanche ait une amplitude beaucoup plus importante que l'extension.

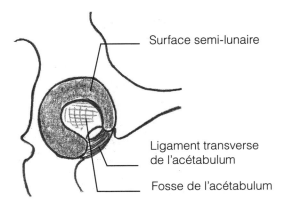

Surface semi-lunaire

Ligament transverse
de l'acétabulum

Fosse de l'acétabulum

Vue latérale de l'acétabulum droit

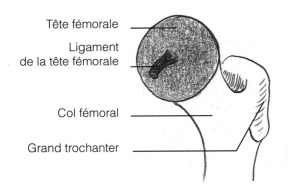

Tête fémorale

Ligament
de la tête fémorale

Col fémoral

Grand trochanter

Vue médiale de l'épiphyse proximale du fémur droit

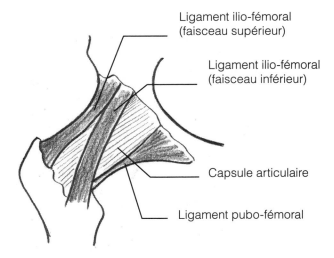

Ligament ilio-fémoral
(faisceau supérieur)

Ligament ilio-fémoral
(faisceau inférieur)

Capsule articulaire

Ligament pubo-fémoral

Vue antérieure de la hanche droite

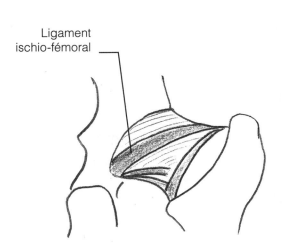

Ligament
ischio-fémoral

Vue postérieure de la hanche droite

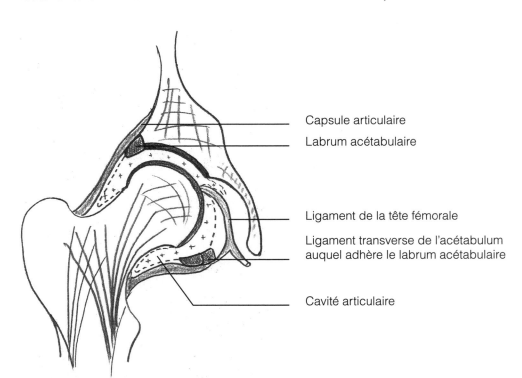

Capsule articulaire

Labrum acétabulaire

Ligament de la tête fémorale

Ligament transverse de l'acétabulum
auquel adhère le labrum acétabulaire

Cavité articulaire

Coupe frontale schématique de la hanche droite.
La membrane synoviale est figurée en pointillés

d. Moyens de glissement

La membrane synoviale tapisse la face profonde de la capsule articulaire, le ligament de la tête fémorale et la fosse acétabulaire. Elle sécrète le liquide synovial. Elle est en continuité avec la bourse synoviale ilio-pectinée qui est un appareil de glissement du muscle ilio-psoas en avant de la hanche.

e. Mobilité

L'articulation coxo-fémorale est une articulation sphéroïde qui possède trois degrés de liberté :
  – dans le plan sagittal, flexion (140° genou fléchi ; 60° genou en extension), extension (20°) ;
  – dans le plan frontal, abduction (45°), adduction (20°) ;
  – selon l'axe de la cuisse, rotation médiale (30°), rotation latérale (45°) ;
  – un mouvement combiné, la circumduction, où le membre inférieur décrit un cône dont le sommet est le centre de la tête fémorale.

2. Articulation du genou

a. Définition

L'articulation du genou met en présence l'extrémité proximale du tibia, l'extrémité distale du fémur et la patella. Elle unit la cuisse et la jambe. C'est une articulation synoviale de type complexe. Deux compartiments articulaires sont réunis dans la même capsule articulaire : l'articulation fémoro-tibiale et l'articulation fémoro-patellaire. L'articulation du genou a deux degrés de liberté.

b. Surfaces articulaires

Les **condyles fémoraux** ont des axes divergents en arrière et peuvent être assimilés à une portion d'ellipse. Il existe un condyle latéral (*condylus lateralis*) et un condyle médial (*condylus medialis*), séparés en arrière par la fosse intercondylaire dont le fond apparaît en radiographie de profil sous la forme de la ligne de Blumensat. Vu de profil, leur aspect est hélicoïdal avec un rayon de courbure croissant de l'arrière vers l'avant. Le condyle médial est plus long et plus étroit que le condyle latéral.

Les **surfaces articulaires proximales du tibia** sont supportées par le condyle médial et le condyle latéral du tibia. Elles s'inscrivent dans une portion d'ellipsoïde. La surface articulaire médiale, excavée, est un peu plus longue et un peu plus étroite. La surface articulaire latérale est convexe dans le plan sagittal. Elles sont séparées par l'aire inter-condylaire centrée par l'éminence inter-condylaire.

La **patella** présente une surface articulaire près de sa base, sur sa face postérieure. Cette surface forme une poulie pleine comprenant deux versants, l'un médial, l'autre latéral, séparés par une crête verticale.

La **surface patellaire fémorale** (ou trochlée fémorale) est séparée des condyles fémoraux par une ligne condylo-trochléaire médiale et latérale. Elle présente une gorge ou poulie creuse dans laquelle s'engage la crête de la patella. Elle est en continuité avec les condyles fémoraux en arrière. Les berges de la gorge sont asymétriques, la berge latérale étant plus développée.

Les **ménisques** sont des fibrocartilages qui reposent sur les plateaux tibiaux. Les ménisques ont une section verticale triangulaire, avec une face supérieure regardant vers le condyle fémoral, une face inférieure regardant vers le tibia et une face périphérique adhérente à la capsule. En vue supérieure, les ménisques ont une forme de croissant (ou de C) avec une corne antérieure, un corps et une corne postérieure. Le ménisque médial est

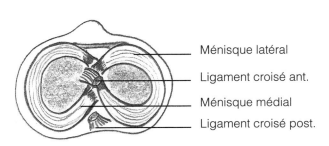

Ménisque latéral

Ligament croisé ant.

Ménisque médial

Ligament croisé post.

Vue supérieure du plateau tibial droit
montrant les ménisques et les ligaments croisés

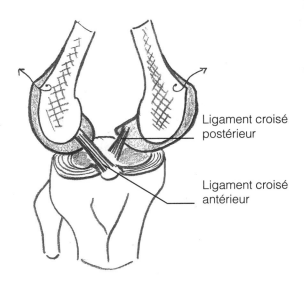

Ligament croisé
postérieur

Ligament croisé
antérieur

Vue antérieure du genou droit après découpe
sagittale du fémur, montrant les ligaments croisés

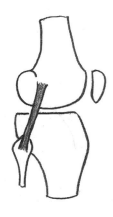

Vue latérale du genou droit
montrant le ligament collatéral
latéral (en grisé)

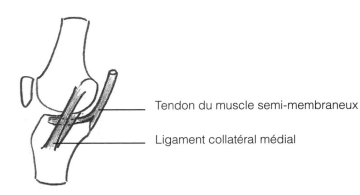

Tendon du muscle semi-membraneux

Ligament collatéral médial

Vue médiale du genou droit montrant le ligament collatéral
médial et le tendon du muscle semi-membraneux
renforçant la capsule articulaire

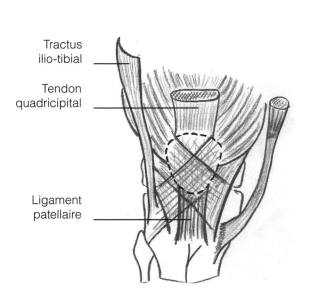

Tractus
ilio-tibial

Tendon
quadricipital

Ligament
patellaire

Vue antérieure du genou droit.
La patella, recouverte par les structures fibreuses
du genou, est figurée en pointillés

Chefs du muscle gastrocnémien
(réclinés vers le haut)

Ligament poplité oblique

M. semi-membraneux

Tendon réfléchi du muscle
semi-membraneux

Muscle poplité

Ligament poplité arqué

Ligament collatéral latéral

Muscle biceps fémoral

Vue postérieure du genou droit

plus ouvert que le ménisque latéral, si bien que l'on compare habituellement le ménisque médial à un C et le ménisque latéral, à un O (moyen mnémotechnique « CItrOEn »). La corne antérieure du ménisque médial est fixée sur l'aire intercondylaire antérieure du tibia par le frein méniscal antéro-médial. La corne postérieure du ménisque médial est fixée sur l'aire intercondylaire postérieure du tibia par le frein méniscal postéro-médial. La corne antérieure et la corne postérieure du ménisque latéral se fixent en avant et en arrière sur l'éminence intercondylaire. Le ménisque latéral est relié aux ligaments croisés par les ligaments ménisco-fémoraux antérieur et postérieur. Les cornes antérieures des deux ménisques sont reliées par le ligament transverse du genou (ligament jugal de Winslow).

c. Moyens d'union

La **capsule articulaire** encapuchonne le complexe articulaire. Elle s'insère au pourtour des surfaces articulaires fémorales, tibiales et patellaires. En arrière, en regard des condyles fémoraux, elle prend un aspect fortement épaissi, formant les coques condyliennes, renforcées par les insertions des deux chefs du muscle gastrocnémien.

La capsule est renforcée par des structures fibreuses péri-articulaires formant les éléments de stabilité du genou :
- les **ligaments croisés** antérieur (*ligamentum cruciatum anterius*) et postérieur (*ligamentum cruciatus posterius*) sont intra-articulaires (mais extra-synoviaux, car exclus de la cavité synoviale par la membrane synoviale qui les recouvre). Le ligament croisé antérieur s'insère sur l'aire intercondylaire antérieure, se porte en haut, en arrière et en dehors pour se terminer à la face médiale du condyle latéral du fémur. Le ligament croisé postérieur prend son origine sur l'aire intercondylaire postérieure, se porte vers l'avant, vers le haut et le dedans et se termine à la face latérale du condyle fémoral médial. Ces deux ligaments se croisent en vue de profil, d'où leur nom. Ils sont responsables de la stabilité antéro-postérieure du genou. Une atteinte du ligament croisé antérieur se traduit par un mouvement pathologique de tiroir antérieur ; une atteinte du ligament croisé postérieur se traduit par un mouvement pathologique de tiroir postérieur ;
- le **ligament collatéral fibulaire** du genou (*ligamentum collaterale fibulare*) est un ligament extra-capsulaire tendu de l'épicondyle latéral du fémur à l'apex de la tête de la fibula. Il se porte en arrière et en bas et passe en pont à la face latérale du genou, à distance de la capsule articulaire ;
- le **ligament collatéral tibial** du genou (*ligamentum collaterale tibiale*) est un ligament capsulaire tendu de l'épicondyle médial du fémur au condyle tibial médial. Il est adhérent à la capsule qu'il renforce par des fibres obliques en bas et en avant ;
- les **rétinaculums patellaires** renforcent l'articulation en avant. Le rétinaculum patellaire latéral (*retinaculum patellae laterale*) est un aileron fibreux triangulaire tendu de l'épicondyle latéral du fémur au bord latéral de la patella. Le rétinaculum patellaire médial (*retinaculum patellae mediale*) est un aileron fibreux triangulaire tendu de l'épicondyle médial du fémur au bord médial de la patella ;
- en arrière, la capsule articulaire est renforcée par le **ligament poplité oblique** (*ligamentum popliteum obliquum*), tendon récurrent du muscle semi-membraneux formant un épaississement caspulaire oblique en haut et en dehors ;
- le **ligament poplité arqué** (*ligamentum popliteum arcuatum*) croise le ligament précédent en irradiant depuis la tête fibulaire et le condyle tibial latéral, à la face postérieure de la capsule, en regard du condyle fémoral latéral, par des fibres obliques en haut et en dedans. Ce ligament ménage un espace avec la coque condylienne latérale, dans lequel chemine le muscle poplité ;
- le **ligament patellaire** est tendu entre l'apex de la patella et la tubérosité tibiale ;

- le **tractus ilio-tibial** (bandelette de Maissiat), renforcement latéral du fascia lata, se termine sur le tubercule infra-condylaire (de Gerdy). Il adhère à la partie antéro-latérale de la capsule articulaire du genou qu'il renforce ;
- le **tendon du muscle poplité**, qui prend son origine sur l'épicondyle latéral du fémur, et qui présente un trajet initial intra-articulaire avant de traverser la capsule articulaire, renforce la capsule articulaire du genou en arrière et en dehors.

d. Moyens de glissement

La membrane synoviale tapisse la face profonde de la capsule articulaire, entoure les ligaments croisés et émet deux prolongements :
- la bourse séreuse suprapatellaire sous le tendon du muscle quadriceps fémoral ;
- la bourse synoviale subpoplitée entre le condyle fémoral latéral et le tendon du muscle poplité.

e. Mobilité

Le genou fonctionne avec un degré de liberté principal dans le plan sagittal (mouvements de flexion-extension du genou) et un second degré de liberté selon le grand axe de la jambe (mouvements de rotation observables lorsque le genou est fléchi) :
- dans le plan sagittal, flexion (130°), extension (0°). On parle de *genu flexum* lorsque l'extension est incomplète, et de *genu recurvatum* lorsqu'elle dépasse 0° ;
- selon l'axe de la jambe, rotation latérale (30°), rotation médiale (10°).

3. Articulations tibio-fibulaires

Le cadre tibio-fibulaire est solidarisé par la membrane interosseuse et les articulations tibio-fibulaires proximale et distale. Les mouvements entre le tibia et la fibula sont de très faible amplitude (Wagner). Le cadre tibio-fibulaire se comporte comme un amortisseur. Sa rigidification entraîne une diminution de la flexion dorsale du pied.

a. Articulation tibio-fibulaire proximale

L'articulation tibio-fibulaire proximale (*articulatio tibiofibularis proximalis*) est une articulation synoviale plane unissant la surface articulaire fibulaire du tibia (face postéro-latérale du condyle tibial latéral) à la surface articulaire de la tête de la fibula. Sa capsule est renforcée par les ligaments antérieur et postérieur de la tête de la fibula. Les moyens de glissement sont représentés par la membrane synoviale qui tapisse la face profonde de la capsule. Cette articulation ne tolère que quelques mouvements de glissement de faible amplitude (amortisseur lors de la marche).

b. Articulation tibio-fibulaire distale

L'articulation tibio-fibulaire distale (*articulatio tibiofibularis distalis*) est une articulation fibreuse ou syndesmose unissant l'incisure fibulaire du tibia à la face médiale de l'extrémité distale de la fibula. Renforcée par les ligaments tibio-fibulaires antérieur et postérieur, cette articulation est presque immobile, permettant des mouvements de très faible amplitude de type élastique entre les extrémités distales du tibia et de la fibula.

En particulier, la syndesmose tibio-fibulaire distale permet les mouvements d'écartement des deux mors de la mortaise tibio-fibulaire lors des mouvements de la cheville. Ceci explique la nécessité d'immobiliser une cheville à l'équerre, car une immobilisation en flexion plantaire oppose la partie la plus étroite de la trochlée du talus à la mortaise qui se resserre, et expose au risque d'attitude vicieuse en varus-équin.

c. Membrane interosseuse de la jambe

La membrane interosseuse de la jambe (*membrana interossea cruris*) est une structure fibreuse épaisse et résistante tendue entre le bord latéral du tibia et la crête parcourant la face médiale de la diaphyse fibulaire. Son bord supérieur épaissi est parfois identifié comme un ligament reliant la tête de la fibula au bord latéral du tibia (ligament de Barkow).

4.   Articulation talo-crurale

a. Définition

L'articulation de la cheville ou du cou-de-pied est définie anatomiquement comme l'articulation talo-crurale (*articulatio talocruralis*) par Velpeau (1837). Pour Malgaigne (1838), elle fait partie d'un ensemble fonctionnel comportant l'articulation talo-crurale, l'articulation subtalienne (*articulatio subtalaris*) et l'articulation transverse du tarse : le fonctionnement de ces trois articulations est indissociable en clinique et en traumatologie.

L'articulation talo-crurale est une articulation synoviale de type ginglyme qui unit la poulie talaire creuse ou tenon talien à la mortaise tibio-fibulaire (poulie pleine).

b. Surfaces articulaires

La **mortaise tibio-fibulaire** présente la face inférieure du pilon tibial, surface cartilagineuse concave dans le sens antéro-postérieur et légèrement convexe transversalement, limitée en avant et en arrière par deux marges et, du côté médial, se continuant avec la surface articulaire triangulaire de la malléole médiale, qui forme un angle de 90° avec le reste de la face articulaire tibiale. La face médiale de la malléole latérale est une surface cartilagineuse triangulaire à sommet inférieur. L'union du tibia et de la fibula est assurée par les ligaments tibio-fibulaires antérieur et postérieur (cf. supra).

La **trochlée du talus** présente une surface articulaire supérieure en poulie convexe d'avant en arrière (décrivant un arc de cercle de 120°), creusée par un sillon longitudinal, incliné en avant et en dedans selon un angle de 15°. Elle est plus large en avant qu'en arrière. Cette surface articulaire est prolongée de chaque côté par deux joues : une joue médiale tibiale en virgule, et une joue latérale fibulaire triangulaire.

c. Moyens d'union

La **capsule articulaire** propre à cette articulation s'insère sur le pourtour cartilagineux, sauf au niveau du talus ou elle se fixe sur le col en avant. Elle est renforcée par des ligaments collatéraux.

Le **ligament collatéral latéral** comprend trois faisceaux :
- un faisceau antérieur talo-fibulaire antérieur (*ligamentum talofibulare anterius*), tendu du bord antérieur de la malléole latérale à la face latérale du talus, siège le plus fréquent des entorses de la cheville ;
- un faisceau moyen calcanéo-fibulaire (*ligamentum calcaneofibulare*), tendu de la pointe de la malléole latérale à la face latérale du calcanéus, oblique en bas et en arrière ;
- un faisceau postérieur talo-fibulaire postérieur (*ligamentum talofibulare posterius*), tendu de la face postérieure de la malléole latérale au tubercule latéral du talus.

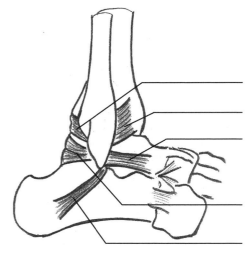

Ligament tibio-fibulaire postérieur

Ligament tibio-fibulaire antérieur

Ligament talo-fibulaire antérieur

Ligament talo-fibulaire postérieur

Ligament calcanéo-fibulaire

Vue latérale de la cheville droite montrant le ligament collatéral latéral, constitué de trois faisceaux (talo-fibulaire antérieur, calcanéo-fibulaire et talo-fibulaire postérieur)

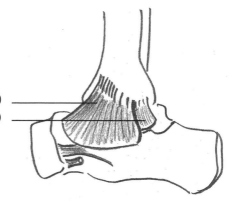

Ligament deltoïde (plan superficiel)
Ligament deltoïde (plan profond)

Vue médiale de la cheville droite, montrant le ligament collatéral médial (ligament deltoïde)

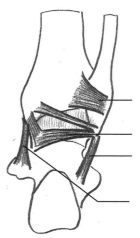

Ligament tibio-fibulaire postérieur

Ligament talo-fibulaire postérieur

Ligament calcanéo-fibulaire

Ligament deltoïde

Vue postérieure de la cheville droite

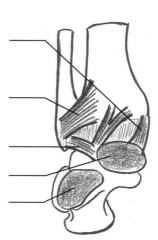

Ligament deltoïde

Ligament tibio-fibulaire antérieur

Ligament talo-fibulaire antérieur

Tête du talus

Facette articulaire cuboïdienne du calcanéus

Vue antérieure de la cheville droite après amputation médio-tarsienne

Le **ligament collatéral médial** ou ligament deltoïde est disposé en deux plans :
- un plan profond formé des ligaments tibio-talaire antérieur (*pars tibiotalaris anterior*) et postérieur (*pars tibiotalaris posterior*), tendus de la malléole médiale à la face médiale du col et du corps du talus respectivement ;
- un plan superficiel comprenant les ligaments tibio-naviculaire (tendu du bord antérieur de la malléole médiale à la tubérosité de l'os naviculaire) et tibio-calcanéen (tendu du bord postérieur de la malléole médiale au sustentaculum tali et au ligament calcanéo-naviculaire plantaire).

d. Moyens de glissement

La synoviale propre à cette articulation tapisse la face profonde de la capsule.

e. Mobilité

L'articulation talo-crurale, de type ginglyme, n'a qu'un seul degré de liberté, dans le plan sagittal. Dans la position zéro (position anatomique), l'axe du pied fait un angle de 90° avec l'axe de la jambe dans le plan sagittal, c'est-à-dire que l'articulation talo-crurale se trouve en demi-flexion. La flexion peut augmenter (flexion dorsale ou dorsiflexion), ou diminuer (flexion plantaire) :
- 30° de flexion dorsale, mouvement qui consiste à « marcher sur le talon » ;
- 60° de flexion plantaire, mouvement qui consiste à « marcher sur la pointe des pieds ».

5.   Articulation subtalienne

a. Définition

L'articulation subtalienne (*articulatio subtalaris*) est une articulation synoviale trochoïde mettant en présence la surface articulaire calcanéenne postérieure du talus (cylindre creux) avec la surface articulaire talienne postérieure du calcanéus (cylindre plein).

b. Surfaces articulaires

L'articulation subtalienne met en présence :
- la surface articulaire calcanéenne postérieure de la face inférieure du talus, en arrière du sinus du tarse, inscrite dans un cylindre creux regardant en bas et en arrière ;
- la surface articulaire talaire postérieure de la face supérieure du calcanéus, en arrière du sillon calcanéen, supportée par le thalamus (terme qui ne figure pas dans la nomenclature INA, proposé par Destot pour désigner la « couche » sur laquelle repose le talus, *thalamus* signifiant couche en latin). Elle s'inscrit dans un segment de cylindre plein regardant en haut et en avant. L'enfoncement du thalamus est une fracture très fréquente qui s'observe lors des chutes sur le talon.

c. Moyens d'union

La **capsule articulaire** propre à cette articulation s'insère au pourtour des surfaces articulaires et forme un manchon fibreux renforcé principalement par le **ligament inte-rosseux talo-calcanéen** (*ligamentum talocalcaneum interosseum*), ligament en haie formé d'un faisceau antérieur et d'un faisceau postérieur, de part et d'autre du sinus du tarse.

Les ligaments talo-calcanéen latéral (*ligamentum talocalcaneum laterale*), talo-calcanéen postérieur (*ligamentum talocalcaneum posterior*) et talo-calcanéen médial (*ligamentum talocalcaneum mediale*) renforcent le système ligamentaire à la périphérie.

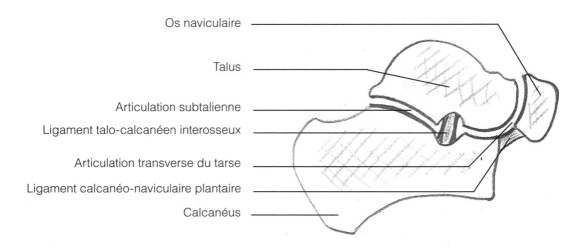

Os naviculaire

Talus

Articulation subtalienne

Ligament talo-calcanéen interosseux

Articulation transverse du tarse

Ligament calcanéo-naviculaire plantaire

Calcanéus

Coupe sagittale schématique montrant l'articulation sub-talienne

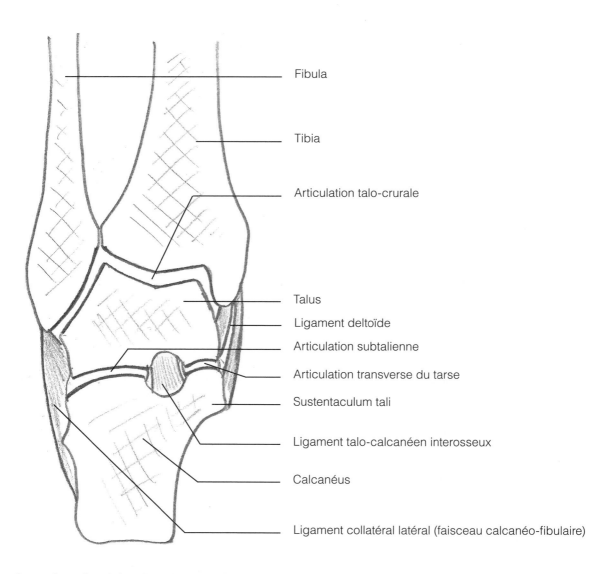

Fibula

Tibia

Articulation talo-crurale

Talus

Ligament deltoïde

Articulation subtalienne

Articulation transverse du tarse

Sustentaculum tali

Ligament talo-calcanéen interosseux

Calcanéus

Ligament collatéral latéral (faisceau calcanéo-fibulaire)

Coupe frontale schématique de la cheville droite
montrant les articulations talo-crurale et subtalienne

Le sinus du tarse (*sinus tarsi*) est limité en haut par le sillon du talus, en bas par le sillon du calcanéus, en avant par le faisceau antérieur du ligament talo-calcanéen interosseux, en arrière par le faisceau postérieur du ligament talo-calcanéen interosseux. Il forme un cône dont l'axe est horizontal, le sommet, médial et la base, latérale.

d. Moyens de glissement

La membrane synoviale est propre à l'articulation. Elle tapisse la face profonde de la capsule articulaire.

e. Mobilité

L'articulation subtalienne permet les mouvements d'éversion et d'inversion du pied :
- l'éversion du pied consiste à porter la plante du pied vers le dehors, c'est donc une abduction et une rotation latérale. L'amplitude maximale est de 10 à 20° ;
- l'inversion du pied consiste à porter la plante du pied en dedans, c'est une adduction et une rotation médiale. L'amplitude maximale est de l'ordre de 50°.

6.   Articulation transverse du tarse

a. Définition

L'articulation transverse du tarse (*articulatio tarsi transversa*, Chopart, 1743-1795) est l'articulation entre le tarse postérieur et le tarse antérieur. Elle comprend une articulation talo-calcanéo-naviculaire (*articulatio talocalcaneonavicularis*) médiale et une articulation calcanéo-cuboïdienne (*articulatio calcaneocuboidea*) latérale. En vue supérieure, l'interligne a une forme de S italique allongé transversalement. C'est une articulation synoviale complexe associant une articulation sphéroïde (talo-calcanéo-naviculaire) à une articulation sellaire (calcanéo-cuboïdienne). Ses mouvements sont associés à ceux de l'articulation subtalienne.

b. Surfaces articulaires

Le **compartiment calcanéo-cuboïdien** met en présence :
- la surface articulaire cuboïdienne du calcanéus, concave verticalement et convexe transversalement ;
- la surface articulaire calcanéenne de l'os cuboïde, de conformation inverse.

Le **compartiment talo-calcanéo-naviculaire** met en présence :
- la surface naviculaire de la tête du talus, convexe en avant ;
- les surfaces calcanéennes antérieure et moyenne de la tête du talus, planes ou légèrement convexes ;
- les surfaces articulaires talaires antérieure et moyenne du calcanéus, concaves sagittalement ;
- la surface articulaire talienne de l'os naviculaire, concave ;
- la face supérieure du ligament calcanéo-naviculaire plantaire.

c. Moyens d'union

Chaque articulation composant l'articulation transverse du tarse a une **capsule** propre que renforcent des ligaments :
- le **ligament talo-naviculaire**, tendu de la face dorsale du col du talus au bord dorsal de l'os naviculaire ;

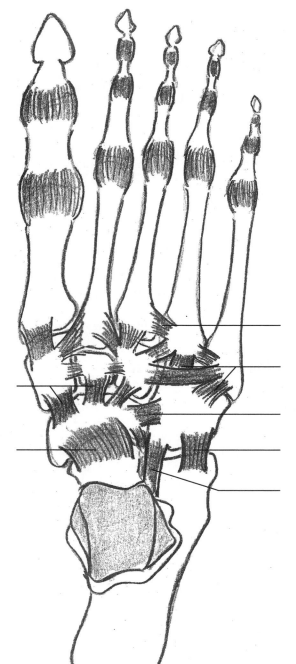

Ligament métatarsien dorsal

Ligaments tarso-métatarsiens
dorsaux

Ligament cuboïdo-naviculaire
dorsal

Ligament calcanéo-cuboïdien
dorsal

Ligament bifurqué (Chopart)

Ligaments
cunéo-naviculaires dorsaux

Ligament talo-naviculaire

Articulations du pied (vue dorsale)

- le **ligament bifurqué** (*ligamentum bifurcatum*, ligament en Y de Chopart) tendu dorsalement du calcanéus aux os naviculaire et cuboïde ;
- le **ligament calcanéo-naviculaire plantaire**, tendu du sustentaculum tali à l'os naviculaire ;
- le **ligament calcanéo-cuboïdien plantaire**, tendu du calcanéus à l'os cuboïde ;
- le **ligament plantaire long**, tendu du calcanéus à l'os cuboïde et à la base des métatarsiens II à IV.

d. Moyens de glissement

Chaque compartiment de l'articulation transverse du tarse a une cavité synoviale indépendante.

e. Mobilité

L'articulation transverse du tarse met en jeu simultanément une articulation sphéroïde (l'articulation talo-calcanéo-naviculaire) et une articulation sellaire (articulation calcanéo-cuboïdienne). Elle fonctionne avec un degré de liberté dans le plan frontal (rotation autour de l'axe longitudinal du pied). Ses mouvements sont combinés avec ceux de l'articulation sub-talienne :
- rotation latérale (10°) ;
- rotation médiale (20°).

7. Articulations du tarse antérieur

Les articulations du tarse antérieur constituent un groupe de sept articulations synoviales unissant les os du tarse antérieur. Les mouvements de ces articulations sont d'extrêmement faible amplitude (glissement, élasticité). Dans ce groupe figurent :
- l'**articulation cunéo-naviculaire**, articulation synoviale entre la face antérieure convexe de l'os naviculaire et les faces postérieures des trois os cunéiformes formant une courbure concave en arrière. Cette articulation est renforcée par les ligaments cunéo-naviculaires plantaires et dorsaux ;
- l'**articulation cuboïdo-naviculaire**, articulation synoviale plane ou synfibrose, maintenue par des ligaments cuboïdo-naviculaires plantaire, dorsal et interosseux ;
- les **articulations inter-cunéiforme latérale et médiale** et l'**articulation cunéo-cuboïdienne** sont des articulations synoviales planes renforcées par des ligaments plantaires, dorsaux et interosseux.

8. Articulations tarso-métatarsienne et inter-métatarsiennes

a. Définition

L'articulation tarso-métatarsienne (*articulatio tarsometatarseae*, Lisfranc, 1815) et les articulations inter-métatarsiennes (*articulationes intermetatarseae*) constituent une articulation synoviale de type complexe unissant le tarse antérieur aux cinq métatarsiens. L'interligne articulaire a un aspect crénelé irrégulier. Les mouvements de cet ensemble articulaire sont d'amplitude faible pour les deuxième, troisième, et quatrième rayons, et plus important pour le premier et le cinquième rayon.

b. Surfaces articulaires

L'articulation tarso-métatarsienne réunit les surfaces articulaires antérieures des os du tarse antérieur (les trois cunéiformes et l'os cuboïde) et les surfaces articulaires

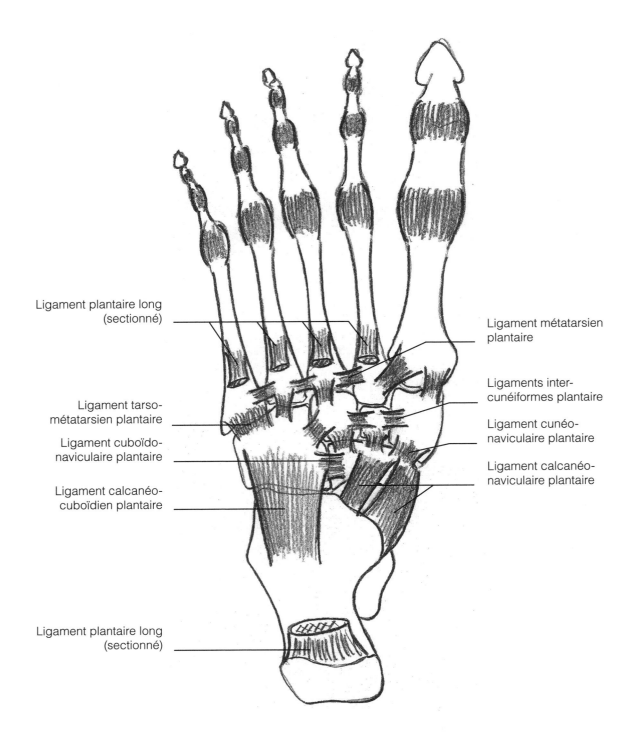

Ligament plantaire long
(sectionné)

Ligament métatarsien
plantaire

Ligaments inter-
cunéiformes plantaire

Ligament tarso-
métatarsien plantaire

Ligament cunéo-
naviculaire plantaire

Ligament cuboïdo-
naviculaire plantaire

Ligament calcanéo-
naviculaire plantaire

Ligament calcanéo-
cuboïdien plantaire

Ligament plantaire long
(sectionné)

Articulations du pied (vue plantaire)

proximales et collatérales de la base des cinq métatarsiens. L'os cunéiforme médial s'articule avec les deux premiers métatarsiens. L'os cunéiforme intermédiaire s'articule avec le deuxième métatarsien uniquement. L'os cunéiforme latéral s'articule avec les deuxième, troisième et quatrième métatarsiens. L'os cuboïde s'articule avec le quatrième et le cinquième métatarsien.

Les articulations inter-métatarsiennes unissent les métatarsiens II à V. Le premier métatarsien ne s'articule pas avec le deuxième métatarsien le plus souvent.

c. Moyens d'union

L'ensemble articulaire tarso-métatarsien et inter-métatarsien possède une capsule articulaire commune que renforcent des ligaments :
- tarso-métatarsiens plantaires et dorsaux ;
- métatarsiens plantaires, dorsaux et interosseux.

d. Moyens de glissement

Il existe en général trois cavités synoviales distinctes (une pour le premier métatarsien, une annexée aux métatarsiens II et III, une annexée aux métatarsiens IV et V).

e. Mobilité

Les mouvements de ce complexe articulaire sont d'amplitude faible sauf pour le premier et le cinquième métatarsien.

9.   Articulations métatarso-phalangiennes

a. Définition

L'articulation métatarso-phalangienne de l'hallux est de type trochoïde entre les os sésamoïdes et la tête du premier métatarsien, et ellipsoïde entre la première phalange et la tête du premier métatarsien. Les articulations métatarso-phalangiennes des orteils II à V sont des articulations synoviales de type ellipsoïde mettant en présence la tête d'un métatarsien (s'inscrivant dans un segment d'ellipsoïde plein) avec la base de la phalange proximale de l'orteil correspondant (segment d'ellipsoïde creux).

b. Surfaces articulaires

Les surfaces articulaires en présence sont :
- la surface articulaire de la tête d'un métatarsien, segment d'ellipsoïde plein ;
- la surface articulaire de la base de la phalange proximale de l'orteil correspondant, s'inscrivant dans un segment d'ellipsoïde creux.

c. Moyens d'union

La capsule articulaire forme un manchon fibreux qui s'insère au pourtour des surfaces articulaires. La capsule est renforcée par des ligaments :
- ligament collatéral latéral, tendu de la tête du métatarsien à la base de la phalange proximale ;
- ligament collatéral médial, tendu de la tête du métatarsien à la base de la phalange proximale ;
- plaque plantaire, renforcement plantaire de la capsule articulaire.

d. Moyens de glissement

La membrane synoviale tapisse la face profonde de la capsule articulaire.

e. Mobilité

Les articulations métatarso-phalangiennes des orteils II à V fonctionnent à deux degrés de liberté :
- dans le plan sagittal, flexion (10° à 20°), extension (45°) ;
- dans le plan transversal : mouvements d'abduction et d'adduction des orteils.

L'articulation métatarso-phalangienne de l'hallux ne fonctionne qu'avec un degré de liberté, en flexion-extension. En effet, la présence des os sésamoïdes de l'hallux, encastrés dans la tête du premier métatarsien sous la forme de deux petites articulations trochoïdes, empêche les mouvements dans le plan transversal.

10. Articulations inter-phalangiennes

Les articulations inter-phalangiennes sont des articulations synoviales de type ginglyme mettant en présence la surface articulaire de la tête d'une phalange (poulie creuse) avec la surface articulaire de la base de la phalange suivante (poulie pleine). Il n'existe qu'une articulation inter-phalangienne au niveau de l'hallux. Les quatre derniers orteils comportent deux articulations inter-phalangiennes, proximale et distale, renforcées par une capsule et des ligaments collatéraux et plantaires. Ces articulations n'ont qu'un degré de liberté dans le plan sagittal (mouvements de flexion-extension). Ceux-ci prédominent dans les articulations inter-phalangiennes proximales et ont des amplitudes moyennes de l'ordre de 45° en flexion. Il est fréquent d'observer une disparition de l'articulation inter-phalangienne distale du cinquième orteil qui, dans ce cas, comporte deux phalanges (proximale et distale).

VI. MYOLOGIE DU MEMBRE INFÉRIEUR

1. Muscles de la hanche

En fonction de leur situation par rapport à l'articulation coxo-fémorale, on distingue les muscles antérieurs (ilio-psoas et pectiné) et les muscles de la région glutéale en arrière (disposés en un plan superficiel constitué des muscles grand fessier et tenseur du fascia lata, un plan moyen constitué des muscles moyen et petit fessiers, et un plan profond constitué des muscles pelvi-trochantériens).

a. Muscles antérieurs de la hanche

α. Muscle ilio-psoas

Le muscle ilio-psoas (*musculus iliopsoas*) est constitué d'un chef psoas d'origine vertébrale, et d'un chef iliaque d'origine pelvienne. Ces deux chefs ont une terminaison commune fémorale :
- Origine : le muscle psoas (*musculus psoas major*) présente un chef vertébral s'insérant sur les corps de la douzième vertèbre thoracique et des quatre premières vertèbres lombaires, et un chef transversaire postérieur s'insérant sur les processus transverses des vertèbres lombaires L1 à L4. Le muscle iliaque (*musculus iliacus*) s'insère dans la fosse iliaque ;
- Corps charnu : le muscle psoas forme un fuseau oblique en bas, en avant et en dehors. Le muscle iliaque forme une nappe triangulaire tapissant la fosse iliaque ;

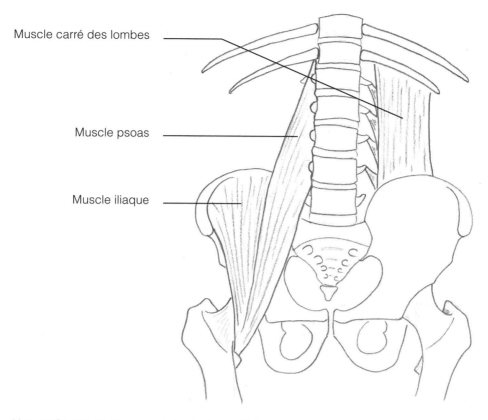

Muscle carré des lombes

Muscle psoas

Muscle iliaque

Vue antérieure de la paroi abdominale postérieure

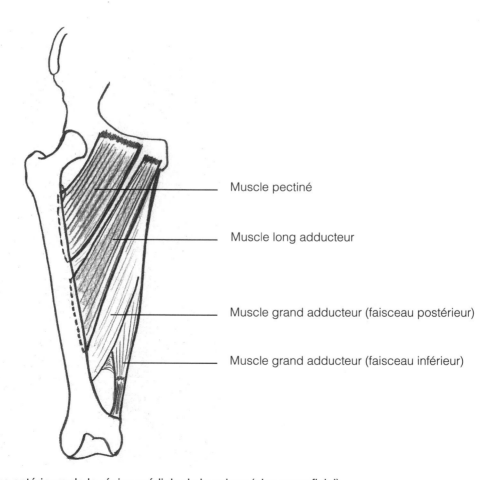

Muscle pectiné

Muscle long adducteur

Muscle grand adducteur (faisceau postérieur)

Muscle grand adducteur (faisceau inférieur)

Vue antérieure de la région médiale de la cuisse (plan superficiel)

– Terminaison : les muscles psoas et iliaque se rejoignent, passent sous le ligament inguinal dans la lacune musculaire et se terminent sur le petit trochanter ;
– Innervation : branches collatérales du plexus lombaire, nerf fémoral (niveaux médullaires L2-L3) ;
– Action : flexion, rotation latérale de la hanche, flexion de la colonne lombaire.

β. Muscle pectiné

Le muscle pectiné (*musculus pectineus*) forme la partie médiale du plancher du trigone fémoral (triangle de Scarpa) :
– Origine : pecten du pubis ;
– Corps charnu : quadrilatère, oblique en bas et en dehors ;
– Terminaison : ligne pectinée et partie haute de la ligne âpre du fémur ;
– Innervation : nerf obturateur et nerf fémoral (niveaux médullaires L2-L3) ;
– Action : adduction, flexion de la hanche.

b. Muscles postérieurs de la hanche

α. Plan superficiel

Le **muscle grand fessier** (*musculus gluteus maximus*) est le muscle superficiel de la région glutéale, qui contribue à dessiner le galbe de la fesse avec la graisse sous-cutanée glutéale. Il constitue un site fréquemment utilisé en clinique pour les injections intra-musculaires. Le muscle grand fessier est un muscle de type 3 selon la classification de Mathes et Nahai, recevant deux pédicules d'importance comparable (les pédicules glutéaux supérieur et inférieur). Ce muscle est très utilisé en chirurgie réparatrice pour couvrir les pertes de substance de la région glutéale :
– Origine : face glutéale de l'aile iliaque, en arrière de la ligne glutéale posté-rieure, versant postérieur de la crête iliaque, crête sacrée latérale, ligament sacro-tubéral ;
– Corps charnu : aplati, avec un plan superficiel et un plan profond. Les fibres sont obliques en bas et en dehors. Le muscle grand fessier présente des faisceaux charnus entremêlés de logettes graisseuses ;
– Terminaison : les fibres superficielles se terminent sur le bord postérieur tractus ilio-tibial, les fibres profondes se terminent sur la tubérosité glutéale du fémur, branche de bifurcation supéro-latérale de la ligne âpre ;
– Innervation : nerf glutéal inférieur (niveaux médullaires L5-S1-S2) ;
– Action : extension et rotation latérale de la hanche.

Le **muscle tenseur du fascia lata** (*musculus tensor fasciae latae*) constitue avec le muscle grand fessier le « deltoïde fessier ». C'est un muscle de type 1 selon la classification de Mathes et Nahai, recevant un pédicule issu des vaisseaux profonds de la cuisse. Ce muscle est très utilisé dans la couverture des escarres trochantériennes :
– Origine : épine iliaque antéro-supérieure ;
– Corps charnu : un chef en éventail à sommet inférieur constitué de fibres verticales en bas et en arrière ;
– Terminaison : bord antérieur du tractus ilio-tibial. Le tractus ilio-tibial (Maissiat) est un épaississement latéral du fascia lata qui longe la face latérale de la cuisse, de la région latérale de la fesse jusqu'à la région du genou. Il se termine sur le tubercule infra-condylaire du tibia (Gerdy) ;
– Innervation : nerf glutéal supérieur (niveaux médullaires L4-L5-S1) ;
– Action : abduction de la hanche, extension du genou par mise en tension du tractus ilio-tibial.

Muscle grand fessier

Tractus ilio-tibial (bandelette de Maissiat)

Sillon fessier (qui ne correspond pas au bord inférieur du muscle grand fessier)

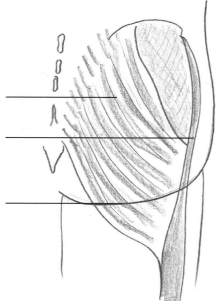

Vue postérieure de la région glutéale (plan superficiel)

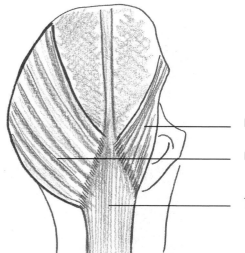

Muscle tenseur du fascia lata

Muscle grand fessier

Tractus ilio-tibial

Vue latérale de la région glutéale montrant le « deltoïde fessier »

Muscle moyen fessier (sectionné)

Muscle petit fessier

Muscle moyen fessier (sectionné)

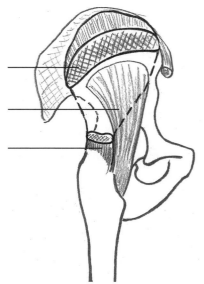

Vue latérale de la région glutéale (plan moyen)

β. Plan moyen

Le **muscle moyen fessier** (*musculus gluteus medius*) est situé sous le muscle grand fessier. Son rôle dans la stabilisation du pelvis est essentiel. Sous son tendon terminal existe une bourse synoviale de glissement qui est souvent l'objet d'inflammations (tendinites et bursites du muscle moyen fessier) :
- Origine : face glutéale de l'os coxal, entre les lignes glutéales antérieure et postérieure ;
- Corps charnu : en éventail dont le sommet est inférieur et dont les fibres se portent en bas. Une bourse synoviale de glissement facilite les mouvements du tendon du muscle moyen fessier contre le grand trochanter ;
- Terminaison : face latérale du grand trochanter ;
- Innervation : nerf glutéal supérieur (niveaux médullaires L4-S1) ;
- Action : abduction de la hanche, rotation latérale de la hanche par ses fibres postérieures, rotation médiale de la hanche par ses fibres antérieures. Le muscle moyen fessier est un important muscle stabilisateur du pelvis en appui unipodal (Pauwels), sa paralysie entraîne une boîterie du moyen fessier.

Le **muscle petit fessier** (*musculus gluteus minimus*) est le principal muscle rotateur médial de la hanche :
- Origine : face glutéale de l'os coxal, en dessous et en avant de la ligne glutéale antérieure ;
- Corps charnu : en éventail à sommet inférieur, dont les fibres se portent en bas ;
- Terminaison : face antérieure du grand trochanter ;
- Innervation : nerf glutéal supérieur (niveaux médullaires L4-S1) ;
- Action : abduction et surtout rotation médiale de la hanche.

γ. Plan profond : les muscles pelvi-trochantériens

Les muscles pelvi-trochantériens sont un groupe de six muscles tendus du pelvis au grand trochanter. Ils constituent le plan profond de la région glutéale. Ils sont essentiellement rotateurs latéraux de la hanche.

Le **muscle piriforme** (*musculus piriformis*) présente une bourse séreuse pouvant être l'objet d'inflammations donnant des douleurs pseudo-sciatiques (syndrome du muscle piriforme) :
- Origine : face pelvienne du sacrum, autour des deuxième et troisième foramens sacrés pelviens ;
- Corps charnu : chef piriforme dont les fibres se portent en dehors, en bas et en avant. Il sort du pelvis par la grande incisure ischiatique, délimitant le canal supra-piriforme au-dessus de lui et le canal infra-piriforme en dessous. Le nerf sciatique arrive dans la région glutéale par le canal infra-piriforme ;
- Terminaison : sommet du grand trochanter ;
- Innervation : nerf du muscle piriforme, branche collatérale du plexus lombo-sacré (niveaux médullaires S1-S2) ;
- Action : rotation latérale et abduction de la hanche.

Le **muscle obturateur interne** (*musculus obturatorius internus*) est un muscle qui recouvre partiellement la face endopelvienne de l'os coxal sur laquelle il s'insère. Il participe à la constitution de la paroi du pelvis mineur (petit bassin). Il est recouvert d'un fascia qui s'épaissit en arcade tendineuse du muscle élévateur de l'anus (*arcus tendineus musculi levatoris ani*, ATLA) sur laquelle se fixe le diaphragme pelvien :
- Origine : pourtour de la face endopelvienne du foramen obturé et face endopelvienne de la membrane obturatrice ;

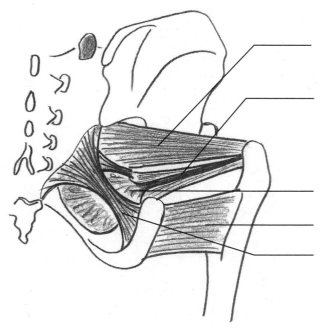

Muscle piriforme

Tendon de l'obturateur interne accompagné des muscles jumeaux supérieur et inférieur

Muscle obturateur interne (corps charnu intrapelvien)

Muscle carré fémoral

Ligament sacro-tubéral

Vue postérieure de la région glutéale droite (plan profond)

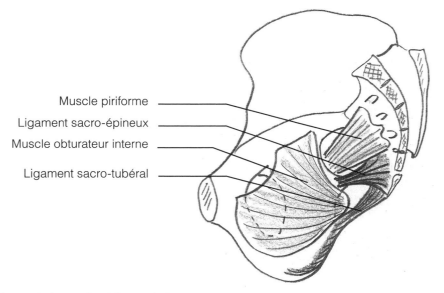

Muscle piriforme

Ligament sacro-épineux

Muscle obturateur interne

Ligament sacro-tubéral

Vue endopelvienne de la paroi pelvienne droite

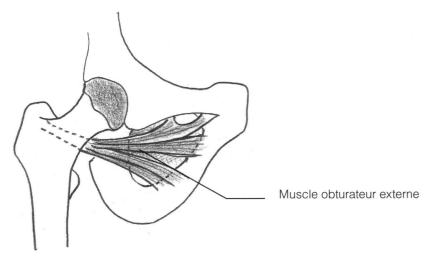

Muscle obturateur externe

Vue antérieure de la hanche droite montrant le muscle obturateur externe

- Corps charnu : un chef en éventail qui contourne la petite incisure sciatique. Les fibres charnues se portent d'abord en arrière et en dehors, puis se réfléchissent contre la petite incisure ischiatique pour se porter en avant et en dehors ;
- Terminaison : fosse trochantérique, à la face médiale du grand trochanter ;
- Innervation : nerf du muscle obturateur interne, branche collatérale du plexus lombo-sacré (niveaux médullaires L5-S2) ;
- Action : rotation latérale de la hanche.

Le **muscle jumeau supérieur** (*musculus gemellus superior*) est un petit muscle satellite du bord supérieur du tendon du muscle obturateur interne :
- Origine : épine ischiatique ;
- Corps charnu : quelques bandelettes musculaires satellites du tendon du muscle obturateur interne ;
- Terminaison : fosse trochantérique avec le muscle obturateur interne ;
- Innervation : nerf du muscle obturateur interne, branche collatérale du plexus lombo-sacré (niveaux médullaires L5-S2) ;
- Action : rotation latérale de la hanche.

Le **muscle jumeau inférieur** (*musculus gemellus inferior*) est un petit muscle satellite du bord inférieur du tendon du muscle obturateur interne :
- Origine : partie supérieure de la tubérosité ischiatique ;
- Corps charnu : quelques bandelettes musculaires satellites du tendon du muscle obturateur interne ;
- Terminaison : fosse trochantérique avec le muscle obturateur interne ;
- Innervation : nerf du muscle carré fémoral, branche collatérale du plexus lombo-sacré (niveaux médullaires L4-S1) ;
- Action : rotation latérale de la hanche.

Le **muscle carré fémoral** (*musculus quadratus femoris*) est un muscle quadrilatère tendu de l'ischion au fémur. Il forme un hamac musculaire sur lequel chemine le nerf sciatique, à mi-chemin entre la tubérosité ischiatique et le grand trochanter :
- Origine : tubérosité ischiatique ;
- Corps charnu : fibres parallèles transversales vers le dehors ;
- Terminaison : crête intertrochantérique du fémur ;
- Innervation : nerf du muscle carré fémoral, branche collatérale du plexus lombo-sacré (niveaux médullaires L4-S1) ;
- Action : rotation latérale de la hanche.

Le **muscle obturateur externe** (*musculus obturatorius externus*) est tendu de la face exopelvienne de l'os coxal au fémur :
- Origine : pourtour de la face exopelvienne du foramen obturé et face exopelvienne de la membrane obturatrice ;
- Corps charnu : chef fusiforme dont les fibres sont obliques en dehors, en haut et en arrière, passant sous puis en arrière du col fémoral ;
- Terminaison : fosse trochantérique, à la face médiale du grand trochanter ;
- Innervation : nerf obturateur, branche terminale du plexus lombaire (niveaux médullaires L3-L4) ;
- Action : rotation latérale de la hanche.

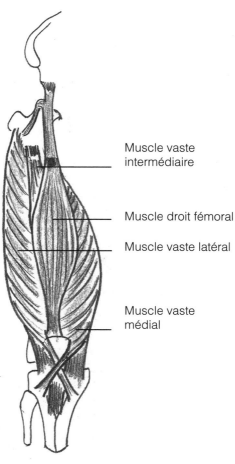

Muscle vaste
intermédiaire

Muscle droit fémoral

Muscle vaste latéral

Muscle vaste
médial

Vue antérieure de la cuisse
droite (plan superficiel)

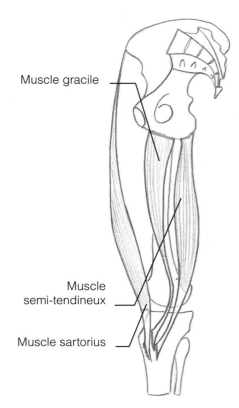

Muscle gracile

Muscle
semi-tendineux

Muscle sartorius

Vue médiale de la cuisse droite
montrant les muscles de la patte d'oie

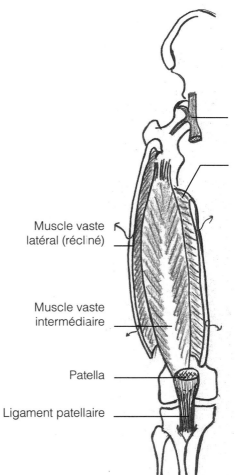

Muscle droit fémoral

Muscle vaste médial
(récliné)

Muscle vaste
latéral (récliné)

Muscle vaste
intermédiaire

Patella

Ligament patellaire

Vue antérieure de la cuisse droite
(plan profond)

2. Muscles de la cuisse

Les muscles de la cuisse sont classés en trois groupes selon leur situation par rapport au fémur : muscles antérieurs (en avant du fémur), muscles postérieurs (en arrière du fémur) et muscles médiaux (en dedans du fémur).

a. Muscles de la loge antérieure de la cuisse

α. Muscle sartorius

Le muscle sartorius (*musculus sartorius*) fait partie des trois muscles de la patte d'oie. Il était appelé muscle couturier dans la nomenclature française traditionnelle. *Sartorius*, en latin, signifie « couturier ». Ce nom évoque la fonction de ce muscle, qui permet de porter le membre inférieur dans la position du tailleur :
- Origine : épine iliaque antéro-supérieure ;
- Corps charnu : muscle plat qui forme une bande oblique en bas et médialement, croisant la face antérieure de la cuisse, puis rejoignant la face médiale de la cuisse où il contribue à former le canal fémoral ;
- Terminaison : face antéro-médiale du tibia, sous le condyle tibial médial (muscle de la patte d'oie, *pes anserinus*) ;
- Innervation : nerf fémoral (niveaux médullaires L2-L3) ;
- Action : flexion, abduction et rotation latérale de la hanche, flexion du genou.

β. Muscle quadriceps fémoral

Le muscle quadriceps fémoral (*musculus quadriceps femoris*) est le plus volumineux muscle du corps humain. La percussion du ligament patellaire avec un marteau à réflexes permet d'explorer la racine L4 lors de l'examen clinique neurologique. Il est constitué de quatre chefs disposés en parallèle :
- Origine : épine iliaque antéro-inférieure et sillon supra-acétabulaire (tendons direct et réfléchi du muscle droit fémoral), lèvre latérale de la ligne âpre du fémur et face latérale du grand trochanter (muscle vaste latéral), ligne spirale et lèvre médiale de la ligne âpre du fémur (muscle vaste médial), face antéro-latérale de la diaphyse fémorale (muscle vaste intermédiaire) ;
- Corps charnu : quatre chefs dont la direction est globalement verticale ;
- Terminaison : le muscle droit fémoral forme un tendon épais qui se fixe sur la base de la patella. Les chefs vastes latéral, médial et intermédiaire convergent vers le tendon du droit fémoral. Les chefs vastes latéral et médial renforcent les rétinaculums patellaires latéral et médial. Le tendon commun du quadriceps se prolonge vers le bas par le ligament patellaire tendu de l'apex de la patella à la tubérosité tibiale ;
- Innervation : nerf fémoral (niveaux médullaires L2-L4) ;
- Action : extension du genou, flexion de la hanche.

b. Muscles de la loge médiale de la cuisse

Les muscles de la loge médiale de la cuisse sont les muscles adducteurs de la cuisse. Le muscle pectiné, muscle antérieur de la hanche déjà décrit, peut aussi être classé parmi les muscles médiaux de la cuisse.

α. Muscle long adducteur

Le muscle long adducteur (*musculus adductor longus*) est tendu du pubis au fémur. Il constitue, avec le muscle pectiné, le plan superficiel de la loge des adducteurs :
- Origine : face ventrale du corps du pubis ;

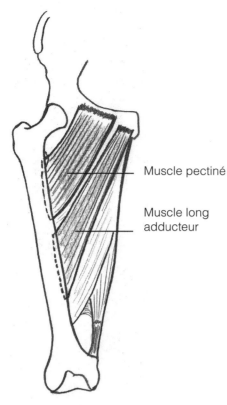

Muscle pectiné

Muscle long
adducteur

Vue antérieure de la loge des adducteurs
(plan superficiel)

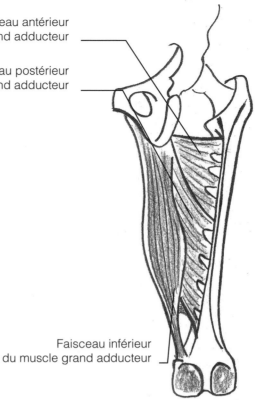

Faisceau antérieur
du muscle grand adducteur

Faisceau postérieur
du muscle grand adducteur

Faisceau inférieur
du muscle grand adducteur

Vue postérieure de la loge des adducteurs

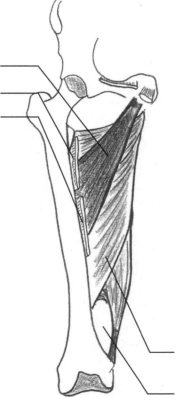

Muscle court adducteur

Muscle pectiné (sectionné)

Muscle long adducteur

Muscle grand adducteur

Hiatus de l'adducteur

Vue antérieure de la loge
des adducteurs (plan moyen)

- Corps charnu : en éventail dont les fibres se portent en bas, en dehors et un peu en arrière ;
- Terminaison : tiers moyen de la ligne âpre du fémur ;
- Innervation : nerf obturateur et nerf fémoral (niveaux médullaires L2-L3) ;
- Action : adduction, flexion et rotation latérale de la hanche.

β. Muscle court adducteur

Le muscle court adducteur (*musculus adductor brevis*), tendu du pubis au fémur, se situe entre les muscles long et grand adducteurs :
- Origine : branche inférieure du pubis ;
- Corps charnu : éventail à sommet supérieur dont les fibres se portent en bas, en dehors et un peu en arrière ;
- Terminaison : tiers supérieur de la ligne âpre du fémur ;
- Innervation : nerf obturateur (niveaux médullaires L2-L4) ;
- Action : adduction, flexion et rotation latérale de la hanche.

γ. Muscle grand adducteur

Le muscle grand adducteur (*musculus adductor magnus*) est le plus volumineux des muscles adducteurs de la cuisse. Il est traversé par les vaisseaux fémoraux passant du canal fémoral au creux poplité :
- Origine : par trois faisceaux selon Testut. Le faisceau antérieur naît de la partie antérieure de la branche inférieure du pubis. Le faisceau postérieur naît de la partie postérieure de la branche inférieure du pubis. Le faisceau inférieur vertical, naît de la tubérosité ischiatique ;
- Corps charnu : triangulaire, dont les fibres se portent en bas, en dehors et en arrière ;
- Terminaison : le faisceau antérieur se termine sur la moitié supérieure de la ligne âpre du fémur. Le faisceau postérieur se termine sur la moitié inférieure de la ligne âpre du fémur. Le faisceau inférieur se termine sur le tubercule de l'adducteur, au-dessus de l'épicondyle médial du fémur. Les faisceaux postérieur et inférieur délimitent l'hiatus du muscle grand adducteur (Hunter) où s'engagent les vaisseaux fémoraux qui deviennent poplités ;
- Innervation : nerf obturateur pour les faisceaux antérieur et postérieur, nerf sciatique pour le faisceau inférieur (niveaux médullaires L3-L4) ;
- Action : adduction et rotation latérale de la hanche.

δ. Muscle gracile

Le muscle gracile (*musculus gracilis*) dessine le modelé médial de la cuisse. C'est un muscle de type 1 selon la classification de Mathes et Nahai. Il reçoit son pédicule vasculaire de l'artère profonde de la cuisse, au niveau de son tiers proximal. Ce muscle est utilisé en chirurgie plastique pour réaliser des lambeaux de couverture ; il peut également être prélevé pour réparer l'appareil sphinctérien de l'anus. C'est un des trois muscles de la patte d'oie (*pes anserinus*) :
- Origine : branche inférieure du pubis ;
- Corps charnu : fusiforme vertical au bord médial de la cuisse ;
- Terminaison : face antéro-médiale du tibia, avec les muscles de la patte d'oie ;
- Innervation : nerf obturateur (niveaux médullaires L2-L4) ;
- Action : adduction et flexion de la hanche, flexion du genou.

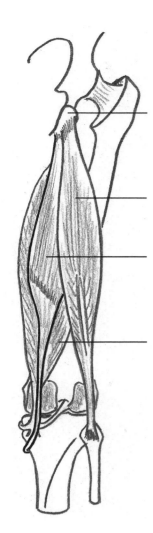

Tubérosité ischiatique

Muscle biceps fémoral (chef long)

Muscle semi-tendineux

Muscle semi-membraneux

Vue postérieure de la cuisse droite
(plan superficiel)

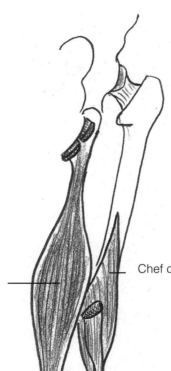

Muscle semi-membraneux

Chef court du muscle biceps fémoral

Tendon réfléchi du muscle
semi-membraneux

Tendon récurrent du muscle
semi-membraneux (ligament poplité oblique)

Vue postérieure de la cuisse droite
(plan profond)

c. Muscles de la loge postérieure de la cuisse

Il s'agit de trois muscles tendus de la tubérosité ischiatique au squelette jambier, d'où leur nom de muscles ischio-jambiers. Ces muscles comprennent un groupe médial (muscles semi-tendineux et semi-membraneux) et un groupe latéral (muscle biceps fémoral), entre lesquels chemine le nerf sciatique.

α. Muscle semi-tendineux

Le muscle semi-tendineux (*musculus semitendinosus*) fait partie des muscles de la patte d'oie. On parle de « patte d'oie » car la terminaison des muscles sartorius, gracile et semi-tendineux se fait par plusieurs expansions à la face antéro-médiale de l'épiphyse proximale du tibia, évoquant la forme de la patte d'une oie :
– Origine : tubérosité ischiatique ;
– Corps charnu : fusiforme vertical ;
– Terminaison : face antéro-médiale du tibia avec les muscles de la patte d'oie ;
– Innervation : nerf sciatique (niveaux médullaires L5-S2) ;
– Action : extension de la hanche, flexion et rotation médiale du genou.

β. Muscle semi-membraneux

Le muscle semi-membraneux (*musculus semimembranosus*) est situé en profondeur du muscle semi-tendineux :
– Origine : tubérosité ischiatique ;
– Corps charnu : large, aplati ;
– Terminaison : par un tendon direct sur le condyle tibial médial, par un tendon réfléchi dans la gouttière bordant le condyle tibial médial, par un tendon récurrent constituant le ligament poplité oblique qui renforce la partie postérieure de la capsule articulaire du genou ;
– Innervation : nerf sciatique (niveaux médullaires L5-S1) ;
– Action : extension de la hanche, flexion et rotation médiale du genou.

γ. Muscle biceps fémoral

Le muscle biceps fémoral (*musculus biceps femoris*) est le muscle ischio-jambier latéral :
– Origine : son chef long s'insère la tubérosité ischiatique et sur le ligament sacro-tubéral. Son chef court s'insère sur le tiers moyen de la lèvre latérale de la ligne âpre du fémur ;
– Corps charnu : en fuseau vertical vers le bas ;
– Terminaison : apex de la tête de la fibula ;
– Innervation : nerf sciatique (niveaux médullaires L5-S2) ;
– Action : extension de la hanche, flexion et rotation latérale du genou.

3. Muscles du genou

Les muscles du genou sont répartis en fonction de leur situation par rapport à l'articulation du genou :
– un muscle antérieur est représenté par le muscle quadriceps fémoral ;
– des muscles postérieurs sont les muscles du creux poplité (les muscles ischio-jambiers, les deux chefs du muscle gastrocnémien et le muscle poplité) ;
– des muscles médiaux sont les muscles de la patte d'oie : semi-tendineux, gracile et sartorius ;
– un muscle latéral, le muscle biceps fémoral.

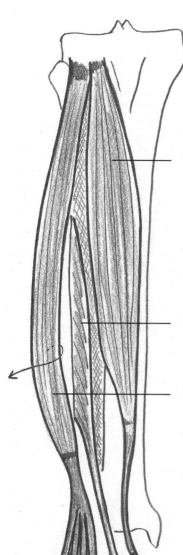

Muscle tibial antérieur

Muscle long extenseur de l'hallux

Muscle long extenseur des orteils

Muscles de la loge antérieure de la jambe
(vue antérieure)

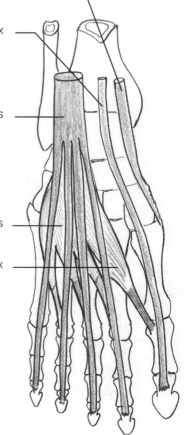

Muscle tibial antérieur

Muscle long extenseur de l'hallux

Muscle long extenseur des orteils

Muscle court extenseur des orteils

Muscle court extenseur de l'hallux

Tendons des muscles de la loge antérieure de la jambe
et muscles du dos du pied (vue supérieure du pied droit)

Le **muscle poplité** (*musculus popliteus*) renforce l'articulation du genou en arrière :
- Origine : épicondyle latéral du fémur ;
- Corps charnu : triangulaire, fibres orientées en bas et en arrière ;
- Terminaison : face postérieure de la diaphyse tibiale, au-dessus de la ligne du muscle soléaire ;
- Innervation : nerf tibial (niveaux médullaires L4-S1) ;
- Action : flexion et rotation médiale du genou.

4. Muscles de la jambe

Les muscles de la jambe se répartissent en trois loges (antérieure, latérale et postérieure) faiblement extensibles, séparées par des septums inter-musculaires. Ces loges contiennent les muscles de la jambe, mais aussi les éléments vasculaires et nerveux. En traumatologie, un syndrome des loges correspond à une augmentation de la pression dans les loges jambières. Ces loges étant peu extensibles, l'hyperpression entraîne une compression des éléments qui occupent la loge, avec évolution possible vers une ischémie aiguë. Le traitement consiste à ouvrir les loges en sectionnant les fascias qui cloisonnent la jambe : ce sont les fasciotomies de décharge, improprement appelées en clinique « aponévrotomies ». Il s'agit d'urgences chirurgicales.

a. Muscles de la loge antérieure de la jambe

Les muscles de la loge antérieure de la jambe sont au nombre de trois, parfois quatre (le muscle troisième fibulaire est inconstant). Ils sont principalement fléchisseurs dorsaux du pied (releveurs du pied). Leur paralysie (en général par lésion du nerf fibulaire commun) entraîne un déficit de la flexion dorsale du pied, ce qui entraîne une démarche caractéristique : le steppage (le patient relève anormalement le genou lors de la marche pour compenser la chute de la pointe du pied).

Les muscles de la loge antérieure de la jambe ont leur corps charnu dans la jambe, et se prolongent par des tendons qui cheminent sous le **rétinaculum des extenseurs**. Le rétinaculum des extenseurs est un système de bandelettes fibreuses disposées en avant du squelette jambier, permettant de plaquer les tendons des muscles antérieurs de la jambe au squelette :
- le rétinaculum supérieur est tendu entre le tibia et la fibula,
- le rétinaculum inférieur est tendu du calcanéus à la malléole médiale, à l'os naviculaire et à l'os cunéiforme médial.

Les tendons des muscles de la loge antérieure de la jambe sont entourés de gaines synoviales sous le rétinaculum des extenseurs, ce qui facilite leur glissement.

α. Muscle tibial antérieur

Le muscle tibial antérieur (*musculus tibialis anterior*) est le principal muscle fléchisseur dorsal du pied. Au niveau du cou de pied, son tendon épais est un repère pour explorer l'artère dorsale du pied qui passe en dehors :
- Origine : deux tiers supérieurs de la face latérale du tibia et membrane interosseuse de la jambe ;
- Corps charnu : chef fusiforme vertical se prolongeant par un tendon épais passant sous le rétinaculum des extenseurs ;
- Terminaison : os cunéiforme médial et base du premier métatarsien ;
- Innervation : nerf fibulaire profond (niveaux médullaires L4-L5) ;
- Action : flexion dorsale de la cheville.

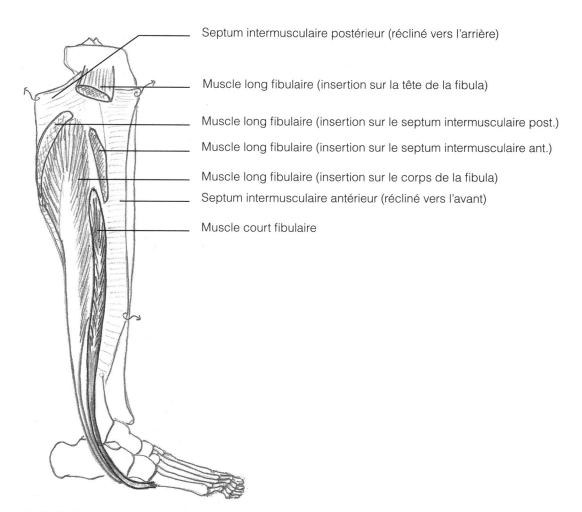

Septum intermusculaire postérieur (récliné vers l'arrière)

Muscle long fibulaire (insertion sur la tête de la fibula)

Muscle long fibulaire (insertion sur le septum intermusculaire post.)

Muscle long fibulaire (insertion sur le septum intermusculaire ant.)

Muscle long fibulaire (insertion sur le corps de la fibula)

Septum intermusculaire antérieur (récliné vers l'avant)

Muscle court fibulaire

Vue latérale de la jambe droite

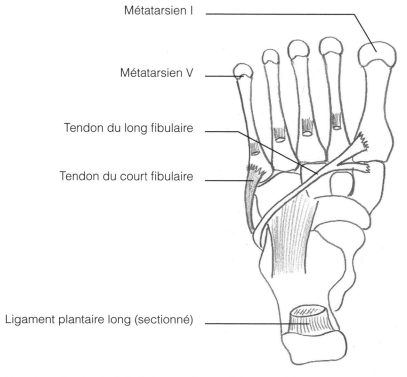

Métatarsien I

Métatarsien V

Tendon du long fibulaire

Tendon du court fibulaire

Ligament plantaire long (sectionné)

Vue plantaire du pied droit (les orteils ont été amputés)

β. Muscle long extenseur de l'hallux

Le muscle long extenseur de l'hallux (*musculus extensor hallucis longus*) est tendu de la fibula au squelette de l'hallux :
- Origine : face médiale de la fibula et membrane interosseuse de la jambe ;
- Corps charnu : chef fusiforme vertical donnant un tendon passant sous le rétinaculum des extenseurs ;
- Terminaison : sur la base de la phalange distale de l'hallux, après avoir donné des expansions vers la base de la phalange proximale de l'hallux ;
- Innervation : nerf fibulaire profond (niveaux médullaires L5-S1) ;
- Action : flexion dorsale de la cheville, extension de l'hallux.

γ. Muscle long extenseur des orteils

Le muscle long extenseur des orteils (*musculus extensor digitorum longus*) est tendu du tibia et de la fibula au squelette des orteils II à V :
- Origine : condyle latéral du tibia, deux tiers supérieurs de la face médiale de la fibula, membrane interosseuse ;
- Corps charnu : un chef vertical qui donne quatre digitations prolongées par quatre tendons passant sous le rétinaculum des extenseurs ;
- Terminaison : chaque tendon se termine par trois languettes sur les bases dorsales de la phalange moyenne et de la phalange distale de l'orteil considéré ;
- Innervation : nerf fibulaire profond (niveaux médullaires L4-S1) ;
- Action : flexion dorsale de la cheville, extension des orteils II à V.

δ. Muscle troisième fibulaire

Le muscle troisième fibulaire (*musculus peroneus tertius*) est un muscle inconstant :
- Origine : tiers inférieur du bord antérieur de la diaphyse de la fibula ;
- Corps charnu : chef fusiforme vertical se résolvant en un tendon passant sous le rétinaculum des extenseurs ;
- Terminaison : face dorsale de la base du cinquième métatarsien ;
- Innervation : nerf fibulaire profond (niveaux médullaires L4-S1) ;
- Action : flexion dorsale et éversion du pied.

b. Muscles de la loge latérale de la jambe

Deux muscles occupent la loge latérale de la jambe. Ces muscles sont éverseurs du pied, et interviennent dans le maintien de la voûte plantaire. Leur paralysie se traduit par un déficit de l'éversion du pied, et un affaissement de la voûte plantaire (pied plat).

α. Muscle long fibulaire

Le muscle long fibulaire (*musculus peroneus longus*) a un rôle majeur dans le maintien de la voûte plantaire :
- Origine : tête de la fibula, deux tiers supérieurs de la face latérale de la diaphyse de la fibula, septums intermusculaires antérieur et postérieur ;
- Corps charnu : vertical vers le bas se résolvant en un tendon qui passe dans le sillon malléolaire latéral, sous la trochlée des muscles fibulaires à la face latérale du calcanéus, puis à la face plantaire de l'os cuboïde. Il parcourt alors la voûte plantaire de dehors en dedans jusqu'au bord médial du pied ;
- Terminaison : face plantaire de la base du métatarsien I, os cunéiforme médial ;
- Innervation : nerf fibulaire superficiel (niveaux médullaires L5-S1) ;
- Action : éversion du pied, maintien de la voûte plantaire.

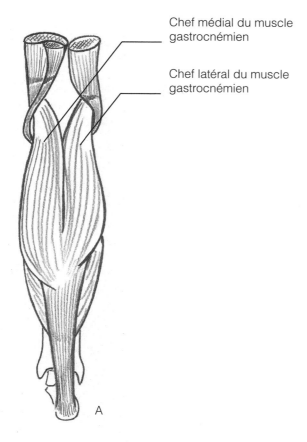

Chef médial du muscle gastrocnémien

Chef latéral du muscle gastrocnémien

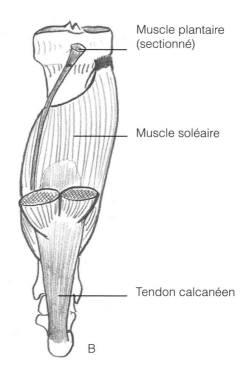

Muscle plantaire (sectionné)

Muscle soléaire

Tendon calcanéen

Muscle triceps sural (vue postérieure de la jambe droite)
A : plan superficiel ; B : plan du muscle soléaire

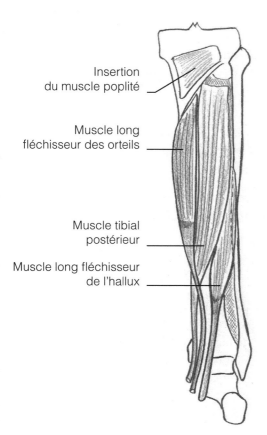

Insertion du muscle poplité

Muscle long fléchisseur des orteils

Muscle tibial postérieur

Muscle long fléchisseur de l'hallux

Vue postérieure de la jambe
(plan profond)

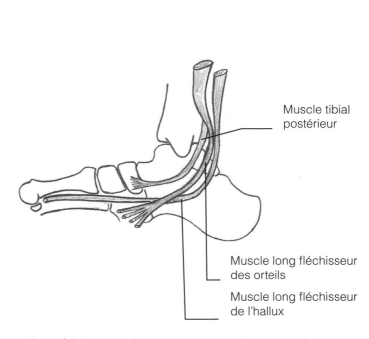

Muscle tibial postérieur

Muscle long fléchisseur des orteils

Muscle long fléchisseur de l'hallux

Vue médiale du pied droit montrant le trajet des tendons
des muscles de la loge postérieure de la jambe

β. Muscle court fibulaire

Le muscle court fibulaire (*musculus peroneus brevis*) est situé en dessous du muscle précédent :
- Origine : moitié inférieure de la face latérale de la diaphyse de la fibula, septums intermusculaires antérieur et postérieur ;
- Corps charnu : fusiforme vertical, donnant un tendon qui passe dans le sillon malléolaire latéral puis parcourt la face latérale du calcanéus au-dessus de la trochlée des muscles fibulaires ;
- Terminaison : tubérosité du cinquième métatarsien ;
- Innervation : nerf fibulaire superficiel (niveaux médullaires L5-S1) ;
- Action : éversion du pied.

c. Muscles de la loge postérieure de la jambe

La loge postérieure de la jambe comprend quatre muscles disposés en deux plans (plan superficiel du muscle triceps sural, plan profond des muscles long fléchisseur de l'hallux, des orteils, et du muscle tibial postérieur). Parfois existe un cinquième muscle inconstant, le muscle plantaire, rattaché morphologiquement au triceps sural.

α. Plan superficiel : le muscle triceps sural

Le muscle triceps sural (*musculus triceps surae*) est constitué de trois chefs disposés en parallèle. Les deux chefs du muscle gastrocnémien (anciens muscles jumeaux latéral et médial) dessinent le galbe du mollet. Le muscle soléaire est le principal muscle fléchisseur plantaire du pied. Les deux chefs du muscle gastrocnémien sont des muscles de type 1 selon la classification de Mathes et Nahai, recevant chacun un pédicule issu des vaisseaux poplités. Le chef médial du muscle gastrocnémien, plus long que le chef latéral, est souvent utilisé en chirurgie plastique pour couvrir des pertes de substance du genou ou du tiers proximal de la jambe. Le muscle soléaire est un muscle de type 2 selon la classification de Mathes et Nahai. Il reçoit un pédicule proximal dominant issu des vaisseaux poplités ou de la partie proximale des vaisseaux tibiaux postérieurs. Il reçoit par ailleurs de façon variable des pédicules accessoires issus du tiers distal des vaisseaux tibiaux postérieurs. Ce muscle est fréquemment utilisé en chirurgie plastique pour la couverture de pertes de substance du tiers proximal ou du tiers moyen de la jambe :
- Origine : le chef latéral (*caput laterale*) du muscle gastrocnémien (*musculus gastrocnemius*) s'insère sur le tubercule supra-condylaire latéral du fémur et la coque condylienne latérale. Le chef médial (*caput mediale*) du muscle gastrocnémien s'insère sur le tubercule supra-condylaire médial du fémur et la coque condylienne médiale. Le muscle soléaire (*musculus soleus*) s'insère sur la tête de la fibula, l'arcade tendineuse du muscle soléaire et la ligne du muscle soléaire à la face postérieure du tibia ;
- Corps charnu : les fibres charnues ont un trajet vertical, formant trois chefs qui se résolvent en un tendon commun, le tendon calcanéen (« tendon d'Achille »). Les veines profondes de la jambe ont une disposition particulière qui donne fonction de pompe au triceps sural (phlébites en cas de dysfonctionnement) ;
- Terminaison : par le tendon calcanéen sur la tubérosité du calcanéus ;
- Innervation : nerf tibial (niveaux médullaires S1-S2) ;
- Action : flexion du genou et flexion plantaire de la cheville. La percussion du tendon calcanéen à l'aide du marteau à réflexes permet d'explorer la racine S1 lors de l'examen clinique neurologique (réflexe achilléen).

N.B. : le muscle plantaire (*musculus plantaris*) est un petit muscle inconstant de la loge postérieure de la jambe qui prend son origine sur la surface poplitée du fémur, au-dessus du condyle fémoral latéral. Ses fibres charnues forment un ventre fusiforme grêle oblique en bas et en dedans, donnant un tendon grêle mais long qui rejoint le tendon calcanéen. Il est innervé par le nerf tibial. Il aurait un rôle essentiellement proprioceptif. Il est utile au chirurgien qui utilise son tendon (lorsqu'il existe) pour réparer les ruptures du tendon calcanéen.

β. Plan profond

Le **muscle long fléchisseur de l'hallux** (*musculus flexor hallucis longus*) prend son origine sur la partie latérale du cadre tibio-fibulaire, et se termine sur l'hallux, orteil le plus médial :
  – Origine : partie moyenne de la face postérieure de la diaphyse de la fibula ;
  – Corps charnu : chef fusiforme vertical vers le bas. Son tendon passe à la face postérieure du talus, dans le sillon du tendon du long fléchisseur de l'hallux, puis il se réfléchit en arrière de la malléole médiale, passe sous le sustentaculum tali où il surcroise le tendon du muscle long fléchisseur des orteils. Il est maintenu contre le squelette du pied par le rétinaculum des fléchisseurs, tendu de la malléole médiale à la face médiale du calcanéus ;
  – Terminaison : base plantaire de la phalange distale de l'hallux ;
  – Innervation : nerf tibial (niveaux médullaires L5-S1) ;
  – Action : flexion de l'hallux et inversion de la cheville.

Le **muscle tibial postérieur** (*musculus tibialis posterior*) est le muscle central des muscles profonds de la loge postérieure de la jambe :
  – Origine : bord interosseux de la fibula, membrane interosseuse de la jambe, bord interosseux du tibia ;
  – Corps charnu : chef fusiforme vertical, son tendon contourne en arrière la malléole médiale et longe le bord médial du sustentaculum tali. Il est maintenu contre le squelette du pied par le rétinaculum des fléchisseurs ;
  – Terminaison : tubérosité de l'os naviculaire, expansions aux os du tarse et aux métatarsiens II à V ;
  – Innervation : nerf tibial (niveaux médullaires L5-S1) ;
  – Action : inversion de la cheville.

Le **muscle long fléchisseur des orteils** (*musculus flexor digitorum longus*) prend son origine sur la partie médiale du cadre tibio-fibulaire, et se termine sur les orteils latéraux (II à V) :
  – Origine : tiers moyen de la face postérieure de la diaphyse du tibia, en dessous de la ligne du muscle soléaire ;
  – Corps charnu : chef épais qui se prolonge par un tendon qui contourne d'arrière en avant la malléole médiale, passe sous le sustentaculum tali où il sous croise le tendon du muscle long fléchisseur de l'hallux. Il est maintenu au squelette du pied par le rétinaculum des fléchisseurs. Il se divise dans la région plantaire en quatre tendons destinés aux orteils II à V. Le muscle carré plantaire se fixe sur le tendon du muscle long fléchisseur des orteils avant sa division ;
  – Terminaison : base plantaire des phalanges distales des orteils II à V ;
  – Innervation : nerf tibial (niveaux médullaires L5-S1) ;
  – Action : flexion des orteils II à V, flexion plantaire de la cheville.

5.   Muscles du pied

Les muscles du pied se répartissent en muscles du dos du pied et muscles plantaires.

a. Muscles du dos du pied

Les muscles du dos du pied sont les muscles courts extenseurs des orteils et de l'hallux. Dans la nomenclature française traditionnelle, ils étaient désignés par le terme de « muscle pédieux », vascularisé par l'artère pédieuse (artère dorsale du pied dans la nomenclature INA), palpable au dos du pied, en regard du premier espace interosseux (pouls pédieux, terme encore utilisé par les cliniciens). Ces muscles sont de type 4 selon la classification de Mathes et Nahai, recevant des branches de l'artère arquée. En particulier, le muscle court extenseur des orteils peut être utilisé en chirurgie plastique pour la couverture des pertes de substance de petite taille du quart distal de la jambe.

α. Muscle court extenseur des orteils

Le muscle court extenseur des orteils (*musculus extensor digitorum brevis*) renforce les tendons du muscle long extenseur des orteils destiné aux orteils II, III et IV :
–   Origine : face dorsale du calcanéus ;
–   Corps charnu : chef fusiforme aplati qui se divise en trois faisceaux se prolongeant chacun par un tendon grêle destiné aux orteils II à IV ;
–   Terminaison : chaque tendon rejoint le tendon du muscle long extenseur des orteils correspondant ;
–   Innervation : nerf fibulaire profond (niveaux médullaires L5-S1) ;
–   Action : extension des orteils II, III et IV, et stabilisation des tendons du muscle long extenseur des orteils.

β. Muscle court extenseur de l'hallux

Le muscle court extenseur de l'hallux (*musculus extensor hallucis brevis*) a une origine commune avec le muscle court extenseur des orteils, l'ensemble formant le muscle pédieux de la nomenclature française traditionnelle :
–   Origine : face dorsale du calcanéus ;
–   Corps charnu : chef fusiforme grêle ;
–   Terminaison : base dorsale de la phalange proximale de l'hallux ;
–   Innervation : nerf fibulaire profond (niveaux médullaires L5-S1) ;
–   Action : extension de l'articulation métatarso-phalangienne de l'hallux.

b. Muscles de la plante du pied

Les muscles de la plante du pied ou muscles plantaires s'organisent en trois groupes :
–   un **groupe latéral** annexé au cinquième orteil (muscles abducteur et court fléchisseur du petit orteil),
–   un **groupe médial** annexé au premier orteil ou hallux (muscles abducteur, court fléchisseur et adducteur de l'hallux),
–   un **groupe intermédiaire** lui-même organisé en trois plans (superficiel avec le muscle court fléchisseur des orteils, moyen avec le muscle carré plantaire, et profond avec les muscles interosseux du pied et les muscles lombricaux).

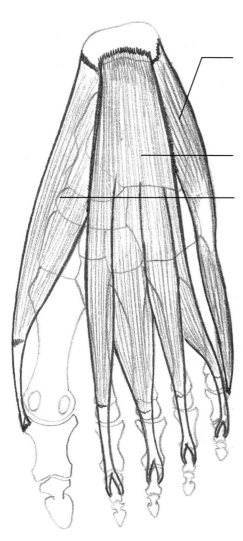

Muscle abducteur du petit orteil

Muscle court fléchisseur des orteils

Muscle abducteur de l'hallux

Plante du pied droit, plan superficiel

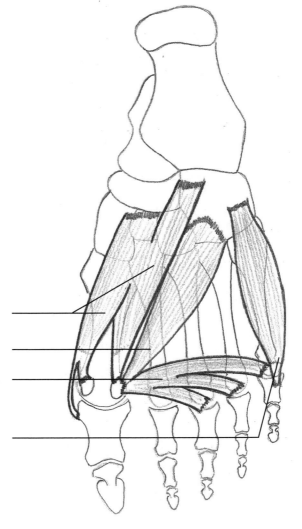

Muscle court fléchisseur de l'hallux

Chef oblique du muscle adducteur de l'hallux

Chef transverse du muscle adducteur de l'hallux

Muscle court fléchisseur du petit orteil

Plante du pied droit, plan profond

α. Muscles plantaires médiaux

Le **muscle abducteur de l'hallux** (*musculus abductor hallucis*) :
– Origine : processus médial de la tubérosité du calcanéus ;
– Corps charnu : fusiforme, sagittal, au bord médial du pied ;
– Terminaison : par un tendon sur la base médiale de la phalange proximale de l'hallux et sur l'os sésamoïde médial ;
– Innervation : nerf plantaire médial (niveaux médullaires L5-S1) ;
– Action : abduction et flexion de l'hallux.

Le **muscle court fléchisseur de l'hallux** (*musculus flexor hallucis brevis*) :
– Origine : face plantaire des os cuboïde, cunéiformes latéral et intermédiaire ;
– Corps charnu : fusiforme, court, formant deux chefs latéral et médial se résolvant chacun en un tendon ;
– Terminaison : le tendon latéral rejoint l'os sésamoïde latéral et la base latérale de la phalange proximale de l'hallux. Le tendon médial rejoint l'os sésamoïde médial et la base médiale de la phalange proximale de l'hallux ;
– Innervation : nerf plantaire médial (niveaux médullaires L5-S1) ;
– Action : flexion de la phalange proximale de l'hallux.

Le **muscle adducteur de l'hallux** (*musculus adductor hallucis*) :
– Origine : le chef oblique s'insère sur les os cunéiforme latéral, cuboïde, et la base des métatarsiens II, III et IV. Le chef transverse s'insère sur la face plantaire des articulations métatarso-phalangiennes III, IV et V ;
– Corps charnu : chef oblique et chef transverse épais, orientés en avant et en dedans ;
– Terminaison : base latérale de la phalange proximale de l'hallux et os sésamoïde latéral ;
– Innervation : nerf plantaire latéral (niveaux médullaires S1-S2) ;
– Action : adduction de l'hallux.

β. Muscles plantaires latéraux

Le **muscle abducteur du petit orteil** (*musculus abductor digiti minimi*) :
– Origine : processus latéral de la tubérosité du calcanéus ;
– Corps charnu : chef fusiforme sagittal ;
– Terminaison : base latérale de la phalange proximale du petit orteil ;
– Innervation : nerf plantaire latéral (niveaux médullaires S1-S2) ;
– Action : abduction du petit orteil (ou cinquième orteil).

Le **muscle court fléchisseur du petit orteil** (*musculus flexor digiti minimi brevis*) :
– Origine : os cuboïde, base du cinquième métatarsien ;
– Corps charnu : fusiforme sagittal ;
– Terminaison : base de la phalange proximale du petit orteil ;
– Innervation : nerf plantaire latéral (niveaux médullaires S2-S3) ;
– Action : flexion du petit orteil.

γ. Muscles plantaires intermédiaires

Le **muscle court fléchisseur des orteils** (*musculus flexor digitorum brevis*) est le muscle intermédiaire plantaire le plus superficiel, situé sous l'aponévrose plantaire :
– Origine : tubérosité du calcanéus ;
– Corps charnu : épais qui se divise en quatre corps fusiformes se prolongeant par un tendon destiné aux orteils II à V ;

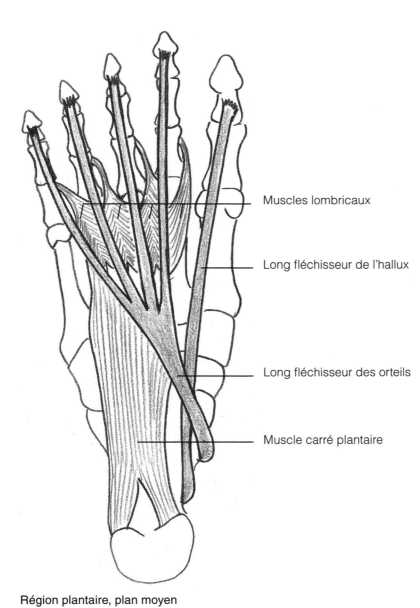

Muscles lombricaux

Long fléchisseur de l'hallux

Long fléchisseur des orteils

Muscle carré plantaire

Région plantaire, plan moyen

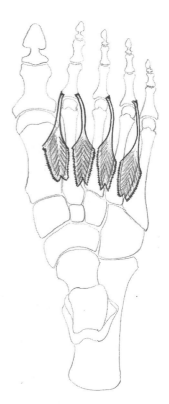

Muscles interosseux plantaires

Muscles interosseux dorsaux

– Terminaison : par deux languettes sur les bords de la phalange moyenne des orteils II, III, IV et V ;
– Innervation : nerf plantaire médial (niveaux médullaires L5-S1) ;
– Action : flexion de l'articulation interphalangienne proximale des orteils II à V.

Le **muscle carré plantaire** (chair carrée de Sylvius, *musculus quadratus plantae*) constitue le plan moyen des muscles plantaires intermédiaires :
– Origine : face inférieure de la tubérosité du calcanéus ;
– Corps charnu : deux chefs latéral et médial qui forment un ventre rectangulaire constitué de fibres orientées en avant ;
– Terminaison : bord postéro-latéral du tendon du muscle long fléchisseur des orteils dans son trajet plantaire ;
– Innervation : nerf plantaire latéral (niveaux médullaires S1-S2) ;
– Action : maintien de l'axe des tendons du muscle long fléchisseur des orteils.

Les **muscles interosseux dorsaux du pied** (*musculi interossei dorsales*) appartiennent au plan profond des muscles plantaires intermédiaires. Ils occupent la partie dorsale des espaces interosseux. Ils sont numérotés de I à IV du plus médial au plus latéral :
– Origine : les deux berges de l'espace interosseux ;
– Corps charnu : quatre chefs bipennés aplatis se prolongeant par un tendon qui converge vers l'axe du pied (2e rayon) ;
– Terminaison : le premier muscle interosseux dorsal se termine sur la base médiale de la phalange proximale du deuxième orteil. Les muscles interosseux dorsaux II, III et IV se terminent sur les bases latérales des phalanges proximales des orteils II, III et IV respectivement ;
– Innervation : nerf plantaire latéral (niveaux médullaires S1-S2) ;
– Action : abduction des orteils (ils écartent les orteils de l'axe du pied), flexion de la phalange proximale des orteils II, III et IV.

Les **muscles interosseux plantaires** (*musculi interossei plantares*) appartiennent au plan profond des muscles plantaires intermédiaires. Ils occupent la partie plantaire des espaces interosseux II à IV. Le premier espace interosseux ne présente pas d'interosseux plantaire :
– Origine : face médiale des métatarsiens III, IV et V ;
– Corps charnu : trois chefs fusiformes qui se prolongent par des tendons qui divergent de l'axe du pied (2e rayon) ;
– Terminaison : bases médiales des phalanges proximales des orteils III à V ;
– Innervation : nerf plantaire latéral (niveaux médullaires S1-S2) ;
– Action : adduction des orteils III à V (ils rapprochent les orteils de l'axe du pied), flexion des phalanges proximales des orteils III à V.

Les **muscles lombricaux du pied** (*musculi lumbricales*) appartiennent au plan profond des muscles plantaires intermédiaires. Ils sont quatre petits muscles reliant les tendons longs fléchisseurs et longs extenseurs des orteils. Ils sont numérotés de I à IV du plus médial au plus latéral. Ils tiennent leur nom de leur forme qui évoque celle des lombrics :
– Origine : muscles annexés aux tendons du muscle long fléchisseur des orteils. Le premier lombrical s'insère sur le bord médial du tendon destiné au deuxième orteil ; les lombricaux II, III et IV se fixent sur deux tendons contigus ;
– Corps charnu : le premier lombrical est semi-penné, les lombricaux II, III et IV sont bipennés. Ils se prolongent par un tendon grêle qui croise la face médiale de l'articulation métatarso-phalangienne correspondante ;
– Terminaison : base médiale de la phalange proximale des deuxième, troisième, quatrième et cinquième orteils ; expansion au tendon extenseur correspondant ;

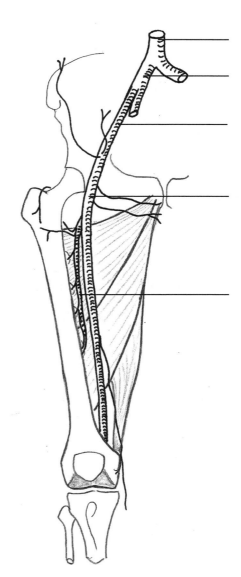

Aorte abdominale

Artère iliaque commune

Artère iliaque externe

Artère fémorale

Artère profonde de la cuisse

Vue antérieure de la cuisse droite
montrant l'artère fémorale

Artère poplitée

Artère tibiale antérieure

Artère tibiale postérieure

Artère fibulaire

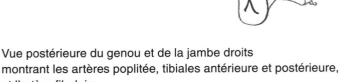

Vue postérieure du genou et de la jambe droits
montrant les artères poplitée, tibiales antérieure et postérieure,
et l'artère fibulaire

- Innervation : nerf plantaire médial pour le premier lombrical, nerf plantaire latéral pour les lombricaux II, III et IV (niveaux médullaires L5-S2) ;
- Action : flexion de la phalange proximale, extension des phalanges moyenne et distale.

VII. VAISSEAUX DU MEMBRE INFÉRIEUR

1. Artères du membre inférieur

L'artère nourricière principale du membre inférieur est l'artère fémorale, constituant le pédicule antérieur du membre inférieur. Elle prolonge l'artère iliaque externe en arrière du milieu du ligament inguinal. À ce niveau, elle se projette en regard de la tête fémorale, contre laquelle il est possible de la comprimer pour maîtriser dans l'urgence les hémorragies du membre inférieur.

Le membre inférieur reçoit deux autres suppléances artérielles à sa racine :
- l'artère obturatrice, branche de l'artère iliaque interne, constituant le pédicule médial du membre inférieur,
- la branche descendante de l'artère glutéale inférieure, branche de l'artère iliaque interne, constituant le pédicule postérieur du membre inférieur.

Ces deux pédicules peuvent suppléer l'artère fémorale en cas d'obstruction de cette dernière par le jeu d'anastomoses (tout particulièrement dans les obstructions chroniques progressives).

L'arbre artériel du membre inférieur peut être exploré lors de l'examen clinique par la palpation des pouls (fémoral, poplité, tibial postérieur, dorsal du pied). L'échographie couplée au Döppler permet d'apprécier la circulation artérielle du membre inférieur. Enfin, l'artériographie est un examen qui consiste à mettre en évidence la lumière des artères par la radiographie (rayons X) après avoir injecté dans l'artère un produit de contraste radio-opaque.

a. Artère fémorale

α. Origine

L'artère fémorale (*arteria femoralis*) est l'artère principale du membre inférieur. Elle prolonge l'artère iliaque externe dont elle continue le trajet sous le milieu du ligament inguinal où elle traverse la lacune vasculaire en dedans de l'arcade ilio-pectinée. Elle se projette à ce niveau en regard du milieu de la tête du fémur contre laquelle on peut la comprimer en cas d'hémorragie du membre inférieur. Elle est perçue à la palpation, c'est le pouls fémoral.

β. Trajet

L'artère fémorale se projette selon une ligne reliant le milieu de la ligne de Malgaigne au bord postéro-médial du condyle fémoral médial. Elle traverse le trigone fémoral (triangle de Scarpa) dont elle l'élément central. Elle répond au nerf fémoral en dehors, et à la veine fémorale en dedans. Puis elle s'engage dans le canal fémoral (de Hunter). Le canal fémoral est délimité par le muscle sartorius médialement, le muscle vaste médial latéralement et les adducteurs en arrière.

γ. Terminaison

L'artère fémorale traverse l'hiatus du muscle grand adducteur entre les faisceaux postérieur et inférieur du muscle grand adducteur, et prend le nom d'artère poplitée.

δ. Branches collatérales

L'artère fémorale donne :
- l'artère épigastrique superficielle (artère sous-cutanée abdominale) ;
- l'artère circonflexe iliaque superficielle, artère sous-cutanée en regard de la crête iliaque. Cette artère a un territoire cutané étendu à la face latérale du tronc, permettant de prélever des lambeaux de grande taille utiles à la reconstruction du membre supérieur (lambeau de Mac Gregor) ;
- les artères pudendales externes donnant des rameaux inguinaux et pour les organes génitaux externes ;
- l'artère profonde de la cuisse qui donne les artères circonflexes médiale et latérale pour l'articulation coxo-fémorale, et des artères perforantes qui atteignent la loge postérieure de la cuisse en perforant le muscle grand adducteur. Les cliniciens qualifient la naissance de l'artère profonde de la cuisse de « trépied fémoral », c'est un lieu privilégié d'obstruction chronique de l'artère fémorale par une plaque d'athérome ;
- l'artère descendante du genou qui naît à mi-hauteur de la cuisse et donne un rameau accompagnant le nerf saphène ainsi que des branches alimentant le cercle anastomotique du genou.

b. Artère poplitée

α. Origine

L'artère poplitée (*arteria poplitea*) est à l'origine de toutes les artères de la jambe. Elle prolonge le trajet de l'artère fémorale et se termine en deux branches (artère tibiale antérieure et artère tibiale postérieure, ancien « tronc tibio-péronier »). Elle naît de l'artère fémorale en traversant l'hiatus tendineux du muscle grand adducteur.

β. Trajet

L'artère poplitée est d'abord oblique, du bord postéro-médial du condyle fémoral médial jusqu'au milieu du creux poplité. Puis elle devient verticale selon l'axe longitudinal de la région poplitée (où est perçu le pouls poplité). Elle est plaquée contre le fémur puis contre la capsule articulaire du genou. Elle est fixée au plan ostéo-articulaire par ses branches collatérales qui alimentent le cercle artériel péri-articulaire du genou. Ceci la rend très vulnérable aux traumatismes du genou, surtout aux luxations fémoro-tibiales qui se compliquent souvent de lésions de l'artère poplitée (rupture, dissection) entraînant une dévascularisation de la jambe et du pied (ischémie aiguë).

γ. Terminaison

L'artère poplitée se termine en regard de l'arcade tendineuse du muscle soléaire, où elle se divise en deux branches terminales :
- l'artère tibiale postérieure,
- l'artère tibiale antérieure.

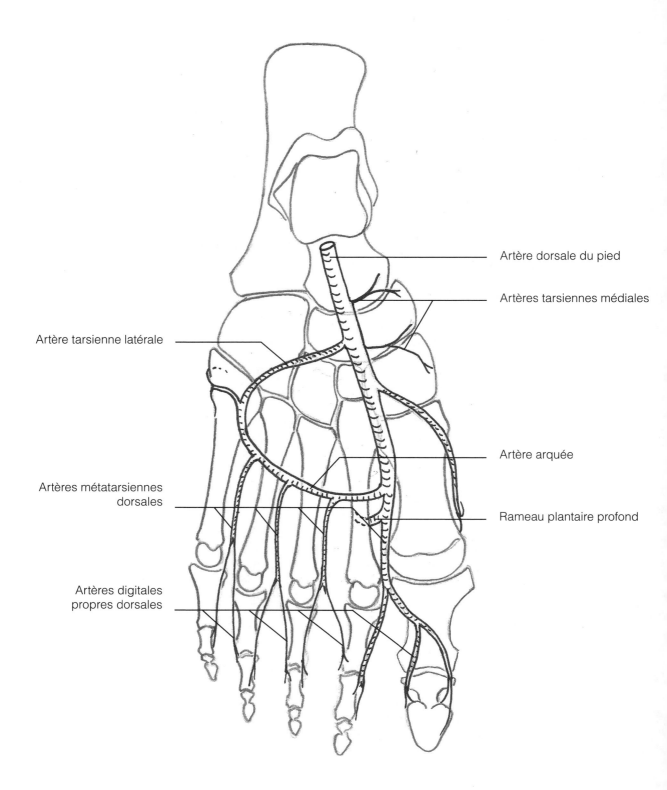

Artère dorsale du pied

Artères tarsiennes médiales

Artère tarsienne latérale

Artère arquée

Artères métatarsiennes dorsales

Rameau plantaire profond

Artères digitales propres dorsales

Artères du dos du pied droit (vue dorsale)

δ. Branches collatérales

L'artère poplitée donne cinq artères qui s'anastomosent et constituent le cercle artériel péri-articulaire du genou :
- l'artère supéro-latérale du genou,
- l'artère supéro-médiale du genou,
- l'artère moyenne du genou,
- l'artère inféro-latérale du genou,
- l'artère inféro-médiale du genou.

L'artère poplitée donne également des branches collatérales musculaires :
- les artères surales, qui constituent les pédicules des deux chefs du muscle gastrocnémien,
- parfois l'artère principale du muscle soléaire,
- des artères musculaires pour les muscles ischio-jambiers et poplité.

c. Artère tibiale antérieure

α. Origine

L'artère tibiale antérieure (*arteria tibialis anterior*) est la branche de division antérieure de l'artère poplitée, au-dessus de l'arcade tendineuse du muscle soléaire.

β. Trajet

L'artère tibiale antérieure passe au-dessus de la membrane interosseuse de la jambe. Elle descend alors verticalement dans la loge antérieure de la jambe, en avant de la membrane interosseuse, entre les muscle tibial antérieur et longs extenseurs des orteils puis de l'hallux. Elle est accompagnée de deux veines tibiales antérieures et du nerf fibulaire profond. Elle se projette selon une ligne allant de l'articulation tibio-fibulaire supérieure au milieu de la ligne inter-malléolaire. Elle s'engage sous le rétinaculum des extenseurs entre les tendons des muscles long extenseur des orteils et de l'hallux, et arrive dans la région dorsale du pied.

γ. Terminaison

L'artère tibiale antérieure devient artère dorsale du pied en regard du bord inférieur du rétinaculum des extenseurs.

δ. Branches collatérales

L'artère tibiale antérieure donne :
- l'artère récurrente tibiale postérieure qui alimente le cercle artériel péri-articulaire du genou ;
- l'artère récurrente tibiale antérieure pour l'articulation tibio-fibulaire supérieure et les muscles tibial antérieur et long extenseur des orteils. Elle alimente le cercle artériel péri-articulaire du genou ;
- des rameaux musculaires pour les loges antérieure et latérale de la jambe ;
- les artères malléolaires antéro-médiale et antéro-latérale pour l'articulation talo-crurale.

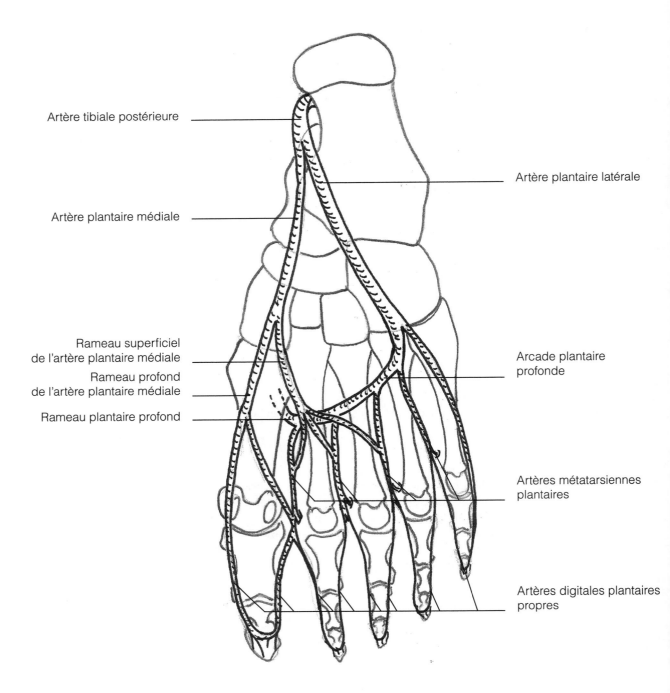

Artère tibiale postérieure

Artère plantaire latérale

Artère plantaire médiale

Rameau superficiel
de l'artère plantaire médiale

Rameau profond
de l'artère plantaire médiale

Rameau plantaire profond

Arcade plantaire
profonde

Artères métatarsiennes
plantaires

Artères digitales plantaires
propres

Artères de la plante du pied (vue plantaire)

d. Artère dorsale du pied

α. Origine

L'artère dorsale du pied (*arteria dorsalis pedis*) est la branche terminale de l'artère tibiale antérieure. Cette artère est palpable au dos du pied en regard du premier espace interosseux (pouls pédieux, de l'ancien nom de cette artère, artère pédieuse). Elle naît de l'artère tibiale antérieure en regard du bord inférieur du rétinaculum des extenseurs.

β. Trajet

L'artère dorsale du pied se projette selon une ligne joignant le milieu de la ligne inter-malléolaire et le premier espace inter-métatarsien.

γ. Terminaison

L'artère dorsale du pied se termine par l'artère arquée (*arteria arcuata*) qui se porte vers le dehors et forme une arcade artérielle en regard de la base des métatarsiens, sous le muscle court extenseur des orteils. De cette arcade naissent des artères métatarsiennes dorsales (*arteria metatarseae dorsales*) qui se divisent en artères digitales propres dorsales (*arteria digitales dorsales propriae*) au niveau des commissures inter-digitales. L'artère arquée donne également des branches musculaires pour les muscles courts extenseurs des orteils et de l'hallux, ce qui permet d'utiliser ces muscles pédiculés sur l'artère dorsale du pied pour réaliser des lambeaux de couverture de petites pertes de substance de la partie distale de la jambe.

δ. Branches collatérales

L'artère dorsale du pied donne :
- l'artère tarsienne latérale (*arteria tarsa lateralis*) qui naît en regard de l'os naviculaire, se porte en dehors pour s'anastomoser avec l'artère arquée, formant une arcade dorsale du tarse ;
- les artères tarsiennes médiales (*arteria tarseae mediales*) au nombre de deux ou trois, pour le tarse et l'hallux ;
- le rameau plantaire profond (*ramus plantaris profundus*) qui traverse de dorsal en plantaire la partie proximale du premier espace interosseux, et s'anastomose avec l'arcade plantaire. Il donne la première artère métatarsienne dorsale avant de perforer l'espace interosseux.

e. Artère tibiale postérieure

α. Origine

L'artère tibiale postérieure (*arteria tibialis posterior*) est la plus grosse branche de bifurcation de l'artère poplitée en regard de l'arcade tendineuse du muscle soléaire. C'est sa branche de division postérieure. Son pouls est palpable en arrière de la malléole médiale (pouls tibial postérieur).

β. Trajet

L'artère tibiale postérieure a un trajet vertical selon une ligne tendue entre le milieu du creux poplité et la malléole médiale. Elle chemine dans la loge postérieure de la jambe, en arrière de la membrane interosseuse de la jambe. Elle y est satellite du muscle long fléchisseur des orteils, accompagnée de deux veines tibiales postérieures et du nerf tibial. Elle passe sous le rétinaculum des fléchisseurs, dans le canal tarsien, où elle se termine.

γ. Terminaison

L'artère tibiale postérieure se termine en artères plantaire médiale et plantaire latérale dans le canal tarsien, sous le rétinaculum des fléchisseurs.

δ. Branches collatérales

L'artère tibiale postérieure donne :
- le rameau circonflexe de la fibula (*ramus circumflexus fibulae*) qui contourne le col de la fibula et alimente le réseau artériel du genou ;
- l'artère fibulaire (*arteria fibularis*) qui naît très haut de l'artère tibiale postérieure (on parlait autrefois de « tronc tibio-péronier »). Cette artère suit le muscle long fléchisseur de l'hallux dans la loge postérieure de la jambe et se termine dans la région de la malléole latérale. Elle émet entre autres de nombreuses branches cutanées qui cravatent par l'arrière la diaphyse fibulaire, et l'artère nourricière de la fibula, ce qui permet d'utiliser la fibula et la peau de la face latérale de la jambe en chirurgie réparatrice. Ses branches collatérales sont le rameau perforant pour la loge antérieure de la jambe, le rameau communicant réalisant une anastomose avec l'artère tibiale postérieure, des rameaux malléolaires latéraux ;
- l'artère nourricière du tibia ;
- les rameaux malléolaires médiaux (*rami malleolares mediales*) pour le réseau malléolaire médial et l'articulation de la cheville ;
- les rameaux calcanéens (*rami calcanei*) pour le calcanéus.

f. Artère plantaire latérale

Branche terminale de bifurcation latérale de l'artère tibiale postérieure dans le canal tarsien, l'artère plantaire latérale chemine dans la région plantaire, entre le muscle court fléchisseur des orteils et le muscle carré plantaire, avec le nerf plantaire latéral. Elle se termine en s'anastomosant à plein canal avec le rameau plantaire profond de l'artère dorsale du pied, en donnant l'arcade plantaire (*arcus plantaris*).

L'artère plantaire latérale donne :
- les quatre artères métatarsiennes plantaires (*arteria metatarseae plantares*) qui cheminent d'arrière en avant en regard des espaces interosseux. Elles s'anastomosent avec les artères métatarsiennes dorsales correspondantes par des branches perforantes au-delà desquelles elles deviennent artères digitales communes (*arteria digitales plantares communes*). Elles se divisent en artères digitales plantaires propres (*arteria digitales plantares propriae*) au niveau de la commissure inter-digitale ;
- l'artère digitale plantaire du petit orteil ;
- des branches musculaires ;
- des rameaux calcanéens.

g. Artère plantaire médiale

L'artère plantaire médiale (*arteria plantaris medialis*) est la branche terminale de bifurcation médiale de l'artère tibiale postérieure dans le canal tarsien. Elle chemine dans la région plantaire, se porte vers l'avant en suivant le premier métatarsien, satellite du muscle abducteur de l'hallux et du tendon du muscle long fléchisseur de l'hallux. Elle est accompagnée par le nerf plantaire médial.

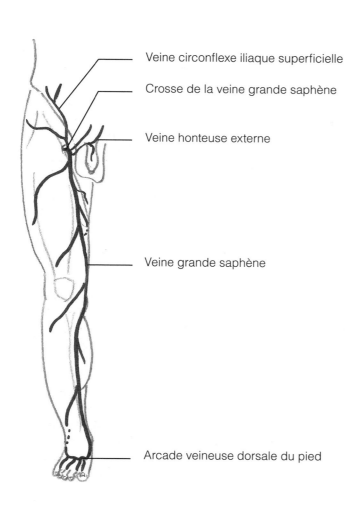

Veine circonflexe iliaque superficielle

Crosse de la veine grande saphène

Veine honteuse externe

Veine grande saphène

Arcade veineuse dorsale du pied

Vue antérieure du membre inférieur droit
montrant la veine grande saphène
et ses principaux affluents

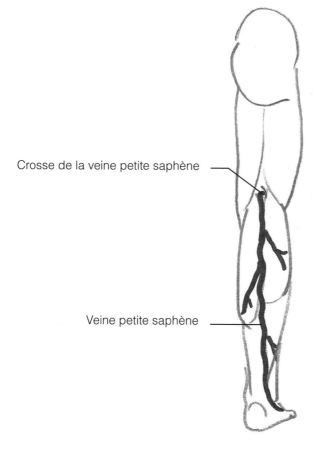

Crosse de la veine petite saphène

Veine petite saphène

Vue postérieure du membre inférieur droit
montrant la veine petite saphène
et ses principaux affluents

L'artère plantaire médiale se termine dans la partie moyenne du pied en un rameau superficiel (*ramus superficialis*) dont les branches s'anastomosent avec les artères métatarsiennes plantaires, et un rameau profond (*ramus profundus*) qui participe à la vascularisation de l'hallux. Elle donne des branches cutanées (appelées « perforantes » par les cliniciens) qui irriguent la partie moyenne de la voûte plantaire. Il est possible de prélever des lambeaux cutanés au sommet de la voûte plantaire, en dehors des points d'appui, vascularisés par l'artère plantaire médiale : c'est la technique du lambeau plantaire médial, utile pour couvrir des pertes de substance de la face médiale de la cheville, ou du talon.

2. Veines du membre inférieur

Le retour veineux du membre inférieur, qui fait suite aux réseaux capillaires, peut être examiné en :
- un **réseau profond**, formé de veines satellites des artères, et qui prennent le nom de ces artères (par exemple, la veine fémorale est satellite de l'artère fémorale),
- un **réseau superficiel**, formé de veines superficielles, situées en superficie du fascia superficiel, et qui cheminent indépendemment des artères (veines saphènes).

Les réseaux profonds et superficiels sont anastomosés par des branches communicantes nombreuses et variables, si bien que le réseau superficiel peut, dans une certaine mesure, compenser une oblitération des veines profondes. Il est admis que le réseau veineux profond représente environ 80 % de la circulation veineuse du membre inférieur, et que les veines superficielles drainent environ 20 % du sang veineux.

a. Veines profondes du membre inférieur

Les veines profondes du membre inférieur sont satellites des artères. En dessous du genou, une artère est, en général, accompagnée par deux veines (veines tibiales postérieures, tibiales antérieures, fibulaires). Au-dessus du genou, une artère est accompagnée par une veine (veines poplitée et fémorale). Les veines profondes représentent environ 80 % de la circulation veineuse.

La pathologie la plus fréquente des veines profondes des membres inférieurs est la thrombose, désignée en clinique par le terme de phlébite. Deux formes de phlébites peuvent se voir :
- les phlébites avec thrombus flottant, donnant peu de signes cliniques, mais avec un fort risque de migration du thrombus dans le poumon (embolie pulmonaire), c'est la forme *phlegmatia alba dolens*,
- les phlébites occlusives, avec thrombose fixée totale ou subtotale de la veine, donnant des signes cliniques francs (membre bleu, turgescent), mais avec un risque faible d'embolie pulmonaire, c'est la forme *phlegmatia cœrulea*.

α. Arcade veineuse plantaire

L'arcade veineuse plantaire (*arcus venosus plantaris*) se constitue par l'anastomose des veines plantaires latérale et médiale. Elle se draine dans la veine tibiale postérieure et dans la veine tibiale antérieure et, par des perforantes, vers l'arcade veineuse dorsale du pied.

β. Veines profondes de la jambe

Les veines tibiales postérieures (*vena tibiales posteriores*) et les veines tibiales antérieures (*vena tibiales anteriores*) sont satellites des artères. Elles se rejoignent pour constituer la veine poplitée. Elles peuvent longer l'artère sous la forme de un ou plus souvent deux troncs distincts, ou bien constituer un plexus veineux autour de l'artère, ce qui rend la dissection des vaisseaux plus difficile pour le chirurgien.

γ. Veine poplitée

La veine poplitée (*vena poplitea*) est la veine unique drainant le réseau veineux profond de la jambe. Elle naît au-dessus de l'arcade tendineuse du muscle soléaire, de la réunion des veines tibiales antérieures et postérieures. Elle remonte dans le creux poplité, en dehors et en arrière de l'artère poplitée, le nerf tibial étant placé en arrière et en dehors de la veine. La veine poplitée traverse l'hiatus tendineux du muscle grand adducteur et prend le nom de veine fémorale. La veine poplitée reçoit les affluents satellites des branches collatérales de l'artère poplitée. De plus, la veine petite saphène, veine superficielle de la face postérieure du mollet, perfore le fascia poplité et forme sa crosse pour se terminer dans la veine poplitée dont elle est l'affluent le plus volumineux.

δ. Veine fémorale

La veine fémorale (*vena femoralis*) est la veine principale de la cuisse. Elle naît de la veine poplitée lorsque celle-ci franchit l'hiatus du muscle grand adducteur. Satellite de l'artère fémorale dans le canal fémoral, elle chemine dans le trigone fémoral en dedans de l'artère, constituant ainsi l'élément le plus médial du pédicule fémoral. Elle devient veine iliaque externe en s'engageant sous le ligament inguinal, dans la lacune vasculaire. Elle reçoit les veines satellites des branches collatérales de l'artère fémorale. De plus, elle reçoit, dans le trigone fémoral, la veine grande saphène, veine superficielle de la face médiale du membre inférieur, qui forme sa crosse dans le trigone fémoral et se jette dans la veine fémorale en moyenne quatre centimètres sous le ligament inguinal.

b. Veines superficielles du membre inférieur

Les veines superficielles cheminent indépendemment des artères, en superficie du fascia superficiel. Il s'agit des veines saphènes. La pathologie la plus fréquente des veines superficielles des membres inférieurs est la dilatation veineuse chronique liée à une insuffisance du retour veineux et une augmentation de la pression intraveineuse : ce sont les varices des membres inférieurs, qui peuvent être traitées par exérèse de la veine concernée (saphénectomie ou stripping).

α. Veines superficielles du pied

La plante du pied comprend un réseau dense de veines superficielles que Lejars dénommait la « semelle veineuse » plantaire. L'appui à chaque pas provoque une vidange de ces plexus veineux, essentiellement vers le réseau profond (veines plantaires latérale et médiale). Dans la région dorsale du pied, les veines superficielles forment une arcade veineuse dorsale dont les extrémités se prolongent par les veines saphènes.

β. Veine petite saphène

La veine petite saphène (*vena saphena parva*) est une veine superficielle parcourant la face postérieure de la jambe. Elle prolonge latéralement l'arcade veineuse dorsale du pied. Elle passe en arrière de la malléole latérale, puis remonte de dehors en dedans à la face postérieure de la jambe pour gagner l'espace entre les deux chefs du muscle gastrocnémien, jusqu'à la région poplitée. Elle s'incurve alors vers l'avant, perfore le fascia poplité et forme sa crosse pour rejoindre la veine poplitée dans laquelle elle se termine.

La veine petite saphène draine de nombreuses et extrêmement variables veines superficielles. Elle est également anastomosée avec les veines profondes par des veines communicantes disposées tout au long de son trajet.

γ. Veine grande saphène

La veine grande saphène (*vena saphena magna*) est la plus grosse veine superficielle du membre inférieur. Elle chemine sur sa face médiale. Elle prolonge médialement l'arcade veineuse dorsale du pied en avant de la malléole médiale. Elle remonte à la face médiale de la jambe, contourne le genou par l'arrière pour revenir à la face médiale de la cuisse où elle chemine contre le fascia lata jusqu'en regard du trigone fémoral où elle s'infléchit en profondeur, forme une crosse qui l'amène à se jeter dans la veine fémorale. Sa terminaison se fait en moyenne quatre centimètres en dessous du ligament inguinal.

La veine grande saphène draine de nombreuses et extrêmement variables veines superficielles. Elle est également anastomosée avec les veines profondes par des veines communicantes disposées tout au long de son trajet. Au niveau de la crosse, elle reçoit la veine épigastrique superficielle, la veine circonflexe iliaque superficielle, et les veines pudendales externes (drainant les organes génitaux externes).

3.   Lymphatiques du membre inférieur

Le système lymphatique du membre inférieur comprend des vaisseaux lymphatiques superficiels et profonds, faisant relais dans des lymphonœuds organisés en lymphocentres. Le système lymphatique du membre inférieur draine la lymphe des espaces interstitiels du membre inférieur. Cette circulation se draine dans le conduit thoracique, puis dans la circulation veineuse au niveau du confluent jugulo-subclavier gauche. Les lymphonœuds du membre inférieur peuvent être l'objet d'augmentations pathologiques de taille : ce sont les adénopathies observées lors de phénomènes infectieux ou dans les cancers du membre inférieur (en particulier les mélanomes cutanés).

Comme pour les veines, on distingue un système lymphatique superficiel, et un système lymphatique profond.

a. Système lymphatique profond

Le système lymphatique profond est représenté par les collecteurs lymphatiques profonds et les lymphonœuds profonds. Les collecteurs lymphatiques comprennent un réseau principal et deux réseaux accessoires :
- le **réseau principal** prend son origine des réseaux lymphatiques profonds plantaire et dorsal. Les collecteurs lymphatiques suivent les vaisseaux tibiaux antérieurs et postérieurs, poplités et fémoraux, et prennent le nom des vaisseaux dont ils sont satellites. Ils se poursuivent dans les vaisseaux lymphatiques iliaques externes. Les lymphonœuds, disposés sur ce réseau de vaisseaux lymphatiques, sont tibiaux antérieurs, poplités profonds, inguinaux profonds ;
- les deux **réseaux accessoires** sont les collecteurs adducteurs qui se drainent dans les lymphatiques obturateurs puis iliaques internes, et les collecteurs lymphatiques glutéaux qui se drainent dans les lymphatiques iliaques internes.

b. Système lymphatique superficiel

Le système lymphatique superficiel comprend des vaisseaux lymphatiques superficiels et des lymphonœuds superficiels :
- les **vaisseaux lymphatiques principaux** prennent leur origine du réseau lymphatique du dos du pied et de la plante du pied. Ils suivent un courant

latéral et un courant médial, et se terminent dans les lymphocentres poplités et inguinaux superficiels ;
- les **vaisseaux lymphatiques accessoires** sont des vaisseaux glutéaux qui se jettent dans les lymphonœuds inguinaux, par voie médiale ou par voie latérale.

Les lymphonœuds superficiels du membre inférieur sont les plus nombreux. Ils sont organisés en lymphocentres :
- le lymphocentre poplité superficiel, dans le creux poplité,
- le lymphocentre inguinal superficiel, dans le trigone fémoral, forme une plaque lymphonodale autour de la crosse de la veine grande saphène. Les lymphonœuds y sont divisés en groupes supéro-latéral, supéro-médial, inféro-latéral et inféro-médial. Ils se drainent vers les lymphatiques iliaques externes.

VIII. INNERVATION DU MEMBRE INFÉRIEUR

Le membre inférieur reçoit des nerfs issus de deux plexus : le plexus lombaire et le plexus lombo-sacré. Les trois nerfs majeurs du membre inférieur sont les nerfs fémoral et obturateur (branches terminales du plexus lombaire), et le nerf sciatique (branche terminale du plexus lombo-sacré).

A. PLEXUS LOMBAIRE

Le plexus lombaire (*plexus lumbalis*) est formé des rameaux ventraux des quatre premiers nerfs spinaux lombaires (L1 à L4). Il donne des branches collatérales et deux branches terminales (le nerf obturateur et le nerf fémoral).

1. Branches collatérales du plexus lombaire

Le plexus lombaire émet des branches collatérales courtes et des branches collatérales longues (nerfs ilio-hypogastrique, ilio-inguinal, génito-fémoral et cutané latéral de la cuisse).

Les **branches collatérales courtes** sont destinées à l'innervation du muscle psoas (L2-L3) et du muscle carré des lombes (L1, L2 et L3).

Le **nerf ilio-hypogastrique** (*nervus iliohypogastricus*) est issu du rameau ventral du premier nerf spinal lombaire (L1), avec une participation du rameau ventral du douzième nerf spinal thoracique (Th12). Après être passé en arrière du rein, il chemine entre le muscle oblique interne et le muscle transverse de l'abdomen. Il se termine en une branche cutanée latérale pour la région glutéale et une branche médiale pour le muscle droit de l'abdomen et la peau de la région pubienne et des grandes lèvres ou du scrotum. C'est un nerf mixte qui participe également à l'innervation des muscles de la paroi abdominale.

Le **nerf ilio-inguinal** (*nervus ilioinguinalis*) est issu du rameau ventral du premier nerf spinal lombaire (L1). Son trajet suit celui du nerf ilio-hypogastrique, en-dessous de lui. Il innerve la peau de la région inguinale, de la région pubienne, des grandes lèvres et de la racine du clitoris, ou du scrotum et de la racine du pénis. C'est un nerf mixte qui participe en outre à l'innervation des muscles de la paroi abdominale.

Le **nerf génito-fémoral** (*nervus genitofemoralis*) est issu des rameaux ventraux des deux premiers nerfs spinaux lombaires (L1 et L2). Il chemine dans la gaine du muscle psoas, en arrière de l'uretère, puis il accompagne les vaisseaux iliaques communs et

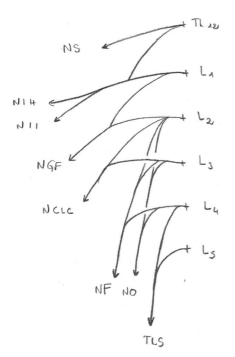

Constitution du plexus lombaire

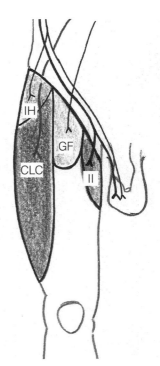

Territoires cutanés des nerfs collatéraux du plexus lombaire

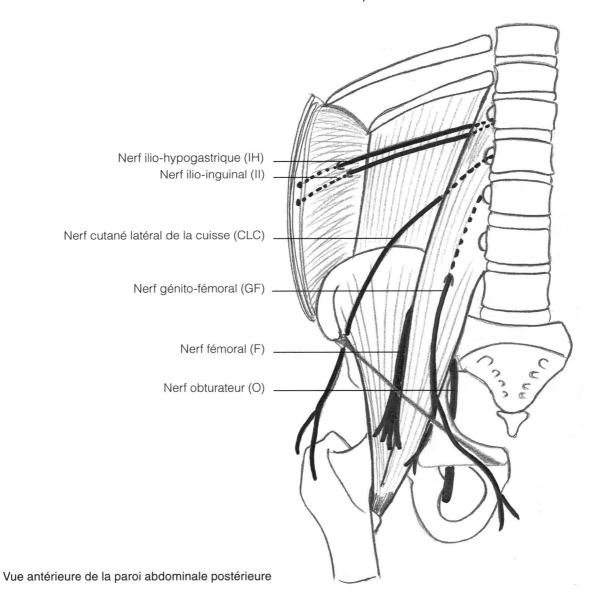

Nerf ilio-hypogastrique (IH)

Nerf ilio-inguinal (II)

Nerf cutané latéral de la cuisse (CLC)

Nerf génito-fémoral (GF)

Nerf fémoral (F)

Nerf obturateur (O)

Vue antérieure de la paroi abdominale postérieure

externes. Il se termine dans le canal inguinal où il se divise en une branche médiale pour la région périnéale et une branche latérale pour le trigone fémoral. C'est un nerf mixte car sa branche médiale innerve également le muscle crémaster.

Le **nerf cutané latéral de la cuisse** (*nervus cutaneus femoris lateralis*) est issu des rameaux ventraux des deuxième et troisième nerfs spinaux lombaires (L2-L3). Il recueille la sensibilité de la face latérale de la cuisse ou région fémorale (d'où son nom traditionnel de « nerf fémoro-cutané »). Il chemine avec le muscle psoas puis croise le muscle iliaque pour rejoindre un canal fibreux dans un dédoublement du ligament inguinal, vers l'épine iliaque antéro-supérieure (il peut y être comprimé : méralgie paresthésique de Roth). Il innerve la peau de la région glutéale antérieure et de la face latérale de la cuisse. C'est un nerf sensitif pur.

2.   Branches terminales du plexus lombaire

a. Nerf obturateur

α. Origine

Le nerf obturateur (*nervus obturaturius*) naît du plexus lombaire, des rameaux ventraux des deuxième, troisième et quatrième nerfs spinaux lombaires (L2, L3 et L4).

β. Trajet

Le nerf obturateur chemine entre les deux chefs du muscle psoas puis traverse ce muscle médialement. Il croise l'articulation sacro-iliaque au-dessus du détroit supérieur, passe sous la bifurcation de l'artère iliaque commune et rejoint le foramen obturé après avoir longé la ligne arquée.

γ. Terminaison et territoire

Le nerf obturateur traverse le foramen obturé dans le canal obturateur (*canalis obturatorius*) et se divise en deux rameaux terminaux, l'un antérieur superficiel (*ramus anterior*), l'autre postérieur profond (*ramus posterior*) :
- le **rameau antérieur** chemine dans le plan limité en avant par les muscles pectiné et long adducteur, et en arrière par les muscles obturateur externe et court adducteur. Il se distribue aux muscles pectiné, long et court adducteurs et gracile. Il reçoit un rameau cutané qui recueille la sensibilité de la peau de la région médiale de la cuisse et du genou (*ramus cutaneus*) ;
- le **rameau postérieur** chemine dans le plan limité par les muscles court adducteur en avant, et grand adducteur en arrière. Il se distribue aux muscles court et grand adducteurs (*ramus musculares*), à l'articulation de la hanche, et au creux poplité.

La paralysie du nerf obturateur entraîne un déficit moteur (diminution de la force de l'adduction de la cuisse) et sensitif (face médiale de la cuisse et du genou, anesthésie ou douleurs, névralgie obturatrice comme dans les hernies obturatrices).

b. Nerf fémoral

α. Origine

Le nerf fémoral (*nervus femoralis*) naît des rameaux ventraux des deuxième, troisième et quatrième nerfs spinaux lombaires (L2, L3 et L4).

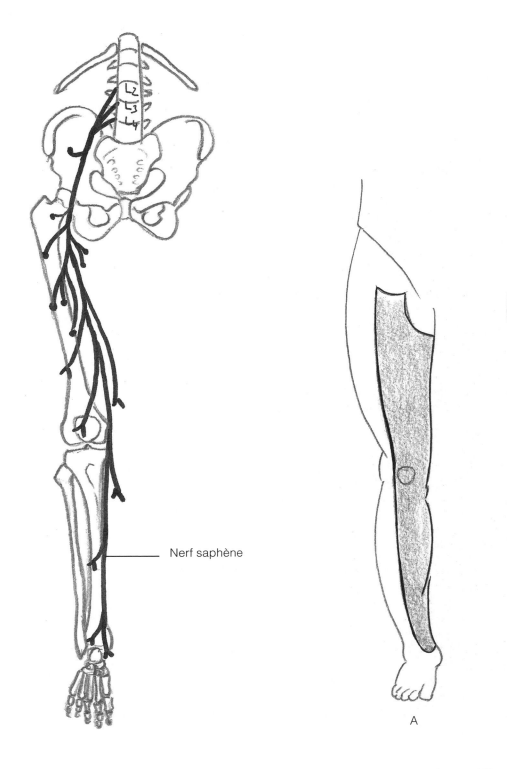

Nerf saphène

Nerf fémoral (vue antérieure schématique).
Les points indiquent une cible musculaire, les flèches,
un nerf sensitif.

A

B

Territoire sensitif du nerf fémoral.
A : vue antérieure ; B : vue postérieure

β. Trajet

Le nerf fémoral est satellite du muscle psoas. Il chemine dans le hamac musculaire que lui constituent les muscles iliaque et psoas. Puis le nerf fémoral passe sous le ligament inguinal, dans la lacune musculaire, pour rejoindre le trigone fémoral en dehors de l'artère fémorale. Le nerf fémoral est l'élément le plus latéral du trigone fémoral.

γ. Terminaison et territoire

Le nerf fémoral se termine un centimètre sous le ligament inguinal en :
– des **rameaux moteurs** (*rami musculares*) pour les muscles sartorius, quadriceps, pectiné et long adducteur ;
– des **rameaux cutanés antérieurs** (*rami cutanei anteriores*) pour la région antérieure de la cuisse et du genou ;
– **nerf saphène** (*nervus saphenus*), satellite de l'artère fémorale dans le canal fémoral puis de la veine grande saphène sous le genou. Il innerve la peau de la face médiale du genou (*ramus infrapatellaris*), de la jambe et de la cheville (*rami cutanei cruris mediales*).

Le nerf fémoral donne des branches collatérales pour le muscle iliaque, pour l'artère fémorale (nerf de Bichat, 1819) et la face antéro-latérale de la cuisse. La paralysie du nerf fémoral entraîne un déficit moteur (baisse de la force de flexion de la hanche, extension du genou impossible par paralysie du muscle quadriceps fémoral, abolition de l'abduction-rotation latérale de la hanche par paralysie du muscle sartorius) et sensitif (anesthésie ou douleurs de la cuisse : névralgie crurale).

B.   PLEXUS LOMBO-SACRÉ

1.   Définition

Le plexus lombo-sacré (*plexus lombosacralis*) est formé des rameaux ventraux des deux derniers nerfs spinaux lombaires (L4 et L5 formant le tronc lombo-sacré) et des trois premiers nerfs spinaux sacrés (S1, S2 et S3).

La nomenclature internationale rattache le nerf sciatique au plexus sacré. Nous considérons que les branches du **plexus lombo-sacré** innervent le membre inférieur, alors que celles du **plexus sacré** innervent le pelvis et le périnée.

Selon nous, le nerf sciatique doit être rattaché au plexus lombo-sacré car son contingent lombaire est fonctionnellement très important. En effet, il y a souvent une trifurcation du quatrième nerf lombaire qui alimente le nerf sciatique chez les mammifères (Jhering, 1878). D'autre part, la pathologie du nerf sciatique est le plus souvent associée à des pathologies de la colonne lombaire dans l'espèce humaine.

Le plexus lombo-sacré présente six nerfs collatéraux et un nerf terminal, le nerf sciatique.

2.   Branches collatérales du plexus lombo-sacré

Le plexus lombo-sacré présente six nerfs collatéraux :
– le nerf glutéal supérieur (*nervus gluteus superior*),
– le nerf du muscle carré fémoral,
– le nerf glutéal inférieur (*nervus gluteus inferior*),
– le nerf du muscle obturateur interne,
– le nerf du muscle piriforme,
– le nerf cutané postérieur de la cuisse (*nervus cutaneus femoris posterior*) qui donne

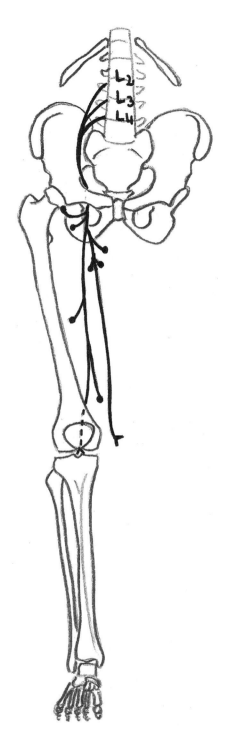

Nerf obturateur (vue antérieure schématique).
Les points indiquent des cibles musculaires,
les flèches, des territoires sensitifs

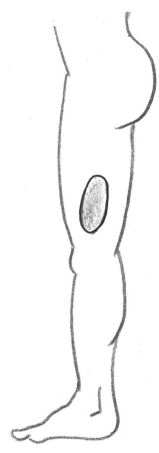

Territoire sensitif du nerf obturateur
(vue médiale)

les nerfs cluniaux inférieurs (*nervi clunium inferior*) recueillant la sensibilité de la peau de la partie basse de la région glutéale.

Le **nerf glutéal supérieur** (*nervus gluteus superior*) est un nerf moteur issu des racines lombaires L4, L5 et S1. Il émerge du pelvis dans la région glutéale en traversant le canal supra-piriforme, au-dessus du muscle piriforme, dans lequel il chemine avec l'artère glutéale supérieure. Il innerve les muscles moyen fessier, petit fessier et tenseur du fascia lata.

Le **nerf du muscle carré fémoral** est un nerf moteur issu des racines L4, L5 et S1. Il sort du pelvis par le canal infra-piriforme et innerve les muscles carré fémoral et jumeau inférieur.

Le **nerf glutéal inférieur** (*nervus gluteus inferior*) est un nerf moteur issu des racines L5, S1 et S2. Il sort du pelvis en traversant le canal infra-piriforme, sous le muscle piriforme et arrive à la face profonde du muscle grand fessier qu'il innerve.

Le **nerf du muscle obturateur interne** est un nerf moteur issu des racines L5, S1 et S2. Il traverse le canal infra-piriforme. Il innerve les muscles obturateur interne et jumeau supérieur.

Le **nerf du muscle piriforme** est un nerf moteur issu des racines S1 et S2. Il innerve le muscle piriforme.

Le **nerf cutané postérieur de la cuisse** (*nervus cutaneus femoris posterior*) est un nerf sensitif pur issu des racines S1, S2 et S3. Il sort du pelvis par le canal infra-piriforme, descend dans la région glutéale sous le muscle grand fessier, en dedans du nerf sciatique. Il longe ensuite la face postérieure de la cuisse, sous le fascia lata, au contact du muscle biceps fémoral. Dans le creux poplité, il perfore le fascia superficiel et rejoint la veine petite saphène qu'il accompagne jusqu'à mi-hauteur de la jambe. Son territoire comprend la peau de la partie inférieure de la fesse, de la face postérieure de la cuisse, du genou et de la moitié supérieure de la face postérieure de la jambe.

3.   Nerf sciatique

a. Origine

Le nerf sciatique (*nervus ischiadicus*, <u>sciatic nerve</u>) naît essentiellement des rameaux ventraux du cinquième nerf spinal lombaire (L5) et du premier nerf spinal sacré (S1). Accessoirement, il reçoit des contingents issus des rameaux ventraux du quatrième nerf spinal lombaire (L4) et des deuxième et troisième nerfs spinaux sacrés (S2 et S3).

b. Trajet

Le nerf sciatique sort du pelvis par la grande incisure sciatique (*incisura ischiadica major*) en passant dans le canal infra-piriforme. Il traverse la région glutéale sous le muscle grand fessier (cadran inféro-médial de la fesse). Il chemine dans la loge postérieure de la cuisse entre le muscle biceps fémoral et les muscles semi-tendineux et semi-membraneux.

c. Terminaison

Le nerf sciatique se divise le plus souvent au sommet du creux poplité en deux branches terminales : le nerf tibial (*nervus tibialis*) pour la loge postérieure de la jambe et la région plantaire, et le nerf fibulaire commun (*nervus fibularis communis*) pour les loges antérieure et latérale de la jambe, et le dos du pied.

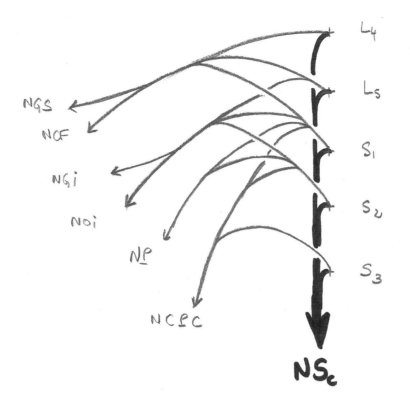

L4

L5

S1

S2

S3

NGS

NCF

NGi

NOi

NP

NCPC

NSc

Constitution du plexus lombo-sacré
NGS (nerf glutéal supérieur),
NCF (nerf du carré fémoral),
NGI (nerf glutéal inférieur),
NOI (nerf de l'obturateur interne),
NP (nerf du piriforme),
NCPC (nerf cutané postérieur
de la cuisse),
NSc (nerf sciatique)

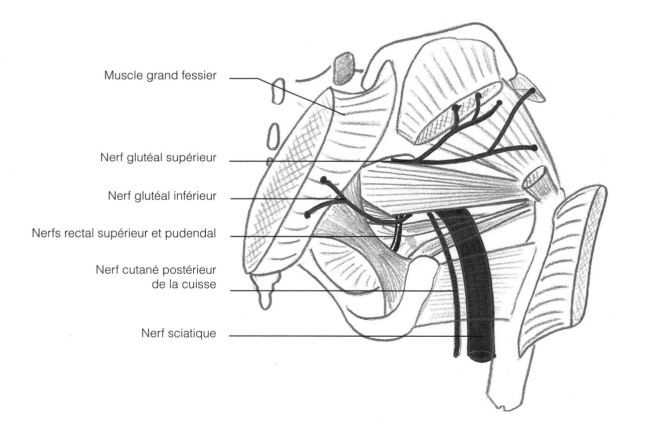

Muscle grand fessier

Nerf glutéal supérieur

Nerf glutéal inférieur

Nerfs rectal supérieur et pudendal

Nerf cutané postérieur
de la cuisse

Nerf sciatique

d. Branches collatérales

Le nerf sciatique donne :
– le nerf supérieur du muscle semi-tendineux ;
– le nerf du chef long du muscle biceps fémoral ;
– le nerf inférieur du muscle semi-tendineux ;
– le nerf du muscle semi-membraneux ;
– le nerf du chef vertical du muscle grand adducteur ;
– le nerf du chef court du muscle biceps fémoral ;
– le nerf articulaire du genou.

L'atteinte du nerf sciatique entraîne un déficit moteur (paralysie de l'extension de la hanche, paralysie de la flexion et de l'extension de la cheville et des orteils) et sensitif (anesthésie ou douleurs, névralgie sciatique, L5 : dos du pied, S1 : plante du pied).

4.   Branches terminales du nerf sciatique

a. Nerf tibial

α. Origine

Le nerf tibial (*nervus tibialis*) est la branche terminale médiale du nerf sciatique. Il innerve la loge postérieure de la jambe et la plante du pied. Il naît de la bifurcation du nerf sciatique dans le creux poplité ou plus haut.

β. Trajet

Le nerf tibial a un trajet vertical dans le creux poplité jusqu'à l'arcade tendineuse du muscle soléaire. C'est l'élément le plus superficiel du creux poplité. Il quitte le creux poplité en s'engageant sous l'arcade du muscle soléaire, et chemine dans la loge postérieure de la jambe avec le pédicule tibial postérieur, en arrière de la membrane interosseuse de la jambe. Il contourne la malléole médiale, passe sous le rétinaculum des fléchisseurs et dans le canal tarsien où il se termine.

γ. Terminaison

Le nerf tibial se termine dans le canal tarsien en nerfs plantaires latéral et médial.

Le **nerf plantaire médial** est la branche de division médiale du nerf tibial. Il chemine d'arrière en avant dans la région plantaire, en suivant l'artère plantaire médiale, satellite du muscle abducteur de l'hallux et du tendon du muscle long fléchisseur de l'hallux. C'est un nerf mixte. Son territoire moteur comprend les muscles abducteur de l'hallux, court fléchisseur de l'hallux, premier lombrical, court fléchisseur des orteils. Son territoire sensitif comprend les deux tiers médiaux de la plante du pied, la face plantaire des trois premiers orteils et la moitié médiale de la face plantaire du quatrième orteil.

Le **nerf plantaire latéral** est la branche terminale latérale du nerf tibial. Ce nerf mixte se porte en avant et en dehors dans la région plantaire, entre les muscles carré plantaire et court fléchisseur des orteils. Il se termine en un rameau superficiel sensitif et un rameau profond moteur. Son territoire moteur comprend les muscles abducteur du petit orteil, court fléchisseur du petit orteil, interosseux, lombricaux II à IV, adducteur de l'hallux, carré plantaire. Son territoire sensitif comprend le tiers latéral de la peau plantaire, la face plantaire du petit orteil, la moitié latérale de la face plantaire du quatrième orteil.

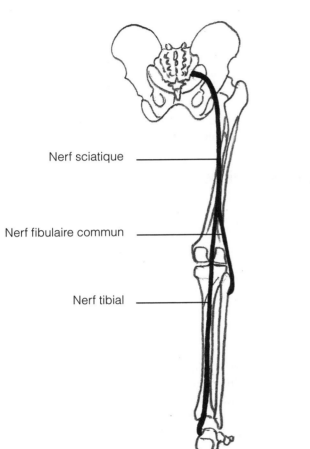
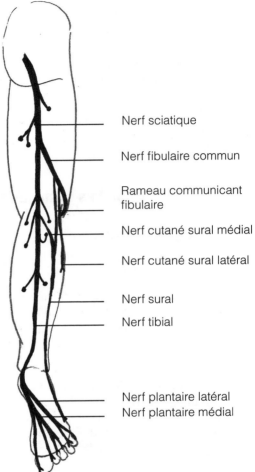

Nerf sciatique

Nerf fibulaire commun

Nerf tibial

Nerf sciatique

Nerf fibulaire commun

Rameau communicant fibulaire

Nerf cutané sural médial

Nerf cutané sural latéral

Nerf sural

Nerf tibial

Nerf plantaire latéral
Nerf plantaire médial

Le nerf sciatique (vues postérieures)

δ. Branches collatérales

Le nerf tibial donne :
- le rameau articulaire du genou, nerf sensitif de l'articulation du genou ;
- les nerfs latéral et médial du muscle gastrocnémien, satellites des vaisseaux suraux, nerfs moteurs des chefs du muscle gastrocnémien ;
- le nerf supérieur du muscle soléaire, nerf moteur pour le chef soléaire du muscle triceps sural ;
- le nerf du muscle poplité, qui donne un rameau sensitif pour l'articulation tibio-fibulaire proximale ;
- le nerf interosseux de la jambe, donnant des branches osseuses et pour le muscle tibial postérieur ;
- le nerf cutané sural médial, satellite de la veine petite saphène, devenant nerf sural après avoir reçu une anastomose du nerf fibulaire superficiel (rameau communicant fibulaire). Il innerve la face latérale du dos du pied ;
- le nerf inférieur du muscle soléaire, nerf moteur pour le chef soléaire du muscle triceps sural ;
- le nerf du muscle tibial postérieur ;
- le nerf du muscle long fléchisseur des orteils ;
- le nerf du muscle long fléchisseur de l'hallux ;
- des rameaux calcanéens médiaux, naissant au-dessus de la malléole médiale, innervant la peau du talon.

b. Nerf fibulaire commun

α. Origine

Le nerf fibulaire commun (*nervus fibularis communis*) est la branche de division latérale du nerf sciatique. C'est le nerf mixte de la loge antéro-latérale de la jambe et du dos du pied. Il naît du nerf sciatique au sommet du creux poplité, parfois plus haut.

β. Trajet

Le nerf fibulaire commun se porte en bas et latéralement en suivant le tendon du muscle biceps fémoral. Il contourne d'arrière en avant le col de la fibula, puis traverse le muscle long fibulaire et se termine à la partie haute de la loge latérale de la jambe. Le nerf fibulaire commun est vulnérable autour du col fibulaire. Il peut ainsi être lésé lors de fractures de l'extrémité supérieure de la fibula, ou comprimé à l'occasion d'une position à genou prolongée (syndrome des vendangeurs). Son atteinte se traduit essentiellement par une paralysie des muscles fléchisseurs dorsaux du pied, ce qui entraîne un steppage.

γ. Terminaison

Le nerf fibulaire commun se termine par division, dans la loge latérale de la jambe, en deux branches terminales, les nerfs fibulaire superficiel et profond.

Le **nerf fibulaire superficiel** se porte verticalement dans la loge latérale de la jambe, sous le muscle long fibulaire. Il se récline vers la superficie au tiers distal de la jambe, perfore le fascia sural, puis chemine sous la peau en passant au-dessus du rétinaculum des extenseurs. Dans la région dorsale du pied, il se termine en nerfs cutané dorsal médial et cutané dorsal intermédiaire. Son territoire moteur comprend les muscles de la loge latérale de la jambe. Son territoire sensitif comprend la face antérieure de la cheville, la partie moyenne du dos du pied, les faces dorsales de la moitié médiale de l'hallux, de la moitié latérale du deuxième orteil, des troisième et quatrième orteils, de la moitié médiale du petit orteil.

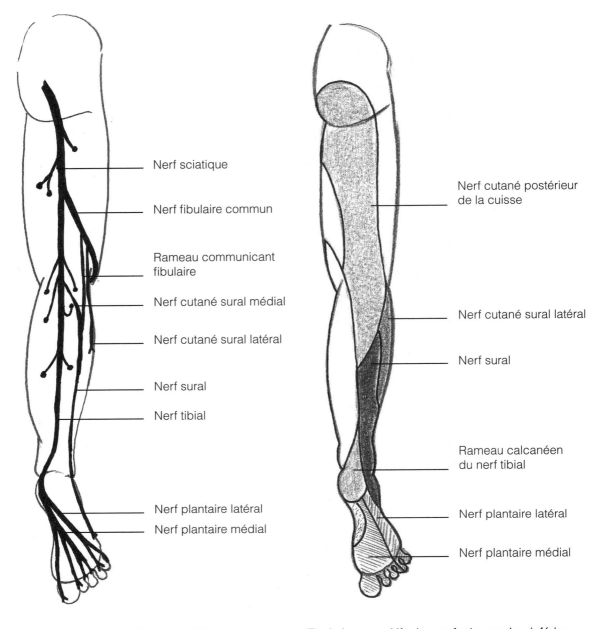

Nerf sciatique

Nerf fibulaire commun

Rameau communicant
fibulaire

Nerf cutané sural médial

Nerf cutané sural latéral

Nerf sural

Nerf tibial

Nerf plantaire latéral
Nerf plantaire médial

Nerf cutané postérieur
de la cuisse

Nerf cutané sural latéral

Nerf sural

Rameau calcanéen
du nerf tibial

Nerf plantaire latéral

Nerf plantaire médial

Distribution du nerf tibial (vue postérieure)

Territoires sensitifs des nerfs du membre inférieur

Le **nerf fibulaire profond** chemine verticalement dans la loge antérieure de la jambe, sous les muscles tibial antérieur et long extenseur des orteils. Il passe sous le réti-naculum des extenseurs et arrive dans la région dorsale du pied où il se divise en nerfs digital dorsal latéral de l'hallux et digital dorsal médial du deuxième orteil. Son territoire moteur comprend les muscles de la loge antérieure de la jambe et du dos du pied. Son territoire sensitif comprend la peau en regard du premier espace interosseux.

δ. Branches collatérales

Le nerf fibulaire commun donne :
- le nerf cutané sural latéral qui recueille la sensibilité de la face latérale, de la partie latérale de la face antérieure et de la face postérieure de la jambe ;
- le rameau communicant fibulaire qui rejoint le nerf cutané sural médial (qui devient alors nerf sural) ;
- le rameau articulaire pour l'articulation tibio-fibulaire proximale, nerf sensitif ;
- le nerf articulaire récurrent du genou, nerf sensitif.

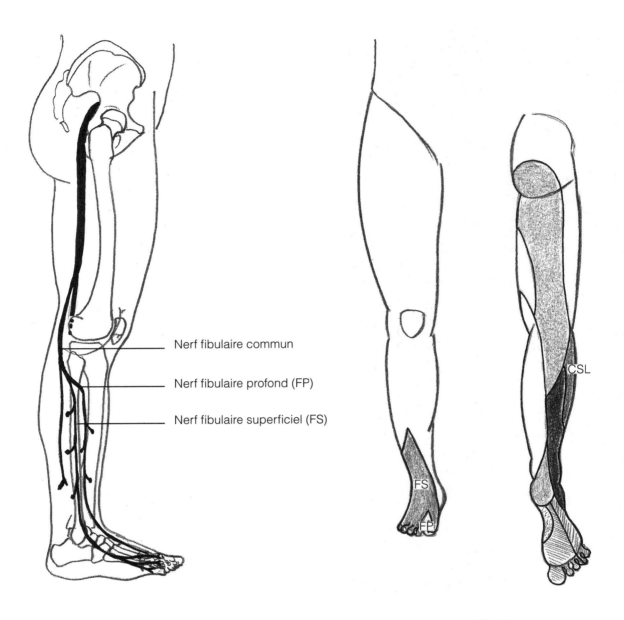

Nerf fibulaire commun

Nerf fibulaire profond (FP)

Nerf fibulaire superficiel (FS)

CSL

FS

FP

Nerf fibulaire commun et ses branches
(vue latérale)

Territoire sensitif du nerf fibulaire commun
et de ses branches
FP (nerf fibulaire profond), FS (nerf fibulaire
superficiel), CSL (nerf cutané sural latéral)

Chapitre 9
TRONC

I.   DÉFINITION

Le tronc est la portion moyenne du corps, située entre la base du cou, la racine des membres thoraciques et la racine des membres pelviens. Il comprend le thorax, l'abdomen et le pelvis. Il renferme les cavités thoracique, abdominale et pelvienne.

II.   RÉGIONS DU TRONC

En **anatomie de surface**, le tronc est divisé en régions regroupées en :
– région thoracique, en regard de la partie antéro-latérale de la cage thoracique,
– région abdominale, en regard de la paroi antérieure de l'abdomen,
– région dorsale, à la face postérieure du tronc,
– région périnéale, à la partie inférieure du tronc, fermant en bas l'excavation pelvienne.

Le tronc renferme des **cavités** et des **espaces** dans lesquels se disposent les organes que le tronc contient. Ces organes constituent les appareils respiratoire, cardio-vasculaire, digestif, génital, urinaire.

1.   Région thoracique

La région pectorale ou de la poitrine est la région thoracique ventrale. Elle est subdivisée en cinq régions (*regiones pectoris*) :
– la région infraclaviculaire (*regio infraclavicularis*), comprise entre la clavicule et la base du sein, qui se projette en regard de la troisième côte ;
– la région mammaire (*regio mammaria*), région d'implantation de la base du sein ;
– la région axillaire (*regio axillaris*), entre la paroi costale, la scapula et l'humérus ;
– la région sternale (*regio sternalis*), en avant du sternum ;
– la région costale (*regio costalis*), entre la région vertébrale et la région sternale.

2.   Région abdominale

La région abdominale est subdivisée en neuf régions (*regiones abdominis*), trois médianes et six latérales. Ces neuf cadrans, base de l'examen clinique de l'abdomen, sont séparés par deux lignes horizontales (la ligne bi-subcostale et la ligne horizontale reliant les épines iliaques antéro-supérieures) et deux lignes verticales suivant les bords latéraux des muscles droits de l'abdomen (sillons latéraux du ventre) :
– la région épigastrique (*regio epigastrica*), entre les sillons latéraux du ventre, au-dessus de la ligne bi-subcostale,
– la région ombilicale (*regio umbilicalis*), autour de l'ombilic, entre les sillons latéraux du ventre et les lignes bi-subcostale et bi-épineuse iliaque antéro-supérieure,
– la région hypogastrique ou pubienne (*regio pubica*) , entre les sillons latéraux du ventre et sous la ligne bi-épineuse iliaque antéro-supérieure,
– latéralement, à droite et à gauche, la région hypochondriaque ou hypochondre (*regio hypochondriaca dexter et sinister*), littéralement sous les cartilages costaux, en dehors du sillon latéral du ventre et au dessus de la ligne bi-subcostale,

— la région latérale ou flanc (*regio lateralis dexter et sinister*), de chaque côté, en dehors du sillon latéral du ventre, et entre les lignes bi-subcostale et bi-épineuse iliaque antéro-supérieure ;
— les fosses iliaques ou régions inguinales (*regio inguinalis dexter et sinister*), de chaque côté, en dehors du sillon latéral du ventre, et en dessous de la ligne bi-épineuse iliaque antéro-supérieure.

3.   Région dorsale

La région dorsale ou région thoraco-abdomino-pelvienne dorsale est subdivisée en sept régions (*regiones dorsi*) :
— la région scapulaire (*regio scapularis*), en arrière de la scapula ;
— la région infrascapulaire (*regio infrascapularis*), en arrière du thorax, en dessous de la scapula ;
— la région vertébrale (*regio vertebralis*), en arrière de la colonne vertébrale thoracique et lombaire ;
— la région paravertébrale (*regio paravertebralis*), en arrière du thorax de part et d'autre de la colonne vertébrale ;
— la région interscapulaire (*regio interscapularis*), entre les deux scapula ;
— la région lombaire (*regio lumbalis*) entre la douzième côte et la crête iliaque ;
— la région sacrée (*regio sacralis*), en arrière du sacrum.

4.   Région périnéale ou périnée

Le périnée (*regio perineale*) correspond aux structures qui ferment le détroit inférieur du pelvis (*apertura pelvis inferior*) entre la racine des cuisses. Il est subdivisé en :
— une région anale ou région périnéale postérieure ;
— une région uro-génitale ou région périnéale antérieure, avec le *pudendum femininum* (ou vulve) chez la femme et le scrotum (ou région scrotale) chez l'homme.
La région caudale correspond à la région coccygienne ou coccyx.

5.   Cavités et espaces du tronc

Le tronc renferme trois cavités et trois espaces :
— la cavité thoracique (*cavum thoracis*), limitée par la cage thoracique, constituée de douze vertèbres thoraciques, de douze paires de côtes et du sternum. En bas, le diaphragme ferme l'ouverture caudale du thorax. En haut, la cavité thoracique s'ouvre dans le cou par l'ouverture crâniale du thorax. Elle contient le médiastin et les gouttières pleuro-pulmonaires ;
— la cavité abdominale (*cavum abdominis*), limitée par le diaphragme en haut, la paroi abdominale antéro-latérale en avant et en dehors, la paroi abdominale postérieure en arrière, le détroit supérieur en bas. Elle contient l'appareil digestif ou canal alimentaire et ses annexes ;
— la cavité pelvienne (*cavum pelvis*), en dessous du détroit supérieur. Elle contient une partie du canal alimentaire, et les organes génitaux internes ;
— l'espace sous-péritonéal (espace pelvi-sous-péritonéal selon Bouchet et Cuilleret), en dessous de la partie la plus déclive du péritoine pariétal. Il contient la vessie, les organes génitaux internes et le rectum ;
— l'espace rétropéritonéal (*spatium retroperitoneale*), en arrière du péritoine pariétal postérieur. Il contient l'aorte abdominale, la veine cave inférieure et le haut appareil urinaire ;
— l'espace périnéal et la fosse ischio-rectale, en dessous du diaphragme pelvien. Ils contiennent l'appareil érectile et les sphincters urétral et externe de l'anus.

III. TERMINOLOGIE

Le mot « tronc » apparaît en français chez Chrétien de Troyes en 1175 pour désigner un coffret. Le mot « tronc » est utilisé en anatomie en 1559 (A. Rey) pour désigner la portion principale d'une artère, d'une veine ou du corps d'un vertébré (Littré). Le mot « torse » (buste) est emprunté à l'italien torse (1676, Félibien), du latin *thyrsus* qui a donné « thyrse » (en grec thyrsos, θυρσος, bâton des bacchantes). Le mot grec stelecos (στελεχος) est utilisé par Galien dans stelechiaios phlebs (στελεχιαιοσ φλεΨ) pour désigner le tronc porte. Le mot kormos (κορμος), « tronc d'arbre », est à l'origine des mots français « nanocormie » (taille du tronc anormalement petite), et « brachycormie ». La nomenclature internationale préconise le mot *truncus* pour désigner le tronc. Dans la nomenclature anglo-saxonne, le tronc est désigné par <u>trunk</u>.

Le mot « thorax » (θωραξ, cuirasse) est utilisé par Hippocrate pour désigner soit l'ensemble de la poitrine et de l'abdomen, soit le thorax seul. Galien réserve ce mot au thorax actuel. Ambroise Paré utilise le terme thorax avec le même sens que Galien, comme synonyme de « ventre moyen » (le ventre supérieur étant la cavité crânienne, et le ventre inférieur, la cavité abdominale).

Le mot « abdomen » : gaster (*gaster, gastros*) est utilisé par Hippocrate pour désigner la région du ventre. Ce terme est repris par Galien. Pline l'Ancien utilise le terme abdomen (Field évoque l'origine *adeps*, « graisse » et *omen*, « présage »). Celse utilise le terme *venter* pour ventre, et le diminutif *ventriculus* pour les ventricules cardiaques. Le mot « ventre » apparaît en français dans la *Chanson de Roland*. Chez Paré, en 1545, « abdomen » est utilisé dans le sens actuel comme synonyme de ventre inférieur, de *mirac* ou *mirach*. Sylvius utilise le terme *venter inferius*. Vésale privilégie le terme « abdomen ».

Concernant le **périnée**, pera, πηρα signifie « besace, bourse » en grec. Aristote l'utilise dans le sens de « scrotum ».

IV. CAGE THORACIQUE

1. Définition

La cage thoracique est un ensemble ostéo-articulaire en forme de tonneau. Elle est formée par :
- le sternum en avant ;
- les douze vertèbres thoraciques en arrière ;
- les douze paires de côtes de chaque côté.

2. Ostéologie du thorax

a. Sternum

Du grec sternon (στερνον = poitrine, sternum ; Vésale : *ossis pectoris*), le sternum est un os plat de 15 à 20 centimètres de hauteur et cinq à six centimètres de largeur maximum. Il forme la portion ventrale du thorax, comparé par Galien à un poignard de gladiateur. Il est constitué de deux lames osseuses corticales séparées par de l'os spongieux abondant et longtemps actif du point de vue hématopoïétique (les ponctions sternales sont utilisées pour prélever de la moelle osseuse). Cruveilhier le considère comme l'os le plus spongieux du corps humain. Le sternum peut être fendu en deux dans le sens vertical

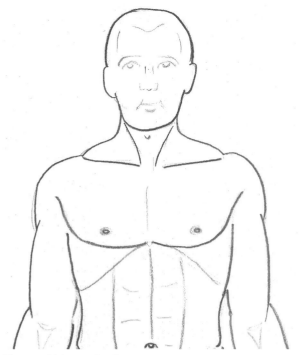

Face antérieure du thorax

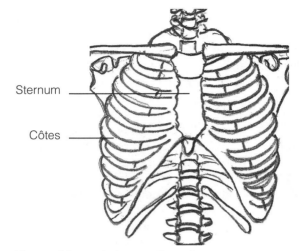

Sternum

Côtes

Vue antérieure de la cage thoracique

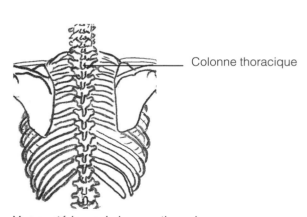

Colonne thoracique

Vue postérieure de la cage thoracique

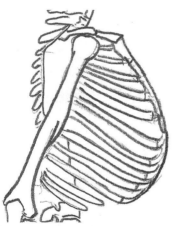

Vue latérale de la cage thoracique

pour ouvrir la cage thoracique et accéder chirurgicalement au médiastin (en chirurgie cardiaque en particulier) : c'est la sternotomie.

Le sternum est constitué de trois segments de haut en bas :
- le **manubrium** (« poignée, manche » en latin) (*manubrium sterni*) s'inscrit dans un carré. Il est creusé sur son bord supérieur par l'incisure jugulaire, et latéralement, de chaque côté, par l'incisure claviculaire et l'incisure costale pour le premier cartilage costal ;
- le **corps du sternum** (*corpus sterni*) forme la portion moyenne du sternum. Sa face antérieure est parcourue de crêtes intersternébrales. Le mot sternèbre a été proposé par Blainville pour désigner les différentes pièces du corps du sternum qui s'empilent de haut en bas avec leur correspondance vertébrale. L'angle sternal (*angulus sterni*, Louis, 1825) est l'angle à sommet ventral qui forme une saillie transversale sous la peau, et qui correspond à l'union du manubrium et du corps du sternum, articulation médio-sternale chez l'enfant. Il repère le niveau vertébral Th5 (H. Sick) ;
- le **processus xiphoïde** (du grec xifos, ξιφος, « épée, poignard », *processus xiphoideus*) est la pointe du sternum. Sa morphologie est très variable (processus xiphoïde court, long, bifide…).

Les bords latéraux du sternum sont marqués par les sept incisures costales (*incisurae costales*) où viennent s'articuler les extrémités médiales des sept premiers cartilages costaux. Le deuxième cartilage costal s'articule en regard de l'angle sternal de Louis.

b. Côtes

Les côtes (*os costale*, en anglais <u>rib</u>) sont des os plats qui s'articulent avec les vertèbres thoraciques. Elles sont numérotées de haut en bas de 1 à 12. On distingue :
- les sept **vraies côtes** (*costae verae*) ou côtes sternales, numérotées de 1 à 7. Chacune s'articule avec le sternum par un prolongement cartilagineux propre ;
- les trois **fausses côtes** (*costae spuriae*), numérotées de 8 à 10. Elles s'articulent avec le sternum par l'intermédiaire du cartilage de la septième côte ;
- les deux **côtes flottantes** (*costae fluitantes*), numérotées 11 et 12. Elles sont courtes et se terminent par un cartilage flottant.

Chaque côte présente une partie postérieure et moyenne osseuse qui forme l'os costal, et une partie antérieure cartilagineuse. Le cartilage costal est formé de cartilage hyalin.

La première côte est plate, large, en forme de C. Sa face supérieure présente le tubercule du muscle scalène antérieur (Lisfranc, 1790-1847), et deux sillons vasculaires : le sillon de l'artère subclavière en arrière du tubercule et le sillon de la veine subclavière en avant de ce tubercule. Sa tête ne s'articule qu'avec la première vertèbre thoracique (Th1) par l'intermédiaire d'une seule surface articulaire.

Les autres vraies côtes et les fausses côtes présentent une courbure postérieure sur le plat formant un angle postérieur, et une courbure antérieure ou courbure de torsion formant un angle antérieur. Elles présentent d'arrière en avant une tête, un col, un tubercule, un corps et un cartilage :
- la tête de la côte ou tête costale (*caput costae*) est un renflement marqué par la crête de la tête costale séparant les surfaces articulaires de la tête costale qui s'articulent avec deux corps vertébraux adjacents et le disque intervertébral ;
- le col de la côte (*collum costae*) ou col costal est la portion de la côte intermédiaire entre la tête costale et le corps de la côte, il donne insertion à plusieurs ligaments ;

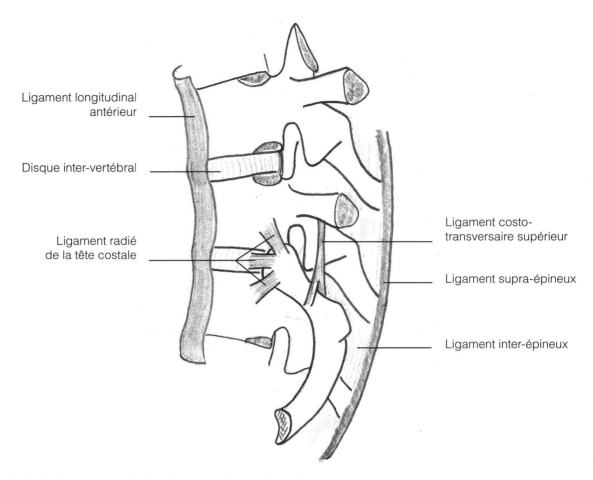

Ligament longitudinal
antérieur

Disque inter-vertébral

Ligament radié
de la tête costale

Ligament costo-
transversaire supérieur

Ligament supra-épineux

Ligament inter-épineux

Vue latérale d'un segment de la colonne vertébrale thoracique

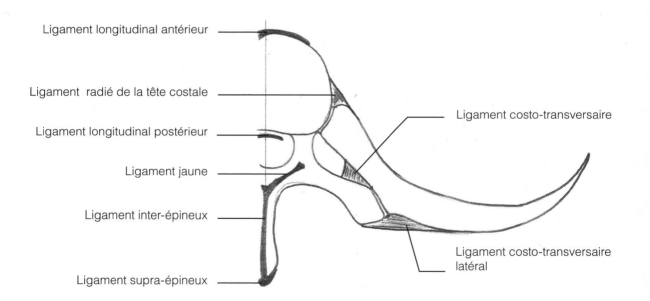

Ligament longitudinal antérieur

Ligament radié de la tête costale

Ligament longitudinal postérieur

Ligament jaune

Ligament inter-épineux

Ligament supra-épineux

Ligament costo-transversaire

Ligament costo-transversaire
latéral

Vue-coupe horizontale supérieure schématique
montrant l'articulation d'une côte avec une vertèbre thoracique.
L'obliquité des côtes explique que dans un plan de coupe horizontale n'est visible
que la partie postérieure de la côte (Tête, col, tubercule et partie postérieure du corps).
La partie antérieure de la côte plonge vers le bas et sort donc du plan de coupe.
D'après H. Sick, l'extrémité postérieure d'une côte se place dans le même plan horizontal
que l'extrémité antérieure de la côte située quatre niveaux au-dessus.

– le tubercule de la côte ou tubercule costal (*tuberculum costae*) est une proéminence située en arrière de la côte, à la jonction entre le col et le corps. Il présente une surface articulaire pour le processus transverse de la vertèbre correspondante (de même numéro que la côte) ;
– le corps de la côte (*corpus costae*), convexe latéralement, est marqué à son bord inférieur par le sillon subcostal dans lequel chemine le pédicule vasculo-nerveux intercostal. Ceci explique qu'une ponction pleurale, à travers un espace intercostal, doit être tangente au bord supérieur de la côte, donc être réalisée à la partie inférieure de l'espace intercostal, afin d'éviter de léser ce pédicule.

c. La colonne vertébrale thoracique

Elle est décrite dans le chapitre « colonne vertébrale ».

3. Arthrologie du thorax

Les articulations du thorax peuvent être réparties en trois groupes :
– les articulations costo-vertébrales (*articulationes costovertebrales*) ;
– les articulations sterno-costales (*articulationes sternocostales*) ;
– les articulations inter-chondrales (*articulationes interchondrales*).

a. Articulations sterno-costales

Les articulations sterno-costales sont les articulations synoviales entre les cartilages des sept premières côtes et les sept incisures costales du sternum. Elles présentent une capsule articulaire limitant une cavité synoviale cloisonnée par le ligament sterno-costal intra-articulaire. Les moyens d'union sont :
– le ligament sterno-costal intra-articulaire entre le sommet du cartilage costal et le fond de l'incisure costale ;
– le ligament sterno-costal radié (*ligamentum sternocostalia radiata*) qui renforce la capsule articulaire en avant. Son origine étroite est sur le cartilage costal, sa terminaison en éventail réalise des faisceaux obliques ascendants, transversaux, et obliques descendants qui se fixent sur la face antérieure du sternum.

b. Articulations inter-chondrales

Les articulations inter-chondrales sont les articulations entre les septième, huitième, neuvième et dixième cartilages costaux. Elles sont unies par des capsules articulaires limitant une cavité synoviale, renforcées par des ligaments interchondraux.

c. Articulations costo-vertébrales

Elles comprennent les articulations de la tête costale et des articulations costo-transversaires.

α. Articulations de la tête costale

Les articulations de la tête costale mettent en présence les deux facettes planes de la tête costale séparées par la crête de la tête costale, et les facettes costales inférieure et supérieure de deux vertèbres adjacentes. Les moyens d'union sont le ligament intra-articulaire de la tête costale et la capsule articulaire, renforcée par le ligament radié de la tête costale (*ligamentum capitis costae radiatum*). Chaque articulation présente deux cavités synoviales, l'une supérieure, l'autre inférieure. La première, la onzième et la douzième côtes ne s'articulent qu'avec une seule vertèbre (la vertèbre de même numéro que la côte), le ligament intra-articulaire de la tête costale y fait souvent défaut. Les côtes deux à dix s'articulent avec la vertèbre thoracique de même numéro, et avec la facette articulaire inférieure de la vertèbre sus-jacente.

β. Articulations costo-transversaires

Les articulations costo-transversaires mettent en présence la facette du tubercule costal et la facette costale du processus transverse. Les moyens d'union sont une capsule articulaire renforcée par des ligaments costo-transversaires (*ligamentum costotransversarium*) :
–   le ligament costo-transversaire supérieur (ou interosseux) suspend le col de la côte au processus transverse de la vertèbre sus-jecente,
–   le ligament costo-transversaire latéral (ou postérieur) relie le processus transverse au corps de la côte de même numéro,
–   le ligament costo-transversaire inférieur relie le col de la côte au processus transverse de la vertèbre de même numéro.

4.   Muscles intrinsèques du thorax

Les muscles intrinsèques du thorax désignent les muscles dont les insertions se font toutes sur la cage thoracique. Ces muscles, répartis en six groupes, sont abaisseurs ou élévateurs des côtes, et ont un rôle respiratoire accessoire, le muscle respiratoire principal étant le diaphragme thoraco-abdominal. Ils sont mis en jeu lors d'une obstruction ventilatoire : on parle de tirage.

a.   Muscles intercostaux externes

Les muscles intercostaux externes (*musculi intercostales externi*) sont les muscles les plus superficiels des espaces intercostaux. Leurs fibres charnues ont la même orientation que celles du muscle oblique externe de l'abdomen :
–   Origine : bord inférieur de la côte supérieure de l'espace intercostal ;
–   Corps charnu : faisceaux parallèles obliques en bas et en avant ;
–   Terminaison : bord supérieur de la côte inférieure de l'espace intercostal ;
–   Innervation : nerf intercostal de l'espace intercostal (niveau médullaire correspondant) ;
–   Action : rétrécissement de l'espace intercostal, stabilisation du thorax.

b.   Muscles intercostaux internes

Les muscles intercostaux internes (*musculi intercostales interni*) sont situés en profondeur des muscles intercostaux externes. Leurs fibres charnues sont perpendiculaires aux fibres des muscles intercostaux externes. Elles ont la même orientation que celles du muscle oblique interne de l'abdomen :
–   Origine : bord inférieur de la côte supérieure de l'espace intercostal ;
–   Corps charnu : faisceaux parallèles obliques en bas et en arrière ;
–   Terminaison : bord supérieur de la côte inférieure de l'espace intercostal ;
–   Innervation : nerf intercostal de l'espace intercostal (niveau médullaire correspondant) ;
–   Action : rétrécissement de l'espace intercostal, stabilisation du thorax.

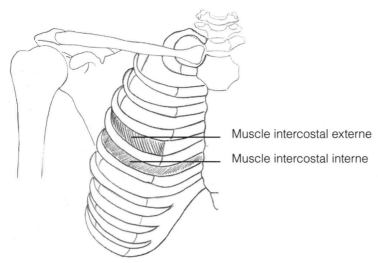

Muscle intercostal externe

Muscle intercostal interne

Vue antérieure de la cage thoracique montrant l'orientation des fibres des muscles intercostaux

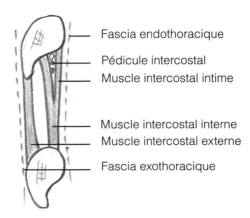

Fascia endothoracique

Pédicule intercostal

Muscle intercostal intime

Muscle intercostal interne
Muscle intercostal externe

Fascia exothoracique

Coupe frontale d'un espace intercostal

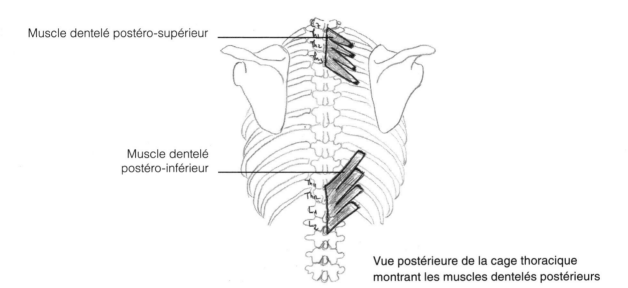

Muscle dentelé postéro-supérieur

Muscle dentelé postéro-inférieur

Vue postérieure de la cage thoracique montrant les muscles dentelés postérieurs

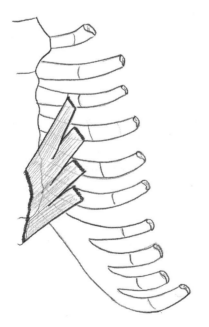

Vue interne (endothoracique) du plastron sterno-costal montrant le muscle transverse du thorax

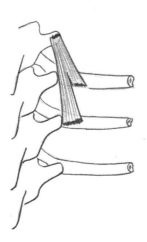

Vue postérieure de la cage thoracique montrant un muscle élévateur des côtes

c. Muscles intercostaux intimes

Les muscles intercostaux intimes (*musculi intercostales intimi*) représentent le plan musculaire le plus profond de l'espace intercostal. Certains auteurs considèrent le muscle intercostal intime comme le feuillet profond du muscle intercostal interne. Le pédicule intercostal se place entre les muscles intercostal interne et intime :

 – Origine : bord inférieur de la côte supérieure de l'espace intercostal ;
 – Corps charnus : faisceaux parallèles obliques en bas et en arrière ;
 – Terminaison : bord supérieur de la côte inférieure de l'espace intercostal ;
 – Innervation : nerf intercostal de l'espace intercostal (niveau médullaire correspondant) ;
 – Action : rétrécissement de l'espace intercostal, stabilisation du thorax.

d. Muscle transverse du thorax

Le muscle transverse du thorax (*musculus transversi thoracis*) irradie de la face profonde du sternum vers la face endothoracique de la cage thoracique :

 – Origine : face postérieure du processus xiphoïde et du corps du sternum ;
 – Corps charnu : triangulaire avec quatre ou cinq digitations divergentes endothoraciques ;
 – Terminaison : face endothoracique des troisième, quatrième, cinquième et sixième cartilages costaux ;
 – Innervation : les sept premiers nerfs intercostaux (niveaux médullaires Th1-Th7) ;
 – Action : abaisseur des côtes (très accessoire).

e. Muscles subcostaux

Les muscles subcostaux (*musculi subcostales*) sont dix à douze muscles inconstants, reliant les faces endothoraciques des côtes :

 – Origine : face endothoracique d'une côte ;
 – Corps charnu : fibres obliques vers le bas ;
 – Terminaison : face endothoracique de la côte sous-jacente et de la côte suivante ;
 – Innervation : nerf intercostal de l'espace intercostal (niveau médullaire correspondant) ;
 – Action : négligeable.

f. Muscles élévateurs des côtes

Les muscles élévateurs des côtes (*musculi levatores costarum brevi et longi*) sont douze muscles exothoraciques postérieurs suspendant les cols des côtes aux processus transverses sus-jacents :

 – Origine : processus transverse de la septième vertèbre cervicale (C7) et des onze premières vertèbres thoraciques (Th1 à Th11) ;
 – Corps charnu : obliques en bas et en dehors en éventail, en arrière de la côte (muscles surcostaux) ;
 – Terminaison : angle de la côte sous-jacente (muscle court), ou de la deuxième côte sous-jacente (muscle long) ;
 – Innervation : nerf intercostal de l'espace intercostal (niveau médullaire correspondant) ;
 – Action : élévation des côtes (muscle inspirateur accessoire).

5. Vascularisation et innervation de la paroi thoracique

a. Artères de la paroi thoracique

Les artères de la paroi du thorax naissent de l'aorte et de l'artère subclavière. L'**artère thoracique interne** (*arteria thoracica interna*) naît du segment pré-scalénique de l'artère subclavière. Elle a un trajet para-sternal, à distance de 5 à 20 millimètres du bord latéral du sternum (L. Testut), en arrière des six premiers cartilages costaux. Elle se termine en regard du sixième cartilage costal en artère musculo-phrénique et en artère épigastrique supérieure. L'artère musculo-phrénique est à l'origine des artères intercostales antérieures pour les septième, huitième, neuvième, et dixième espaces intercostaux. L'artère thoracique interne donne au cours de son trajet des rameaux médiastinaux, thymiques, bronchiques, l'artère péricardiaco-phrénique qui accompagne le nerf phrénique, des rameaux perforants cutanés antérieurs, des rameaux mammaires médiaux et les artères intercostales antérieures des six premiers espaces intercostaux.

Le **tronc costo-cervical** (*truncus costocervicalis*) naît de l'artère subclavière. Il longe le tronc sympathique latéro-vertébral thoracique et se termine en donnant des artères intercostales postérieures pour les deux ou trois premiers espaces intercostaux.

Les **artères intercostales postérieures** (*rami intercostales posteriores*) pour les espaces intercostaux numéro quatre à douze naissent de la face postérieure de l'aorte thoracique. Chaque artère intercostale postérieure donne un rameau dorso-spinal pour la moelle spinale et les muscles spinaux, et un rameau intercostal proprement dit. Les artères intercostales donnent des rameaux musculaires, osseux, pleuraux, cutanés et mammaires (selon le niveau).

b. Veines de la paroi thoracique

Le sang veineux de la paroi thoracique se draine essentiellement dans le système azygos. La **veine azygos** (*vena azygos*) :
- Origine : elle naît dans l'espace infra-médiastinal postérieur, de la veine lombaire ascendante droite et de la douzième veine intercostale postérieure droite ;
- Trajet : elle pénètre dans la cavité thoracique en suivant le tronc sympathique, suit un trajet vertical sur la face antéro-latérale droite de la colonne vertébrale thoracique jusqu'au niveau de la quatrième vertèbre thoracique (Th4). Elle décrit alors une crosse qui passe au-dessus du pédicule pulmonaire droit ;
- Terminaison : elle s'abouche sur la face postérieure de la veine cave supérieure ;
- Veines affluentes : à droite, la veine azygos reçoit les veines intercostales postérieures droites directement. À gauche, elle reçoit la veine hémi-azygos (*vena hemiazygos*) qui prolonge la veine lombaire ascendante gauche et reçoit les veines intercostales postérieures des quatre ou cinq derniers espaces intercostaux gauches. Elle s'abouche dans la veine azygos en regard de la neuvième vertèbre thoracique (Th9). La veine hémi-azygos accessoire (*vena hemiazygos accessoria*) reçoit les six ou sept premières veines intercostales postérieures gauches. Elle s'abouche dans la veine azygos en regard de la septième vertèbre thoracique (Th7). Souvent, la huitième veine intercostale gauche croise la ligne médiane et se jette directement dans la veine azygos, au niveau de la huitième vertèbre thoracique (Th8).

c. Lymphatiques de la paroi thoracique

Les lymphatiques de la paroi thoracique sont constitués de vaisseaux lymphatiques auxquels sont connectés des lymphonœuds parasternaux le long du pédicule thoracique interne, des lymphonœuds intercostaux qui se drainent dans le conduit thoracique, et des lymphonœuds phréniques.

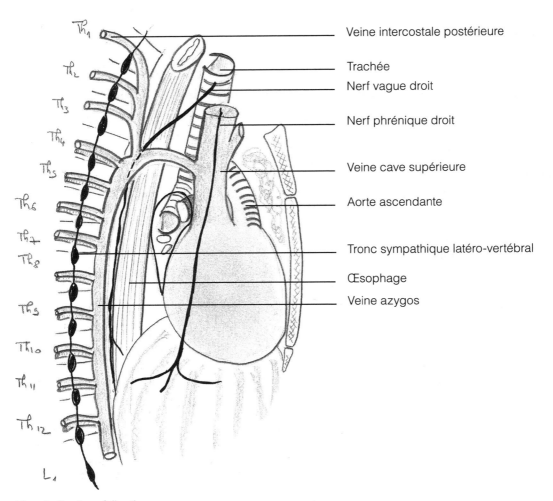

Veine intercostale postérieure

Trachée
Nerf vague droit

Nerf phrénique droit

Veine cave supérieure

Aorte ascendante

Tronc sympathique latéro-vertébral

Œsophage

Veine azygos

Vue droite du médiastin

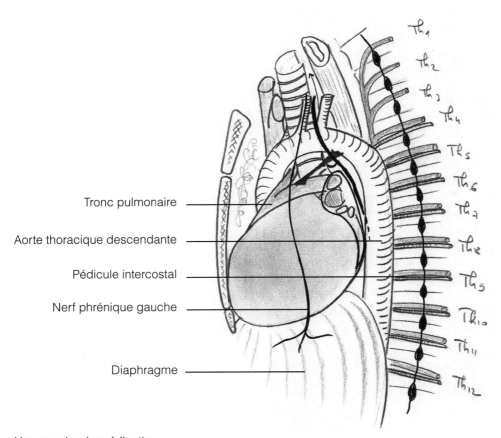

Tronc pulmonaire

Aorte thoracique descendante

Pédicule intercostal

Nerf phrénique gauche

Diaphragme

Vue gauche du médiastin

d. Innervation de la paroi thoracique

La paroi thoracique est innervée par les rameaux ventraux des nerfs spinaux thoraciques qui constituent les nerfs intercostaux et le nerf subcostal :
- les rameaux ventraux des nerfs spinaux thoraciques Th1 à Th11 (*nervi thoracici*) donnent les nerfs intercostaux (*nervi intercostales*) ;
- le rameau ventral du douzième nerf spinal thoracique (Th12) donne le nerf subcostal (*nervus subcostalis*).

Ces nerfs cheminent entre le muscle intercostal interne et le muscle intercostal intime de chaque espace intercostal, dans le sillon subcostal situé à la face inférieure de la côte. Ils innervent les muscles intercostaux, et la peau de la paroi thoracique. Leurs territoires sensitifs s'inscrivent dans des bandes horizontales suivant les espaces inter-costaux, matérialisant les métamères thoraciques.

L'infection par le virus varicelle-zona (VZV) est latente dans le ganglion spinal de la racine dorsale du nerf spinal. Dans les phases aiguës de réactivation, les patients décrivent des douleurs dans le territoire sensitif du nerf spinal intéressé (le long d'un espace intercostal), et présentent une éruption de vésicules cutanées dans le territoire sensitif. Ce sont ces observations qui ont donné l'idée des métamères.

6.   Diaphragme

Le diaphragme thoraco-abdominal (*diaphragma*), muscle qui sépare la cavité thoracique de la cavité abdominale, est décrit dans l'appareil respiratoire. On parle de diaphragme « thoraco-abdominal » pour bien le différencier du diaphragme pelvien qui ferme l'excavation pelvienne.

7.   Sein

Le sein ou mamelle (*mamma*, pour les anglo-saxons : breast, mammary gland) est l'organe qui caractérise les mammifères. Le sein est constitué essentiellement par la glande mammaire (*glandula mammaria*) qui permet la lactation chez la femme. Chez l'homme, elle présente les mêmes structures à l'état rudimentaire. Nous décrirons le sein féminin.

a. Situation, morphologie

Les seins sont situés de part et d'autre du sternum, en avant du muscle grand pectoral. Leur base se projette entre la troisième et la septième côte. Habituellement, il existe deux seins (droit et gauche). Il peut exister des seins accessoires (*mammae accessoriae*) disposés en principe le long de la ligne mammaire de Schultze (1892). Le sein s'inscrit dans une demi-sphère dont la base repose sur le thorax. La forme du sein est très variable, conique, piriforme, aplatie, discoïdale… Son volume est constitué par une partie glandulaire et une partie graisseuse plus ou moins importante.

Le sein présente une masse principale de 8 à 15 centimètres de diamètre, qui constitue le corps du sein (*corpus mammae*). Il présente souvent un prolongement axil-laire qui passe sous le bord inférieur du muscle grand pectoral. Le sommet de la masse principale est occupé par la saillie conique du mamelon ou papille mammaire (*papilla mammae*), marquée par la présence de l'orifice des conduits lactifères (*ductus lactiferi*). La papille mammaire est au centre d'une région dont la peau est de coloration brune, de 15 à 25 millimètres de diamètre, et qui forme l'aréole mammaire (*areola mamma*). Au sommet de la papille se trouvent 12 à 20 orifices (ostiums papillaires, *ostium papillare*) qui correspondent à la terminaison des conduits lactifères. Au niveau de cette zone se trouvent des tubercules formés par la saillie des glandes aréolaires (*glandulae areolares*, Morgagni, 1761) qui sont des glandes sébacées associées à un poil de petite dimension.

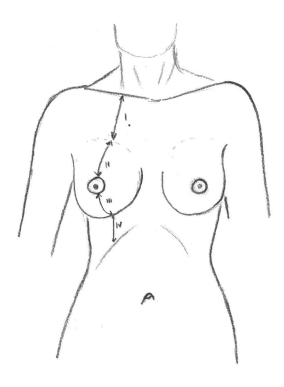

Vue antérieure de la région mammaire

Les quatre segments du sein :
– **segment I** : de la clavicule au sillon supra-mammaire ;
– **segment II** : du sillon supra-mammaire au bord supérieur de l'aréole ;
– **segment III** : du bord inférieur de l'aréole au sillon infra-mammaire ;
– **segment IV** : du sillon infra-mammaire au rebord costal

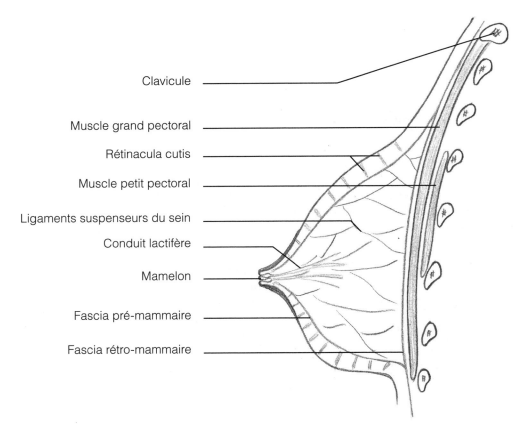

Clavicule

Muscle grand pectoral

Rétinacula cutis

Muscle petit pectoral

Ligaments suspenseurs du sein

Conduit lactifère

Mamelon

Fascia pré-mammaire

Fascia rétro-mammaire

Coupe sagittale du sein féminin

Elles se développent pendant la grossesse et forment les tubercules de Montgomery (1837).

b. Structure

La glande mammaire est cloisonnée dans un dédoublement du fascia superficialis, formant les fascias pré- et rétro-mammaires. Sur une coupe sagittale, le sein se présente comme une glande (*glandula mammaria*) formée d'une vingtaine de lobes. Les lobes forment une glande en grappe subdivisée en lobules (*lobuli glandulae mammariae*). Chaque lobule regroupe plusieurs acinus qui sont drainés par des canalicules qui se regroupent pour chaque lobe en un conduit lactifère (*ductus lactifer*). Les conduits lactifères présentent une dilatation avant de rejoindre la papille mammaire, c'est le sinus lactifère (*sinus lactiferi*), puis ils s'abouchent au sommet de la papille mammaire.

Les glandes accessoires situées entre le muscle aréolaire et la glande mammaire sont des glandes qui s'abouchent dans les tubercules de Montgomery. Elles participent à la formation du colostrum et du lait.

La glande mammaire est enveloppée de graisse pré-mammaire et rétro-mammaire. Il existe deux muscles annexés au sein :
- le muscle de l'aréole qui relie la périphérie de l'aréole mammaire à la base de la papille mammaire. Sa contraction provoque la projection de la papille en avant (c'est le thélotisme, de θηλη, papille et ωθεω, pousser) et agit comme un sphincter pendant la lactation ;
- le muscle de la papille mammaire ou muscle mamillaire (muscle sphincter de la papille, *musculus sphincter papillae*) qui est constitué par des fibres longitudinales et des fibres circulaires dans la paroi de la papille mammaire. Il agit comme un sphincter par ses fibres circulaires et comme un rétracteur de la papille par ses fibres longitudinales.

c. Moyens de fixité

Le fascia pré-mammaire est solidement arrimé au derme de la peau en regard par des travées fibreuses ou retinacula cutis (Ducret), expliquant l'invagination cutanée provoquée par une tumeur superficielle. Les fascias pré- et rétro-mammaires sont unis par des septums formant les ligaments suspenseurs du sein (*ligamentum suspensoria mammae*, Cooper, 1829) qui cloisonnent la glande mammaire en lobes.

d. Vascularisation et innervation

α. Les quatre pédicules artériels du sein

L'**artère thoracique interne** est l'artère principale du sein. Elle naît de l'artère subclavière et rejoint le sixième espace intercostal puis se termine en donnant l'artère épigastrique supérieure et l'artère musculo-phrénique. Elle donne deux ou trois branches antérieures qui traversent les premiers espaces intercostaux et le muscle grand pectoral avant de rejoindre le cadran supéro-médial du sein.

L'**artère thoracique latérale** naît de l'artère axillaire et donne quelques branches pour le cadran inféro-latéral du sein.

L'**artère thoracique suprême** naît de l'artère axillaire ou de l'artère thoraco-acromiale, elle donne quelques rameaux pour le cadran supéro-latéral du sein.

Les deuxième, troisième et quatrième **artères intercostales antérieures** donnent des rameaux postérieurs profonds pour le sein.

Les branches de ces artères forment un réseau superficiel à l'origine de rameaux cutanés et de rameaux glandulaires. Quatre à cinq rameaux rejoignent la papille mammaire et forment le réseau de la base de la papille.

β. Veines du sein

Les veines forment un réseau sous-cutané qui s'inscrit dans un cercle (cercle veineux de Haller, 1743). Il existe aussi des veines profondes qui s'anastomosent avec les précédentes. Ces veines sont drainées par les veines de la base du cou, de la paroi du thorax, et de la paroi abdominale.

γ. Lymphatiques du sein

Les lymphatiques mammaires forment un réseau lymphatique cutané, un réseau lymphatique glandulaire et des lymphatiques satellites des conduits lactifères. Les collecteurs lymphatiques rejoignent des lymphatiques latéraux qui rejoignent les lymphonœuds axillaires. Les lymphatiques médiaux rejoignent le pédicule thoracique interne. Les lymphatiques postérieurs et infra-mammaires rejoignent les lymphonœuds axillaires et supra-claviculaires.

δ. Innervation du sein

Le sein est un organe richement innervé, très sensible, qui reçoit quatre types de nerfs :
- des nerfs sympathiques qui accompagnent les artères ;
- des nerfs sensitifs issus des deuxième, troisième, quatrième, cinquième et sixième nerfs intercostaux. Le nerf de la papille provient du cinquième nerf intercostal (niveau médullaire Th5) ;
- la branche supra-claviculaire du plexus cervical ;
- les branches thoraciques du plexus brachial.

e. Développement de la glande mammaire

α. Développement pré-natal

Chez l'embryon de six millimètres, deux soulèvements épithéliaux apparaissent entre la racine du membre supérieur et du membre inférieur à droite et à gauche : c'est la ligne mammaire (Schultze, 1892). Sur cette ligne mammaire, il existe un point mammaire principal qui persiste, le reste de la ligne mammaire régresse. Vers la fin du deuxième mois, le point mammaire principal prend une forme lenticulaire. Au troisième mois, le point mammaire principal devient conique et prend le nom de bourgeon mammaire primitif. Au quatrième mois, le bourgeon s'allonge et forme le bourgeon mammaire allongé. Au cinquième mois apparaît la zone aréolaire et la papille, ainsi que des lobules glandulaires. Au sixième mois apparaissent les glandes sébacées de la glande mammaire. Au huitième mois, les tubes épithéliaux se creusent et les cellules glandulaires se différencient.

β. Développement post-natal

Chez le nouveau-né à terme se produit une « crise mammaire » avec une tuméfaction localisée de l'aréole mammaire de la taille d'un pois puis d'un grain de café, puis parfois un écoulement spontané. Cette crise survient au deuxième jour chez le garçon et au quatrième jour chez la fille. Chez le garçon, cette crise serait due à la prolactine, chez la fille la crise serait due à la sécrétion d'œstrogène folliculaire qui entraînerait la sécrétion de prolactine hypophysaire.

La glande mammaire évolue entre la naissance et la puberté avec la croissance des conduits lactifères qui se ramifient. À la puberté, chez la fille, avec le début de l'activité cyclique de l'ovaire, s'observe une extension des conduits lactifères et la mise en place de groupes glandulaires élémentaires à leur extrémité. Pendant la deuxième phase du cycle menstruel s'observe une prolifération des conduits lactifères et un développement des groupes glandulaires qui entraîne des phénomènes congestifs au niveau des seins.

γ. Pendant la grossesse

Pendant la grossesse, il se produit des modifications de la glande mammaire avec une phase de prolifération :
- transformation des tubercules de Morgagni et tubercules de Montgomery,
- hyperplasie des conduits lactifères,
- prolifération des groupes glandulaires,
- augmentation du lit capillaire et développement du réseau veineux,
- organisation des réseaux lymphatiques avec développement d'un plexus sous-aréolaire (Sappey, 1888).

La deuxième phase est colostrogène avec développement des acinus et début d'une sécrétion d'essai.

δ. Pendant la lactation

La lactation est décomposée en plusieurs phénomènes :
- la lactopoïèse qui correspond à la synthèse intra-cellulaire du lait et à son passage dans la cavité de l'acinus,
- la galactopoïèse désigne la stimulation physiologique de la lactopoïèse,
- l'excrétion lactée désigne le phénomène d'évacuation du lait lors de la tétée ou de la traite, favorisée par la contraction des cellules myoépithéliales.

f. Variations de la glande mammaire

- L'amastie est l'absence de développement de la glande mammaire.
- L'athélie est l'absence de développement de la papille (ou mamelon).
- La polymastie est la présence de seins surnuméraires souvent au niveau de la ligne mammaire (Schultze, 1892), mais parfois aussi sur un site quelconque.
- La polythélie est la présence de papilles surnuméraires.
- L'hypotrophie mammaire est le développement anormalement faible de la glande mammaire. Lorsqu'elle s'associe à une hypoplasie du membre supérieur homolatéral, elle s'inscrit dans le cadre d'un syndrome de Poland (1841) : hypoplasie du muscle grand pectoral et du sein, du membre supérieur, et malformation de la main.
- L'hypertrophie mammaire est le développement anormalement important de la glande mammaire.

V. CAVITÉ THORACIQUE

1. Définition

La cavité thoracique (*cavum thoracis*) est un espace situé dans la cage thoracique, limité par le fascia endothoracique (*fascia endothoracica*) situé à la face profonde de la plèvre pariétale. Il recouvre la face interne des côtes et des espaces intercostaux, du sternum, du diaphragme (*fascia phrenicopleuralis*) et de la coupole pleurale (*cupula pleurae*). La cavité thoracique est subdivisée en trois espaces : le médiastin au milieu et les cavités pleurales de part et d'autre du médiastin.

2. Médiastin

Le médiastin (*mediastinum*) est l'espace médian de la cavité thoracique compris entre la plèvre médiastinale (*pleura mediastinalis*) des deux poumons, la colonne thoracique en arrière et le plastron sterno-costal en avant. Le diaphragme thoraco-abdominal en est la base. Le médiastin communique en haut avec l'espace viscéral du cou par l'intermédiaire du défilé cervico-thoracique. Le médiastin est subdivisé en plusieurs compartiments :
- le **médiastin supérieur** (*mediastinum superius*) est la partie du médiastin, située au-dessus de la bifurcation trachéale (niveau vertébral Th5). Il contient la trachée, l'œsophage, l'arc aortique et ses branches, les veines brachiocéphaliques et leurs affluents, la veine azygos, le thymus, le conduit thoracique, les nerfs phréniques, les nerfs vagues, des lymphonœuds ;
- le **médiastin inférieur** (*mediastinum inferius*) est situé sous la bifurcation de la trachée, il est subdivisé en médiastin antérieur, moyen et postérieur ;
- le **médiastin antérieur** (*mediastinum anterius*), en avant de la masse cardiaque, contient les vaisseaux thoraciques internes ;
- le **médiastin moyen** (*mediastinum medium*), comprend le cœur, situé entre le péricarde en avant et le plan frontal de la trachée en arrière ;
- le **médiastin postérieur** (*mediastinum posterius*), situé en arrière du cœur et du plan frontal de la trachée, contient l'œsophage, l'aorte descendante, les veines azygos et hémi-azygos, le conduit thoracique, les nerfs vagues, les nerfs splanchniques (sympathiques), des lymphonœuds.

Le médiastin est centré par la trachée et sa bifurcation, autour desquelles les éléments s'organisent. Le médiastin contient de nombreux lymphonœuds qui peuvent être l'objet de nombreuses pathologies (inflammatoires, infectieuses, cancéreuses…). L'intervention qui consiste à introduire un optique en avant de la trachée, dans le cou, pour réaliser des biopsies de lymphonœuds médiastinaux, porte le nom de médiastinoscopie.

3. Gouttières pleuro-pulmonaires

Les gouttières pleuro-pulmonaires droite et gauche contiennent les poumons enveloppés dans leur plèvre. Les poumons sont connectés au médiastin par les pédicules pulmonaires, au niveau du hile pulmonaire (cf. chapitre 12, Appareil respiratoire).

4. Thymus

a. Définition

Le thymus (*thymus*) est un viscère lympho-épithélial situé à la base du cou et au niveau du médiastin supérieur. Il est à l'origine des lymphocytes T. Il est parfois lié à des formes de myasthénie, et à des pathologies tumorales. Il peut exister des thymus accessoires (*noduli thymici accessorii*) développés le long des reliquats embryonnaires du canal pharyngo-thymique. Le thymus a un rôle immunitaire et endocrinien surtout chez l'enfant, il involue progressivement chez l'adulte.
N.B. : le thymus du veau est connu et apprécié du grand public en anatomie du boucher, c'est le ris de veau.

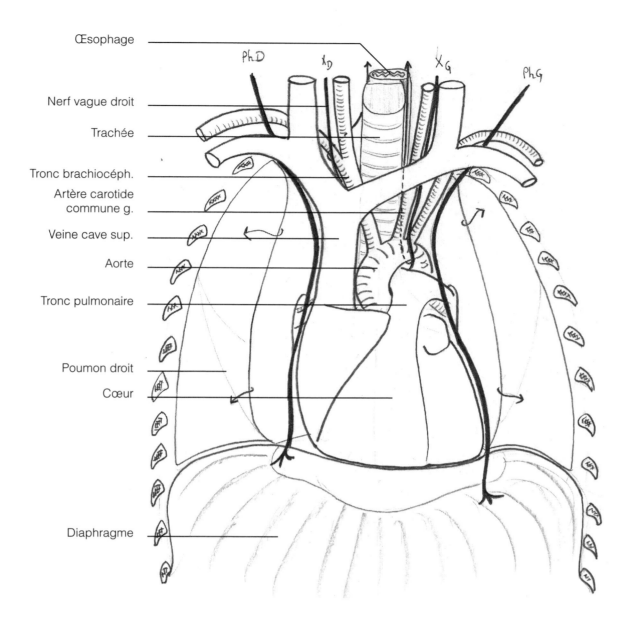

Œsophage

Nerf vague droit

Trachée

Tronc brachiocéph.

Artère carotide
commune g.

Veine cave sup.

Aorte

Tronc pulmonaire

Poumon droit

Cœur

Diaphragme

PhD   XD   XG   PhG

Vue antérieure du thorax après ablation du plastron sterno-costal

b. Situation

Le thymus est un organe cervico-thoracique dans 80 % des cas (E. Olivier). Il se projette au-dessus de l'ombre cardiaque sur une radiographie de face du thorax. Les deux muscles sterno-thyroïdiens forment le losange de la thymectomie.

c. Description

D'aspect blanc grisâtre, son poids chez l'adulte est de six à dix grammes. Sa hauteur moyenne est de six à sept centimètres, pour une épaisseur de trois à cinq millimètres. Sa forme est variable :
   – bilobée en H ou en V ou avec deux lobes séparés dans 80 % des cas (Brunet) ;
   – formes diverses dans 20 % des cas (à un lobe, à trois lobes, à quatre lobes…).
   Ainsi, le plus souvent, le thymus est formé de deux lobes thymiques (*lobus dexter et sinister*). Ces lobes sont subdivisés en lobules (*lobuli thymi*) séparés par des cloisons conjonctives connectées à la capsule du thymus.

d. Moyens de fixité

Le thymus est situé dans la loge thymique, comprise entre la lame thyro-péricardique en arrière et la lame pré-viscérale du fascia cervical (ou fascia cervical moyen) en avant.

e. Vascularisation et innervation

Le thymus reçoit cinq artères :
   – deux artères thymiques supérieures, branches des artères thyroïdiennes inférieures,
   – deux artères thymiques latérales, branches des artères thoraciques internes,
   – une artère thymique médiane issue du tronc brachio-céphalique ou de l'arc aortique.
   Les veines du thymus se regroupent en deux veines thymiques principales qui rejoignent les veines jugulaires internes ou les veines brachio-céphaliques, et des veines thymiques accessoires qui se drainent dans les veines thyroïdiennes inférieures et thoraciques internes.
   Les lymphatiques supérieurs rejoignent le confluent veineux jugulo-subclavier, les lymphatiques antérieurs rejoignent les lymphonœuds parasternaux, les lymphatiques postérieurs rejoignent les lymphonœuds rétro-thymiques à la face antérieure du péricarde.
   L'innervation provient des nerfs vagues (X) droit et gauche et des rameaux sympathiques satellites des artères thymiques.

VI. ABDOMEN

1. Définition

L'abdomen (*abdomen*) est la partie du tronc comprise entre le thorax et le pelvis. Il abrite la plupart des viscères digestifs. C'est la partie moyenne du tronc. La région abdominale (*regio abdominis*) correspond à la partie du tronc située entre le bord inférieur du gril costal en haut, et le bord supérieur du pelvis en bas. Elle est subdivisée en neuf cadrans utiles à la systématisation de l'examen clinique de l'abdomen. La cavité abdominale (*cavum abdominis*), limitée par le péritoine pariétal, est en continuité vers le bas avec la cavité pelvienne.

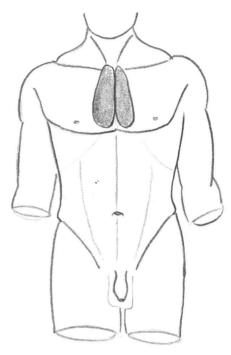

Vue antérieure du tronc montrant la projection cutanée du thymus

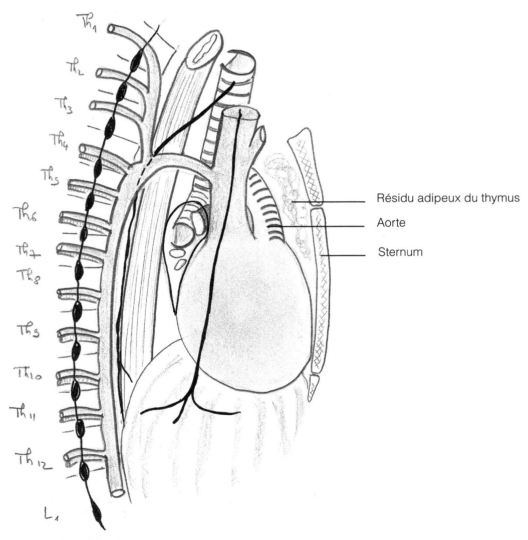

Résidu adipeux du thymus

Aorte

Sternum

Vue droite du médiastin

2. Paroi abdominale antéro-latérale

La paroi abdominale antéro-latérale est formée de muscles et de fascias tendus entre le pelvis, la colonne vertébrale lombaire et la cage thoracique. Cliniquement, elle peut être le siège de hernies ou d'éventrations (issue de viscères abdominaux à travers un orifice ou une solution de continuité de la paroi abdominale).

a. Muscle oblique externe de l'abdomen

Le muscle oblique externe de l'abdomen (*musculus obliquus externus abdominis*) est le muscle le plus superficiel des muscles larges de l'abdomen. L'orientation de ses fibres charnues est la même que celle des fibres du muscle intercostal externe :
  - Origine : par huit digitations de la face latérale de la 5e à la 12e côte ;
  - Corps charnu : en éventail autour d'un axe oblique en bas, en dedans et en avant. Les fibres charnues se prolongent par un large tendon aplati qui recouvre le muscle droit de l'abdomen en avant ;
  - Terminaison : versant antérieur de la crête iliaque, ligament inguinal, pubis homolatéral par l'intermédiaire du pilier latéral et du pilier médial circonscrivant l'anneau inguinal superficiel, ligne blanche de l'abdomen (*linea alba*), pubis controlatéral par le pilier postérieur (Colles, 1811) ;
  - Innervation : sept derniers nerfs intercostaux et nerf subcostal (niveaux médullaires Th5-Th12) ;
  - Action : flexion, inclinaison homolatérale et rotation controlatérale du tronc, maintien de la pression intra-abdominale, maintien de la sangle abdominale.

b. Muscle oblique interne de l'abdomen

Le muscle oblique interne de l'abdomen (*musculus obliquus internus abdominis*) est un muscle large de l'abdomen situé en profondeur du muscle oblique externe. Ses fibres charnues sont perpendiculaires à celles du muscle oblique externe :
  - Origine : trois quarts antérieurs de la crête iliaque, épine iliaque antéro-supérieure, tiers latéral du ligament inguinal ;
  - Corps charnu : en éventail, dont l'axe principal est oblique en haut, en dedans et en avant. Les fibres charnues se prolongent par un large tendon aplati. Au-dessus du niveau du promontoire (bord antérieur de S1), le tendon du muscle oblique interne se divise en deux feuillets antérieur et postérieur en regard du bord latéral du muscle droit de l'abdomen. Le feuillet antérieur passe en avant du muscle droit de l'abdomen. Le feuillet postérieur passe en arrière du muscle droit de l'abdomen. En dessous du niveau du promontoire, le tendon du muscle oblique interne de l'abdomen passe entièrement en avant du muscle droit de l'abdomen ;
  - Terminaison : trois derniers cartilages costaux, ligne blanche, pubis. La terminaison pubienne est commune avec le muscle transverse de l'abdomen, formant la faux inguinale (ou tendon conjoint) qui passe au-dessus du canal inguinal. Le muscle oblique interne envoie quelques fibres au cordon spermatique, formant le muscle crémaster ;
  - Innervation : les quatre derniers nerfs intercostaux, nerfs subcostal, ilio-inguinal et ilio-hypogastrique (niveaux médullaires Th7-L1). La stimulation de la peau de la face médiale de la cuisse provoque une ascension du testicule homolatéral par contraction du muscle crémaster (réflexe crémastérien, niveau médullaire L1) ;
  - Action : flexion, rotation homolatérale, inclinaison homolatérale du tronc, maintien de la pression intra-abdominale et de la sangle abdominale.

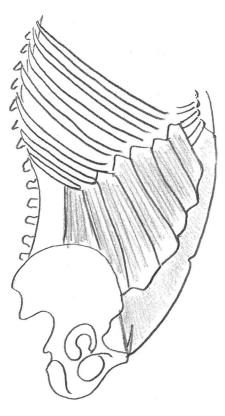

Muscle oblique externe de l'abdomen,
vue latérale droite

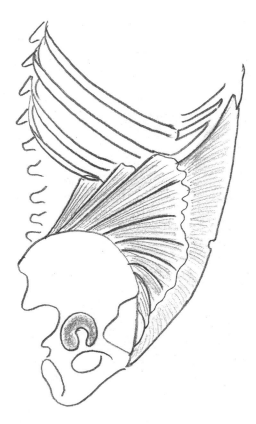

Muscle oblique interne de l'abdomen,
vue latérale droite

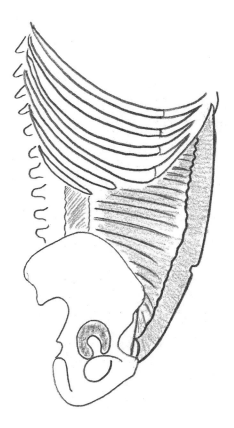

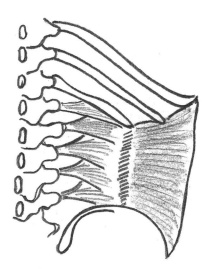

Muscle transverse de l'abdomen, vues latérale droite et postérieure montrant les insertions transversaires
du muscle transverse de l'abdomen

c. Muscle transverse de l'abdomen

Le muscle transverse de l'abdomen (*musculus transversus abdominis*) est le plus profond des muscles larges de l'abdomen. Il est constitué de fibres charnues transversales :
- Origine : fascia thoraco-lombaire, six dernières côtes, processus transverses des vertèbres lombaires L1 à L4, trois quarts antérieurs de la lèvre médiale de la crête iliaque, tiers latéral du ligament inguinal ;
- Corps charnu : fibres orientées en avant selon un axe transversal. Il est renforcé sur sa face profonde par le fascia transversalis, creusé en bas par l'anneau inguinal profond. Ses fibres charnues se prolongent par un tendon aplati qui passe en arrière du muscle droit de l'abdomen au dessus du niveau du promontoire, et en avant du muscle droit de l'abdomen en dessous du niveau du promontoire ;
- Terminaison : ligne blanche, pubis avec le muscle oblique interne de l'abdomen par la faux inguinale (*falx inguinalis*) ou tendon conjoint (*tendo conjunctivus*) ;
- Innervation : cinq derniers nerfs intercostaux, nerf subcostal (Th12), nerfs ilio-hypogastrique et ilio-inguinal (niveaux médullaires Th7-L1) ;
- Action : flexion du tronc, tension de la sangle abdominale, maintien des viscères abdominaux.

d. Muscle droit de l'abdomen

Le muscle droit de l'abdomen (*musculus rectus abdominis*) est un muscle polygastrique situé à la partie antérieure de la paroi abdominale. Entre les deux muscles droits de l'abdomen se place la ligne blanche, où s'entre-croisent les tendons des muscles larges de l'abdomen. Elle se projette au niveau du sillon médian du ventre. Le bord latéral du muscle droit de l'abdomen correspond au sillon latéral du ventre. Les tendons intermédiaires du muscle droit de l'abdomen existent en général au dessus de l'ombilic. Ils marquent leur empreinte à la peau chez les sujets ayant un pannicule adipeux cutané peu abondant.

C'est un muscle de type 3 selon la classification de Mathes et Nahai. Il est parcouru à sa face profonde par les artères épigastriques supérieure et inférieure qui s'anastomosent à plein canal. Ces artères donnent des branches collatérales musculaires et cutanées qui sont la base des techniques des lambeaux musculo-cutanés du muscle droit de l'abdomen (technique dite TRAM pour *Transversus Rectus Abdominis Musculus* par exemple), utilisés en reconstruction mammaire :
- Origine : par des digitations sur les cinquième, sixième et septième cartilages costaux et sur le processus xiphoïde ;
- Corps charnu : polygastrique, formé de fibres verticales reliées par trois à cinq tendons intermédiaires transversaux. Il est enveloppé d'une gaine (*vagina musculi recti abdominis*) dont la constitution diffère au dessus et en dessous du niveau du promontoire. Au-dessus du niveau du promontoire, son feuillet antérieur est constitué de la partie tendineuse de l'oblique externe de l'abdomen et du feuillet antérieur de l'oblique interne ; son feuillet postérieur est constitué du feuillet postérieur du tendon de l'oblique interne et du tendon du transverse de l'abdomen. En dessous du niveau du promontoire, l'ensemble des tendons des muscles larges de l'abdomen passe en avant du droit de l'abdomen, de sorte que la gaine du muscle droit de l'abdomen est incomplète en arrière. La limite entre partie complète et incomplète de la gaine forme la ligne arquée (*linea arcuata*, arcade de Douglas, 1730). Le bord latéral de la gaine des muscles droits forme la ligne semi-lunaire où peuvent se produire des hernies (hernie de Spiegel, 1627) ;
- Terminaison : crête du pubis et symphyse pubienne ;
- Innervation : sept derniers nerfs intercostaux, et nerf subcostal (niveaux médullaires Th5-Th12) ;
- Action : flexion du tronc, abaissement des côtes, maintien de la pression abdominale et des viscères.

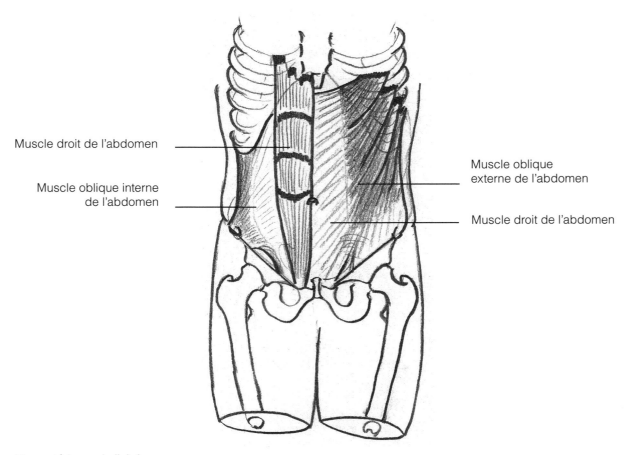

Muscle droit de l'abdomen

Muscle oblique interne de l'abdomen

Muscle oblique externe de l'abdomen

Muscle droit de l'abdomen

Vue antérieure de l'abdomen

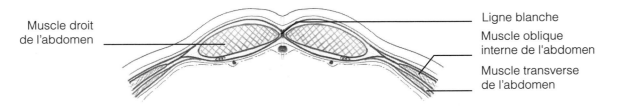

Muscle droit de l'abdomen

Ligne blanche

Muscle oblique interne de l'abdomen

Muscle transverse de l'abdomen

Coupe horizontale schématique montrant la gaine des muscles droits de l'abdomen complète au-dessus du niveau du promontoire

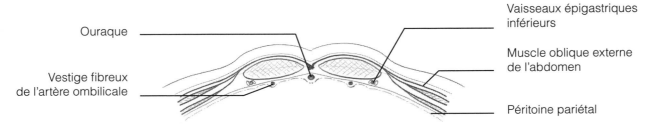

Ouraque

Vestige fibreux de l'artère ombilicale

Vaisseaux épigastriques inférieurs

Muscle oblique externe de l'abdomen

Péritoine pariétal

Coupe horizontale schématique montrant la gaine des muscles droits de l'abdomen incomplète en-dessous du niveau du promontoire

e. Muscle pyramidal de l'abdomen

Le muscle pyramidal de l'abdomen (*musculus pyramidalis*) est un petit muscle de la paroi abdominale antérieure qui renforce le muscle droit de l'abdomen dans la région supra-pubienne :
- Origine : corps du pubis ;
- Corps charnu : triangulaire ;
- Terminaison : ligne blanche, au niveau d'un raphé musculaire médian où les fibres des muscles pyramidaux droit et gauche s'entrecroisent ;
- Innervation : nerf subcostal (niveau médullaire Th12) ;
- Action : il participe à la tension de la paroi abdominale antérieure.

f. Formations fibreuses de la paroi abdominale

La paroi abdominale antérieure présente plusieurs couches fibreuses qui s'organisent autour de plusieurs orifices (anneau inguinal, anneau ombilical, lacune musculaire et lacune vasculaire) :
- le **fascia superficiel de l'abdomen** présente une couche externe (fascia de Camper, 1801) qui est fixée au ligament inguinal et qui se continue avec le fascia superficiel de la cuisse et avec le fascia périnéal superficiel, et une couche interne (fascia de Scarpa, 1809) qui se continue avec le fascia lata et avec le fascia de Colles du fascia périnéal superficiel ;
- le **fascia profond de l'abdomen** recouvre le muscle oblique externe de l'abdomen. Il se continue avec le fascia spermatique externe au niveau de l'anneau inguinal superficiel chez l'homme, avec le fascia profond du pénis (fascia de Buck, 1849) et avec le fascia périnéal profond ;
- le **fascia transversalis** recouvre la face profonde du muscle transverse de l'abdomen. Au niveau de l'anneau inguinal profond, il se prolonge par le fascia spermatique profond chez l'homme. Il est en continuité en arrière avec le fascia iliaca, le fascia pelvien et le fascia diaphragmatique. Il est recouvert à sa face profonde par le péritoine pariétal antérieur qui se déprime en regard de l'anneau inguinal profond, formant la fosse inguinale latérale ;
- le **ligament inguinal** (*ligamentum inguinale*, Henlé, 1866) est tendu entre l'épine iliaque antéro-supérieure et le tubercule du pubis. C'est un épaississement de l'aponévrose du muscle oblique externe de l'abdomen. Il délimite en haut l'anneau inguinal superficiel, en bas l'espace lacunaire. L'espace lacunaire est divisé en deux par l'arcade ilio-pectinée tendue entre le ligament inguinal et l'éminence ilio-pectinée. Latéralement, la lacune musculaire livre passage au muscle ilio-psoas et au nerf fémoral. Médialement, la lacune vasculaire (ou canal fémoral ou canal crural) laisse passer le pédicule fémoral ;
- l'**ombilic** (*ombilicus*) est la cicatrice de l'orifice ombilical où passent chez le fœtus les éléments du cordon ombilical. Il se projette en regard de la quatrième vertèbre lombaire (L4), soit dans le même plan horizontal que le sommet des crêtes iliaques. Il comprend, de la superficie à la profondeur, la peau, de la graisse, l'anneau ombilical (*annulus ombilicalis*) creusé dans la ligne blanche, formant un anneau à bord épais vers lequel convergent les vaisseaux ombilicaux devenus fibreux et formant le ligament ombilical médial (*ligamentum ombilicale mediale*), et l'ouraque, vestige de l'allantoïde, formant le ligament ombilical médian (*ligamentum ombilicale medianus*).

g. Canal inguinal

Le canal inguinal (*canalis inguinalis*), siège des hernies inguinales obliques externes, est situé au-dessus du ligament inguinal (*ligamentum inguinale* ou *arcus inguinalis*). C'est un canal oblique en bas, en avant et en dedans, de trois à cinq centimètres de long. Il

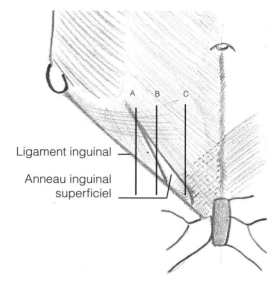

Ligament inguinal

Anneau inguinal
superficiel

A B C

Canal inguinal droit : plan superficiel (vue antérieure)

Vaisseaux épigastriques
inférieurs

Fascia transversalis

Pilier postérieur

Ligament lacunaire

Canal inguinal droit : plan profond (vue antérieure)

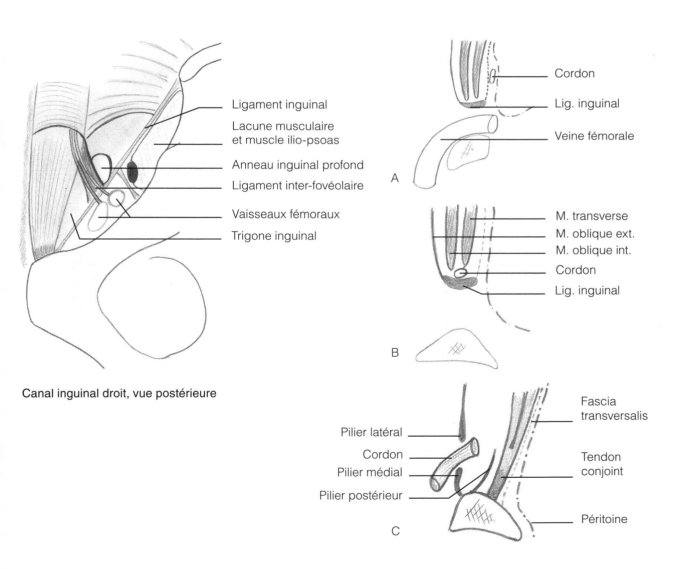

Ligament inguinal

Lacune musculaire
et muscle ilio-psoas

Anneau inguinal profond

Ligament inter-fovéolaire

Vaisseaux fémoraux

Trigone inguinal

Canal inguinal droit, vue postérieure

Cordon

Lig. inguinal

Veine fémorale

A

M. transverse
M. oblique ext.
M. oblique int.
Cordon
Lig. inguinal

B

Pilier latéral

Cordon

Pilier médial

Pilier postérieur

Fascia
transversalis

Tendon
conjoint

Péritoine

C

donne passage au cordon spermatique chez l'homme et au ligament rond de l'utérus (*ligamentum teres uteri*) chez la femme. C'est un point de faiblesse de la paroi abdominale antérieure, siège fréquent de hernies inguinales.

Le canal inguinal peut être décrit plan par plan, tel que le chirurgien le dissèque lorsqu'il répare une hernie inguinale :
  - la **peau**, doublée du fascia superficiel de l'abdomen, recouvre l'orifice externe du canal inguinal (anneau inguinal superficiel) ;
  - l'aponévrose du muscle oblique externe de l'abdomen s'ouvre au-dessus du ligament inguinal en formant un pilier médial et un pilier latéral qui délimitent l'**anneau inguinal superficiel**. Entre les piliers latéral et médial sont tendues des fibres arciformes qui contribuent à circonscrire l'anneau inguinal superficiel ;
  - la peau, le fascia superficiel de l'abdomen, le pilier latéral et la partie latérale des muscles oblique interne et transverse de l'abdomen constituent la **paroi antérieure** du canal inguinal ;
  - le canal inguinal est surcroisé par la faux inguinale (*falx inguinalis*) d'où se détache le muscle crémaster. Les muscles oblique interne et transverse de l'abdomen constituent la **paroi supérieure** du canal inguinal ;
  - la **paroi postérieure** du canal inguinal est constituée successivement, de dedans en dehors, du pilier médial, du pilier postérieur (Colles, 1811), de la faux inguinale et du fascia transversalis ;
  - la **paroi inférieure** du canal inguinal est formée par le ligament inguinal et les fibres qui comblent l'espace qui le sépare de la branche supérieure du pubis (ligament lacunaire). Le ligament lacunaire se prolonge latéralement par un ligament sur le pecten du pubis, formant le ligament pectiné (ligament de Cooper, 1804-1807) utilisé dans la réparation des hernies inguinales ;
  - l'orifice profond du canal inguinal est formé par l'**anneau inguinal profond**, invagination du fascia transversalis. Il est délimité par le bord inférieur du muscle transverse de l'abdomen en haut, par les vaisseaux épigastriques inférieurs (entourés d'un tissu conjonctif, le ligament interfovéolaire, Hesselbach, 1806) médialement, et par le ligament inguinal en bas. En dedans des vaisseaux épigastriques inférieurs, le trigone inguinal représente une zone de faiblesse de la paroi ;
  - le péritoine pariétal antérieur recouvre l'ensemble en profondeur, formant la fosse inguinale latérale en regard de l'anneau inguinal profond, les plis inguinaux latéral (soulevé par les vaisseaux épigastriques inférieurs) et médial (soulevé par le ligament ombilical médial), et la fosse inguinale médiale entre ces deux plis.

Le canal inguinal est un point de faiblesse de la paroi antérieure de l'abdomen. Avec le temps, les traumatismes, les efforts en pression, les viscères abdominaux, suspendus par leurs mésos, peuvent traverser la paroi abdominale antérieure par ce point de faiblesse. Ce sont les hernies inguinales :
  - une hernie directe traverse le trigone inguinal, en dedans des vaisseaux épigastriques inférieurs. On parle de hernie directe car le trajet de la hernie est tout droit, perpendiculaire à la paroi ;
  - une hernie indirecte passe par l'anneau inguinal profond. Le trajet de la hernie est en chicane, suivant le cordon spermatique, d'où le nom de hernie indirecte. Elle peut être congénitale en cas de non fermeture du canal péritonéo-vaginal après la traversée de la paroi abdominale par le testicule lors de la morphogenèse, ou bien acquise chez l'adulte.

h. Vascularisation et innervation de la paroi abdominale antérieure

Les **artères** de la paroi abdominale peuvent être réparties en trois plans (superficiel, moyen et profond) :

– les vaisseaux superficiels sont des branches de l'artère fémorale. Elles vascularisent la peau (artères épigastrique superficielle, circonflexe iliaque superficielle et artères pudendales externes) ;
– les vaisseaux du plan moyen sont intramusculaires (les dernières artères intercostales, l'artère subcostale et les artères lombaires qui naissent de l'aorte, et l'artère circonflexe iliaque profonde qui naît de l'artère iliaque externe, suit le ligament inguinal et chemine entre muscle transverse et muscle oblique interne) ;
– les vaisseaux profonds sont sous musculaires : l'artère épigastrique inférieure naît de l'artère iliaque externe et monte sous le feuillet postérieur de la gaine du muscle droit de l'abdomen jusqu'à son anastomose avec l'artère épigastrique supérieure.

Les **veines** de la paroi abdominale sont essentiellement les veines lombaires qui naissent dans les muscles larges de l'abdomen et le tissu cellulaire sous-cutané. Elles ont un trajet transversal puis rejoignent les corps vertébraux pour se terminer dans la veine cave inférieure. Elles reçoivent des branches dorso-spinales drainant le canal vertébral. Les veines lombaires ascendantes relient les veines iliaques internes ou iliaques communes, les veines lombaires et les veines azygos et hémi-azygos. Il existe par ailleurs des veines satellites des artères de la paroi abdominale. Une veine ombilico-xiphoïdienne naît du réseau veineux péri-ombilical et rejoint l'anastomose transverse entre les deux veines thoraciques internes en arrière du processus xiphoïde.

Les **lymphatiques** de la paroi abdominale antérieure se drainent selon leur situation dans trois directions :
– les vaisseaux lymphatiques sus-ombilicaux se drainent dans les lymphonœuds axillaires ;
– les vaisseaux lymphatiques sous-ombilicaux se drainent dans les lymphonœuds inguinaux superficiels ;
– les vaisseaux lymphatiques des régions hypogastrique et iliaque, du périnée et des régions glutéales se drainent dans les lymphonœuds inguinaux, iliaques externes et lombo-aortiques.

Les **nerfs** de la paroi abdominale antérieure sont représentés par les branches des derniers nerfs intercostaux, du nerf subcostal (Th12), du nerf ilio-hypogastrique (L1) et du nerf ilio-inguinal (L1).

3. Paroi abdominale postérieure

La paroi abdominale postérieure est constituée par la colonne vertébrale lombaire de part et d'autre de laquelle se placent les muscles carré des lombes et ilio-psoas. Les branches du plexus lombaire cheminent contre la paroi postérieure de l'abdomen.

a. Muscle carré des lombes

Le muscle carré des lombes (*musculus quadratus lomborum*) est un muscle de forme carrée, tendu entre la douzième côte et le versant postérieur de la crête iliaque :
– Origine : lèvre interne de la crête iliaque ;
– Corps charnu : un plan antérieur costal et un plan postérieur lombaire, fibres globalement verticales ;
– Terminaison : bord inférieur de la douzième côte et processus transverse des quatre premières vertèbres lombaires (L1 à L4) ;
– Innervation : nerf subcostal et quatre premiers nerfs spinaux lombaires (niveaux médullaires L1-L3) ;
– Action : inclinaison homolatérale du tronc.

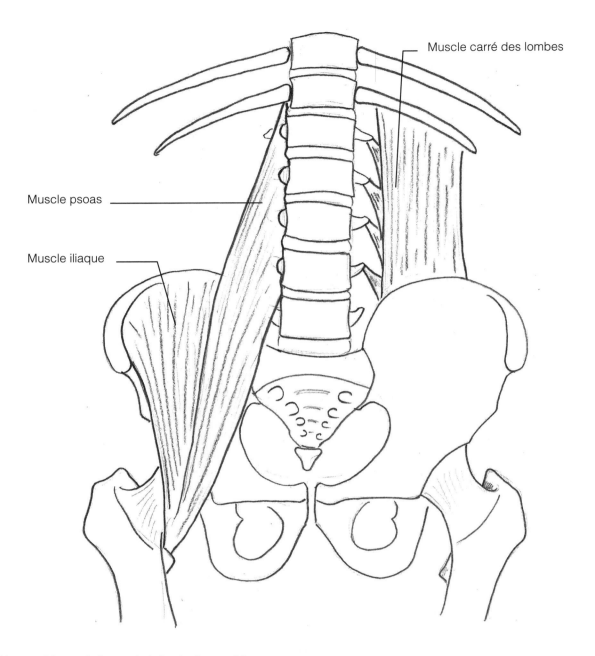

Muscle carré des lombes

Muscle psoas

Muscle iliaque

Vue antérieure de la paroi abdominale postérieure

b. Muscle ilio-psoas

Le muscle ilio-psoas (*musculus iliopsoas*) est constitué de deux chefs. Le chef psoas est un muscle fusiforme para-vertébral dont l'ombre est visible sur une radiographie de l'abdomen de face. Le chef iliaque forme une nappe charnue qui tapisse la fosse iliaque. Ce muscle est connu et apprécié du grand public chez l'animal d'élevage. C'est en effet le filet en anatomie du boucher :

- Origine : le muscle psoas (*musculus psoas major*) présente un chef vertébral s'insérant sur les corps de la douzième vertèbre thoracique (Th12) et des quatre premières vertèbres lombaires (L1 à L4), et un chef transversaire postérieur sur les processus transverses des vertèbres lombaires L1 à L4. Le muscle iliaque (*musculus iliacus*) s'insère dans la fosse iliaque ;
- Corps charnu : le muscle psoas forme un fuseau oblique en bas, en avant et en dehors. Le muscle iliaque forme une nappe triangulaire tapissant la fosse iliaque ;
- Terminaison : le psoas et l'iliaque se rejoignent, passent dans la lacune musculaire et se terminent sur le petit trochanter du fémur. La partie terminale du muscle ilio-psoas constitue la partie latérale du plancher du trigone fémoral ;
- Innervation : branches collatérales du plexus lombaire, nerf fémoral (niveaux médullaires L2-L3) ;
- Action : flexion, rotation latérale de la hanche, flexion de la colonne lombaire.

Parfois, la face antérieure du muscle psoas est parcourue par un muscle inconstant, le muscle petit psoas (*musculus psoas minor*). Ce muscle est un repère pour le chirurgien qui cherche à repérer l'uretère lombaire. Le muscle ilio-psoas est recouvert par le fascia iliaca, en continuité avec le fascia transversalis et se fixant sur le ligament inguinal. Ce fascia cloisonne l'espace rétropéritonéal du muscle ilio-psoas. Une application clinique est le mode d'évolution particulier des tuberculoses osseuses touchant la colonne vertébrale thoraco-lombaire. En effet, le bacille de Koch, agent de la tuberculose, peut provoquer des ostéites vertébrales susceptibles d'évoluer vers des abcès paravertébraux. Lorsque la maladie se développe dans la colonne thoracique basse, ou lombaire, ces abcès diffusent sous le fascia iliaca, et descendent en suivant le muscle psoas jusque dans le trigone fémoral où une tuméfaction peut apparaître : c'est le mal de Pott dorso-lombaire.

VII. PELVIS ET PÉRINÉE

1. Définitions

a. Pelvis

Le pelvis délimite la partie inférieure de la cavité abdominale. Le relief du promontoire et de la ligne arquée forme le détroit supérieur qui divise le pelvis en deux étages :

- au-dessus du détroit supérieur, le pelvis majeur (*pelvis major*) ou grand bassin fait partie de la cavité abdominale ; il contient une partie des anses intestinales. Lors de la gestation, il contient l'utérus gravide et ses annexes ;
- en-dessous du détroit supérieur, le pelvis mineur (*pelvis minor*) ou petit bassin délimite la cavité pelvienne (*cavum pelvis*) ; il contient les organes génitaux internes, la vessie et le rectum.

Le fœtus, lors de l'accouchement, traverse le conduit pelvi-génital formé par le pelvis puis le hamac musculo-fibreux constitué par le diaphragme pelvien et le périnée. La filière de l'accouchement ou filière vagino-périnéo-vulvaire (décrite par Farabeuf) traverse le diaphragme pelvien et le diaphragme uro-génital.

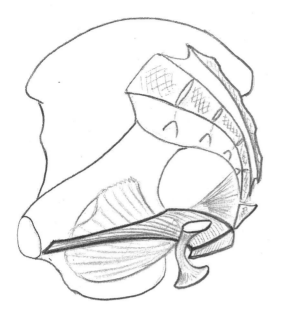

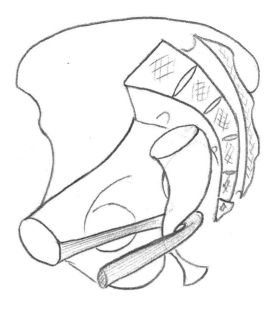

Vue médiale du pelvis : muscle ilio-coccygien

Vue médiale du pelvis : muscle pubo-coccygien

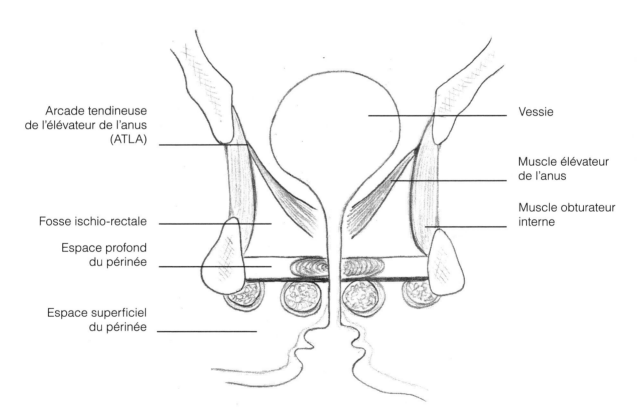

Arcade tendineuse
de l'élévateur de l'anus
(ATLA)

Vessie

Muscle élévateur
de l'anus

Muscle obturateur
interne

Fosse ischio-rectale

Espace profond
du périnée

Espace superficiel
du périnée

Coupe frontale schématique du plancher pelvien montrant l'organisation générale
du plancher pelvien

b. Périnée

Le périnée (*regio perinealis*) est la région située entre les racines des deux membres inférieurs, en dessous du diaphragme pelvien. En position gynécologique ou position de la taille chez l'homme, le périnée s'inscrit dans un losange qui correspond à l'ouverture inférieure du pelvis. La partie antérieure du losange, en avant de la ligne bi-ischiatique, forme le triangle uro-génital car traversé par l'urètre (appareil urinaire) et le vagin (appareil génital). La partie postérieure est le triangle anal, traversé par le canal anal.

2. Diaphragme pelvien

a. Définition

Le diaphragme pelvien est la partie musculaire du plancher pelvien, sur laquelle reposent les organes pelviens (vessie, organes génitaux internes et rectum). Il est constitué essentiellement par le muscle élévateur de l'anus (*levator ani*) qui forme une nappe charnue fermant en bas le pelvis (rôle topographique et statique), et joue un rôle essentiel dans la continence (rôle dynamique). Le muscle coccygien (*musculus coccygeus*), renforcement musculaire inconstant du ligament sacro-épineux, est d'importance modeste.

Lors d'une dissection d'un pelvis éviscéré, sur une vue supérieure, la cavité pelvienne apparait fermée autour d'une fente viscérale médiane laissant passer d'avant en arrière, l'urètre, le vagin (chez la femme) et le rectum. Lorsqu'on examine le pelvis sur une vue inférieure, la cavité pelvienne apparaît fermée par le périnée. Ainsi, l'observation d'une vue supérieure du pelvis montre le diaphragme pelvien, l'observation d'une vue inférieure du pelvis montre la région périnéale.

b. Muscle élévateur de l'anus

Le muscle élévateur de l'anus peut être décrit avec deux faisceaux principaux très différents sur le plan morphologique et fonctionnel :
- le **faisceau ilio-coccygien** est la partie statique du muscle élévateur de l'anus. Il forme un bol concave vers le haut, dont les fibres charnues s'insèrent de chaque côté sur le pubis, l'arcade tendineuse de l'élévateur de l'anus (*arcus tendinaeus musculi levatoris ani*, ATLA pour les cliniciens) et l'épine ischiatique. Les fibres charnues se portent en arrière et en dedans pour se terminer sur le ligament ano-coccygien et le coccyx. Il délimite la fente uro-génitale sur la ligne médiane ;
- le **faisceau pubo-coccygien** est la partie dynamique du muscle élévateur de l'anus. Il forme un corps charnu fusiforme épais au-dessus du faisceau ilio-coccygien, tendu sagittalement en dehors de la fente uro-génitale, du pubis au ligament ano-coccygien et au coccyx. Il émet des fibres renforçant le sphincter urétral, le vagin ou la prostate (*musculus levator prostatae, musculus pubovaginalis*), le sphincter strié de l'anus (*musculus puborectalis*). Son rôle dans le soutien et la continence des viscères pelviens est majeur.

Le muscle élévateur de l'anus est innervé par le nerf du muscle élévateur de l'anus, branche du plexus sacré (niveaux médullaires S3-S4).

Le muscle élévateur de l'anus est recouvert par des fascias. À sa face supérieure se trouve le fascia supérieur du diaphragme pelvien. Ce fascia est parcouru par un épaississement tendu du pubis à l'épine sciatique : c'est l'arcade tendineuse du fascia pelvien (*arcus tendinaeus fasciae pelvis*, ATFP pour les cliniciens). Cette arcade fibreuse est un élément de stabilité utile pour la réparation chirurgicale des incontinences ou de certains prolapsus. À sa face inférieure se trouve le fascia inférieur du diaphragme pelvien.

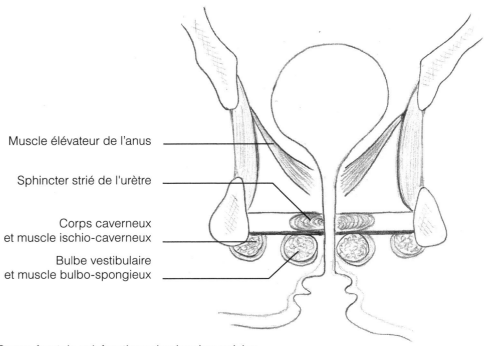

Muscle élévateur de l'anus

Sphincter strié de l'urètre

Corps caverneux
et muscle ischio-caverneux

Bulbe vestibulaire
et muscle bulbo-spongieux

Coupe frontale schématique du plancher pelvien
montrant l'organisation générale du plancher pelvien

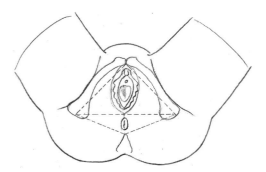

Projection cutanée du périnée (chez la femme)

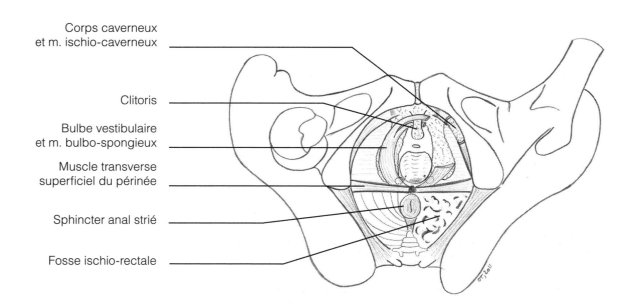

Corps caverneux
et m. ischio-caverneux

Clitoris

Bulbe vestibulaire
et m. bulbo-spongieux

Muscle transverse
superficiel du périnée

Sphincter anal strié

Fosse ischio-rectale

Espace superficiel du périnée féminin (position gynécologique).
La fosse ischio-rectale gauche est remplie de graisse. Du côté droit,
la graisse ischio-rectale a été retirée, ce qui laisse apparaître le muscle élévateur de l'anus

3. Périnée antérieur ou région uro-génitale

a. Définition

Le périnée antérieur ou région uro-génitale (*regio urogenitalis*) est la partie pré-ischiatique du losange périnéal. La base du triangle uro-génital est représentée par la ligne bi-ischiatique. Chez l'homme, il est marqué par la saillie médiane du bulbe du corps spongieux qui se prolonge en avant avec le pénis. Chez la femme, il est marqué par la présence de l'orifice vaginal, de l'orifice urétral et des structures constitutives de la vulve.

Le périnée uro-génital est divisé en deux espaces par la membrane périnéale (*membrana perinealis*) ou fascia inférieur du diaphragme uro-génital (*fascia diaphragmatis urogenitalis inferior*), tendu entre les branches inférieures des pubis droit et gauche :
- l'espace superficiel du périnée ou périnée superficiel (*spatium perinei superficialis*), situé sous la membrane périnéale, entre elle et la peau doublée du fascia superficialis du périnée (*fascia superficialis perinei*). Il contient les corps érectiles et leurs muscles ;
- l'espace profond du périnée ou périnée profond ou diaphragme uro-génital (*spatium perinei profundum*), au-dessus de la membrane périnéale, entre elle et le fascia supérieur du diaphragme uro-génital (*fascia diaphragmatis urogenitalis superior*). Il contient le sphincter strié de l'urètre.

b. Muscles de l'espace superficiel du périnée

Les muscles de l'espace superficiel du périnée sont les muscles annexés aux organes érectiles (corps caverneux, corps spongieux, bulbes vestibulaires), intervenant dans la régulation de l'érection, et le muscle transverse superficiel du périnée, intervenant dans la statique pelvienne.

α. Muscle ischio-caverneux

Le muscle ischio-caverneux (*musculus ischiocavernosus*) forme un demi-cornet qui entourre la face inférieure du corps caverneux :
- Origine : face inférieure et médiale de la tubérosité ischiatique et de la branche inférieure du pubis ;
- Corps charnu : fusiforme ;
- Terminaison : corps caverneux, à la racine du pénis ou du clitoris ;
- Innervation : nerf périnéal profond, branche du nerf pudendal (niveaux médullaires S2-S4) ;
- Action : maintien de l'érection en comprimant la veine dorsale profonde du pénis ou du clitoris.

β. Muscle bulbo-spongieux

Le muscle bulbo-spongieux (*musculus bulbospongiosus*) est un muscle qui engaine le corps spongieux chez l'homme, ou le bulbe vestibulaire chez la femme :
- Origine : centre tendineux du périnée chez la femme, raphé fibreux du bulbe chez l'homme ;
- Corps charnu : engaine le corps spongieux ou le bulbe vestibulaire ;
- Terminaison : corps spongieux du pénis, corps du clitoris ;
- Innervation : nerf périnéal profond, branche du nerf pudendal (niveaux médullaires S2-S4) ;
- Action : chez l'homme compression du bulbe, chez la femme constriction de l'orifice du vagin.

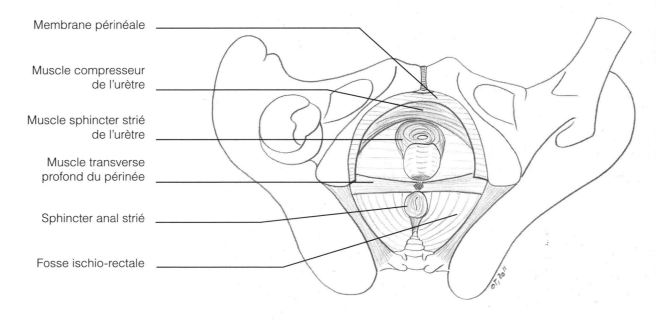

Membrane périnéale

Muscle compresseur
de l'urètre

Muscle sphincter strié
de l'urètre

Muscle transverse
profond du périnée

Sphincter anal strié

Fosse ischio-rectale

Espace profond du périnée féminin (position gynécologique)

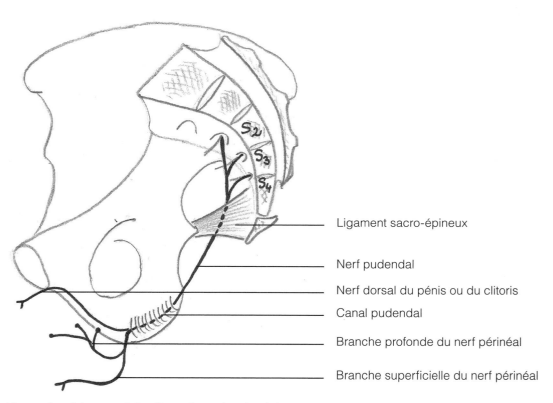

Ligament sacro-épineux

Nerf pudendal

Nerf dorsal du pénis ou du clitoris

Canal pudendal

Branche profonde du nerf périnéal

Branche superficielle du nerf périnéal

Vue endopelvienne schématique du nerf pudendal

γ. Muscle transverse superficiel du périnée

Le muscle transverse superficiel du périnée (*musculus transversus perinei superficialis*) est un élément de stabilité des organes pelviens :
- Origine : branche et tubérosité de l'ischium ;
- Corps charnu : fibres transversales parallèles ;
- Terminaison : centre tendineux du périnée ;
- Innervation : nerf périnéal profond, branche du nerf pudendal (niveaux médullaires S2-S4) ;
- Action : stabilisation du centre tendineux du périnée.

c. Muscles de l'espace profond du périnée

Les muscles de l'espace profond du périnée ou diaphragme uro-génital sont essentiellement l'appareil sphinctérien de l'urètre.

α. Muscle transverse profond du périnée

Le muscle transverse profond du périnée (*musculus transversus perinei profundus*) est le symétrique du muscle transverse superficiel du périnée, à travers le fascia inférieur du diaphragme uro-génital :
- Origine : branche de l'ischium ;
- Corps charnu : fibres transversales ;
- Terminaison : chez l'homme, centre tendineux et raphé tendineux du périnée ; chez la femme, centre tendineux et paroi du vagin ;
- Innervation : nerf périnéal profond, branche du nerf pudendal (niveaux médullaires S2-S4) ;
- Action : stabilisation du centre tendineux du périnée.

β. Sphincter externe de l'urètre

Le muscle sphincter externe de l'urètre (*musculus sphincter urethrae*) renforce le sphincter lisse de l'urètre. C'est un muscle strié, sous la dépendance du système nerveux volontaire, au contraire du sphincter lisse qui est contrôlé par le système nerveux autonome, involontaire :
- Corps charnu : fibres circulaires disposées autour de l'urètre, sous l'apex de la prostate chez l'homme ;
- Innervation : nerf périnéal profond, branche du nerf pudendal (niveaux médullaires S2-S4) ;
- Action : occlusion volontaire de l'urètre, rétention de l'urine.

d. Centre fibreux du périnée

Le centre tendineux du périnée (*centrum tendineum perinei*) est situé entre le canal anal et le vagin chez la femme, entre le canal anal et le bulbe du pénis chez l'homme. C'est une formation musculo-fibreuse donnant insertion à la plupart des muscles périnéaux. Il joue un rôle important dans la statique pelvienne.

4. Périnée postérieur ou région anale

Le périnée postérieur ou région anale (*regio analis*) correspond au triangle anal, en arrière de la ligne bi-ischiatique. Il est limité en avant par les muscles transverses du périnée, en arrière par le ligament sacro-tubéral et le muscle grand fessier, latéralement le

fascia du muscle obturateur interne. Son élément principal est le canal anal (voir système digestif), entouré du muscle sphincter strié de l'anus (*musculus sphincter ani*). Le muscle sphincter strié de l'anus est formé de trois parties :
- Partie sous-cutanée (*pars subcutanea*) : circulaire ;
- Partie superficielle (*pars superficialis*) : circulaire, s'insérant sur le ligament ano-coccygien et le centre tendineux du périnée ;
- Partie profonde (*pars profunda*) : circulaire, renforcée par le faisceau pubo-rectal du muscle élévateur de l'anus ;
- Innervation : nerf rectal supérieur (S3-S4), nerfs rectaux inférieurs, branches du nerf pudendal (niveaux médullaires S3-S4) ;
- Action : fermeture volontaire du canal anal.

5.   Vascularisation et innervation du périnée

a. Artères du périnée

La vascularisation artérielle du périnée est assurée par l'artère pudendale interne et les artères pudendales externes :
- l'artère pudendale interne (*arteria pudenda interna*) est la branche terminale de l'artère iliaque interne. Après un court trajet intra-pelvien, elle sort du pelvis par le canal infra-piriforme, contourne le ligament sacro-épineux. Elle rejoint le fascia du muscle obturateur interne, et, dans un dédoublement de ce fascia (canal pudendal, *canalis pudendalis*, Alcock, 1837), elle rejoint le périnée. Elle se termine en artère dorsale du pénis chez l'homme, artère dorsale du clitoris chez la femme. Ses branches profondes irriguent l'espace profond du périnée et son contenu, les branches superficielles irriguent l'espace superficiel du périnée ;
- les artères pudendales externes (*arteria pudenda externa*) proviennent de l'artère fémorale. Elles vascularisent la région superficielle du périnée.

b. Veines du périnée

Les veines superficielles sous-cutanées se drainent vers la crosse de la veine grande saphène. Les veines profondes se drainent vers la veine pudendale interne puis la veine iliaque interne.

c. Lymphatiques du périnée

Les vaisseaux lymphatiques du périnée se drainent dans deux courants :
- un courant satellite du pédicule pudendal externe qui se draine dans les lymphonœuds inguinaux superficiels ;
- un courant satellite du pédicule pudendal interne qui se draine dans les lymphonœuds iliaques internes.

d. Innervation du périnée

L'innervation périnéale provient essentiellement du plexus sacré dont la branche terminale est le **nerf pudendal** (*nervus pudendus*) :
- Origine : rameaux ventraux des nerfs spinaux sacrés S2 à S4 ;
- Trajet : il sort du pelvis avec l'artère pudendale interne par le canal infra-piriforme, contourne le ligament sacro-épineux. Il rejoint le fascia du muscle obturateur interne, et traverse la fosse ischio-rectale dans un dédoublement de ce fascia (canal pudendal, *canalis pudendalis*, Alcock) ;
- Terminaison : nerf dorsal de la verge ou du clitoris ;

– Branche collatérale : le nerf périnéal (*nervus perinealis*) est la principale branche collatérale du nerf pudendal. Il naît de ce dernier à la sortie du canal pudendal et se divise en deux branches. Le nerf périnéal superficiel (*nervus perinealis superficialis*) véhicule la sensibilité de la peau des grandes lèvres ou du scrotum. Le nerf périnéal profond (*nervus perinealis profundus*) se destine aux muscles des espaces superficiel et profond du périnée et aux corps érectiles.

Le périnée reçoit également :
– des branches motrices du plexus sacré (nerf du muscle élévateur de l'anus, nerf rectal supérieur) ;
– une branche motrice du plexus lombo-sacré (nerf du muscle obturateur interne) ;
– des branches sensitives des nerfs ilio-inguinal et génito-fémoral ;
– les corps érectiles reçoivent enfin les nerfs caverneux, branches du plexus hypogastrique inférieur (nerfs végétatifs).

Chapitre 10
MEMBRE SUPÉRIEUR

I. DÉFINITION

Le membre supérieur (*membrum superius*) chez l'homme est aussi appelé membre thoracique (*membrum thoracicum*), membre fixé au thorax, ce qui est plus adapté en anatomie comparée, en particulier chez les quadrupèdes. Il est relié au tronc par la ceinture scapulaire et l'épaule. Il comprend trois segments (le bras, l'avant-bras et la main) reliés par trois complexes articulaires (l'épaule, le coude et le poignet).

II. RÉGIONS DU MEMBRE SUPÉRIEUR

La **région de l'épaule** est limitée en haut par la clavicule, en bas par un plan transversal passant en dessous du tendon du muscle grand pectoral, médialement par le sillon delto-pectoral. La région deltoïdienne (*regio deltoidea*) est la projection cutanée du muscle deltoïde.

La **région brachiale** (*regio brachii*) est comprise entre le plan transversal passant en dessous du tendon du muscle grand pectoral et un plan transversal passant deux centimètres au-dessus des épicondyles de l'humérus. Les cloisons intermusculaires médiale et latérale délimitent les régions brachiales antérieure et postérieure.

La **région du coude** (*regio cubiti*) est comprise entre un plan transversal passant deux centimètres au-dessus des épicondyles de l'humérus, et un plan transversal passant deux centimètres en dessous des épicondyles de l'humérus. Cette région est subdivisée en une région cubitale antérieure (*regio cubiti anterior*) et postérieure (*regio cubiti posterior*).

La **région de l'avant-bras** est comprise entre le plan transversal passant deux centimètres en dessous des épicondyles de l'humérus et un plan transversal passant par le sommet du processus styloïde du radius. Le terme antébrachial (*regio antebrachii*) est employé pour désigner les éléments de cette région.

La **région de la main** est en dessous du plan transversal passant par le sommet du processus styloïde du radius. Elle est subdivisée en régions du carpe, du métacarpe, des doigts. Le terme *manus* désigne la main dans la nomenclature internationale avec deux faces : le dos de la main (*dorsum manus*) et la paume de la main (*palma manus*).

III. TERMINOLOGIE

1. Épaule et bras

L'épaule et le bras sont désignés par trois mots dans les ouvrages grecs d'Hippocrate ou de Galien :
- brachion (βραχιον) désigne à la fois l'épaule, le bras, la force (à rapprocher de bar, βαρ : lourd, pesant, fort). On retrouve le mot « épaule » associé à la notion de force dans l'expression « épauler quelqu'un » ;
- omos (ωμος) désigne l'épaule et le bras. Omocotyle (ομοχοτυλη) désigne l'articulation scapulo-humérale chez Galien ;
- spathe (σπαθη), chez Hippocrate, désigne la scapula ou l'épaule.

La nomenclature internationale consacre le terme *brachium* pour désigner le bras. Dans la nomenclature anglo-saxonne : <u>shoulder</u> (épaule), <u>arm</u> (bras).

2.   Bras, membre supérieur

En latin, chez Celse par exemple, *humerus* (dérivé de ωμος) désigne le bras et *brachium* désigne l'avant-bras. Par contre, chez Pline l'Ancien, *brachium* désigne le membre supérieur en entier ou le bras (région comprise entre l'épaule et le coude), et *humerus*, l'épaule. Vésale utilise le terme *brachium* pour désigner l'ensemble du membre supérieur, et *humerus* pour l'os du bras. Il réserve le mot *cubitus* pour désigner l'avant-bras, et *ulna* et *radius* pour chacun des deux os de l'avant-bras.

Ambroise Paré, à la même époque, utilise le mot « bras » ou le mot « main » pour désigner l'ensemble du membre supérieur. L'humérus est désigné par « l'adjutoire » ou « os adjutoire ».

Chez les auteurs de langue anglaise, upper arm désigne le bras, comme par exemple dans les dernières éditions de Gray's Anatomy.

3.   Coude

Le coude est désigné par trois mots chez les auteurs grecs :
- pechus (πηχυς) désigne le coude et l'os du coude, c'est à dire l'ulna chez Hippocrate et Galien ; Hippocrate utilise parfois le mot cubiton (κυβιτον) pour coude ;
- agkon (αγκον) a donné en français le terme « anconé », utilisé par Winslow pour désigner le muscle triceps brachial. Actuellement, le muscle anconé ne désigne plus qu'un petit muscle tendu entre l'épicondyle latéral et l'ulna. Certains auteurs comme Testut rattachent l'anconé au triceps brachial, considérant qu'il ne s'agit que d'un chef de ce muscle qui devient ainsi le « quadriceps brachial » ;
- cubiton (κυβιτον).

La nomenclature internationale préconise le mot *cubitus* pour coude. Dans la nomenclature anglo-saxonne est utilisé le mot elbow.

4.   Avant-bras

Hippocrate et Galien emploient le terme kerkis (κερκις, c'est à dire « navette de tisserand » ou « baguette ») pour désigner le radius. Parapechus (παραπηχυς) désigne le radius chez Pollux. Pechus (πηχυς) désigne l'ulna. *Ulna* désigne l'avant-bras chez Pline l'Ancien, et le bras ou une mesure de longueur chez Virgile. Celse reprend la métaphore grecque de la navette. Il se sert de *radius* pour nommer l'os latéral de l'avant-bras, et de *cubitus* pour l'os médial de l'avant-bras et le coude. En latin, « la navette de tisserand » est un *radius*, ce mot signifie aussi « rayon » d'une roue ou d'un cercle.

Chez Ambroise Paré (1550), les termes « radius » et « cubitus » ou « ulna » sont utilisés, mais, parfois, « le grand focile » désigne l'ulna, « le petit focile » ou « rayon », le radius. Pour lui, le mot « coude » peut avoir trois significations : la région comprise entre le poignet et le bras, l'ulna au sens actuel du mot, ou la partie supérieure de l'ulna (olécrâne). Il donne comme synonyme de métacarpe « l'avant-main ».

Dionis utilise le terme « avant-bras » pour désigner la région comprise entre le poignet et le coude, mais il donne aussi comme synonyme d'avant-bras le mot « coude ».

L'avant-bras est désigné par lower arm chez Cunningham, et forearm dans la dernière édition de Gray's Anatomy. La nomenclature internationale préconise *antebrachium* pour avant-bras.

5.   Main

Deux mots désignent la main en grec (mare, μαρη, chez Pindare ; cheir, χειρ). Cheir se retrouve en français, dans chirurgie, chiropraxie, chiromégalie, chéiroplastie…

Dactylos (δαχτυλος) désigne les doigts de la main ou des pieds. En français, les dérivés sont syndactylie (doigts reliés ensemble), polydactylie (doigts surnuméraires), campto-dactylie (doigt fléchi de manière irréductible)…

La nomenclature internationale préconise le mot *manus* pour la main. La nomen-clature anglo-saxonne utilise hand.

IV. OSTÉOLOGIE DU MEMBRE SUPÉRIEUR

Le membre supérieur est constitué de trois segments (le bras, l'avant-bras et la main) articulés par le coude et le poignet. Le membre supérieur s'articule avec le tronc par la ceinture du membre supérieur ou ceinture scapulaire.

1. Ceinture du membre supérieur

a. Définition

La ceinture du membre supérieur (ceinture du membre thoracique, ceinture pectorale, *cingulum membri thoracici*), souvent appelée ceinture scapulaire, est constituée de deux os, la scapula (*scapula*) et la clavicule (*clavicula*), qui relient le membre supérieur au thorax. C'est une ceinture incomplète, ouverte en arrière. En effet, les clavicules s'articulent avec le manubrium sternal en avant, mais les deux scapulas ne se rejoignent pas en arrière.

La clavicule réalise une barre de torsion articulée entre le sternum et la scapula. Elle maintient la scapula à distance du thorax, ce qui augmente l'amplitude des déplacements de l'humérus en abduction et en adduction. Ainsi, si l'articulation de « l'épaule anatomique » est l'articulation scapulo-humérale, « l'épaule fonctionnelle » est l'association des articulations de la ceinture scapulaire, de l'articulation scapulo-thoracique et de l'articulation scapulo-humérale. Le rythme scapulo-huméral décrit par Codman lors des déplacements de l'humérus en est l'illustration.

b. Clavicule

α. Définition

La clavicule (*clavicula*) est un os long qui s'articule en dedans avec le sternum et la première côte, latéralement avec l'acromion de la scapula. Vue d'en haut, elle a une forme de S. Les fractures de la clavicule se produisent souvent entre les deux courbures du S. Vue par en avant, elle est pratiquement rectiligne, son extrémité sternale est évasée et son extrémité acromiale, aplatie.

La face supérieure et le bord antérieur de la clavicule sont palpables sous la peau. Son relief limite vers le haut la région thoracique et marque la limite inférieure de la fosse supraclaviculaire (*fossa supraclavicularis major*).

Sur une radiographie de face du thorax debout, la clavicule est légèrement oblique en haut et en dehors. Elle se projette au-dessus du cartilage de la première côte en dedans, et croise la première côte en son milieu. La clavicule se projette en regard des vertèbres thoraciques Th2 et Th3.

β. Morphologie

La diaphyse de la clavicule, coupée perpendiculairement à son axe, s'inscrit dans un ovoïde à grand axe antéro-postérieur, ce qui permet de lui décrire deux faces (supérieure et inférieure) et deux bords (antérieur et postérieur). Elle est bordée de deux épiphyses, les extrémités sternale (médiale) et acromiale (latérale) :

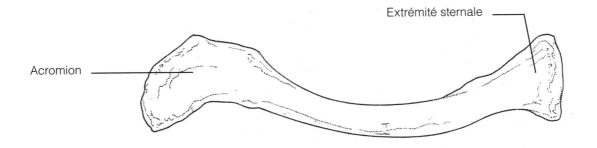

Acromion

Extrémité sternale

Vue supérieure de la clavicule droite

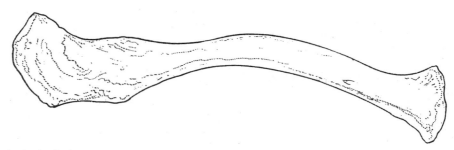

Vue inférieure de la clavicule droite

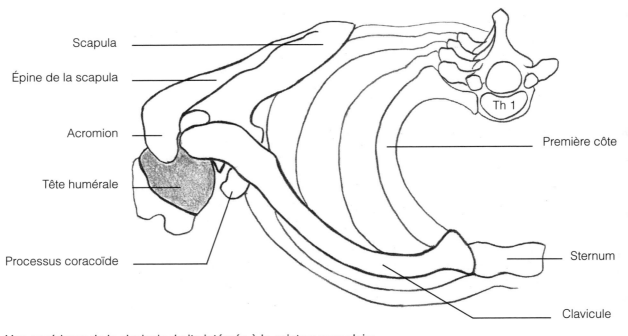

Scapula

Épine de la scapula

Acromion

Tête humérale

Processus coracoïde

Th 1

Première côte

Sternum

Clavicule

Vue supérieure de la clavicule droite intégrée à la ceinture scapulaire

- la **face supérieure** lisse présente une double courbure avec une longue convexité interne tournée vers l'avant sur laquelle s'insère le muscle grand pectoral. En arrière se trouve la surface d'insertion du muscle sterno-cléido-mastoïdien. La convexité externe est plus courte, son sommet est dirigé vers l'arrière. Les muscles trapèze et deltoïde s'y insèrent ;
- la **face inférieure** est marquée par des reliefs d'insertions ligamentaires et musculaires. Près de l'extrémité sternale se trouve l'empreinte du ligament costo-claviculaire (*impressio ligamenti costoclavicularis*) qui est parfois développée en tubérosité costale. Le ligament costo-claviculaire (*ligamentum costoclaviculare*) relie ce relief à la première côte. Près de l'extrémité acromiale, le tubercule conoïde (*tuberculum conoideum*) et la ligne trapézoïde (*linea trapezoidea*) qui peut apparaître comme une tubérosité coracoïdienne forment la plaque coracoïdienne qui donne insertion aux ligaments coraco-claviculaires. Son arrachement en traumatologie est associé à une disjonction acromio-claviculaire. Entre ces deux extrémités, au tiers moyen, le sillon du muscle subclavier (*sulcus subclavii*) donne insertion au muscle subclavier. Sur les berges antérieure et postérieure de ce sillon s'amarre le fascia clavi-pectoral ;
- le **bord antérieur** est arrondi. Il donne insertion à la lame superficielle du fascia cervical en haut, et aux muscles grand pectoral et deltoïde en bas ;
- le **bord postérieur** est tranchant. Il donne insertion aux muscles trapèze en dehors, et sterno-hyoïdien en dedans ;
- l'**extrémité sternale** (*extremitas sternalis*) est recouverte d'une surface cartilagineuse échancrée en arrière autour de l'insertion du ligament sterno-claviculaire postérieur. Cette surface articulaire sternale (*facies articularis sternalis*) s'articule en haut et en dedans avec le sternum, et en bas avec le cartilage costal de la première côte. Sur le pourtour de cette articulation s'insèrent la capsule et les ligaments sterno-claviculaires (*lig. sternoclavicularis*) ;
- l'**extrémité acromiale** (*extremitas acromialis*) est recouverte d'une surface cartilagineuse moins étendue, de forme elliptique, à grand axe antéro-postérieur. Cette facette articulaire acromiale (*facies articularis acromialis*) s'articule avec l'acromion en dehors. Sur le pourtour de cette surface articulaire s'insèrent la capsule et les ligaments acromio-claviculaires.

γ. Architecture

Sur les coupes tomodensitométriques, la diaphyse de la clavicule apparaît formée d'os cortical dense creusé d'un canal médullaire qui est parfois très étroit. Aux deux extrémités, l'os cortical s'amincit. Il est en continuité avec l'os sous-chondral sous-tendu par de l'os spongieux réparti selon un système ogival.

δ. Vascularisation

D'après Poirier, la clavicule est le plus souvent vascularisée par des branches de l'artère supra-scapulaire.

ε. Développement

D'après Olivier, la clavicule « ouvre et ferme la marche de l'ossification ». Elle forme une condensation de mésenchyme vers le 40e jour de la vie embryonnaire, c'est le stade membraneux. Vers le 44e jour apparaît un centre cartilagineux, mais ce stade est très fugace : une ossification survient très rapidement. Ainsi, le développement de la clavicule est à prédominance membranaire ou périostée comme les os de la voûte du crâne. Ceci expliquerait l'association de l'atteinte du crâne et de la clavicule dans les dysplasies cléido-crâniennes, maladie génétique qui affecte surtout le périoste.

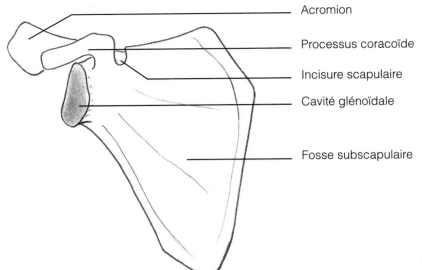

Acromion

Processus coracoïde

Incisure scapulaire

Cavité glénoïdale

Fosse subscapulaire

Vue antérieure de la scapula droite

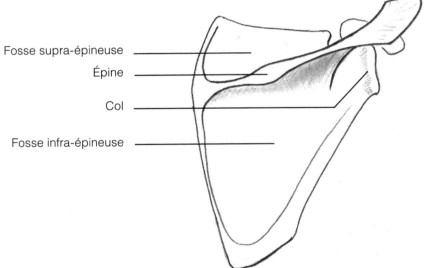

Fosse supra-épineuse

Épine

Col

Fosse infra-épineuse

Vue postérieure de la scapula droite

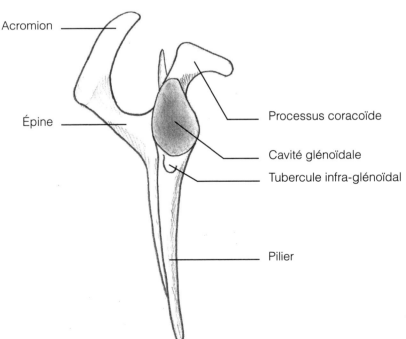

Acromion

Épine

Processus coracoïde

Cavité glénoïdale

Tubercule infra-glénoïdal

Pilier

Vue latérale de la scapula droite

L'ossification épiphysaire n'apparaît qu'après la puberté avec un noyau sternal vers 15 ans, et un noyau acromial vers 18 ans (Todd).

c. Scapula

α. Définition

Comme son nom dans la nomenclature française traditionnelle, « omoplate », l'indique, la scapula est l'os plat de l'épaule. Elle présente un corps triangulaire fait d'os cortical mince. Ce corps ou écaille s'épaissit sur son bord latéral où il forme le pilier de la scapula. Sur ce corps s'observent plusieurs proéminences :
- en arrière, l'épine de la scapula se prolonge avec l'acromion en haut et en dehors,
- en avant et en haut, le processus coracoïde,
- latéralement, la cavité glénoïdale de la scapula qui surplombe le col.

Le corps de la scapula est appliqué contre le thorax sur lequel il glisse lors des mouvements de l'épaule. Il existe ainsi une articulation scapulo-thoracique ou syssarcose, espace de glissement entre les muscles du tronc et de la racine du membre supérieur.

La scapula s'articule d'une part avec la clavicule au niveau de l'articulation acromio-claviculaire, d'autre part avec la tête humérale au niveau de l'articulation scapulo-humérale.

Sur une radiographie du thorax de face, prise debout, les bras ballants, la scapula se projette en moyenne sept centimètres en dehors de la ligne médiane matérialisée par l'alignement des processus épineux (ligne des épineuses), entre la deuxième et la huitième côte. Dans le plan horizontal, la scapula forme un angle de 30 à 80 degrés avec le plan frontal d'après Gouazé.

β. Morphologie

La scapula présente deux faces, trois bords et trois angles.

La **face antérieure ou costale** (*facies costalis*) est concave. C'est la fosse subscapulaire (*fossa subscapularis*) qui donne insertion au muscle subscapulaire. Latéralement se trouve une saillie longitudinale, le pilier de la scapula décrit par Poirier. En dedans, une surface rugueuse longitudinale (la surface dentelée, *facies serrata*) correspond à l'insertion du muscle grand dentelé ou muscle serratus.

La **face postérieure** (*facies dorsalis*) est barrée transversalement par l'épine de la scapula. L'épine de la scapula (*spina scapulae*) est une lame osseuse qui se détache perpendiculairement au plan du corps de la scapula. Elle divise la face postérieure de la scapula en une portion supérieure ou fosse supra-épineuse, et une portion inférieure ou fosse infra-épineuse. La fosse supra-épineuse (*fossa supraspinata*) est la moins étendue (à peu près un tiers de la surface de la face postérieure), elle donne insertion au muscle supra-épineux. La fosse infra-épineuse (*fossa infraspinala*) est la plus étendue. Elle donne insertion au muscle infra-épineux. Latéralement, la fosse infra-épineuse s'épaissit au niveau du pilier de la scapula où l'on trouve de haut en bas les insertions des muscles petit rond, grand rond et grand dorsal. Le pilier est croisé par le sillon de l'artère circonflexe de la scapula, branche de l'artère subscapulaire.

L'**épine de la scapula** (*spina scapulae*) est une lame triangulaire, avec une face supérieure supra-épineuse, et une face inférieure infra-épineuse. La base antérieure de l'épine est fixée au corps de la scapula. Le côté postérieur est épais, il s'élargit au niveau du tubercule du trapèze. Il donne insertion en haut au muscle trapèze, en bas au muscle deltoïde. Le bord latéral de l'épine est arrondi, il forme le pilier de l'épine (Grammont, 1995) qui supporte l'acromion en arrière et en haut.

L'**acromion** (*acromion*) forme une voûte perpendiculaire au plan de l'épine. En vue de dessus, il est triangulaire. Son bord postérieur donne insertion au muscle deltoïde. Son bord latéral forme l'angle acromial avec le bord postérieur. Il donne insertion au muscle deltoïde. Son bord médial forme avec le bord latéral le sommet ou bec acromial sur lequel s'insère le ligament coraco-acromial (*ligamentum coracoacromiale*) qui complète la voûte acromiale en avant. Le bord médial présente en outre une surface articulaire ovoïde pour la clavicule. Il donne insertion au muscle trapèze.

Le **bord supérieur** de la scapula est fin. Du côté médial, il donne insertion au muscle omo-hyoïdien. Il présente latéralement l'incisure scapulaire (*incisura scapulae*) dans laquelle passe le pédicule supra-scapulaire. Le nerf supra-scapulaire peut être comprimé dans cette incisure transformée en canal par le ligament coracoïdien qui ferme l'incisure en haut. En dehors, le bord supérieur de la scapula s'épaissit et se prolonge en processus coracoïde (*processus caracoideus*), comparé par Winslow à un doigt fléchi, avec une base, oblique en avant et en dehors, et un sommet, oblique en bas et en dehors. Sur le bord médial de la base du processus coracoïde s'insèrent les ligaments coraco-claviculaires. Au sommet du processus coracoïde s'insèrent, de dedans en dehors, le muscle petit pectoral, le muscle coraco-brachial et le tendon de la courte portion du muscle biceps brachial. Selon les scapulas, la pointe du processus coracoïde est plus ou moins éloignée de la cavité glénoïdale. Lorsque le processus coracoïde est crochu avec une pointe proche de la cavité glénoïdale, le chef court du muscle biceps brachial plaque le muscle subscapulaire contre l'articulation de l'épaule, et réalise une sangle stabilisatrice active pour cette articulation (A. Trillat).

Le **bord médial** ou **bord spinal** (*margo medialis*) de la scapula est marqué par une proéminence en regard de l'épine. Au-dessus de l'épine s'insèrent les muscles petit rhomboïde et élévateur de la scapula. En dessous de l'épine s'insère le muscle grand rhomboïde.

Le **bord latéral** (*margo lateralis*) est le bord le plus épais de la scapula, ce qui lui a valu le nom de pilier de la scapula (d'après Poirier). Il se présente en fait comme un pilier à deux colonnes, l'une antérieure, l'autre postérieure, séparées par une cannelure antéro-latérale.

L'**angle latéral** de la scapula présente la cavité glénoidale (*cavitas glenoidalis*), ou glène, recouverte de cartilage hyalin. En vue latérale, elle a un aspect ovoïde ou piriforme à grosse extrémité inférieure. Elle apparaît échancrée en avant. Elle est légèrement concave, presque plane si on la compare au galbe de la tête humérale à laquelle elle répond. Elle est surmontée du tubercule supra-glénoïdal sur lequel s'insère le tendon de la longue portion du muscle biceps brachial. Elle surplombe le tubercule infra-glénoïdal sur lequel s'insère le chef long du muscle triceps brachial. La cavité glénoïdale est séparée du corps de la scapula en avant et en arrière par un rétrécissement ou col de la scapula (*collum scapulae*). Le col de la scapula est surtout creusé en gouttière à la face postérieure, dans laquelle chemine la terminaison du nerf suprascapulaire. Cette gouttière est fermée par le ligament spino-glénoïdien, ce qui forme un tunnel inextensible dans lequel peut être comprimé le nerf suprascapulaire, entraînant une paralysie du muscle infra-épineux.

L'**angle supérieur** (*angulus cranialis*) de la scapula, arrondi, donne insertion au muscle élévateur de la scapula. Cet angle peut présenter un crochet antérieur ou un chondrome responsable d'une scapula à ressaut : le crochet provoque des ressauts sur le gril costal lors des déplacements de la scapula.

L'**angle inférieur** (*angulus caudalis*), plus aigu, donne insertion au muscle grand dorsal.

γ. Architecture

Sur des coupes tomodensitométriques transversales, la scapula apparaît formée d'os cortical fin au niveau de la région centrale du corps. Au niveau de l'épine, la lame corticale se dédouble en coquetier (Barry et Duroux) autour de travées spongieuses qui s'épanouissent dans l'os sous-chondral de la cavité glénoïdale. Au niveau du pilier de la scapula, deux canaux spongieux, l'un antérieur, l'autre postéro-latéral, correspondent à chacune des deux colonnes du pilier. Ces deux canaux se rejoignent vers le haut et vers la moitié postérieure de la cavité glénoïdale, au niveau du sommet d'un cône à base inférieure.

Le pilier de l'épine de la scapula présente aussi un canal spongieux qui peut servir de site d'implantation de matériel d'ostéosynthèse.

δ. Vascularisation

La scapula est vascularisée par l'artère supra-scapulaire, l'artère thoraco-acromiale (*arteria thoracoacromialis*) et l'artère subscapulaire (*arteria subscapularis*). L'acromion et le processus coracoïde sont vascularisés par des branches de l'artère thoraco-acromiale. La cavité glénoïdale est vascularisée par un cercle péri-scapulaire issu des artères supra-scapulaire et subscapulaire.

ε. Développement

La plaque scapulaire apparaît vers le 38e jour de la vie embryonnaire (d'après G. Olivier). Elle est initialement en position cervicale entre la quatrième et la septième vertèbre cervicale (C4-C7), puis elle migre en position thoracique pour occuper la position habituelle entre la deuxième et la septième vertèbre thoracique (Th2-Th7). Une anomalie de migration peut entraîner une surélévation congénitale de la scapula ou malformation de Sprengel.

Le processus coracoïde fait partie initialement de l'articulation scapulo-humérale, son sommet venant au contact de la tête humérale, et sa base étant une portion de la cavité glénoïdale. Il s'ossifie au cours de la première année. Chez l'adulte, un conflit entre la pointe du processus coracoïde et la tête humérale peut s'observer (syndrome coracoïdien).

L'acromion apparaît entre l'épine et la clavicule vers le 55e jour de la vie embryonnaire. C'est un noyau cartilagineux autonome qui s'ossifie après la puberté à partir d'un ou deux points d'ossification (Testut, Olivier). D'après Folliasson, il peut exister trois points d'ossification. Chez l'adulte, un centre d'ossification peut selon le cas rester séparé de l'épine sous la forme d'un os acromial, ou former un acromion bipartita (dans 4 % des cas d'après Edelson). Cette anomalie est parfois à l'origine de douleurs en cas de mobilité à ce niveau (articulation spino-acromiale de Testut).

La cavité glénoïdale paraît toujours très plate par rapport à la tête humérale. Elle présente un point d'ossification supérieur pendant la puberté, puis un point d'ossification inférieur après la puberté.

2.   Humérus

a. Définition

L'humérus (*humerus*) est l'os long qui forme le squelette du bras. Il s'articule en haut, au niveau de sa tête, avec la cavité glénoïdale de la scapula et en bas, au niveau de la palette humérale, avec le radius et l'ulna.

L'humérus est palpable au niveau du bras, surtout sur ses faces latérale et médiale. Il est en rapport intime avec trois nerfs : le nerf axillaire au niveau de son extrémité supé-

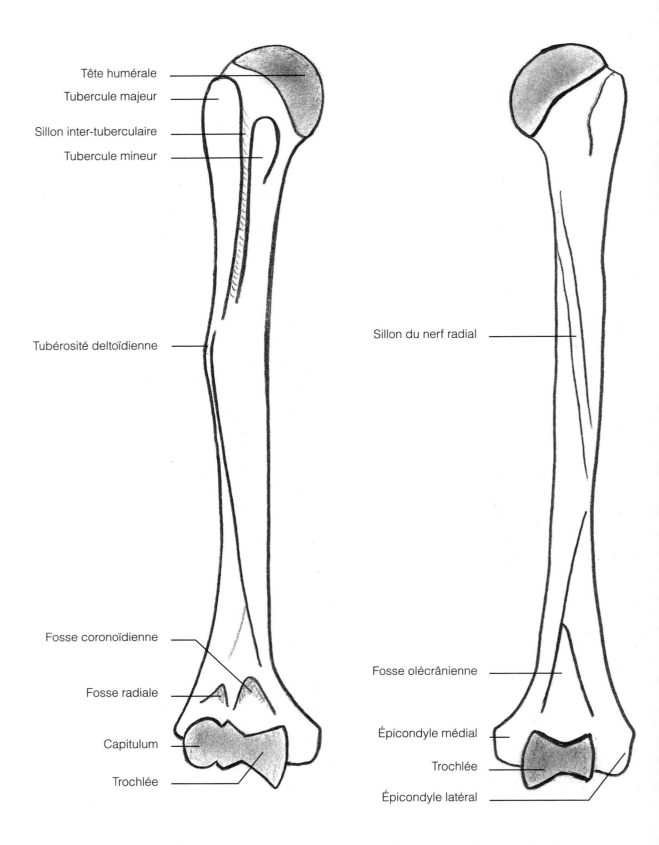

Tête humérale

Tubercule majeur

Sillon inter-tuberculaire

Tubercule mineur

Tubérosité deltoïdienne

Sillon du nerf radial

Fosse coronoïdienne

Fosse radiale

Capitulum

Trochlée

Fosse olécrânienne

Épicondyle médial

Trochlée

Épicondyle latéral

Humérus droit (vue antérieure)

Humérus droit (vue postérieure)

rieure, le nerf radial au niveau de son corps, et le nerf ulnaire au niveau de la palette. Ceci explique l'obligation de rechercher un déficit dans le territoire du nerf axillaire (paralysie de l'abduction de l'épaule, anesthésie du moignon de l'épaule) lors de luxations de l'épaule ou de fractures de l'extrémité supérieure de l'humérus. Un déficit radial (paralysie de l'extension de la main, anesthésie de la face dorsale de l'avant-bras et du tiers radial du dos de la main) doit être recherché lors de fractures de la diaphyse humérale. Les lésions de l'épicondyle médial doivent faire rechercher un déficit ulnaire (anesthésie du bord ulnaire de la main, baisse de la force de la pince pollici-digitale).

b. Morphologie

L'**épiphyse proximale** de l'humérus comprend une surface articulaire, la tête humérale, et le massif tuberculaire :

- la tête humérale (*caput humeri*), recouverte de cartilage hyalin, s'articule avec la cavité glénoïdale de la scapula pour former l'articulation scapulo-humérale ou articulation de l'épaule. Elle s'inscrit dans un segment de sphéroïde plein, orienté en haut, en dedans et en arrière. La tête humérale est séparée du massif tuberculaire par le col anatomique (*collum humeri*). L'axe de la tête forme un angle de 130° avec l'axe de la diaphyse dans le plan frontal (angle cervico-diaphysaire). Dans le plan horizontal, on définit la torsion humérale en mesurant l'angle entre l'axe de la tête humérale et l'axe de la palette humérale (rétroversion en moyenne de 20°) ;
- le massif tuberculaire comprend le tubercule majeur en dehors et le tubercule mineur en dedans. Ces deux tubercules sont séparés par le sillon intertuberculaire. Le massif tuberculaire se raccorde à la diaphyse avec le col chirurgical. Les muscles supra-épineux, infra-épineux et petit rond s'insèrent sur le tubercule majeur. Le muscle subscapulaire s'insère sur le tubercule mineur. Le sillon intertuberculaire livre passage au tendon du chef long du muscle biceps brachial.

La **diaphyse** de l'humérus comprend trois faces et trois bords :
- la face latérale est marquée à sa partie moyenne par la tubérosité deltoïdienne où s'insère le muscle deltoïde. Sa moitié distale donne insertion au muscle brachial ;
- la face médiale est marquée en haut par la crête du tubercule mineur qui prolonge vers le bas le tubercule mineur. Elle donne insertion aux muscles grand rond et grand dorsal. Plus bas se trouvent les surfaces d'insertion des muscles coraco-brachial et brachial ;
- la face postérieure est marquée par le sillon du nerf radial (*sulcus nervus radialis*), oblique en bas et en dehors. Au dessus et en dehors de ce sillon s'insère le chef latéral du muscle triceps brachial. En dessous et en dedans de ce sillon s'insère le chef médial du muscle triceps brachial ;
- le bord antérieur de l'humérus est formé en haut par la crête du tubercule majeur sur laquelle s'insère le muscle grand pectoral. En dessous, il est marqué par la partie antérieure de la tubérosité deltoïdienne et l'insertion du muscle deltoïde. Sa moitié distale mousse donne insertion au muscle brachial ;
- le bord latéral de l'humérus sépare les faces latérale et postérieure de l'humérus. Sa moitié distale donne insertion au septum intermusculaire latéral du bras. Il se prolonge en bas par la crête supra-condylienne latérale qui rejoint l'épicondyle latéral de l'humérus. Elle donne insertion aux muscles brachio-radial, long extenseur radial du carpe et court extenseur radial du carpe ;
- le bord médial de l'humérus sépare les faces médiale et postérieure de l'humérus. Il donne insertion au septum intermusculaire médial du bras dans sa moitié distale. Il se prolonge en bas par la crête supra-condylienne médiale qui rejoint l'épicondyle médial de l'humérus.

L'**épiphyse distale** de l'humérus (ou palette humérale) est formée de deux reliefs saillants de part et d'autre de surfaces articulaires :
- le relief médial, le plus marqué, est l'épicondyle médial, à la face postérieure duquel se place le sillon du nerf ulnaire. Il donne insertion en avant au muscle rond pronateur et à la masse commune des muscles fléchisseurs ;
- le relief latéral est l'épicondyle latéral. Il donne insertion en avant aux muscles épicondyliens latéraux (masse commune des extenseurs). En arrière s'insèrent les muscles extenseur ulnaire du carpe et anconé ;
- les surfaces articulaires sont le capitulum latéralement pour la tête radiale, et la trochlée médialement pour la surface articulaire supérieure de l'ulna. La trochlée humérale a une forme de poulie avec un versant médial et un versant latéral séparés par une gorge. La berge médiale descend plus bas que la berge latérale. Elle est surmontée par la fosse coronoïdienne en avant, par la fosse olécrânienne en arrière. Le capitulum se présente comme une portion de sphère pleine orientée en bas et en avant, surplombée en avant par la fosse radiale. La zone inter-capitulo-trochléaire ou zone conoïde relie le capitulum à la trochlée.

c. Architecture

L'orientation de la tête humérale par rapport à la palette humérale a été étudiée par de nombreux auteurs. Broca, au XIXe siècle, a mesuré l'orientation de la tête humérale par la notion de torsion de l'humérus, exprimée par l'angle entre l'axe de la tête humérale et l'axe du coude. L'angle ainsi mesuré est compris entre 10° et 30° en moyenne.

Selon le niveau de coupe, la diaphyse humérale a une forme ovoïde, triangulaire ou allongée dans le plan horizontal. Le canal médullaire qui est creusé à l'intérieur a un diamètre moyen de huit millimètres (notion intéressante pour l'enclouage centro-médullaire sans alésage). Il s'élargit à ses deux extrémités.

L'extrémité crâniale de l'humérus est marquée par l'amincissement de l'os cortical à sa périphérie. Des travées spongieuses s'appuient sur l'os cortical, formant un système central en ogives avec des expansions vers les tubercules et la tête humérale où elles renforcent l'os sous-chondral.

L'extrémité caudale s'élargit en formant deux piliers de part et d'autre des fosses olécranienne et coronoïdienne, ce qui forme la palette humérale. Ces piliers sont creusés d'un canal médullaire dans lequel un embrochage ou un vissage peuvent être réalisés. Sur ces deux piliers s'appuient le capitulum, la trochlée et les épicondyles.

d. Vascularisation

La vascularisation de l'humérus provient des artères circonflexes de l'humérus pour la tête humérale, d'une artère nourricière issue de l'artère profonde du bras pour la diaphyse, et du cercle périartériel du coude pour la palette humérale.

e. Développement

L'humérus est un os enchondral. Les points d'ossification de l'humérus apparaissent :
- pour la diaphyse au 40e jour de la vie embryonnaire ;
- pour l'extrémité proximale, le point d'ossification de la tête humérale apparaît à un an, celui du tubercule majeur, à trois ans et celui du tubercule mineur, à cinq ans ;
- pour l'extrémité distale (palette humérale), le point d'ossification du capitulum apparaît à trois mois, celui de l'épicondyle médial, à six ans, celui de la trochlée, à neuf ans et celui de l'épicondyle latéral, à douze ans.

3.   Os de l'avant-bras : cadre radio-ulnaire

a. Définition

Les deux os longs de l'avant-bras, le radius et l'ulna, forment un cadre articulé aux deux extrémités de l'avant-bras (articulations radio-ulnaires proximales et distales). Ces deux os sont réunis par la membrane interosseuse. L'avant-bras en position anatomique (les deux paumes des mains regardant vers l'avant) est en supination.

b. Radius

Le radius (*radius*) est le plus latéral des deux os de l'avant-bras. C'est un os long formé d'une diaphyse, d'une épiphyse proximale ou tête du radius, et d'une épiphyse distale. Le corps ou diaphyse présente deux courbures qui sont fondamentales pour les mouvements de pronation et de supination de l'avant-bras. L'extrémité proximale du radius présente une tête, un col et la tubérosité radiale. La tête radiale s'articule avec le capitulum de l'humérus et l'incisure radiale de l'ulna. L'extrémité inférieure ou distale du radius est évasée latéralement en processus styloïde. Elle s'articule avec le carpe et la tête de l'ulna.

α. Diaphyse radiale

La diaphyse radiale (*corpus radii*) s'inscrit dans un triangle sur une coupe transversale, avec un os cortical dense :
– sa face antérieure (*facies palmaris*) est légèrement concave vers l'avant, lisse. Elle donne insertion en haut au muscle long fléchisseur du pouce, et en bas au muscle carré pronateur ;
– sa face latérale (*facies lateralis*) est convexe. Elle donne insertion aux muscles supinateur et rond pronateur ;
– sa face postérieure (*facies dorsalis*) est marquée par l'insertion du muscle long abducteur du pouce sur sa portion proximale, et du muscle court extenseur du pouce plus bas ;
– seul le bord médial (*margo medialis*) interosseux est marqué, il donne insertion à la membrane interosseuse ;
– le bord antérieur donne insertion au muscle fléchisseur superficiel des doigts ;
– le bord postérieur est mousse.

Le radius présente une double courbure :
– une courbure supinatrice (au sommet de laquelle s'insèrent les muscles supinateurs (muscles biceps brachial et supinateur). Cette courbure intéresse le quart supérieur de l'os, sa convexité est médiale ;
– une courbure pronatrice (au sommet de laquelle s'insère le muscle rond pronateur) qui intéresse les trois quarts distaux de l'os, sa convexité est latérale.

β. Épiphyse proximale du radius

L'épiphyse proximale du radius est formée de trois éléments étagés de haut en bas, la tête radiale, le col radial et la tubérosité radiale :
– la **tête radiale** (*caput radii*) est entièrement recouverte de cartilage. Vu de haut, elle est elliptique à grand axe antéro-postérieur de 23 millimètres, et petit axe transversal de 20 millimètres. La tête est creusée en cupule (*fovea capitis radii*) qui s'articule avec le capitulum huméral. Le bord supérieur de la tête radiale est taillé en biseau et s'articule avec la zone inter-capitulo-trochléaire. Le pourtour de la tête radiale (*circonferentia articularis*) se présente comme une portion de cylindre plus haut médialement que latéralement ;

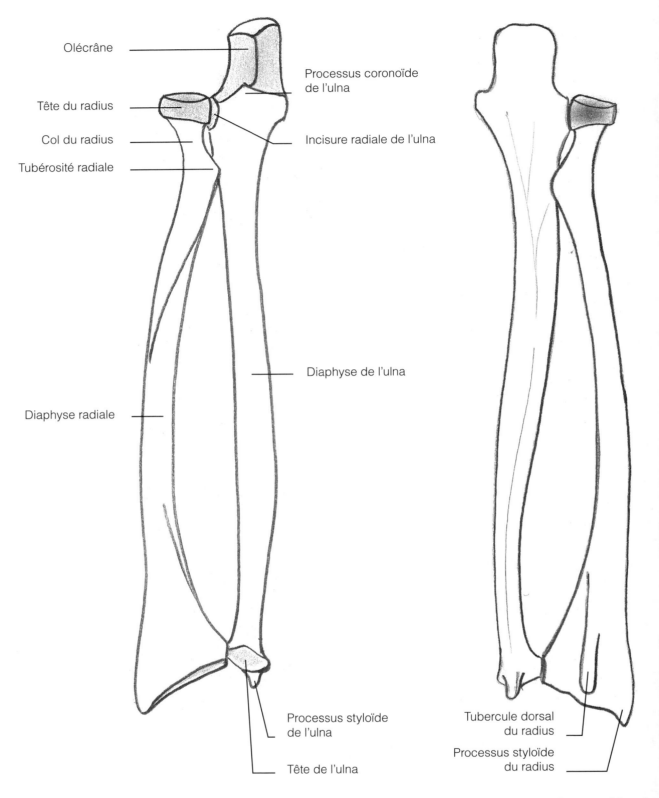

Olécrâne

Processus coronoïde de l'ulna

Tête du radius

Incisure radiale de l'ulna

Col du radius

Tubérosité radiale

Diaphyse de l'ulna

Diaphyse radiale

Processus styloïde de l'ulna

Tête de l'ulna

Tubercule dorsal du radius

Processus styloïde du radius

Radius et ulna droits (vue antérieure)

Radius et ulna droits (vue postérieure)

- le **col du radius** (*collum radii*) s'inscrit dans un tronc de cône de dix à douze millimètres de haut, dont l'axe est oblique en haut et en dehors lorsque l'avant-bras
est en supination ;
- la **tubérosité radiale** (*tuberositas radii*) forme une saillie ovoïde à grand axe
vertical sur laquelle s'insère le muscle biceps brachial.

γ. Épiphyse distale du radius

L'épiphyse distale du radius ou trochlée du radius (*trochlea radii*) est en continuité
avec la diaphyse et apparaît comme un évasement :
- la **face antérieure** à concavité antérieure réalise la marge antérieure, qui
constitue une barre transversale qui peut être isolée par une fracture (fracture
de la marge antérieure) ;
- le **bord latéral** s'épanouit en un losange constituant le processus styloïde du
radius (*processus styloideus*) dont la pointe distale recouvre l'os scaphoïde. Le
processus styloïde du radius descend un à deux centimètres plus bas que la
pointe du processus styloïde de l'ulna. Le muscle brachioradial s'y insère ;
- la **face postérieure** est marquée par la présence du tubercule dorsal du radius
(Lister) qui sert de poulie de réflexion au tendon du muscle long extenseur du
pouce. En dedans de ce tubercule sont les gouttières du muscle long extenseur
du pouce et des muscles extenseurs des doigts et de l'index. En dehors de ce
tubercule se placent les gouttières des muscles extenseurs radiaux du carpe et
des muscles long abducteur et court extenseur du pouce ;
- le **bord médial** du radius bifurque et délimite une zone triangulaire occupée
en haut par le muscle carré pronateur, et plus bas par l'**incisure ulnaire du
radius** (*incisura ulnaris*), cylindrique à grand axe vertical, qui s'articule avec la
tête de l'ulna ;
- la **face articulaire carpienne du radius** ou face inférieure du radius (*facies
articularis carpea*) est recouverte de cartilage. Elle regarde en bas et en avant, et
présente deux surfaces creusées, l'une triangulaire latérale pour le scaphoïde,
l'autre quadrilatère pour le lunatum. La marge postérieure descend plus bas
que la marge antérieure.

c. Ulna

L'ulna (*ulna*) est l'os médial de l'avant-bras, plus long que le radius. Son extrémité
proximale évasée, prolongée dorsalement par l'olécrâne, présente une vaste surface articulaire, l'incisure trochléaire, qui s'articule avec la trochlée de l'humérus. Latéralement
une surface articulaire plus petite, l'incisure radiale, s'articule avec la tête radiale au
niveau de l'articulation radio-ulnaire proximale. Son extrémité distale est fine, renflée
au niveau de la tête de l'ulna qui s'articule avec le radius au niveau de l'articulation
radio-ulnaire distale.

α. Diaphyse de l'ulna

L'ulna présente un corps ou diaphyse légèrement courbe : dans le plan sagittal,
courbure moyenne à concavité antérieure, dans le plan frontal double courbure, l'une
au niveau des trois quarts proximaux, à concavité médiale, et l'autre au niveau du quart
distal, à concavité latérale.

La section transversale du corps de l'ulna s'inscrit dans un triangle :
- la face antérieure est lisse, elle donne insertion au muscle fléchisseur profond
des doigts sur sa portion proximale, et au muscle carré pronateur sur sa portion
distale ;
- la face médiale est lisse et donne insertion au muscle fléchisseur profond des
doigts ;

- la face postérieure est subdivisée par des crêtes obliques en trois étages. De haut en bas s'insèrent les muscles long abducteur du pouce, long extenseur du pouce, et extenseur propre de l'index ;
- le bord latéral interosseux donne insertion à la membrane interosseuse ;
- le bord postérieur ou crête se bifurque en haut en une crête supinatrice pour le muscle supinateur, et une crête sub-anconienne qui limite en bas l'insertion du muscle anconé. Il donne insertion aux muscles extenseur et fléchisseur ulnaires du carpe ;
- le bord antérieur, arrondi, donne insertion aux muscles fléchisseur profond des doigts et carré pronateur.

β. Épiphyse proximale de l'ulna

L'épiphyse proximale de l'ulna est marquée par deux reliefs osseux très développés, renflant de façon importante l'extrémité proximale de l'ulna. Ce sont le processus coronoïde en avant, et l'olécrâne en arrière :
- le bord antérieur de l'ulna se bifurque en haut et circonscrit le **processus coronoïde** de l'ulna dont le sommet donne insertion au muscle brachial. La base du processus coronoïde donne insertion au muscle fléchisseur superficiel des doigts et au muscle rond pronateur. S'y insèrent aussi le faisceau antérieur du ligament collatéral médial, le faisceau moyen du ligament collatéral médial et la corde oblique (Weitbrecht). Lorsque l'avant-bras est fléchi, le processus coronoïde répond à la fosse coronoïdienne de l'humérus ;
- en arrière, l'**olécrâne** forme une saillie osseuse parallélépipédique au sommet et en arrière de laquelle s'insère le tendon du muscle triceps brachial. Le muscle anconé s'insère sur la face latérale de l'olécrâne. Sa face médiale donne insertion au chef ulnaire du muscle fléchisseur ulnaire du carpe. L'olécrâne est palpable sous la peau à la face postérieure de l'articulation du coude. Lorsque l'avant-bras est en extension, l'olécrâne répond à la fosse olécrânienne de l'humérus.

L'épiphyse proximale de l'ulna présente enfin deux surfaces articulaires encroûtées de cartilage hyalin, et intégrées au complexe articulaire du coude :
- l'**incisure trochléaire de l'ulna**, cavité située en avant de l'olécrâne et au-dessus du processus coronoïde. Elle présente deux versants séparés par une crête sagittale ;
- l'**incisure radiale de l'ulna**, segment de cylindre creux, sur la face latérale de l'extrémité proximale de l'ulna. Elle répond au pourtour de la tête radiale.

γ. Épiphyse distale de l'ulna

La **tête de l'ulna** est une portion de cylindre plein divisé en une circonférence articulaire (articulée avec l'incisure ulnaire du radius), et une facette inférieure articulée avec le disque articulaire radio-ulnaire. Le **processus styloïde de l'ulna** est un petit relief osseux effilé, vertical, postéro-médial. Il descend moins bas que le processus styloïde du radius.

d. Vascularisation

L'extrémité proximale des deux os de l'avant-bras est vascularisée par le cercle artériel péri-articulaire du coude. La diaphyse du radius est vascularisée par une branche de l'artère interosseuse. Elle pénètre par le foramen nourricier qui se situe habituellement sur la face antérieure du radius. La diaphyse de l'ulna est vascularisée par une branche de l'artère ulnaire qui pénètre par le foramen nourricier qui se trouve sur la face antérieure de l'ulna. L'extrémité distale des deux os de l'avant-bras est vascularisée par le cercle artériel inférieur issu de la bifurcation de l'artère interosseuse et des branches de l'artère radiale et de l'artère ulnaire.

e. Développement

Les deux os de l'avant-bras se différencient à partir d'un bourgeon mésenchymateux commun en même temps que l'humérus et le carpe, vers le 36e jour de la vie embryonnaire (G. Olivier, Lewis). Une plaque mésenchymateuse antébrachiale se forme de part et d'autre de l'artère interosseuse postérieure qui délimite ainsi une zone radiale et une zone ulnaire.

Le radius apparaît plutôt cylindrique sur toute sa hauteur, l'élargissement inférieur est plus tardif. L'ulna est elle aussi massive sur toute sa longueur, en particulier en bas où elle s'articule avec le carpe. L'olécrâne est d'emblée très développé.

Le cartilage apparaît vers le 40e jour et les points d'ossification diaphysaires, vers le 50e jour. Les points d'ossification épiphysaires apparaissent après la naissance : d'abord le point épiphysaire distal du radius à un an, puis le point épiphysaire proximal du radius à quatre ans, puis le point épiphysaire distal de l'ulna vers six ans, et le point épiphysaire proximal de l'ulna vers huit ans.

La croissance des deux os est liée par la répartition des forces sollicitant les cartilages de croissance. Ainsi, en cas d'hypoplasie d'un des deux os, apparaît une courbure anormale dont l'arc est l'os hypoplasique.

Les variations de développement les plus fréquentes s'observent au niveau de l'extrémité inférieure du radius, avec comme forme majeure la malformation de Madelung, où la portion médiale du radius est faiblement développée avec une orientation de l'incisure ulnaire en arrière, ce qui entraîne une saillie dorsale de la tête de l'ulna.

4. Os du carpe et de la main

a. Définition

Les os du carpe et de la main comprennent :
- les huit os du carpe disposés en une rangée proximale (os scaphoïde, lunatum, triquétrum et pisiforme) et une rangée distale (os trapèze, trapézoïde, capitatum et hamatum). Ces deux rangées s'articulent entre elles par l'articulation médiocarpienne. Les os du carpe sont des os courts ;
- les cinq métacarpiens numérotés de I à V de dehors en dedans. Les métacarpiens sont des os longs ;
- les phalanges forment le squelette des doigts. Deux phalanges (proximale et distale) forment le squelette du pouce, et trois phalanges (proximale, moyenne et distale) forment le squelette des doigts longs. Les phalanges sont des os longs. Entre la phalange proximale et la phalange moyenne se trouve l'articulation inter-phalangienne proximale. Entre la phalange moyenne et la phalange distale se trouve l'articulation inter-phalangienne distale.

Les os du carpe forment une gouttière concave en avant, le sillon carpien (*sulcus carpi*). Cette gouttière est fermée en avant par le rétinaculum des fléchisseurs (*retinaculum flexorum*), formant ainsi le **canal carpien** dans lequel cheminent les tendons des muscles fléchisseurs des doigts et le nerf médian qui peut y être comprimé (syndrome du canal carpien).

L'os scaphoïde est l'os du carpe le plus exposé aux fractures du fait de sa situation : il déborde sur la deuxième rangée du carpe et s'articule à son pôle distal avec deux os, le trapèze, base de la colonne du pouce, et le trapézoïde, base de la colonne de l'index.

L'architecture de la main, sur un cliché radiographique de face, peut être schématisée selon Littler et Youm de la manière suivante : la colonne du capitatum et du troisième métacarpien représente l'axe longitudinal de la main. Si on trace un cercle de rayon r (r = hauteur du carpe + longueur du troisième métacarpien) centré sur la tête du

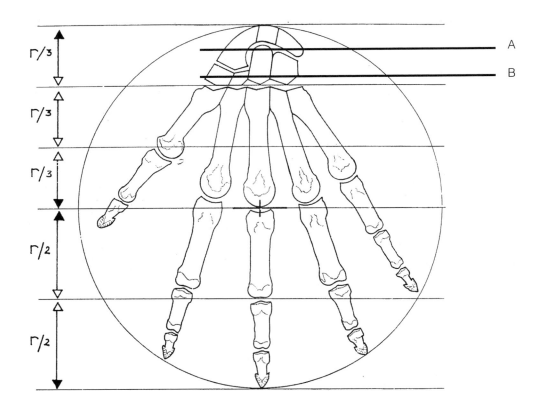

Architecture de la main selon Littler et Youm

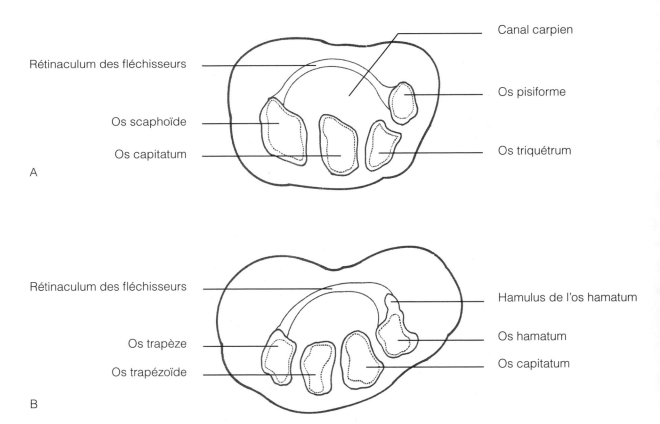

Coupes transversales du poignet droit (vues inférieures)
selon deux plans de coupe A et B figurés sur la figure précédente

troisième métacarpien, le squelette de la main est inscrit dans ce cercle. La hauteur du carpe est en moyenne la moitié de la longueur du troisième métacarpien (indice de Youm). La longueur d'une phalange proximale est la moitié de r, la longueur de la phalange moyenne ajoutée à celle de la phalange distale est la moitié de r.

b. Morphologie des os du carpe

α. Rangée proximale des os du carpe

L'**OS SCAPHOÏDE** (*os scaphoideum*) est l'os le plus volumineux et le plus latéral de la première rangée du carpe. Il forme la portion proximale de la colonne latérale du carpe, entre le radius et le squelette du pouce et de l'index. Le pouce se plaçant en avant du plan des quatre doigts longs, l'observation anatomique (sur os sec) ou radiographique du squelette de la main de face montre l'os scaphoïde et le squelette du pouce de profil, alors que l'observation de la main de profil montre l'os scaphoïde et le squelette du pouce de face.

Sur une radiographie de face de la main, l'os scaphoïde a une forme de came dont le galet latéral s'appuyant sur sa face médiale concave serait le capitatum. Le pôle proximal (le plus petit) s'articule avec le radius en haut et le lunatum en dedans. Le pôle distal (le plus volumineux) s'articule avec le trapèze et le trapézoïde. Le pôle proximal est séparé du pôle distal par le **col du scaphoïde** qui réalise une zone fragile soumise à des cisaillements. C'est là que s'observent le plus souvent les fractures du scaphoïde.

De profil, l'os scaphoïde a une forme de barre avec deux pôles arrondis à ses extrémités distale et proximale, et une légère concavité antérieure. L'axe de cette barre est oblique en bas et en avant, ce qui explique la nécessité de disposer le poignet en extension pour obtenir un cliché radiographique de face du scaphoïde.

L'os scaphoïde est un os dont la surface est recouverte de cartilage articulaire sur trois zones :
- le pôle proximal de l'os scaphoïde comporte une facette articulaire radiale (surface ovoïde supérieure pour le radius), et une facette articulaire lunarienne (surface plane médiale en croissant pour l'os lunatum) ;
- la face médiale de l'os scaphoïde présente une facette capitale concave, en portion de calotte sphérique, pour la tête de l'os capitatum ;
- le pôle distal de l'os scaphoïde présente deux surfaces articulaires convexes, une facette trapézienne latérale pour l'os trapèze, et une facette trapézoïdienne médiale pour l'os trapézoïde.

Les faces palmaire et latérale seules sont recouvertes de périoste, ce qui explique les mauvaises conditions de consolidation des fractures de cet os. En effet, le périoste comporte des réseaux capillaires périostés qui permettent la consolidation des fractures (voir Chapitre 2). Moins un os est recouvert de périoste, plus ses fractures risquent d'évoluer vers une absence de consolidation ou pseudarthrose. Ces faces comprennent en haut un sillon pour l'artère radiale, et en bas, le tubercule de l'os scaphoïde (*tuberculum ossi scaphoidei*), palpable sous la peau. Il donne insertion au rétinaculum des fléchisseurs, au muscle court abducteur du pouce, et au ligament collatéral latéral du carpe. La face dorsale de l'os scaphoïde forme une bande très étroite creusée entre les deux pôles proximal et distal, parfois recouverte de fibro-cartilage (Lewis). Elle donne insertion au ligament médiocarpien dorsal.

La vascularisation de l'os scaphoïde provient de branches de l'artère radiale qui pénètrent dans l'os surtout par sa face postérieure, puis qui se distribuent selon trois pédicules : un pédicule proximal et deux pédicules distaux selon Watson Jones. Le risque de nécrose du pôle proximal lors de certaines fractures proximales du col (Talesnik) est lié à cette distribution artérielle.

La variabilité de la forme de l'os scaphoïde a été étudiée par Tardif sur 271 os. Il définit l'indice scaphoïdien : longueur divisée par la largeur du scaphoïde. Les scaphoïdes allongés ont un indice supérieur à 24, les scaphoïdes massifs, un indice inférieur à 22,

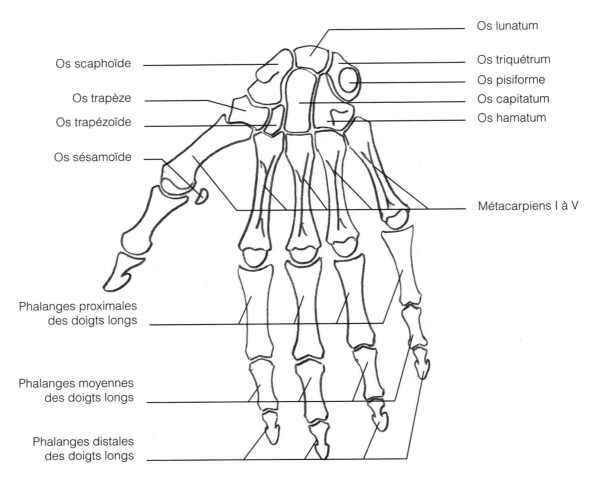

Os lunatum

Os triquétrum

Os pisiforme

Os capitatum

Os hamatum

Os scaphoïde

Os trapèze

Os trapézoïde

Os sésamoïde

Métacarpiens I à V

Phalanges proximales
des doigts longs

Phalanges moyennes
des doigts longs

Phalanges distales
des doigts longs

Squelette de la main droite (vue antérieure)

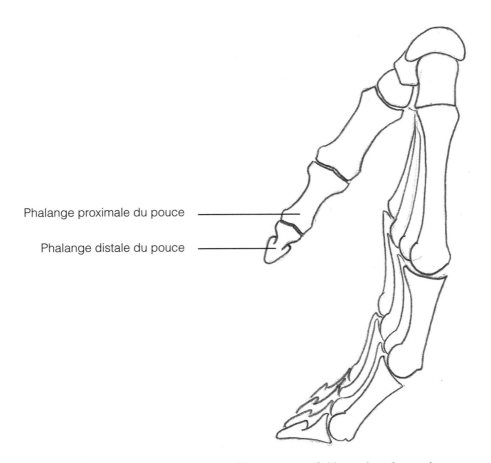

Phalange proximale du pouce

Phalange distale du pouce

Squelette de la main droite (vue de profil), mettant en évidence la colonne du pouce

les scaphoïdes moyens, entre 22 et 24. Les scaphoïdes allongés à col fin représentent à peu près 50 % des cas, les scaphoïdes massifs, 40 % des cas, et les scaphoïdes moyens, 10 % des cas.

L'**OS LUNATUM** (*os lunatum*) est l'os de la première rangée du carpe placé entre les os scaphoïde et triquétrum. Sur une radiographie de profil, il a une forme de croissant avec un corps et deux cornes, ce qui lui a valu son nom. De face, il se projette selon un trapèze (Destot) dont la grande base proximale s'articule avec le radius, et la petite base, avec l'os capitatum. L'os lunatum a la particularité de n'avoir aucune insertion musculaire (comme le talus dans le tarse).

L'os lunatum présente quatre faces articulaires recouvertes de cartilage :
- une face supérieure convexe en forme de portion de tore pour le radius ;
- une face inférieure concave, portion de tore pour l'os capitatum ;
- une face médiale plane en croissant pour l'os triquétrum ;
- une face latérale plane en croissant pour l'os scaphoïde. Cette face est marquée par une fossette où s'insère le ligament interosseux scapho-lunaire, c'est la « géode du semi-lunaire » de Kuentz.

Seules les faces palmaires et dorsales de l'os lunatum sont dépourvues de cartilage. La face palmaire donne insertion au ligament radio-carpien palmaire.

La vascularisation de l'os lunatum vient essentiellement de l'artère radiale par l'artère scapho-lunaire antérieure décrite par Bolze. Les branches convergent au niveau de la partie supéro-médiale, considérée comme le hile de l'os lunatum. Il existe aussi des branches postérieures de moins gros calibres. Les variations de répartition ont été étudiées par Mestdagh sur 41 pièces sèches, et sur 50 avant-bras injectés. Les ligaments scapho-lunaires palmaire et dorsal jouent le rôle de lames porte-vaisseaux de ces artères. Lorsque ces ligaments sont rompus, comme dans les luxations périlunariennes du carpe (Vitvoet et Allieu), la vascularisation de l'os lunatum est compromise. D'après Razemon, 20 % de ces luxations évoluent vers une maladie de Kienböck (ou nécrose ischémique de l'os lunatum).

L'**OS TRIQUÉTRUM** (*os triquetrum*) est décrit comme une pyramide dont la base s'articule avec l'os hamatum, selon une surface articulaire en forme de selle. Le sommet de la pyramide répond au disque articulaire radio-ulnaire qui le sépare de l'ulna. Sa face latérale présente une surface articulaire plane pour l'os lunatum. Sur sa face palmaire se trouve une surface arrondie légèrement convexe pour l'os pisiforme. Sa face dorsale est marquée par la crête de l'os triquétrum, oblique, en continuité avec un tubercule sur lequel s'insère le ligament collatéral ulnaire du carpe.

En forme de pois, ovoïde à grand axe vertical, l'**OS PISIFORME** (*os pisiforme*) présente une surface articulaire dorsale aplatie, plutôt concave, qui s'articule avec l'os triquétrum. Sa face palmaire donne insertion au muscle fléchisseur ulnaire du carpe et au muscle abducteur du cinquième doigt. Le rétinaculum des fléchisseurs s'insère sur l'os pisiforme. Sa face latérale forme la paroi médiale du canal ulnaire (de Guyon). Elle est creusée d'un sillon dans lequel chemine le nerf ulnaire. Les lésions de l'os pisiforme sont très rares, sous forme de fractures ou de luxation (Verhaeghe-Biancamaria).

β. Rangée distale des os du carpe

L'**OS TRAPÈZE** (*os trapezium*) est l'os le plus latéral de la rangée distale des os du carpe. Il se projette sur une radiographie de face dans un pentagone, d'après Destot :
- le côté proximal du pentagone correspond à la facette scaphoïdienne de l'os, c'est une portion d'ovoïde concave vers le haut ;
- le côté distal du pentagone correspond à la facette métacarpienne torique. L'interligne trapézo-métacarpien se projette sur une ligne qui coupe la tête du cinquième métacarpien (Farabeuf) ;

– les deux côtés médiaux correspondent aux facettes pour l'os trapézoïde, et pour le deuxième métacarpien ;
– le côté latéral est convexe, il correspond au tubercule de l'os trapèze (*tuberculum ossi trapezii*) sur lequel s'insèrent les muscles court fléchisseur du pouce et opposant du pouce, ainsi que le rétinaculum des fléchisseurs.

L'OS TRAPÉZOÏDE (*os trapezoideum*) est encastré entre les os trapèze et capitatum. Il s'articule en outre avec la base du deuxième métacarpien. Destot décrit sa projection sur une radiographie de face comme « un écu héraldique la pointe en bas ». Il présente quatre facettes articulaires :
– une facette scaphoïdienne proximale, sphéroïde, concave vers le haut,
– une facette trapézienne convexe qui regarde en avant, en bas et en dehors,
– une facette métacarpienne en dièdre,
– une facette capitale pour l'os capitatum, orientée médialement.

La face palmaire de l'os trapézoïde donne insertion au faisceau profond du muscle court fléchisseur du pouce et au muscle adducteur du pouce. Sa face dorsale, aussi en forme d'écu, est beaucoup plus étendue que sa face palmaire.

L'OS CAPITATUM (*os capitatum*) est l'os central du massif carpien. Il est comparé par Destot à un bouchon de champagne avec une extrémité proximale arrondie qui forme la tête, un rétrécissement moyen ou col, et une extrémité distale élargie qui forme le corps de l'os :
– la tête de l'os capitatum est ovoïde, recouverte de cartilage. Elle présente une facette supérieure lunarienne, et une facette latérale scaphoïdienne ;
– la face latérale du capitatum présente une facette articulaire trapézoïdienne plane ;
– la face médiale triangulaire de l'os capitatum est plane. Elle présente une facette articulaire pour l'os hamatum. La face distale présente une grande facette articulaire concave, perpendiculaire à l'axe de l'os, pour le troisième métacarpien, et une petite facette oblique pour le deuxième métacarpien ;
– la face palmaire de l'os capitatum présente un tubercule sur lequel s'insère le faisceau profond du muscle court fléchisseur du pouce et du muscle adducteur du pouce, ainsi que le ligament radié du carpe.

Encore appelé os unciforme ou os crochu, l'**OS HAMATUM** (*os hamatum*) est l'os le plus médial de la rangée distale des os du carpe. Il présente une face antérieure triangulaire qui se prolonge en avant par le crochet ou hamulus (*hamulus ossi hamati*). Sa face distale présente deux facettes articulaires, l'une plane pour le quatrième métacarpien, l'autre concave pour le cinquième métacarpien. Sa face supérieure s'articule avec les os triquétrum et lunatum Sa face latérale s'articule avec le capitatum. L'hamulus de l'hamatum donne insertion aux muscles court fléchisseur du cinquième doigt et opposant du cinquième doigt, ainsi qu'au rétinaculum des fléchisseurs.

c. Morphologie des os métacarpiens

Les cinq métacarpiens (*ossa metacarpalia*) sont des os longs numérotés de I à V du plus latéral (métacarpien du pouce) au plus médial (métacarpien du petit doigt), formant le massif du métacarpe. Tous les métacarpiens présentent un corps (*corpus*), une extrémité proximale ou base (*basis*) et une extrémité distale ou tête (*caput*) :
– le corps ou diaphyse des métacarpiens II à V présente une tranche de section transversale triangulaire, avec une base dorsale et un sommet palmaire. La diaphyse du premier métacarpien est ovoïde en coupe. Les métacarpiens délimitent les espaces interosseux. Les faces antéro-latérales et antéro-médiales des diaphyses des métacarpiens donnent insertions aux muscles interosseux palmaires et dorsaux qui remplissent les espaces interosseux ;

- la base des métacarpiens répond à la rangée distale des os du carpe, et aux bases des métacarpiens adjacents. Sur le plan morphologique, fonctionnel et clinique, il faut distinguer l'articulation carpo-métacarpienne du premier métacarpien (du pouce), très mobile, et le complexe articulaire carpo-métacarpien des métacarpiens II à V beaucoup moins mobile ;
- la tête des métacarpiens répond à la base de la phalange proximale du doigt correspondant, qui présente une cavité glénoïde.

α. Premier métacarpien et os sésamoïdes

Le premier métacarpien est le plus court et le plus massif des métacarpiens. Le corps du premier métacarpien présente une face médiale où s'insère le muscle interosseux dorsal du premier espace, et une face latérale où s'insère le muscle opposant du pouce. Sa tranche de section est ovoïde.

La base du premier métacarpien, en tronc de pyramide quadrangulaire, avec un bec antérieur, présente une facette articulaire trapézienne en forme de selle. Sur sa face latérale s'insère le tendon du muscle long abducteur du pouce. Les fractures de la base du premier métacarpien sont fréquentes (fractures de Bennett).

La tête du premier métacarpien présente une surface bicondylienne avec une échancrure intercondylienne palmaire. De part et d'autre se trouve un tubercule pour les ligaments collatéraux latéral et médial. La tête du premier métacarpien s'articule sur sa face palmaire avec les os deux sésamoïdes (*ossa sesamoidea*). L'os sésamoïde latéral est ovoïde, l'os sésamoïde médial, arrondi. Les os sésamoïdes, convexes, répondent à la tête du premier métacarpien qui est creusée en regard, formant deux petites articulations trochoïdes. Ceci explique la faible amplitude des mouvements d'abduction-adduction de l'articulation métacarpo-phalangienne du pouce, comparée à celles des doigts longs.

β. Deuxième métacarpien

Le deuxième métacarpien est le plus long des métacarpiens. Le chef transverse du muscle adducteur du pouce s'insère sur le bord palmaire de sa diaphyse.

La base du deuxième métacarpien est pyramidale quadrangulaire. Sa facette articulaire carpienne pour les os trapèze, trapézoïde et capitatum est fourchue ou bituberculeuse. Sur sa face dorsale s'insère le tendon du muscle long extenseur radial du carpe. Sur la face palmaire s'insère le muscle fléchisseur radial du carpe.

γ. Troisième métacarpien

Le troisième métacarpien correspond à l'axe anatomique et fonctionnel de la main. La base du troisième métacarpien est pointue du fait de la présence d'un processus styloïde postéro-latéral où s'insère le tendon du muscle court extenseur radial du carpe. Elle présente une facette articulaire pour l'os capitatum, concave vers le haut, qui représente une portion de tore. De part et d'autre se placent des facettes planes pour le deuxième et le quatrième métacarpien. Le muscle fléchisseur radial du carpe se termine sur la base du troisième métacarpien.

Le faisceau transverse du muscle adducteur du pouce prend insertion sur le bord palmaire de la diaphyse du troisième métacarpien.

δ. Quatrième métacarpien

La base du quatrième métacarpien est quadrangulaire. Sa face supérieure présente deux facettes articulaires pour les os capitatum et hamatum. Ces facettes se prolongent de chaque côté par des facettes planes pour le troisième métacarpien latéralement, et le cinquième métacarpien médialement.

ε. Cinquième métacarpien

La base du cinquième métacarpien présente une facette pour l'os hamatum, le plus souvent triangulaire, légèrement convexe dans le sens antéro-postérieur, et latéralement une facette pour le quatrième métacarpien. Il présente un tubercule dorsal sur lequel s'insère le muscle extenseur ulnaire du carpe.

La diaphyse du cinquième métacarpien donne insertion au muscle opposant du cinquième doigt.

ζ. Ossification des métacarpiens

Chaque métacarpien présente un point d'ossification diaphysaire et un point d'ossification épiphysaire au niveau de la tête sauf pour le premier métacarpien où le point d'ossification épiphysaire est au niveau de la base.

d. Morphologie des os des doigts de la main (phalanges)

Les phalanges sont des os longs qui présentent une base proximale, une diaphyse ou corps, et une tête distale.

α. Pouce

Le squelette du pouce comporte deux phalanges :
- la phalange proximale (*phalanx proximalis*) s'articule avec la tête du premier métacarpien, formant l'articulation métacarpo-phalangienne du pouce ;
- la phalange distale (*phalanx distalis*) s'articule avec la tête de la phalange proximale au niveau de l'articulation interphalangienne du pouce.

β. Doigts longs

Les doigts II à V comportent chacun trois phalanges :
- la phalange proximale (*phalanx proximalis*) comprend une base proximale (*basis phalangis*) dont la cavité glénoïde s'articule avec la tête du métacarpien correspondant. La diaphyse (*corpus phalangis*) est en forme de demi-cylindre avec une face antérieure plane et une face postérieure convexe. L'extrémité distale ou tête (*caput phalangis*) présente une surface articulaire trochléenne présentant deux versants séparés par une gorge sagittale, qui s'articule avec la base de la phalange moyenne ;
- la phalange moyenne (*phalanx media*) a une forme analogue à la précédente en plus petit. Sa base présente une surface articulaire comportant une crête médiane répondant à la gorge de la tête de la phalange proximale ;
- la phalange distale (*phalanx distalis*) est plus courte que la précédente. Elle présente une base analogue à celles des phalanges proximale et moyenne. Son extrémité distale supporte l'ongle et ne présente pas de surface articulaire.

γ. Ossification

Chaque phalange présente un point d'ossification au niveau du corps et un point d'ossification au niveau de la base.

V.   ARTHROLOGIE DU MEMBRE SUPÉRIEUR

1.   Articulations de la ceinture scapulaire

Les articulations de la ceinture scapulaire (*juncturae cinguli membri superioris*) sont l'articulation acromio-claviculaire et l'articulation sterno-claviculaire. Elles accompagnent les mouvements de l'articulation scapulo-humérale qui est l'articulation de l'épaule à proprement parler. Ces articulations augmentent de façon importante la mobilité de l'épaule.

a. Articulation sterno-claviculaire

L'articulation sterno-claviculaire (*articulatio sternoclavicularis*) est une articulation synoviale de type complexe qui unit l'extrémité sternale de la clavicule au sternum et au cartilage de la première côte. Les surfaces articulaires, recouvertes de cartilage hyalin sont la surface articulaire sternale de la clavicule, portion de tore convexe, l'échancrure claviculaire du sternum, portion de tore concave, et le bord supérieur du premier cartilage costal. Un fibro-cartilage (*discus articularis*) est interposé entre ces surfaces articulaires. La capsule articulaire (*capsula articularis*) forme un manchon fibreux renforcé par des ligaments capsulaires : les ligaments sterno-claviculaires antérieur (*ligamentum sternoclavicularis anterius*), postérieur (*ligamentum sternoclavicularis posterius*), supérieur (*ligamentum sternoclavicularis superius*), et le ligament inter-claviculaire (*ligamentum interclaviculare*). Ce système ligamentaire articulaire est renforcé par un ligament extra-capsulaire, le ligament costo-claviculaire (*ligamentum costoclaviculare*), tendu entre la face inférieure de la clavicule et la première côte et son cartilage.

L'articulation sterno-claviculaire, bien que ses surfaces articulaires soient toriques, fonctionne avec trois degrés de liberté du fait de la présence du disque articulaire :
– élévation-abaissement de la clavicule,
– antépulsion-rétropulsion de la clavicule,
– rotation selon le grand axe de la clavicule.

b. Articulation acromio-claviculaire

L'articulation acromio-claviculaire (*articulatio acromioclavicularis*) est une articulation synoviale plane qui unit l'acromion à l'extrémité acromiale de la clavicule. Elle met en présence la surface articulaire acromiale de la clavicule, surface qui s'inscrit dans un ovale à grand axe antéro-postérieur, et la surface claviculaire de l'acromion qui a une forme semblable. Un disque articulaire est parfois interposé entre les deux surfaces articulaires et est solidaire de la capsule. La capsule forme un manchon fibreux renforcé par un ligament capsulaire, le ligament acromio-claviculaire (*ligamentum acromioclaviculare*). Des ligaments extra-capsulaires renforcent l'articulation : le ligament coraco-claviculaire médial (*ligamentum coracoclaviculare mediale*), le ligament trapézoïde (*ligamentum trapezoideum*) et le ligament conoïde (*ligamentum conoideum*). Ces ligaments coraco-claviculaires sont tendus du processus coracoïde de la scapula à la face inférieure de l'extrémité acromiale de la clavicule. Dans les disjonctions acromio-claviculaires, ces ligaments sont rompus, ce qui entraîne une mobilité verticale anormale de l'extrémité acromiale de la clavicule, qui s'explore lors de l'examen clinique en recherchant le signe de la « touche de piano ».

Les mouvements de l'articulation acromio-claviculaire sont des mouvements de glissements des surfaces articulaires, de faible amplitude.

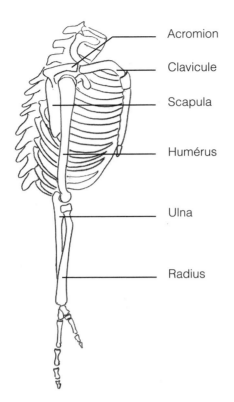

Acromion

Clavicule

Scapula

Humérus

Ulna

Radius

Vue latérale du membre thoracique droit
et de la ceinture scapulaire

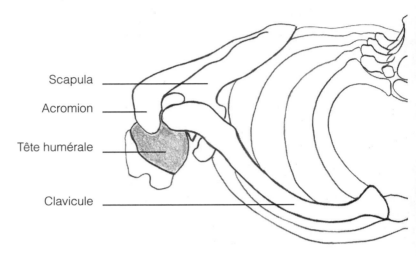

Scapula

Acromion

Tête humérale

Clavicule

Vue supérieure de la ceinture scapulaire

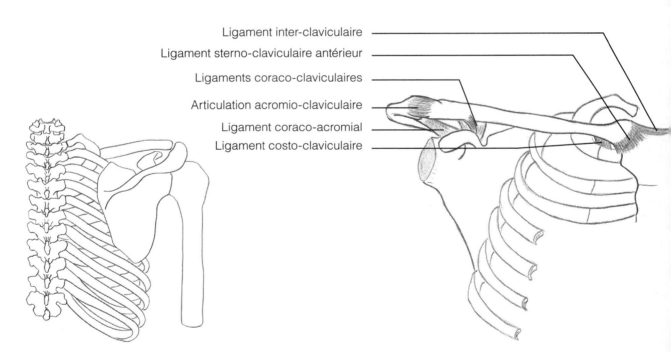

Ligament inter-claviculaire

Ligament sterno-claviculaire antérieur

Ligaments coraco-claviculaires

Articulation acromio-claviculaire

Ligament coraco-acromial

Ligament costo-claviculaire

Vue dorsale de la ceinture scapulaire droite

Vue antérieure de la ceinture scapulaire droite

c. Mobilité de la clavicule et de la scapula

La clavicule peut se déplacer vers le bas (abaissement), vers le haut (élévation), vers l'avant et vers l'arrière, et tourner autour de son grand axe, de manière isolée, ou en accompagnant les mouvements de l'épaule, ce qui augmente les possibilités de déplacement de l'humérus par rapport au thorax. Les déplacements de la clavicule se font dans l'articulation sterno-claviculaire, le sternum étant fixe.

La scapula se déplace par glissement entre sa face antérieure recouverte du muscle subscapulaire et le thorax recouvert du muscle dentelé antérieur (syssarcose). Elle peut s'élever, s'abaisser, se projeter en avant ou en arrière, ou tourner selon un axe antéro-postérieur passant sous le milieu de l'épine, en suivant les déplacements de la clavicule. Le jeu articulaire dans l'articulation acromio-claviculaire permet d'augmenter ces déplacements.

2. Articulation scapulo-humérale

a. Définition

L'articulation scapulo-humérale (*articulatio humeri*, anglais : <u>shoulder joint</u>), ou épaule, est l'articulation entre la cavité glénoïdale de la scapula et la tête de l'humérus. Elle est de type synoviale, assimilée à une sphéroïde, fonctionnant avec trois degrés de liberté. C'est une articulation incongruente, peu stable, qui fonctionne comme une sphéroïde bien que la tête humérale soit ovoïde, opposée à la cavité glénoïdale de la scapula, presque plane (alors que la tête du fémur et l'acétabulum s'inscrivent dans des segments de sphères parfaites dans l'articulation de la hanche qui, elle, est remarquablement stable). Les luxations de l'épaule sont les luxations les plus fréquentes.

b. Surfaces articulaires

– La **tête humérale** peut être assimilée à une portion d'ovoïde. Elle mesure en moyenne 40 à 60 millimètres de grand diamètre vertical, et 30 à 50 millimètres de diamètre antéro-postérieur. Son axe est dirigé en haut (130 à 150° par rapport à la verticale), en arrière (rétroversion de 20° en moyenne par rapport à l'axe du coude) et en dedans. Elle est séparée du massif tuberculaire par le col anatomique.
– La **cavité glénoïdale de la scapula** (ou glène) s'inscrit dans une cavité ovalaire à grand axe vertical en moyenne de 35 millimètres, pour un axe horizontal de 25 millimètres. Elle présente vers l'avant une échancrure, l'incisure glénoïdale.
– Le **labrum glénoïdal** (*labrum glenoidale*) est un fibro-cartilage qui s'insère sur le pourtour de la cavité glénoïdale, passant parfois en pont sur l'incisure glénoïdale. Il est triangulaire à la coupe, présentant une base s'insérant sur la scapula, une face périphérique adhérente à la capsule articulaire, et une face interne en continuité avec le cartilage articulaire. Il augmente la congruence de l'articulation.

c. Moyens d'union

La **capsule articulaire** forme un manchon fibreux autour de l'articulation. Elle est fixée sur le labrum glénoïdal. Elle est renforcée par le tendon du chef long du muscle biceps brachial et par le chef long du muscle triceps brachial. Du côté huméral, la capsule se fixe médialement et en bas sur le col chirurgical, latéralement et en haut sur le col anatomique.

La capsule articulaire est renforcée par des ligaments capsulaires, épaississements de la capsule réalisant un système de « ligaments passifs » de l'épaule. Les tendons des muscles de la **coiffe des rotateurs** (muscles subscapulaire, supra-épineux, infra-épineux et petit rond) renforcent l'articulation, réalisant un système de « ligaments actifs » de l'épaule.

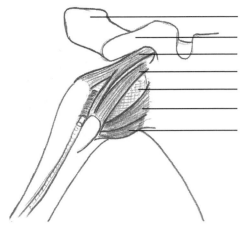

Acromion

Processus coracoïde

Ligament coraco-huméral

Ligament gléno-huméral supérieur

Capsule articulaire et foramen ovale

Ligament gléno-huméral moyen

Ligament gléno-huméral inférieur

Articulation scapulo-humérale droite (vue antérieure)

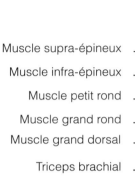
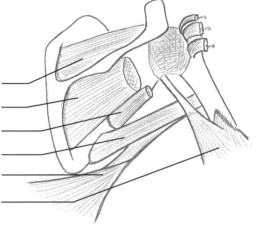

Muscle supra-épineux

Muscle infra-épineux

Muscle petit rond

Muscle grand rond

Muscle grand dorsal

Triceps brachial

Articulation scapulo-humérale droite (vue postérieure)

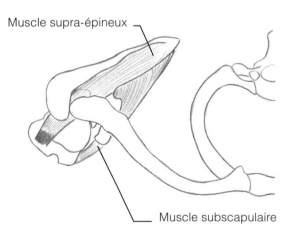

Muscle supra-épineux

Muscle subscapulaire

Vue supérieure de l'articulation scapulo-humérale droite

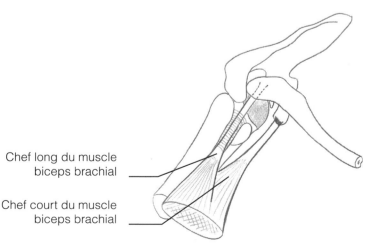

Chef long du muscle biceps brachial

Chef court du muscle biceps brachial

Vue supérieure de l'articulation scapulo-humérale droite, bras en abduction de 90° et rotation latérale

Les **ligaments capsulaires** qui renforcent la capsule sont :
- le ligament gléno-huméral supérieur (*ligamentum glenohumeralia superius*), tendu entre la partie supérieure du labrum glénoïdal et le col anatomique en regard du tubercule mineur ;
- le ligament gléno-huméral moyen (*ligamentum glenohumeralia intermedius*), tendu entre la partie supérieure du labrum glénoïdal et la base du tubercule mineur. Il délimite avec le ligament gléno-huméral supérieur le foramen ovale (Weitbrecht), zone de faiblesse de la capsule ;
- le ligament gléno-huméral inférieur (*ligamentum glenohumeralia inferius*), renforçant la face inférieure de la capsule ;
- le ligament coraco-huméral (*ligamentum coracohumeralia*), épais et résistant, tendu entre le processus coracoïde de la scapula et les tubercules majeur et mineur par deux faisceaux (supérieur et inférieur). Pour O. Gagey, le ligament coraco-huméral et les tendons des muscles de la coiffe des rotateurs forment le « noyau fibreux de l'épaule ».

Enfin, le ligament huméral transverse (de Gordon Brodie) est tendu entre le tubercule majeur et le tubercule mineur, en avant du sillon intertuberculaire, formant un tunnel ostéo-fibreux dans lequel coulisse le tendon du chef long du muscle biceps brachial.

d. Moyens de glissement

La membrane synoviale revêt la face interne de la capsule articulaire. Elle sécrète le liquide synovial. Le tendon du chef long du muscle biceps brachial chemine dans la cavité articulaire où il est recouvert par la synoviale, de sorte qu'il est intra-articulaire mais extra-synovial. La synoviale émet des prolongements, les bourses synoviales péri-articulaires (dont les principales sont les bourses sub-acromiale, sub-deltoïdienne, subscapulaire). Ces structures synoviales extra-articulaires facilitent les mouvements par glissement des structures péri-articulaires.

e. Mobilité

L'articulation scapulo-humérale est une articulation qui fonctionne avec trois degrés de liberté dont les amplitudes, scapula bloquée, sont :
- dans le plan sagittal, flexion (60°)-extension (30°) ;
- dans le plan frontal, abduction (60°)-adduction (30°) ;
- dans le plan axial, rotation latérale (45°)-rotation médiale (120°) ;
- mouvement combiné de circumduction lorsque le membre supérieur décrit un cône à sommet supérieur centré sur la tête humérale.

L'amplitude de ces mouvements est augmentée lorsqu'on considère les mouvements associés des articulations de la ceinture scapulaire.

3.   Articulation du coude

a. Définition

L'articulation du coude (*articulatio cubiti*, <u>elbow</u>) est une articulation synoviale complexe unissant le bras et l'avant-bras. Elle comprend, dans une même cavité articulaire, les articulations huméro-ulno-radiale et radio-ulnaire proximale. L'articulation du coude règle la distance main-corps, et l'orientation de la main. Dans le plan frontal, en position anatomique, l'axe du bras et l'axe de l'avant-bras forment un angle ouvert latéralement en moyenne de 170°. Ainsi, l'ulna forme avec l'humérus un angle ouvert latéralement, ce que les orthopédistes appellent le valgus physiologique de l'ulna. Lorsque le valgus augmente, après un traumatisme ou lors d'un défaut de croissance, le nerf ulnaire peut être étiré.

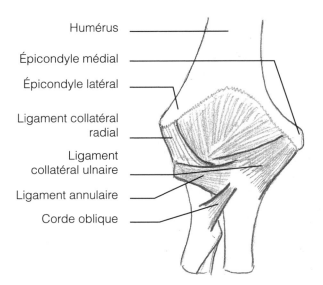

Humérus

Épicondyle médial

Épicondyle latéral

Ligament collatéral radial

Ligament collatéral ulnaire

Ligament annulaire

Corde oblique

Vue antérieure du coude droit
(coude en extension)

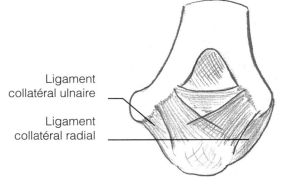

Ligament collatéral ulnaire

Ligament collatéral radial

Vue postérieure du coude droit
(coude fléchi)

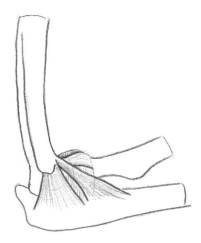

Vue latérale du coude droit
montrant le ligament collatéral latéral

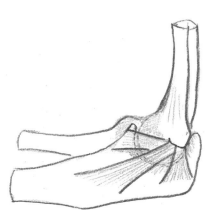

Vue médiale du coude droit montrant les trois
faisceaux du ligament collatéral médial

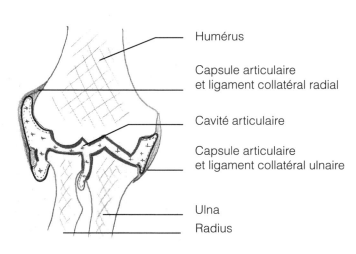

Humérus

Capsule articulaire
et ligament collatéral radial

Cavité articulaire

Capsule articulaire
et ligament collatéral ulnaire

Ulna

Radius

Coupe frontale schématique du coude droit

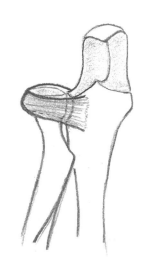

Vue antérieure du radius et de l'ulna
montrant le ligament annulaire

Par convention, on assimilera l'articulation du coude proprement dite à l'articulation huméro-ulno-radiale. L'articulation radio-ulnaire proximale sera étudiée avec l'articulation radio-ulnaire distale et la membrane interosseuse de l'avant-bras, bases anatomiques de la pro-supination.

b. Surfaces articulaires

Ce sont les surfaces articulaires distales de l'humérus, et les surfaces articulaires proximales du radius et de l'ulna.

α. Surfaces articulaires humérales

Les surfaces articulaires humérales sont développées sur l'épiphyse distale de l'humérus, que surplombent les épicondyles latéral et médial :
- la trochlée humérale a une forme de poulie avec un versant médial et un versant latéral séparés par une gorge. La berge médiale descend plus bas que la berge latérale. Elle est surmontée par la fosse coronoïdienne en avant, et par la fosse olécrânienne en arrière ;
- le capitulum se présente comme une portion de sphère pleine orientée en bas et en avant, surmontée en avant par la fosse radiale. Il n'est visible que sur une vue antérieure de l'humérus ;
- la zone inter-capitulo-trochléaire ou zone conoïde relie le capitulum à la trochlée.

β. Surfaces articulaires ulnaires

L'ulna présente deux surfaces articulaires encroûtées de cartilage hyalin :
- l'incisure trochléaire est une cavité située en avant de l'olécrâne et au-dessus du processus coronoïde. Elle présente deux versants séparés par une crête, répondant aux versants et à la gorge de la trochlée humérale ;
- l'incisure radiale de l'ulna est creusée sur la face latérale de l'épiphyse proximale de l'ulna. Elle s'inscrit dans un segment de cylindre creux qui répond au pourtour de la tête radiale.

γ. Surfaces articulaires radiales

La tête radiale peut être assimilée à une portion de cylindre dont le pourtour forme la circonférence articulaire, plus haute médialement que latéralement en position anatomique. Le pourtour de la tête radiale répond à l'incisure radiale de l'ulna. La face supérieure de la tête radiale est creusée en cupule (*fovea capitis radii*) qui répond au capitulum. Entre la fovéa radiale et le pourtour de la tête radiale se place un rebord taillé en biseau qui s'articule avec la zone inter-capitulo-trochléaire de l'humérus.

c. Moyens d'union

La **capsule articulaire** (*capsula articularis*) du coude forme un manchon fibreux qui s'insère en haut sur l'humérus, et en bas sur les deux os de l'avant-bras. En avant, la capsule se fixe au-dessus des fosses radiale et coronoïdienne de l'humérus. En arrière, elle se fixe au-dessus de la fosse olécrânienne. La capsule est renforcée par des ligaments capsulaires.

Le **ligament collatéral ulnaire** (*ligamentum collaterale ulnare*) relie l'épicondyle médial de l'humérus à l'ulna et comprend trois faisceaux :
- un faisceau antérieur qui rejoint la face médiale du processus coronoïde de l'ulna ;
- un faisceau moyen qui rejoint le bord médial de l'ulna ;
- un faisceau postérieur qui rejoint l'olécrâne (ligament de Bardinet de Limoges).

Le **ligament collatéral radial** (*ligamentum collaterale radiale*) relie l'épicondyle latéral de l'humérus à l'ulna et au ligament annulaire du radius. Il forme un éventail qui enveloppe la tête radiale. Il constitue ainsi une sorte de coiffe fibreuse (Poirier) autour de la tête radiale, sur laquelle viennent s'insérer les muscles épicondyliens latéraux, extenseurs et supinateur. Comme le remarque Poirier, la dissection de ces structures fibreuses est difficile, ce qui rend très artificiel de distinguer ce qui revient à la structure fibreuse des muscles, ou au ligament collatéral radial du coude, ou au ligament annulaire.

Le **ligament carré** (*ligamentum quadratum*, Denucé) relie la partie distale de l'incisure radiale de l'ulna au col du radius.

Le **ligament annulaire du radius** (*ligamentum annulare radii*) est une bandelette fibreuse d'un centimètre de hauteur en moyenne, qui s'insère en avant et en arrière de l'incisure radiale de l'ulna, et qui circonscrit la tête radiale. La face profonde du ligament annulaire est revêtue de fibrocartilage qui s'articule avec le pourtour de la tête radiale. La face périphérique du ligament annulaire est recouverte par le ligament collatéral latéral du coude, qui prolonge son bord supérieur. Le bord inférieur ou distal du ligament annulaire est libre. Il circonscrit le col du radius, et forme avec l'ulna une sorte de collier ostéo-fibreux. La tête radiale peut se subluxer ou se luxer à travers ce collier ostéo-fibreux, donnant un tableau de pronation douloureuse de l'enfant.

d. Moyens de glissement

La synoviale tapisse la face profonde de la capsule fibreuse, et se réfléchit au niveau de culs-de-sacs antérieur et postérieur pour aller recouvrir les fosses radiale, coronoïdienne, et olécrânienne. Elle forme un récessus annulaire autour du col du radius. Elle s'invagine entre le radius et l'ulna et forme le récessus sacciforme limité en bas par le ligament carré. Elle est refoulée par un bourrelet huméro-radial latéralement qui peut être à l'origine d'une plica.

Des bourses synoviales péri-articulaires favorisent le glissement des structures péri-articulaires : il s'agit de la bourse bicipitale sous le tendon du muscle biceps brachial, de la bourse tricipitale sous le tendon du muscle triceps brachial, et des bourses olécrâniennes, sous la peau du coude, en regard de l'olécrâne, et au sein du tendon tricipital, au niveau de son insertion. Ces bourses peuvent être l'objet d'inflammations douloureuses (bursites) ou de kystes synoviaux (hygroma).

e. Mobilité

L'articulation du coude fonctionne avec un degré de liberté, en flexion-extension, comme une ginglyme (poulie creuse humérale/poulie pleine ulnaire). La flexion a une amplitude moyenne de 140°, l'extension est normalement nulle du fait de la butée de l'olécrâne dans la fosse olécrânienne. Certaines personnes peuvent dépasser le plan de l'extension en portant l'avant-bras en arrière du plan de l'humérus : on dit que le coude peut se mettre en hyperextension.

4.   Articulations radio-ulnaires

a. Définition

L'ulna et le radius sont unis par la membrane interosseuse antébrachiale et par deux articulations : l'articulation radio-ulnaire proximale et l'articulation radio-ulnaire distale. Ces articulations sont couplées fonctionnellement dans les mouvements de pronation et de supination.

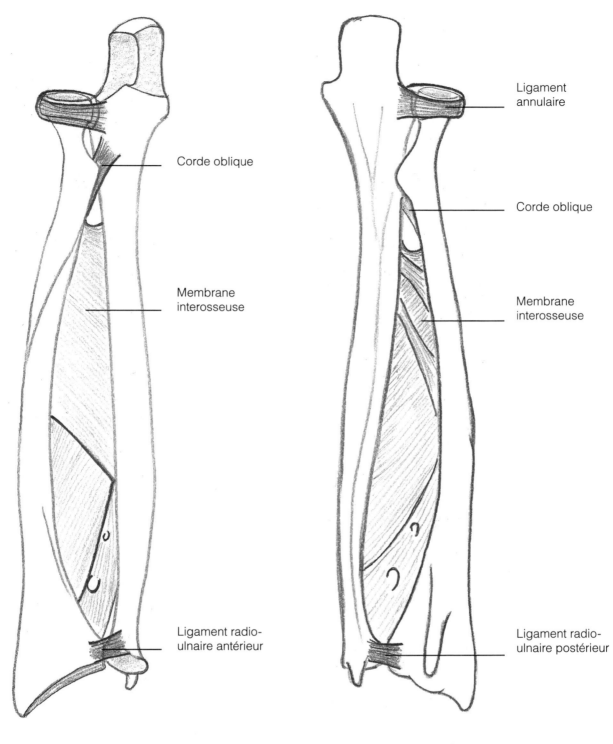

Corde oblique

Membrane
interosseuse

Ligament radio-
ulnaire antérieur

Ligament
annulaire

Corde oblique

Membrane
interosseuse

Ligament radio-
ulnaire postérieur

Vue antérieure du cadre radio-ulnaire   Vue postérieure du cadre radio-ulnaire

b. Articulation radio-ulnaire proximale

α. Définition

L'articulation radio-ulnaire proximale (*articulatio radioulnaris proximalis*) est une articulation synoviale de type trochoïde (cylindre plein/cylindre creux) mettant en présence la tête radiale et l'incisure radiale de l'ulna. Elle est morphologiquement incorporée au complexe articulaire du coude.

β. Surfaces articulaires

La **circonférence articulaire de la tête radiale** ou pourtour de la tête radiale est plus haute médialement que latéralement. La tête radiale, en vue supérieure, n'est pas parfaitement circulaire, mais légèrement ovalaire avec en moyenne un grand axe de 22 millimètres, et un petit axe de 20 millimètres. Le grand axe croise la tubérosité radiale, ce qui a pour effet d'éloigner la tubérosité radiale de l'ulna dans les mouvements de pro-supination.

L'**incisure radiale de l'ulna** est creusée sur la face latérale de l'extrémité proximale de l'ulna. Elle s'inscrit dans une portion de cylindre creux à grand axe vertical. Elle répond au pourtour de la tête radiale.

Le **ligament annulaire du radius** est une bandelette fibreuse d'un centimètre de hauteur qui s'insère en avant et en arrière de l'incisure radiale de l'ulna, et qui circonscrit la tête radiale. La face profonde du ligament annulaire est revêtue de fibrocartilage.

γ. Moyens d'union

La **capsule articulaire** est commune avec l'articulation du coude. Les **ligaments** renforçant la capsule et intéressant l'articulation radio-ulnaire proximale sont au nombre de quatre :
- le ligament carré (Denucé) reliant la partie distale de l'incisure radiale de l'ulna au col du radius. Il limite les mouvements de rotation de la tête radiale ;
- le ligament annulaire du radius ;
- la membrane interosseuse de l'avant-bras (*membrana interossea antibrachii*) ;
- la corde oblique (*chorda oblica*, Weitbrecht), tendue obliquement en bas et en dehors, entre le processus coronoïde de l'ulna et le radius, en dessous de sa tubérosité. Pour certains, elle n'est que le bord supérieur épaissi de la membrane interosseuse.

δ. Moyens de glissement

La membrane synoviale est commune à l'articulation du coude. Elle tapisse la face profonde de la capsule articulaire. Elle s'invagine en récessus sacciforme entre radius et ulna, au dessus du ligament carré.

ε. Mobilité

L'articulation radio-ulnaire proximale fonctionne avec un degré de liberté, en rotation axiale autour de la tête radiale. Ce mouvement s'intègre dans la pro-supination.

c. Articulation radio-ulnaire distale

α. Définition

L'articulation radio-ulnaire distale (*articulatio radioulnaris distalis*) est une articulation synoviale de type trochoïde mettant en présence la tête de l'ulna et l'incisure ulnaire du radius.

β. Surfaces articulaires

La **tête de l'ulna** présente une surface articulaire s'inscrivant dans un cylindre plein, la circonférence articulaire de la tête de l'ulna.

L'**incisure ulnaire du radius** est creusée à la face médiale de l'épiphyse distale du radius. Elle s'inscrit dans un segment de cylindre creux à grand axe vertical.

Le **disque articulaire radio-ulnaire** ou ligament triangulaire est tendu entre le bord distal de l'incisure ulnaire du radius et le processus styloïde ulnaire. Il forme le plus souvent un disque fibro-cartilagineux qui sépare la tête ulnaire de l'os triquétrum. Il peut parfois s'amincir ou s'ouvrir en son centre. Il ne forme alors plus qu'un ménisque qui laisse une communication naturelle entre la cavité articulaire radio-carpienne et la cavité articulaire radio-ulnaire distale.

γ. Moyens d'union

La capsule articulaire forme un manchon autour de l'articulation radio-ulnaire distale. Elle est en continuité avec la capsule de l'articulation radio-carpienne. Elle est renforcée par des ligaments capsulaires (il existe un épaississement de la capsule en avant et en arrière, ce qui parfois fait décrire un ligament radio-ulnaire antérieur et un ligament radio-ulnaire postérieur). Le disque articulaire radio-ulnaire (*discus articularis*), qui joue un rôle de surface articulaire, amarre également le processus styloïde ulnaire au radius.

δ. Moyens de glissement

La membrane synoviale tapisse la face profonde de la capsule articulaire. Il existe souvent une communication entre la cavité synoviale radio-ulnaire distale et la cavité synoviale radio-carpienne, lorsque le disque articulaire radio-ulnaire est perforé en son centre. Ceci se traduit par une opacification de l'articulation radio-ulnaire distale lors d'un arthro-scanner de l'articulation du poignet, qui ne doit pas être interprété comme pathologique.

ε. Mobilité

L'articulation radio-ulnaire distale fonctionne avec un degré de liberté, en rotation axiale autour de l'axe de la tête ulnaire.

d. Syndesmose radio-ulnaire

La **membrane interosseuse antébrachiale** unit les bords interosseux du radius et de l'ulna. Cette cloison s'interrompt quelques centimètres en dessous de la tubérosité radiale, ménageant ainsi un orifice partiellement comblé par le muscle supinateur où passe l'artère interosseuse postérieure. La membrane interosseuse est constituée d'un plan antérieur avec des fibres obliques en bas et médialement, et d'un plan postérieur avec des fibres obliques en haut et médialement, croisant les précédentes (M. Soubeyrand). Les unes se tendent en supination forcée, les autres en pronation forcée, participant ainsi à la limitation de ces deux mouvements.

La **corde oblique** est tendue entre le processus coronoïde de l'ulna et le radius, en dessous de la tubérosité radiale. Elle se porte en bas et en dehors. Pour certains auteurs, elle n'est qu'un renforcement du bord supérieur de la membrane interosseuse antébrachiale.

e. Pronation et supination

La pronation et la supination sont des mouvements au cours desquels le radius et l'ulna se déplacent autour de l'axe de la tête radiale, et autour de l'axe de la tête ulnaire.

Cliniquement, il s'agit du mouvement des « marionnettes » que l'on observe lors de l'examen clinique neurologique, à la recherche d'une adiadococinésie. En position anatomique, paume de la main vers l'avant, l'avant-bras est en supination. La rotation médiale de la tête radiale dans l'incisure radiale de l'ulna entraîne une rotation de l'épiphyse distale du radius autour de la tête de l'ulna du fait des courbures des deux os de l'avant-bras : c'est le mouvement de pronation.

L'amplitude totale de ce mouvement, de la pronation forcée à la supination forcée, est de 160° en moyenne. La position considérée comme neutre est le coude fléchi à 90°, le pouce dirigé vers le haut. La pronation tourne la paume de la main vers le bas, l'amplitude de ce mouvement est en moyenne de 80°. La supination tourne la paume de la main vers le haut, l'amplitude de ce mouvement est en moyenne de 80°.

5. Articulations du poignet, du carpe et de la main

a. Définition

Le poignet est défini par Destot comme « la région dont la limite proximale est une ligne transversale passant à 33 millimètres au-dessus de l'interligne radio-carpien, et la limite distale est l'interligne carpo-métacarpien ». Cette définition a l'intérêt de considérer comme une seule unité fonctionnelle l'extrémité distale du radius, et le carpe. Pour la pratique clinique, cette conception est parfaitement justifiée : les fractures de l'extrémité inférieure du radius, très fréquentes, peuvent avoir des répercussions sur le carpe soit par lésions associées (entorse scapho-lunaire), soit par les modifications d'orientation du carpe qu'elles entraînent. Ces idées ont été reprises par Sennwald dans son livre *L'entité radius-carpe* qu'il aurait pu appeler « Le poignet ».

L'articulation du poignet met en présence l'extrémité distale du radius et le carpe ; l'ulna ne participe pas directement à l'articulation, elle est séparée du carpe par le disque articulaire radio-ulnaire. Le pôle proximal du carpe s'articule avec le radius au niveau de l'articulation radio-carpienne.

b. Articulation radio-carpienne

α. Définition

L'articulation radio-carpienne (*articulatio radiocarpea*) est une articulation synoviale de type ellipsoïde mettant en présence l'extrémité inférieure du radius et le disque articulaire radio-ulnaire (ellipsoïde creux), et la rangée proximale des os du carpe (ellipsoïde plein).

β. Surfaces articulaires

La **surface articulaire carpienne du radius** est concave dans le plan antéro-postérieur et dans le plan frontal. Vue de face, elle regarde en bas, médialement et en avant. La surface articulaire est marquée par une crête sagittale qui sépare une partie latérale scaphoïdienne, et une partie médiale lunarienne. La partie latérale est triangulaire (le processus styloïde radial en est le sommet), elle s'articule avec l'os scaphoïde. La partie médiale est quadrilatère, elle s'articule avec l'os lunatum.

Le **disque articulaire radio-ulnaire** sépare l'articulation radio-ulnaire distale et l'articulation radio-carpienne. Il est tendu entre la partie distale de l'incisure ulnaire du radius et le processus styloïde de l'ulna. Il forme le plus souvent un disque fibro-cartilagineux qui sépare la tête ulnaire de l'os triquétrum. Il peut parfois s'amincir ou s'ouvrir en son centre. Il ne forme alors plus qu'un ménisque qui laisse une communication naturelle entre la cavité articulaire radio-carpienne et la cavité articulaire radio-ulnaire distale.

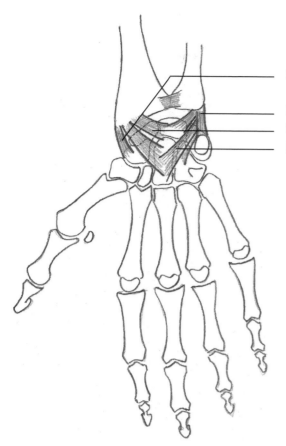

Ligament collatéral radial du carpe

Ligament collatéral ulnaire du carpe
Ligament radio-carpien palmaire
Ligament ulno-carpien palmaire

Vue palmaire du poignet droit

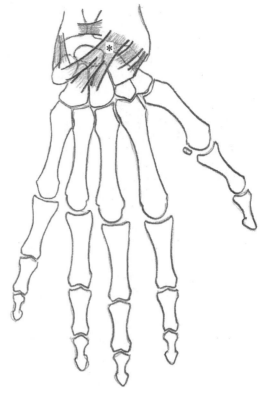

Vue dorsale du poignet droit
montrant le ligament radio-carpien dorsal*

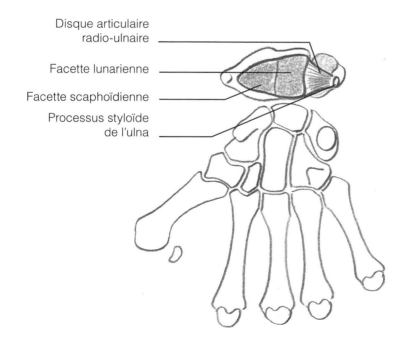

Disque articulaire
radio-ulnaire

Facette lunarienne

Facette scaphoïdienne

Processus styloïde
de l'ulna

Vues inférieure de l'extrémité
inférieure du radius et antérieure
de la main montrant le disque
articulaire radio-ulnaire

La **surface articulaire du carpe** comprend successivement : la facette radiale de l'os scaphoïde, la facette radiale de l'os lunatum, et l'os triquétrum. Ces trois os sont unis par des ligaments interosseux puissants, et forment ainsi une barre convexe qui s'articule avec le radius.

γ. Moyens d'union

La **capsule articulaire** forme un manchon fibreux tendu entre le radius, le disque articulaire radio-ulnaire et la rangée distale du carpe. Elle est renforcée par des **ligaments capsulaires** :

- le ligament radio-carpien palmaire (*ligamentum radiocarpeum palmare*), tendu du processus styloïde du radius aux os lunatum et capitatum ;
- le ligament ulno-carpien palmaire (*ligamentum ulnocarpeum palmare*), tendu du processus styloïde de l'ulna aux os lunatum, triquétrum et capitatum ;
- le ligament radio-carpien dorsal (*ligamentum radiocarpeum dorsale*), tendu de la face postérieure du radius aux os triquétrum, capitatum et hamatum ;
- le ligament collatéral radial du carpe (*ligamentum collaterale carpi radiale*), tendu du processus styloïde du radius à l'os scaphoïde ;
- le ligament collatéral ulnaire du carpe (*ligamentum collaterale carpi ulnare*), tendu du processus styloïde de l'ulna aux os triquétrum et pisiforme.

δ. Moyens de glissement

La membrane synoviale tapisse la face profonde de la capsule articulaire. Normalement, la cavité synoviale de l'articulation radio-carpienne ne communique pas avec celle de l'articulation radio-ulnaire distale. Toutefois, il existe souvent une communication entre la cavité synoviale radio-ulnaire distale et la cavité synoviale radio-carpienne, lorsque le disque articulaire radio-ulnaire est perforé en son centre. Ceci se traduit par une opacification de l'articulation radio-ulnaire distale lors d'un arthro-scanner de l'articulation du poignet, qui ne doit pas être interprété comme pathologique.

La membrane synoviale peut être l'objet de kystes synoviaux qui se développent sous la peau de la face dorsale du poignet. Souvent indolores, et sans conséquence fonctionnelle, ces kystes peuvent être réséqués chirurgicalement, mais avec un risque élevé de récidives, et de raideurs séquellaires du poignet.

ε. Mobilité

L'articulation radio-carpienne fonctionne avec deux degrés de liberté :
- dans le plan sagittal, flexion (80-90°)-extension (60-90°) ;
- dans le plan frontal, abduction ou inclinaison radiale (10-20°)-adduction ou inclinaison ulnaire (30-40°) ;
- la combinaison de ces mouvements est la circumduction, au cours de laquelle la main décrit un cône à sommet proximal centré sur le poignet.

c. Articulations inter-carpiennes

Les articulations inter-carpiennes (*articulationes intercarpeae*) sont les articulations qui unissent les os du carpe entre eux. La nomenclature distingue :
- les articulations intercarpiennes proximales entre les os de la rangée proximale du carpe,
- l'articulation médio-carpienne entre la rangée proximale et la rangée distale des os du carpe,
- les articulations intercarpiennes distales entre les os de la rangée distale du carpe.

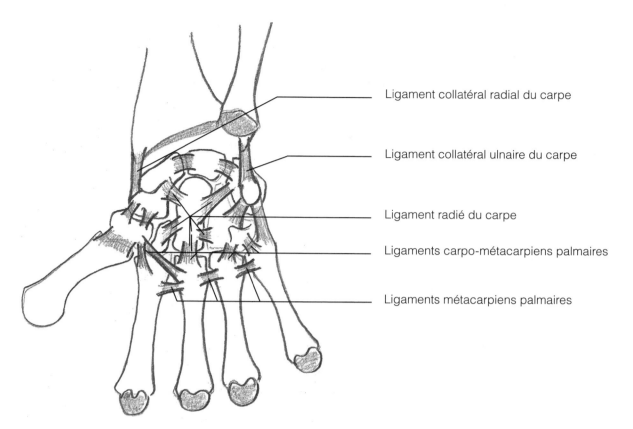

Ligament collatéral radial du carpe

Ligament collatéral ulnaire du carpe

Ligament radié du carpe

Ligaments carpo-métacarpiens palmaires

Ligaments métacarpiens palmaires

Vue antérieure du carpe droit

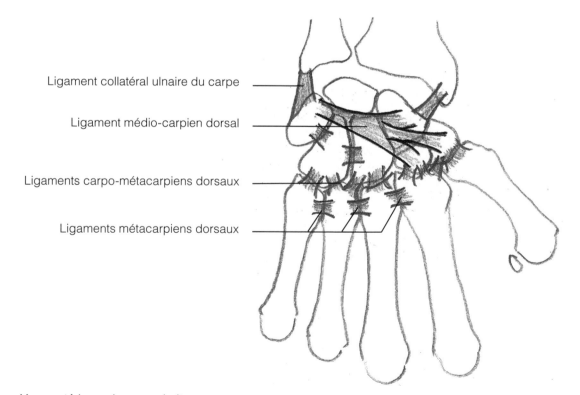

Ligament collatéral ulnaire du carpe

Ligament médio-carpien dorsal

Ligaments carpo-métacarpiens dorsaux

Ligaments métacarpiens dorsaux

Vue postérieure du carpe droit

Les articulations intercarpiennes proximales et distales sont des articulations synoviales planes, maintenues par des ligaments palmaires, dorsaux et interosseux proximaux lâches, et des ligaments interosseux distaux serrés. L'articulation triquétro-pisiforme est une articulation synoviale ellipsoïde, dont les mouvements sont minimes.

L'articulation médio-carpienne est l'articulation entre la rangée proximale et la rangée distale des os du carpe. C'est une articulation synoviale complexe de type bi-condylienne : le capitatum et l'hamatum forment un condyle central autour duquel se déplace la rangée proximale des os du carpe selon un mouvement en hélice. Cette articulation est maintenue par :
- la capsule articulaire qui s'insère au pourtour des surfaces articulaires,
- le ligament radié du carpe, à la face antérieure du carpe. Il irradie depuis le tubercule de la face palmaire de l'os capitatum, vers les os scaphoïde, triquétrum, pisiforme, trapézoïde, hamatum et les métacarpiens II, III et IV,
- le ligament médio-carpien dorsal, tendu transversalement de la face dorsale de l'os triquétrum aux faces dorsales des os scaphoïde, trapèze et trapézoïde.

d. Complexe radio-carpien et intercarpien

Les articulations radio-carpienne et intercarpiennes ont des ligaments communs qui s'intègrent au concept morphologique, fonctionnel et clinique d'entité radius-carpe :
- à la face palmaire du poignet, les ligaments palmaires forment un V distal (radio-scaphoïde, scapho-capitatum, capitato-triquétrum, triquétrum-pisiforme) et un V proximal (radio-lunato-ulnaire) ;
- à la face dorsale du poignet, on observe un ligament en V couché (radio-triquétral et scapho-triquétral).

e. Articulations carpo-métacarpiennes et inter-métacarpiennes

Le pôle distal du carpe s'articule avec les bases des cinq métacarpiens au niveau des articulations carpo-métacarpiennes (*articulationes carpometacarpeae*). Parfois l'articulation carpo-métacarpienne fait saillie à la face dorsale de la main, surtout à la base du deuxième et du troisième métacarpien, c'est le « carpe bossu » décrit par Fiolle.

Le trapèze est disposé en avant et en dehors du reste du massif carpien (Destot). Son extrémité distale en selle s'articule avec le premier métacarpien. C'est la mobilité de l'articulation trapézo-métacarpienne qui permet les mouvements de circumduction du pouce, et surtout l'opposition du pouce par rapport aux autres doigts. Ceci nous amène à distinguer l'articulation carpo-métacarpienne du pouce (ou articulation trapézo-métacarpienne) des articulations carpo-métacarpiennes des doigts longs.

α. Articulation carpo-métacarpienne du pouce

L'articulation carpo-métacarpienne du pouce (*articulatio carpometacarpea pollicis*) est une articulation synoviale de type sellaire (par emboîtement réciproque). Elle met en présence la surface articulaire métacarpienne du trapèze en forme de tore, et la base du premier métacarpien qui présente une surface articulaire en tore inversement conformée.

Les moyens d'union de cette articulation sont une capsule renforcée par des ligaments capsulaires (latéral, renforçant la face latérale de la capsule articulaire, dorsal oblique et palmaire oblique, renforçant les faces dorsale et palmaire de la capsule). Le ligament dorsal oblique est renforcé par le ligament inter-métacarpien qui vient du bord radial du deuxième métacarpien. Ce système ligamentaire forme un pivot pour l'articulation trapézo-métacarpienne avec des mouvements selon deux degrés de liberté. Le passage de

la position anatomique du pouce à l'opposition du pouce par rapport aux autres doigts s'accompagne d'une rotation axiale automatique du premier métacarpien :
- flexion (45°)-extension (20°) ;
- abduction (45°)-adduction (30°) ;
- circumduction (mouvement combiné), le pouce décrivant un cône à sommet supérieur centré sur l'articulation trapézo-métacarpienne ;
- opposition (mouvement combiné associant une flexion, une adduction et une rotation médiale du premier métacarpien) mettant en contact la pulpe du pouce avec la pulpe des doigts longs.

L'articulation trapézo-métacarpienne est l'objet de pathologies fréquentes : fractures-luxations de la base du premier métacarpien (fractures de Bennett), arthrose trapézo-métacarpienne ou rhizarthrose, handicapante du fait des douleurs et de l'impotence fonctionnelle de la pince pollici-digitale qu'elle entraîne. Dans les formes évoluées de rhizarthrose, le traitement chirurgical peut consister en des résections du trapèze avec interposition du tendon du muscle long palmaire, d'un fragment de cartilage costal (Y. Tropet) ou en la pose d'une prothèse trapézo-métacarpienne (P.-J. Regnard).

β. Articulations carpo-métacarpiennes des doigts longs

Les **articulations carpo-métacarpiennes des doigts longs** sont des articulations synoviales de type complexe à faible mobilité unissant la rangée distale des os du carpe aux bases des métacarpiens II à V :
- le deuxième métacarpien s'articule avec les os trapèze, trapézoïde et capitatum,
- le troisième métacarpien s'articule avec l'os capitatum,
- le quatrième métacarpien s'articule avec les os capitatum et hamatum,
- le cinquième métacarpien s'articule avec l'os hamatum.

Les articulations carpo-métacarpiennes des doigts longs communiquent avec les **articulations inter-métacarpiennes**, articulations synoviales planes unissant les faces latérales et médiales des bases des métacarpiens II à V.

Ces articulations sont maintenues par une capsule articulaire recouverte à sa face profonde par une synoviale délimitant une cavité synoviale commune. Ce complexe articulaire est renforcé par un système de ligaments capsulaires palmaires et dorsaux tendus de la rangée distale des os du carpe aux bases des métacarpiens. Le ligament carpo-métacarpien interosseux est tendu du troisième métacarpien aux os capitatum et hamatum. Les bases des métacarpiens sont enfin reliées par des ligaments interméta-carpiens palmaires, dorsaux et interosseux.

Il existe un bloc entre la rangée distale des os du carpe et les métacarpiens II et III avec très peu de mobilité : quelques degrés d'abduction et d'adduction qui rapprochent ou éloignent les métacarpiens les uns des autres, et quelques degrés de flexion et d'extension dans le plan sagittal. Le quatrième et le cinquième métacarpiens ont une mobilité dans le plan sagittal un peu plus importante (en flexion-extension), ce qui permet l'enroulement physiologique de la main et des doigts lors de la préhension.

f. Articulation métacarpo-phalangienne du pouce

L'articulation métacarpo-phalangienne du pouce est une articulation synoviale classée parmi les articulations ellipsoïdes. Elle met en présence la tête du premier méta-carpien qui présente deux condyles, et la base de la phalange proximale du pouce qui est une cavité glénoïde. La tête du premier métacarpien présente une surface bicondylienne avec une échancrure intercondylienne palmaire. Elle s'articule sur sa face palmaire avec les os deux sésamoïdes. Les os sésamoïdes, convexes, répondent à la tête du premier métacarpien qui est creusée en regard, formant deux petites articulations trochoïdes. Ceci explique la faible amplitude des mouvements d'abduction-adduction de l'articulation métacarpo-phalangienne du pouce, comparée à celles des doigts longs.

Les moyens d'union sont formés par une capsule articulaire renforcée par des ligaments collatéraux radial et ulnaire. Le ligament collatéral ulnaire est le plus important avec deux faisceaux (un faisceau métacarpo-phalangien oblique et un faisceau métacarpo-glénoïdien palmaire). Les entorses qui entraînent une lésion de ce ligament sont responsables d'instabilités du pouce. Sur la face palmaire de la capsule se trouve une plaque fibreuse, le ligament palmaire (ou plaque palmaire), qui contient les os sésamoïdes unis entre eux par un ligament transverse.

L'articulation métacarpo-phalangienne du pouce fonctionne avec deux degrés de liberté (flexion-extension et abduction-adduction), les mouvements de flexion-extension prédominent :
- flexion (60°)-extension (10°) ;
- abduction-adduction faible, compensée par la trapézo-métacarpienne.

g. Articulations métacarpo-phalangiennes des doigts longs

Les articulations métacarpo-phalangiennes des doigts longs sont des articulations synoviales de type ellipsoïde qui mettent en présence les têtes des métacarpiens, convexes, et les bases des phalanges proximales des doigts longs. Elles présentent une capsule renforcée par des ligaments collatéraux radial et ulnaire. Ces ligaments sont détendus en extension, ce qui permet des mouvements d'abduction et d'adduction de ces articulations. Ces ligaments se tendent en flexion, ce qui limite les mouvements d'abduction et d'adduction. La face palmaire de la capsule articulaire est renforcée par le ligament palmaire ou plaque palmaire. Les articulations métacarpo-phalangiennes des doigts longs fonctionnent selon deux degrés de liberté :
- dans le plan sagittal, flexion (90°)-extension (30°) ;
- dans le plan frontal, abduction (30°)-adduction (30°) ;
- circumduction (mouvement combiné), le doigt décrivant un segment de cône à sommet supérieur centré sur l'articulation métacarpo-phalangienne.

h. Articulations inter-phalangiennes

Les articulations inter-phalangiennes sont des articulations synoviales de type ginglyme qui mettent en présence la tête d'une phalange avec la base de la phalange suivante. La tête phalangienne présente deux versants séparés par une gorge sagittale. La base de la phalange suivante présente deux versants inversement conformés séparés par une crête médiane. Le pouce ne possède qu'une seule articulation inter-phalangienne. Les doigts longs possèdent une articulation inter-phalangienne proximale (IPP) entre la phalange proximale et la phalange moyenne, et une articulation inter-phalangienne distale (IPD) entre la phalange moyenne et la phalange distale. La capsule articulaire est renforcée par des ligaments collatéraux et le ligament palmaire ou plaque palmaire. Ce sont des articulations à un degré de liberté qui ne permettent que la flexion et l'extension. L'extension est à 0°, la flexion maximum est en moyenne de 95° pour les articulations inter-phalangiennes proximales, et de 80° pour les articulations inter-phalangiennes distales.

VI. MYOLOGIE DU MEMBRE SUPÉRIEUR

1. Muscles de l'épaule

Les muscles de l'épaule sont des muscles qui prennent leur origine sur le squelette axial et/ou de la ceinture scapulaire, et dont la contraction met l'épaule en mouvement. Le complexe articulaire de l'épaule est l'articulation la plus mobile du corps. Certains de ces muscles jouent également un rôle de renforcement de l'articulation de l'épaule : ce sont les muscles de la coiffe des rotateurs.

Nous proposons de classer les muscles de l'épaule en deux groupes en fonction de leurs insertions :
- les **muscles axio-cingulo-huméraux** prennent leur origine sur le squelette du tronc (squelette axial) et se terminent sur la ceinture scapulaire ou l'humérus,
- les **muscles cingulo-huméraux** prennent leur origine sur le squelette de la ceinture scapulaire et se terminent sur l'humérus.

a. Muscles axio-cingulo-huméraux

On désigne par axio-cingulo-huméraux les muscles qui prennent leur origine sur le squelette axial, et qui se terminent sur la ceinture scapulaire ou l'humérus. Certains auteurs les désignent par « muscles extrinsèques » de l'épaule. Ils sont au nombre de neuf. Pour systématiser ces muscles, nous proposons de les classer en muscles axio-cingulo-huméraux antérieurs et postérieurs.

α. Muscles axio-cingulo-huméraux antérieurs

Le **muscle grand pectoral** (*musculus pectoralis major*) est le muscle le plus superficiel de ce groupe. Chez l'homme, il dessine le modelé antérieur du thorax. Chez la femme, après la puberté, il est recouvert par le sein. Le muscle grand pectoral est un muscle de type 5 selon la classification de Mathes et Nahai. Il reçoit en effet un pédicule dominant issu de l'artère thoraco-acromiale, et des pédicules accessoires issus notamment des artères thoracique interne et intercostales antérieures. Le muscle grand pectoral est souvent utilisé pour réaliser des lambeaux de reconstruction de la cavité orale, par exemple :
- Origine : un chef claviculaire sur la moitié médiale de la clavicule, un chef sterno-costal par des digitations sur les six premières côtes et le sternum, un chef abdominal fixé sur la gaine du muscle droit de l'abdomen ;
- Corps charnu : il se dispose en trois faisceaux, un faisceau claviculaire, un faisceau sterno-costal et un faisceau thoraco-abdominal ;
- Terminaison : crête du tubercule majeur de l'humérus (lèvre latérale du sillon intertuberculaire) ;
- Innervation : nerfs pectoraux latéral et médial (niveaux médullaires C5-Th1) ;
- Action : adduction et rotation médiale de l'épaule.

Le **muscle petit pectoral** (*musculus pectoralis minor*) est situé à la face profonde du muscle grand pectoral. Il a un intérêt topographique en chirurgie oncologique. En effet, la classification de Berg des lymphonœuds axillaires, utilisée entre autre dans le traitement chirurgical des cancers du sein, définit des niveaux lymphonodaux selon leur position par rapport au muscle petit pectoral :
- Origine : troisième, quatrième et cinquième côtes ;
- Corps charnu : triangulaire à sommet coracoïdien ;
- Terminaison : processus coracoïde de la scapula ;
- Innervation : nerf pectoral médial (niveaux médullaires C6-C8) ;
- Action : adduction, antépulsion et abaissement de l'épaule.

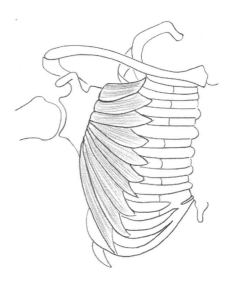

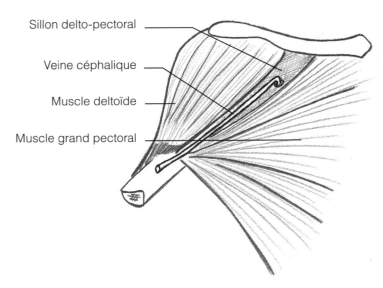

Sillon delto-pectoral

Veine céphalique

Muscle deltoïde

Muscle grand pectoral

Vue antérieure du thorax
montrant le muscle dentelé antérieur

Vue antérieure de l'épaule

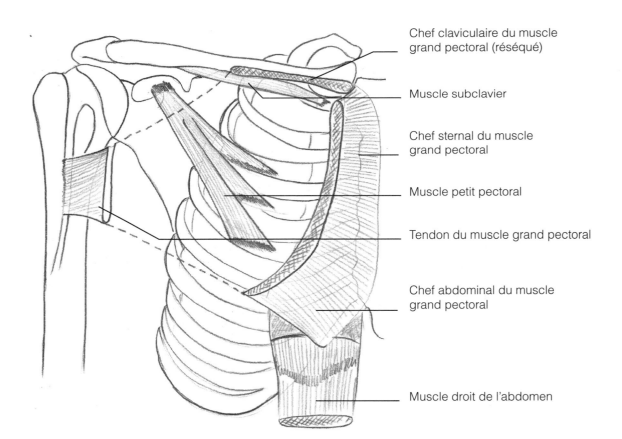

Chef claviculaire du muscle
grand pectoral (réséqué)

Muscle subclavier

Chef sternal du muscle
grand pectoral

Muscle petit pectoral

Tendon du muscle grand pectoral

Chef abdominal du muscle
grand pectoral

Muscle droit de l'abdomen

Vue antérieure de la ceinture scapulaire

Le **muscle subclavier** (*musculus subclavius*) est un petit muscle fusiforme tendu entre la face inférieure de la clavicule et la première côte :
- – Origine : face supérieure du premier cartilage costal ;
- – Corps charnu : fusiforme, oblique en haut et latéralement ;
- – Terminaison : gouttière du muscle subclavier sur la face inférieure de la clavicule ;
- – Innervation : nerf du muscle subclavier (niveaux médullaires C5-C6) ;
- – Action : abaissement de la clavicule et de la ceinture scapulaire sur le thorax.

Le **muscle dentelé antérieur** (*musculus serratus anterior*) recouvre par ses digitations la partie latérale de la cage thoracique. Il reçoit sa vascularisation par l'artère thoraco-dorsale, comme le muscle grand dorsal. Ceci explique que le muscle dentelé antérieur peut être prélevé dans un lambeau commun avec le muscle grand dorsal, ce qui augmente la taille du lambeau, et permet de couvrir des pertes de substances très étendues :
- – Origine : dix digitations sur les dix premières côtes ;
- – Corps charnu : il forme un muscle plat dont les digitations recouvrent la paroi thoracique latérale ;
- – Terminaison : sur la face antérieure et le bord médial de la scapula, au niveau de la surface dentelée (*fascies serrata*) ;
- – Innervation : nerf thoracique long (Charles Bell, niveaux médullaires C5-C7) ;
- – Action : maintien du bord médial de la scapula contre le thorax. Sa paralysie entraîne un décollement du bord médial de la scapula, comparable au déploiement d'une aile de papillon (scapula alata).

β. Muscles axio-cingulo-huméraux postérieurs

Le **muscle trapèze** (*musculus trapezius*) est le muscle de la nuque le plus superficiel. Il forme une nappe charnue comparée à une table (du grec trapeza, τραπεζα = table) :
- – Origine : ligne nuchale supérieure de l'os occipital, raphé musculaire médian de la nuque, processus épineux de la septième vertèbre cervicale (C7), processus épineux des dix à douze premières vertèbres thoraciques (Th1 à Th10 ou 12) ;
- – Corps charnu : il forme une nappe charnue qui dessine le relief de la nuque comme un capuchon, ce qui lui a valu le nom de muscle cuculaire (*cucularis* de Spiegel, du latin *cuculus* = capuchon). Trois faisceaux sont décrits, supérieur (occipito-claviculaire), moyen (cervico-acromial) et inférieur (thoraco-épineux) ;
- – Terminaison : bord postérieur et face supérieure de la clavicule, acromion, épine de la scapula ;
- – Innervation : nerf accessoire (XI) ; innervation complémentaire par des branches issues des quatre premiers nerfs spinaux cervicaux (niveaux médullaires C3-C4) ;
- – Action : élévation de l'épaule (faisceau supérieur), extension, rotation contro-latérale, inclinaison homolatérale de la tête (faisceau supérieur), rétropulsion de l'épaule (faisceau moyen), abaissement et rétropulsion de l'épaule (faisceau inférieur), stabilisation de la scapula (contraction de l'ensemble du muscle).

Le **muscle grand dorsal** (*musculus latissimus dorsi*) est un muscle superficiel du tronc, faisant partie de la couche superficielle des muscles rétrovertébraux, mais aussi des muscles de la ceinture scapulaire par sa terminaison sur la crête du tubercule mineur de l'humérus :
- – Origine : processus épineux des vertèbres thoraciques Th6 à Th12, processus épineux des vertèbres lombaires L1 à L5, fascia thoraco-lombaire, crête sacrée médiane, tiers postérieur de la crête iliaque, côtes numérotées de 9 à 12, angle inférieur de la scapula (inconstant) ;
- – Corps charnu : plat, en éventail à sommet supérieur, dont les fibres sont obliques en dehors, en haut et en avant ;
- – Terminaison : crête du tubercule mineur de l'humérus ;

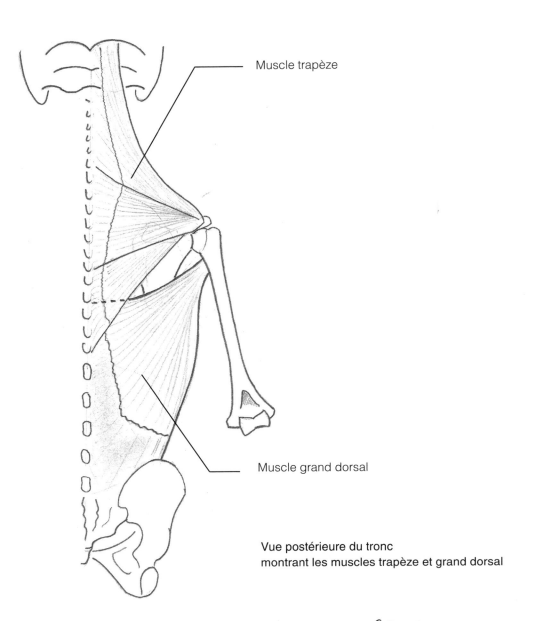

Muscle trapèze

Muscle grand dorsal

Vue postérieure du tronc
montrant les muscles trapèze et grand dorsal

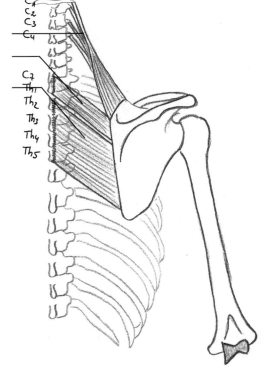

M. élévateur
de la scapula

M. petit rhomboïde

M. grand rhomboïde

Vue postérieure de la ceinture scapulaire
montrant les muscles rhomboïdes
et élévateur de la scapula

- Innervation : nerf thoraco-dorsal (niveaux médullaires C6-C7-C8) ;
- Action : adduction, rétropulsion et rotation médiale de l'épaule ; accessoirement abaissement de l'épaule, élévation du tronc lorsque le point fixe est sur l'humérus.

Le **muscle élévateur de la scapula** (*musculus levator scapulae*) se place à la face profonde du muscle trapèze ·
- Origine : tubercules postérieurs des processus transverses des vertèbres C1 à C4 ;
- Corps charnu : quatre chefs correspondant aux origines sur les quatre premières vertèbres cervicales ;
- Terminaison : angle supérieur et bord médial de la scapula, au-dessus de l'épine ;
- Innervation : nerf dorsal de la scapula (niveaux médullaires C3-C5) ;
- Action : élévation et adduction de la scapula.

Le **muscle grand rhomboïde** (*musculus rhomboideus major*) se trouve à la face profonde du muscle trapèze :
- Origine : processus épineux des vertèbres thoraciques Th2 à Th5 ;
- Corps charnu : plat, oblique en bas et latéralement ;
- Terminaison : bord médial de la scapula, en dessous de l'épine de la scapula ;
- Innervation : nerf dorsal de la scapula (niveau médullaire C5) ;
- Action : élévation et adduction de la scapula.

Le **muscle petit rhomboïde** (*musculus rhomboideus minor*) est situé juste au dessus du muscle grand rhomboïde, à la face profonde du muscle trapèze :
- Origine : processus épineux des vertèbres C7 et Th1 ;
- Corps charnu : plat oblique en bas et latéralement ;
- Terminaison : bord médial de la scapula, au-dessus de l'épine de la scapula ;
- Innervation : nerf dorsal de la scapula (niveau médullaire C5) ;
- Action : adduction et élévation de la scapula.

b. Muscles cingulo-huméraux

Les muscles cingulo-huméraux sont tendus de la ceinture scapulaire à l'extrémité supérieure de l'humérus. Ils constituent des muscles intrinsèques au complexe articulaire de l'épaule. Le muscle deltoïde en est le plus superficiel.

Le **muscle deltoïde** (*musculus deltoideus*) forme un demi cornet musculaire qui encapuchonne l'épaule. Il dessine le galbe de l'épaule :
- Origine : tiers latéral de la clavicule et scapula (acromion et épine de la scapula) ;
- Corps charnu : trois chefs (claviculaire, acromial et épineux) ;
- Terminaison : face latérale de l'humérus sur la tubérosité deltoïdienne ;
- Innervation : nerf axillaire (niveaux médullaires C5-C6) ;
- Action : participe à tous les mouvements de l'épaule, mais surtout abduction, antépulsion (chef claviculaire) et rétropulsion (chef épineux) de l'épaule.

Le **muscle subscapulaire** (*musculus subscapularis*) est un muscle de la coiffe des rotateurs dont le tendon renforce la partie antérieure de la capsule articulaire de l'épaule :
- Origine : fosse subscapulaire de la scapula (face antérieure de la scapula) ;
- Corps charnu : plat en éventail orienté en dehors, les fibres inférieures sont orientées en dehors et en haut ;
- Terminaison : tubercule mineur de l'humérus ;
- Innervation : nerf subscapulaire (niveaux médullaires C5-C6) ;
- Action : rotation médiale de l'épaule.

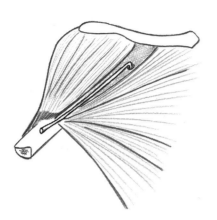

Muscle deltoïde (vue antérieure)

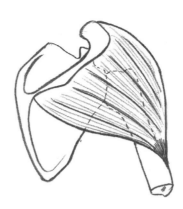

Muscle deltoïde (vue postérieure)

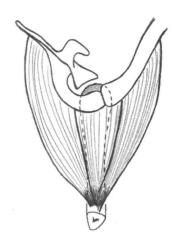

Muscle deltoïde (vue supérieure, bras en abduction à 90°)

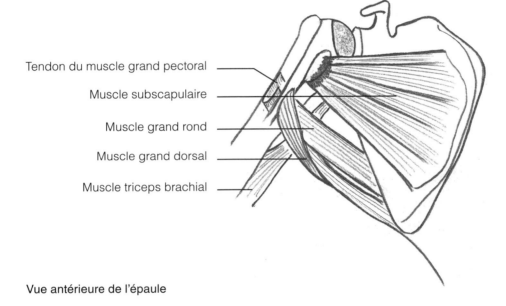

Tendon du muscle grand pectoral

Muscle subscapulaire

Muscle grand rond

Muscle grand dorsal

Muscle triceps brachial

Vue antérieure de l'épaule

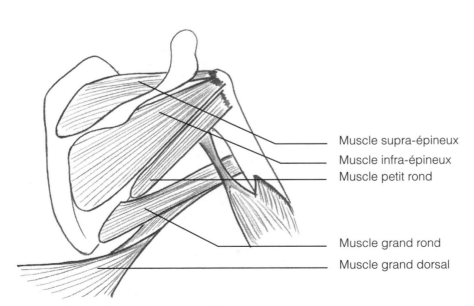

Muscle supra-épineux

Muscle infra-épineux

Muscle petit rond

Muscle grand rond

Muscle grand dorsal

Vue postérieure de la ceinture scapulaire

Le **muscle supra-épineux** (*musculus supraspinatus*) est un muscle de la coiffe des rotateurs dont le tendon rencorce la face supérieure de la capsule articulaire de l'épaule. Il est fréquemment l'objet d'inflammations douloureuses (tendinites du muscle supra-épineux), ou de ruptures traumatiques. L'IRM permet actuellement de mettre ce tendon en évidence et de préciser ses lésions :

- Origine : fosse supra-épineuse de la scapula ;
- Corps charnu : chef piriforme orienté en dehors ;
- Terminaison : sommet du tubercule majeur de l'humérus, noyau fibreux de l'épaule ;
- Innervation : nerf suprascapulaire (niveau médullaire C5) ;
- Action : rotation latérale et abduction de l'épaule.

Le **muscle infra-épineux** (*musculus infraspinatus*) est un muscle de la coiffe des rotateurs dont le tendon renforce la face postérieure de la capsule articulaire de l'épaule :

- Origine : fosse infra-épineuse de la scapula ;
- Corps charnu : chef en éventail dont les fibres vont en haut et en dehors ;
- Terminaison : tubercule majeur de l'humérus, en dessous du précédent ;
- Innervation : nerf suprascapulaire (niveaux médullaires C5-C6) ;
- Action : abduction, rotation latérale de l'articulation scapulo-humérale. Le muscle infra-épineux est abducteur de l'épaule car son tendon terminal passe au dessus du centre de rotation de la tête humérale.

Le **muscle petit rond** (*musculus teres minor*) est un muscle de la coiffe des rotateurs dont le tendon renforce la face postérieure de la capsule articulaire de l'épaule, en dessous du tendon du muscle infra-épineux :

- Origine : fosse infra-épineuse, à la face dorsale du pilier de la scapula ;
- Corps charnu : chef fusiforme orienté en haut et latéralement ;
- Terminaison : tubercule majeur de l'humérus, en dessous du précédent ;
- Innervation : nerf axillaire (niveaux médullaires C5-C6) ;
- Action : adduction, rotation latérale de l'articulation scapulo-humérale. Le muscle petit rond est adducteur de l'épaule car son tendon terminal passe en dessous du centre de rotation de la tête humérale.

Le **muscle grand rond** (*musculus teres major*) ne fait pas partie de la coiffe des rotateurs. Il se termine avec le muscle grand dorsal sur la crête du tubercule mineur de l'humérus :

- Origine : fosse infra-épineuse, à la face dorsale du pilier de la scapula ;
- Corps charnu : chef fusiforme orienté en haut et en dehors ;
- Terminaison : crête du tubercule mineur de l'humérus (lèvre médiale du sillon intertuberculaire), avec le muscle grand dorsal ;
- Innervation : nerf subscapulaire (niveau médullaire C6) ;
- Action : adduction, rotation médiale de l'épaule (le muscle grand rond est rotateur médial de l'épaule car son tendon passe en avant de la diaphyse humérale, contrairement aux muscles décrits précédemment qui cheminent en arrière de l'humérus, et qui sont donc rotateurs latéraux).

2. Muscles du bras

Les muscles du bras sont au nombre de quatre, répartis dans deux loges (antérieure et postérieure). Ces loges sont mal individualisées à la moitié supérieure du bras. À la moitié distale du bras, les septums intermusculaires latéral et médial cloisonnent les deux loges. La loge antérieure du bras contient les muscles coraco-brachial, brachial et biceps brachial. La loge postérieure du bras comprend le muscle triceps brachial.

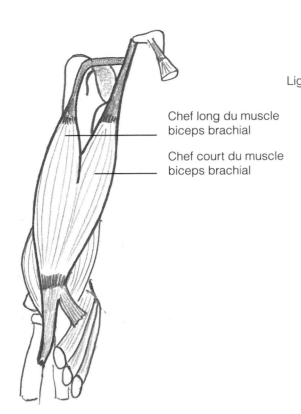

Chef long du muscle
biceps brachial

Chef court du muscle
biceps brachial

Vue antérieure du bras droit

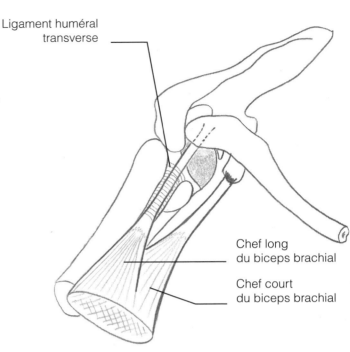

Ligament huméral
transverse

Chef long
du biceps brachial

Chef court
du biceps brachial

Vue supérieure des deux chefs du muscle biceps brachial,
bras en abduction de 90° et rotation latérale

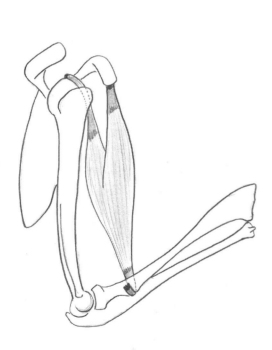

Vue latérale du muscle biceps brachial droit

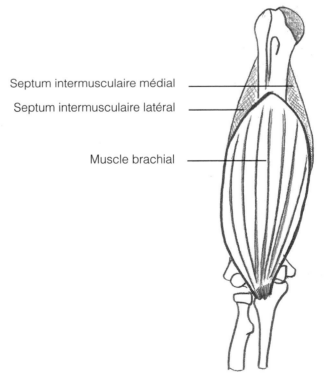

Septum intermusculaire médial

Septum intermusculaire latéral

Muscle brachial

Vue antérieure du bras droit (plan profond)

a. Muscles de la loge antérieure du bras

α. Muscle biceps brachial

Le muscle biceps brachial (*musculus biceps brachii*) est le muscle le plus superficiel de la loge antérieure du bras. Il dessine le galbe de la face antérieure du bras. Ce muscle est principalement supinateur :
- Origine : tubercule supra-glénoïdal de la scapula (chef long), apex du processus coracoïde de la scapula (chef court) ;
- Corps charnu : le chef long biceps est à son origine intra-articulaire (mais extra-synovial), il contribue à maintenir la tête humérale dans la cavité glénoïdale de la scapula. Il s'engage ensuite dans le sillon inter-tuberculaire de l'humérus où il coulisse dans un canal ostéo-fibreux fermé en avant par le ligament huméral transverse (de Gordon Brodie). Il y est engainé dans une gaine synoviale. Il se prolonge par un corps charnu fusiforme qui est rejoint par celui du chef court biceps ;
- Terminaison : sur la tubérosité radiale par un tendon profond principal, et sur le fascia antébrachial du côté ulnaire, par une expansion fibreuse ;
- Innervation : nerf musculo-cutané (niveaux médullaires C5-C6) ;
- Action : flexion du coude, supination de l'avant-bras (en tirant la tubérosité radiale vers l'avant), propulsion de l'épaule. La percussion du tendon principal du muscle biceps brachial à l'aide du marteau à réflexes permet d'explorer la racine C6 lors de l'examen clinique neurologique (réflexe bicipital).

β. Muscle brachial

Le muscle brachial (*musculus brachialis*) est situé à la face profonde du muscle biceps brachial. C'est le principal muscle fléchisseur du coude :
- Origine : faces latérale et médiale, et bord antérieur de l'humérus, septums intermusculaires latéral et médial ;
- Corps charnu : corps fusiforme vertical ;
- Terminaison : processus coronoïde de l'ulna ;
- Innervation : nerf musculo-cutané (niveaux médullaires C5-C6) ;
- Action : flexion du coude.

γ. Muscle coraco-brachial

Le muscle coraco-brachial (*musculus coracobrachialis*) prend son origine sur le processus coracoïde de la scapula, par un tendon commun avec la courte portion du muscle biceps brachial. Certains auteurs décrivent donc un « coraco-biceps » :
- Origine : bord médial du processus coracoïde de la scapula ;
- Corps charnu : chef fusiforme oblique en bas et en dehors ;
- Terminaison : face médiale de l'humérus ;
- Innervation : nerf musculo-cutané (niveaux médullaires C6-C7) ;
- Action : antépulsion, adduction de l'épaule.

b. Muscle de la loge postérieure du bras

Le **muscle triceps brachial** (*musculus triceps brachii*) occupe à lui seul la loge postérieure du bras. Comme son nom l'indique, il est constitué de trois chefs disposés en parallèle :
- Origine : tubercule infra-glénoïdal de la scapula (chef long), face postérieure de l'humérus, en dehors et au-dessus du sillon du nerf radial (chef latéral), face postérieure de l'humérus, en dessous et en dedans du sillon du nerf radial (chef médial), septums intermusculaires ;

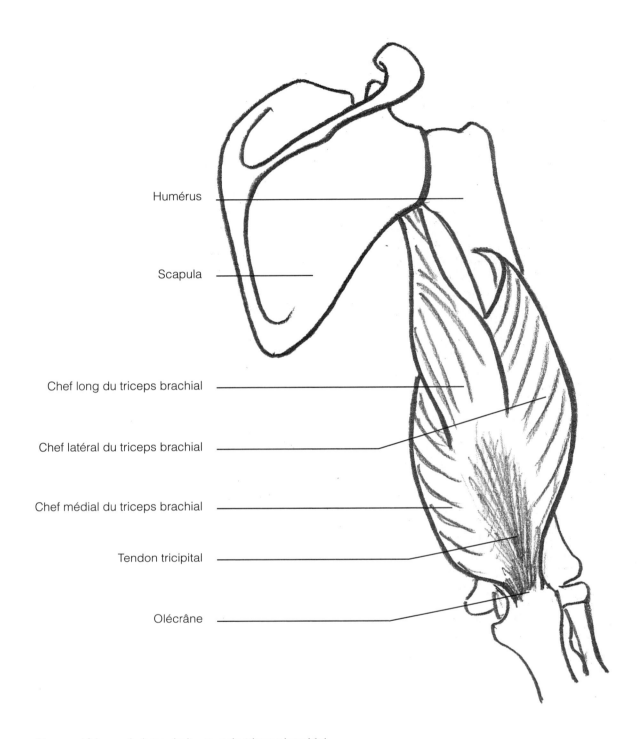

Humérus

Scapula

Chef long du triceps brachial

Chef latéral du triceps brachial

Chef médial du triceps brachial

Tendon tricipital

Olécrâne

Vue postérieure du bras droit : muscle triceps brachial

- Corps charnu : trois chefs globalement verticaux ;
- Terminaison : par un tendon commun sur l'olécrâne de l'ulna ;
- Innervation : nerf radial (niveaux médullaires C7-C8) ;
- Action : extension du coude, adduction et rétropulsion de l'épaule. La percussion du tendon du muscle triceps brachial à l'aide du marteau à réflexes permet d'explorer la racine C7 lors de l'examen clinique neurologique (réflexe tricipital).

3. Muscles de l'avant-bras

Les muscles de l'avant-bras sont au nombre de vingt, répartis en trois groupes correspondant aux trois loges de l'avant-bras (antéro-médiale, latérale et postérieure). Ces loges sont individualisées par des septums inter-musculaires reliant les os de l'avant-bras à la face profonde du fascia antébrachial. Peu extensibles, ces loges contiennent les muscles de l'avant-bras, mais aussi les vaisseaux et les nerfs. Une hyper-pression liée à un traumatisme peut entraîner une compression du contenu des loges, aboutissant à une nécrose en l'absence de geste urgent de décompression : c'est le syndrome des loges.

a. Muscles de la loge antéro-médiale de l'avant-bras

Les muscles de la loge antéro-médiale de l'avant-bras comprennent huit muscles disposés en trois plans (plan superficiel, plan moyen constitué par le muscle fléchisseur superficiel des doigts, et plan profond). Nous décrirons ces muscles selon ce plan.

α. Plan superficiel

Le plan superficiel des muscles de la loge antéro-médiale de l'avant-bras est constitué, de dehors en dedans, par les muscles rond pronateur, fléchisseur radial du carpe, long palmaire et fléchisseur ulnaire du carpe. Il s'agit de la masse des muscles épicondyliens médiaux.

Le **muscle rond pronateur** (*musculus pronator teres*) est un des deux muscles pronateurs de l'avant-bras (le deuxième étant le muscle carré pronateur). La pronation est le mouvement qui, coude au corps, avant-bras fléchi à 90°, tourne la paume de la main vers le bas :
- Origine : face antérieure de l'épicondyle médial (chef huméral), processus coronoïde de l'ulna (chef ulnaire) ;
- Corps charnu : oblique en dehors et en bas, le nerf médian passe entre les deux chefs ;
- Terminaison : face latérale du tiers moyen du radius (au sommet de la courbure pronatrice du radius) ;
- Innervation : nerf médian (niveaux médullaires C6-C7) ;
- Action : pronation et flexion du coude.

Le **muscle fléchisseur radial du carpe** (*musculus flexor carpi radialis*) se place en dedans du muscle rond pronateur. Son tendon contribue à délimiter la gouttière du pouls radial :
- Origine : épicondyle médial de l'humérus ;
- Corps charnu : chef fusiforme presque vertical, un peu orienté en bas et en dehors ;
- Terminaison : base des deuxième et troisième métacarpiens ;
- Innervation : nerf médian (niveaux médullaires C6-C7) ;
- Action : flexion du poignet et du coude, inclinaison radiale du poignet.

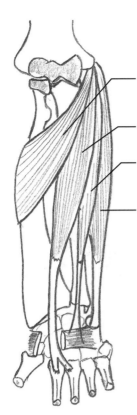

Muscle rond pronateur

Muscle fléchisseur
radial du carpe

Muscle long palmaire

Muscle fléchisseur
ulnaire du carpe

Loge antéro-médiale de l'avant-bras
(plan superficiel)

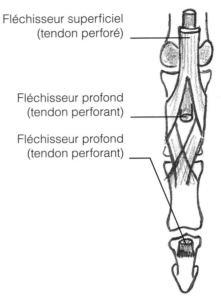

Fléchisseur superficiel
(tendon perforé)

Fléchisseur profond
(tendon perforant)

Fléchisseur profond
(tendon perforant)

Vue palmaire d'un doigt long montrant
les terminaisons des tendons fléchisseurs
superficiel et profond

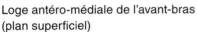

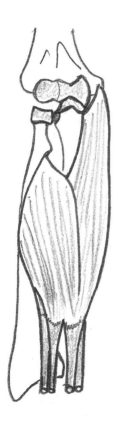

Loge antéro-médiale
de l'avant-bras (plan moyen) :
muscle fléchisseur
superficiel des doigts

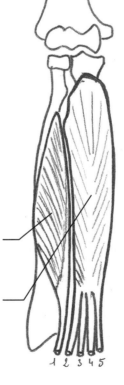

Muscle long
fléchisseur du pouce

Muscle fléchisseur
profond des doigts

Loge antéro-médiale de l'avant-bras
(plan profond)

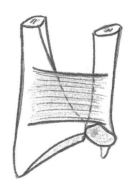

Loge antéro-médiale
de l'avant-bras (plan profond) :
le muscle carré pronateur

Le **muscle long palmaire** (*musculus palmaris longus*) est un muscle inconstant, disposé en dedans du muscle fléchisseur radial du carpe. Son tendon grêle repère le nerf médian au poignet avec le tendon du muscle fléchisseur radial du carpe. Le tendon grêle de ce muscle est utile au chirurgien de l'appareil moteur, pour réaliser des greffes tendineuses :

- Origine : épicondyle médial de l'humérus ;
- Corps charnu : chef fusiforme vertical ;
- Terminaison : aponévrose palmaire ;
- Innervation : nerf médian (niveaux médullaires C7-C8) ;
- Action : flexion du coude et du poignet (rôle très modeste).

Le **muscle fléchisseur ulnaire du carpe** (*musculus flexor carpi ulnaris*) se dispose en dedans du muscle long palmaire. Ce muscle recouvre le pédicule vasculo-nerveux ulnaire :

- Origine : épicondyle médial de l'humérus (chef huméral), olécrâne et bord postérieur de l'ulna (chef ulnaire) ;
- Corps charnu : vertical, formant le modelé médial de l'avant-bras ;
- Terminaison : par un tendon sur l'os pisiforme, l'hamulus de l'os hamatum et la base du cinquième métacarpien ;
- Innervation : nerf ulnaire (niveau médullaire C8) ;
- Action : flexion du coude et du poignet, inclinaison ulnaire du poignet.

β. Plan moyen

Le **muscle fléchisseur superficiel des doigts** (*musculus flexor digitorum superficialis*) forme à lui seul le plan moyen de la loge antéro-médiale de l'avant-bras. Il est spécifiquement fléchisseur de l'articulation interphalangienne proximale des doigts longs :

- Origine : épicondyle médial de l'humérus (chef huméral), processus coronoïde de l'ulna (chef ulnaire) et face antérieure du radius (chef radial). Entre le chef radial et le chef huméro-ulnaire se forme une arcade tendineuse sous laquelle passent le nerf médian et les vaisseaux ulnaires ;
- Corps charnu : vertical, se scindant à la partie distale de l'avant-bras en deux corps charnus, un corps superficiel destiné aux troisième et quatrième doigts, et un corps profond destiné aux deuxième et cinquième doigts. Ces corps charnus se prolongent par des tendons épais qui s'engagent dans le canal carpien et gagnent chaque doigt long dans la paume de la main ;
- Terminaison : chaque tendon se divise en regard de l'articulation métacarpo-phalangienne en deux languettes qui se terminent sur les bords de la phalange moyenne. Le tendon fléchisseur profond perfore le tendon fléchisseur superficiel entre ces deux languettes ;
- Innervation : nerf médian (niveaux médullaires C7-Th1) ;
- Action : flexion des articulations métacarpo-phalangienne et inter-phalangienne proximale des doigts longs essentiellement, accessoirement flexion du coude et du poignet.

γ. Plan profond

Le plan profond de la loge antéro-médiale de l'avant-bras est constitué des muscles fléchisseur profond des doigts, long fléchisseur du pouce et carré pronateur.

Le **muscle fléchisseur profond des doigts** (*musculus flexor digitorum profundus*) est spécifiquement fléchisseur de l'articulation inter-phalangienne distale des doigts longs :

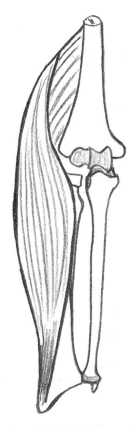

Loge latérale de l'avant-bras droit,
vue antérieure, plan superficiel
montrant le muscle brachio-radial

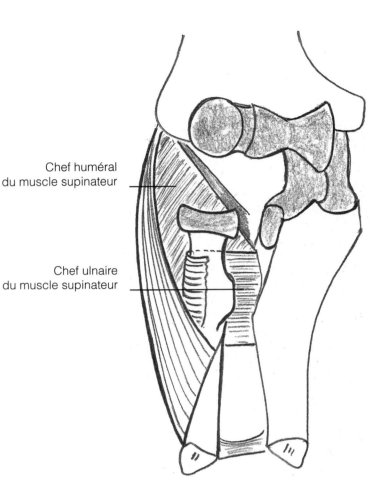

Chef huméral
du muscle supinateur

Chef ulnaire
du muscle supinateur

Loge latérale de l'avant-bras, vue antérieure, plan profond
montrant le muscle supinateur

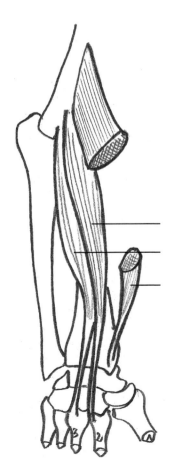

Muscle long extenseur radial du carpe

Muscle court extenseur radial du carpe

Muscle brachio-radial

Loge latérale de l'avant-bras
(vue postéro-latérale)

- Origine : faces antérieure et médiale de la diaphyse de l'ulna, membrane interosseuse antébrachiale ;
- Corps charnu : chef fusiforme vertical qui se prolonge par quatre tendons. Ces tendons se disposent dans un même plan et s'engagent dans le canal carpien. Dans la paume de la main, chaque tendon s'oriente vers le doigt long correspondant. Le tendon fléchisseur profond perfore le tendon fléchisseur superficiel ;
- Terminaison : base palmaire de la phalange distale des quatre doigts longs ;
- Innervation : nerf médian pour les deuxième et troisième doigts, nerf ulnaire pour les quatrième et cinquième doigts (niveaux médullaires C8-Th1) ;
- Action : essentiellement flexion de l'interphalangienne distale des doigts longs, accessoirement flexion du poignet et des phalanges proximales et moyennes.

Le **muscle long fléchisseur du pouce** (*musculus flexor pollicis longus*) se dispose en dehors du muscle fléchisseur profond des doigts :
- Origine : face antérieure du radius et membrane interosseuse antébrachiale ;
- Corps charnu : chef fusiforme vertical qui se prolonge par un tendon. Ce tendon traverse le canal carpien et arrive dans la paume de la main où il traverse la loge thénarienne entre les deux chefs du muscle court fléchisseur du pouce ;
- Terminaison : base de la phalange distale du pouce ;
- Innervation : nerf médian (niveaux médullaires C8-Th1) ;
- Action : essentiellement flexion de l'articulation interphalangienne du pouce, accessoirement flexion du poignet et de la phalange proximale du pouce, opposition du pouce et inclinaison radiale de la main.

Le **muscle carré pronateur** (*musculus pronator quadratus*) est avec le muscle rond pronateur l'un des deux muscles pronateurs de l'avant-bras. Il constitue également le plancher de la gouttière du pouls radial :
- Origine : quart inférieur de l'ulna ;
- Corps charnu : un chef rectangulaire transversal ;
- Terminaison : quart inférieur du radius ;
- Innervation : nerf médian (niveaux médullaires C8-Th1) ;
- Action : pronation.

b. Muscles de la loge latérale de l'avant-bras

La loge latérale de l'avant-bras comporte quatre muscles.

α. Muscle brachio-radial

Le tendon terminal du muscle brachio-radial (*musculus brachioradialis*) constitue la berge latérale de la gouttière du pouls radial :
- Origine : bord latéral de la diaphyse humérale, septum intermusculaire latéral du bras ;
- Corps charnu : fusiforme vertical, dessinant le modelé latéral du pli du coude ;
- Terminaison : processus styloïde du radius ;
- Innervation : nerf radial (niveaux médullaires C5-C6) ;
- Action : flexion du coude. La percussion du tendon du muscle brachio-radial au poignet, à l'aide du marteau à réflexes, permet d'explorer la racine C6 lors de l'examen clinique neurologique (réflexe huméro-stylo-radial).

β. Muscle long extenseur radial du carpe

Le muscle long extenseur radial du carpe (*musculus extensor carpi radialis longus*) était désigné par « premier radial » dans la nomenclature française traditionnelle :

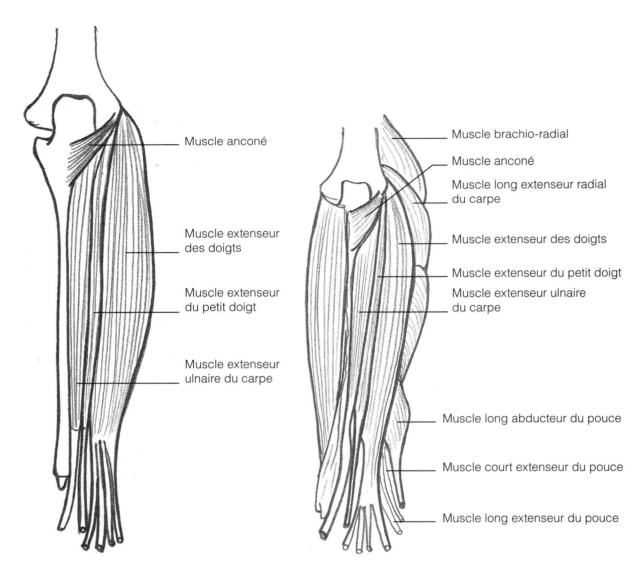

Muscle anconé

Muscle extenseur
des doigts

Muscle extenseur
du petit doigt

Muscle extenseur
ulnaire du carpe

Muscle brachio-radial

Muscle anconé

Muscle long extenseur radial
du carpe

Muscle extenseur des doigts

Muscle extenseur du petit doigt

Muscle extenseur ulnaire
du carpe

Muscle long abducteur du pouce

Muscle court extenseur du pouce

Muscle long extenseur du pouce

Muscles de la loge postérieure de l'avant-bras

Berge latérale : tendons des muscles long
abducteur et court extenseur du pouce

Berge médiale : tendon du muscle long
extenseur du pouce

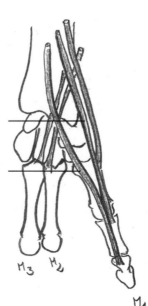

M₃ M₂

M₁

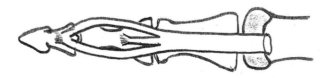

Vue dorsale d'un doigt long
montrant la terminaison du tendon extenseur

Tabatière anatomique

- Origine : crête supra-condylaire latérale de l'humérus et septum intermusculaire latéral du bras ;
- Corps charnu : fusiforme vertical, prolongé par un tendon qui coulisse dans un sillon à la face postérieure de l'épiphyse distale du radius, sous le rétinaculum des extenseurs ;
- Terminaison : face dorsale de la base du deuxième métacarpien ;
- Innervation : nerf radial (niveaux médullaires C6-C7) ;
- Action : flexion du coude (car il pré-croise l'articulation du coude), inclinaison radiale et extension du poignet.

γ. Muscle court extenseur radial du carpe

Le muscle court extenseur radial du carpe (*musculus extensor carpi radialis brevis*) était désigné par « deuxième radial » dans la nomenclature française traditionnelle :
- Origine : crête supra-condylaire latérale et épicondyle latéral de l'humérus ;
- Corps charnu : chef fusiforme vertical prolongé par un tendon qui coulisse dans le même sillon que le muscle précédent, à la face postérieure de l'épiphyse distale du radius ;
- Terminaison : face dorsale de la base du troisième métacarpien ;
- Innervation : nerf radial (niveaux médullaires C6-C7) ;
- Action : extension du poignet.

δ. Muscle supinateur

Le muscle supinateur (*musculus supinator*) est constitué de deux chefs (huméral et ulnaire) entre lesquels chemine la branche profonde, motrice, du nerf radial :
- Origine : épicondyle latéral de l'humérus (chef huméral), olécrâne et crête du muscle supinateur de l'ulna (chef ulnaire) ;
- Corps charnu : un chef superficiel huméral et un chef profond ulnaire qui s'enroulent d'arrière en avant autour de l'extrémité proximale du radius ;
- Terminaison : face latérale de la courbure supinatrice du radius ;
- Innervation : nerf radial (niveau médullaire C6) ;
- Action : supination.

c. Muscles de la loge postérieure de l'avant-bras

Les muscles de la loge postérieure de l'avant-bras comportent huit muscles organisés en deux plans :

- un plan superficiel avec les muscles extenseur des doigts, extenseur du petit doigt, extenseur ulnaire du carpe et anconé. Ces muscles constituent le groupe des muscles épicondyliens latéraux qui sont fréquemment l'objet d'inflammations douloureuses, comme par exemple chez les joueurs de tennis (tennis elbow) ;
- un plan profond avec les muscles long abducteur du pouce, court extenseur du pouce, long extenseur du pouce et extenseur de l'index.

α. Plan superficiel

Le **muscle extenseur des doigts** (*musculus extensor digitorum*) est un muscle de la masse commune des extenseurs, ou muscles épicondyliens latéraux :
- Origine : épicondyle latéral de l'humérus ;
- Corps charnu : chef vertical qui se prolonge par quatre tendons qui coulissent dans un sillon à la face postérieure de l'épiphyse distale du radius, sous le rétinaculum des extenseurs ;

– Terminaison : face dorsale de la base des phalanges moyennes et distales des quatre doigts longs, aponévrose dorsale des doigts ;
– Innervation : nerf radial (niveaux médullaires C6-C8) ;
– Action : extension du poignet, des articulations métacarpo-phalangiennes, interphalangiennes proximales et interphalangiennes distales des quatre doigts longs.

Le **muscle extenseur du petit doigt** (*musculus extensor digiti minimi*) est situé en dedans du muscle précédent. C'est aussi un muscle épicondylien latéral :
– Origine : épicondyle latéral de l'humérus ;
– Corps charnu : chef fusiforme vertical prolongé par un tendon qui coulisse sous le rétinaculum des extenseurs, dans un canal qui lui est propre ;
– Terminaison : il fusionne avec le tendon de l'extenseur des doigts destiné au petit doigt ;
– Innervation : nerf radial (niveaux médullaires C7-C8) ;
– Action : extension de la main, des articulations métacarpo-phalangienne et inter-phalangiennes du petit doigt.

Le **muscle extenseur ulnaire du carpe** (*musculus extensor carpi ulnaris*) se place en dedans du muscle précédent :
– Origine : épicondyle latéral de l'humérus (chef huméral) et bord postérieur de l'ulna (chef ulnaire) ;
– Corps charnu : vertical vers le bas, qui se résout en un tendon qui coulisse sous le rétinaculum des extenseurs ;
– Terminaison : face dorsale de la base du cinquième métacarpien ;
– Innervation : nerf radial (niveaux médullaires C7-C8) ;
– Action : extension et inclinaison ulnaire du poignet.

Le **muscle anconé** (*musculus anconeus*) est rattaché par certains auteurs comme Testut au muscle triceps brachial, considérant qu'il ne s'agit que d'un chef de ce muscle qui devient ainsi le « quadriceps brachial » :
– Origine : face postérieure de l'épicondyle latéral de l'humérus ;
– Corps charnu : chef fusiforme oblique en bas, en arrière et en dedans ;
– Terminaison : olécrâne et crête dorsale de l'ulna ;
– Innervation : nerf radial (niveaux médullaires C7-C8) ;
– Action : extension du coude.

β. Plan profond

Les muscles qui forment le plan profond des muscles postérieurs de l'avant-bras sont annexés au pouce et à l'index.

Le **muscle long abducteur du pouce** (*musculus abductor pollicis longus*) contribue à délimiter la berge latérale de la tabatière anatomique par son tendon :
– Origine : face postérieure de la diaphyse ulnaire, face postérieure de la diaphyse radiale, membrane interosseuse antébrachiale ;
– Corps charnu : fusiforme oblique en bas et en dehors, prolongé par un tendon qui coulisse à la face postérieure de l'épiphyse distale du radius, sous le rétinaculum des extenseurs, avec le tendon du muscle court extenseur du pouce ;
– Terminaison : base du premier métacarpien ;
– Innervation : nerf radial (niveaux médullaires C7-C8) ;
– Action : abduction de la main et du pouce.

Le **muscle court extenseur du pouce** (*musculus extensor pollicis brevis*) contribue à délimiter la berge latérale de la tabatière anatomique par son tendon :
- Origine : face postérieure de la diaphyse radiale, membrane interosseuse antébrachiale ;
- Corps charnu : fusiforme oblique en bas et en dehors, prolongé d'un tendon qui coulisse à la face postérieure de l'épiphyse distale du radius, sous le rétinaculum des extenseurs, avec le tendon du muscle long abducteur du pouce ;
- Terminaison : base dorsale de la phalange proximale du pouce ;
- Innervation : nerf radial (niveaux médullaires C7-C8) ;
- Action : extension du pouce.

Le **muscle long extenseur du pouce** (*musculus extensor pollicis longus*) contribue à délimiter la berge médiale de la tabatière anatomique par son tendon :
- Origine : face postérieure de la diaphyse de l'ulna, membrane interosseuse antébrachiale ;
- Corps charnu : fusiforme oblique en bas et en dehors prolongé par un tendon ulnaire par rapport au tubercule dorsal du radius (Lister) contre lequel il se réfléchit. Le tendon du muscle long extenseur du pouce coulisse à la face postérieure de l'épiphyse distale du radius, sous le rétinaculum des extenseurs, dans un canal ostéofibreux propre ;
- Terminaison : base dorsale de la phalange distale du pouce ;
- Innervation : nerf radial (niveaux médullaires C7-C8) ;
- Action : extension de la main et du pouce, inclinaison radiale de la main.

Le **muscle extenseur de l'index** (*musculus extensor indicis*) renforce le tendon du muscle extenseur des doigts destiné à l'index :
- Origine : face postérieure de la diaphyse de l'ulna, membrane interosseuse antébrachiale ;
- Corps charnu : fusiforme vertical prolongé par un tendon qui coulisse dans le même canal ostéofibreux que le muscle extenseur des doigts ;
- Terminaison : fusionne avec le tendon de l'extenseur des doigts destiné à l'index ;
- Innervation : nerf radial (niveaux médullaires C7-C8) ;
- Action : extension de la main et de l'index.

La **tabatière anatomique** est limitée latéralement par les tendons des muscles long abducteur et court extenseur du pouce, médialement par le tendon du muscle long extenseur du pouce. Son plancher est formé par le processus styloïde du radius et l'os scaphoïde. Elle est traversée par l'artère radiale et la branche sensitive du nerf radial.

4. Muscles de la main

Les muscles de la main peuvent être étudiés en trois groupes :
- les muscles annexés au pouce, déterminant un relief palmaire en regard du pouce, l'éminence thénar,
- les muscles annexés au petit doigt, déterminant un relief palmaire moins marqué en regard du petit doigt, l'éminence hypothénar,
- les muscles interosseux de la main, qui comblent les espaces interosseux. On y incluera les muscles lombricaux.

a. Muscles de l'éminence thénar

Les muscles thénariens comportent quatre muscles superposés annexés au pouce. De la superficie à la profondeur se trouvent les muscles court abducteur, opposant, court fléchisseur et adducteur du pouce. Ces muscles sont innervés, pour la plupart d'entre

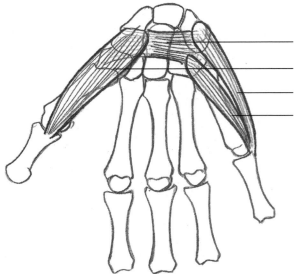

Rétinaculum des fléchisseurs

Muscle court abducteur du pouce

Muscle abducteur du petit doigt

Muscle court fléchisseur du petit doigt

Vue palmaire de la main droite (plan superficiel)

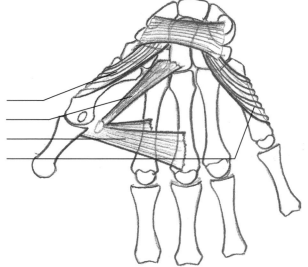

Muscle opposant du pouce

Chef oblique du m. adducteur du pouce

Chef transverse du m. adducteur du pouce

Muscle opposant du petit doigt

Vue palmaire de la main droite (plan profond)

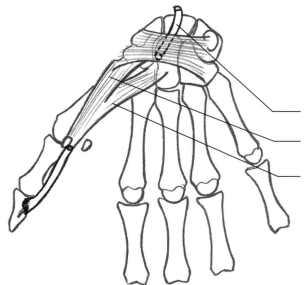

Tendon du muscle long fléchisseur du pouce

Chef superficiel du m. court fléchisseur du pouce

Chef profond du m. court fléchisseur du pouce

Vue palmaire de la main droite montrant le muscle court fléchisseur du pouce

eux, par la branche thénarienne motrice du nerf médian. Dans les formes évoluées de syndrome du canal carpien, on peut observer une diminution du volume de l'éminence thénar par atrophie des muscles thénariens innervés par le nerf médian (muscles court abducteur du pouce, opposant du pouce et faisceau superficiel du muscle court fléchisseur du pouce).

Le **muscle court abducteur du pouce** (*musculus abductor pollicis brevis*) est le muscle thénarien le plus superficiel :
- Origine : os scaphoïde, rétinaculum des fléchisseurs ;
- Corps charnu : en éventail oblique en bas et en dehors ;
- Terminaison : par deux tendons qui se fixent sur le tubercule latéral de la phalange proximale du pouce et sur l'os sésamoïde latéral ;
- Innervation : nerf médian (niveaux médullaires C8-Th1) ;
- Action : abduction et flexion du pouce.

Le **muscle opposant du pouce** (*musculus opponens pollicis*) est un muscle intervenant dans l'opposition du pouce, mouvement qui consiste à placer la pulpe du pouce en regard de la pulpe des doigts longs. L'opposition du pouce est le propre des primates :
- Origine : trapèze et réticulum des fléchisseurs ;
- Corps charnu : fusiforme oblique en bas et en dehors ;
- Terminaison : face latérale de la diaphyse du premier métacarpien ;
- Innervation : nerf médian (niveaux médullaires C8-Th1) ;
- Action : opposition du pouce.

Le **muscle court fléchisseur du pouce** (*musculus flexor pollicis brevis*), placé en dessous du précédent, est formé de deux chefs formant une gouttière musculaire dans laquelle coulisse le tendon du muscle long fléchisseur du pouce, dans sa gaine synoviale. L'innervation de ce muscle est double :
- Origine : rétinaculum des fléchisseurs et tubercule du trapèze (chef superficiel), os trapézoïde et capitatum (chef profond) ;
- Corps charnu : oblique en bas et en dehors ;
- Terminaison : le chef superficiel se termine sur le tubercule latéral de la phalange proximale du pouce et l'os sésamoïde latéral, le chef profond se termine sur le tubercule médial de la base de la phalange proximale du pouce et l'os sésamoïde médial ;
- Innervation : nerf médian pour le chef superficiel, nerf ulnaire pour le chef profond (niveaux médullaires C8-Th1 ; Day et Napier, 1961) ;
- Action : flexion de la phalange proximale du pouce et adduction du pouce.

Le **muscle adducteur du pouce** (*musculus adductor pollicis*) est le muscle thénarien le plus profond :
- Origine : os trapézoïde et capitatum (chef oblique), métacarpiens II et III (chef transverse) ;
- Corps charnu : nappe musculaire triangulaire orientée en dehors et en bas ;
- Terminaison : tubercule médial de la phalange proximale du pouce et os sésamoïde médial ;
- Innervation : nerf ulnaire (niveaux médullaires C8-Th1) ;
- Action : adduction du pouce, flexion de la phalange proximale du pouce.

b. Muscles de l'éminence hypothénar

L'éminence hypothénar comprend trois muscles annexés au petit doigt et un muscle peaucier (ou muscle cutané).

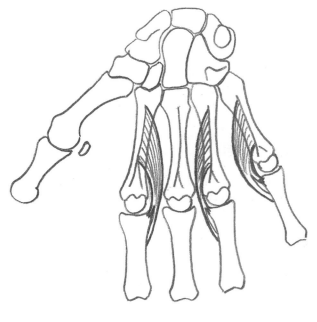

Muscles interosseux palmaires de la main
(vue palmaire)

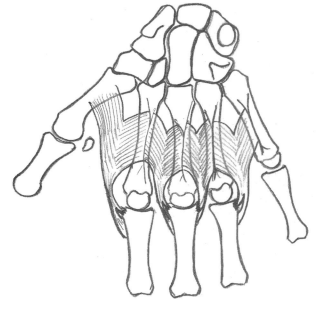

Muscles interosseux dorsaux de la main
(vue palmaire)

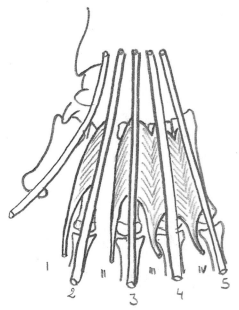

Muscles lombricaux de la main
(vue palmaire)

Le **muscle court palmaire** (*musculus palmaris brevis*) est un petit muscle peaucier de la paume de la main :
- Origine : bord médial de l'aponévrose palmaire ;
- Corps charnu : fibres obliques en bas et en dedans ;
- Terminaison : peau de l'éminence hypothénar ;
- Innervation : nerf ulnaire (niveaux médullaires C8-Th1) ;
- Action : tenseur cutané, plissement de la peau hypothénarienne lors de la préhension.

Le **muscle abducteur du petit doigt** (*musculus abductor digiti minimi*) est situé en dessous du muscle court palmaire :
- Origine : os pisiforme et rétinaculum des fléchisseurs ;
- Corps charnu : fusiforme oblique en bas et en dedans ;
- Terminaison : tubercule médial de la base de la phalange proximale du petit doigt ;
- Innervation : nerf ulnaire (niveaux médullaires C8-Th1) ;
- Action : abduction du petit doigt, flexion de la phalange proximale du petit doigt.

Le **muscle court fléchisseur du petit doigt** (*musculus flexor digiti minimi brevis*) se place en dehors du muscle abducteur du petit doigt :
- Origine : hamulus de l'hamatum et rétinaculum des fléchisseurs ;
- Corps charnu : un chef oblique ;
- Terminaison : tubercule médial de la base de la phalange proximale du petit doigt ;
- Innervation : nerf ulnaire (niveaux médullaires C8-Th1) ;
- Action : flexion du petit doigt.

Le **muscle opposant du petit doigt** (*musculus opponens digiti minimi*) est le muscle hypothénarien le plus profond :
- Origine : hamulus de l'hamatum, rétinaculum des fléchisseurs ;
- Corps charnu : oblique en bas et en dedans ;
- Terminaison : face antéro-médiale de la diaphyse du cinquième métacarpien ;
- Innervation : nerf ulnaire (niveaux médullaires C8-Th1) ;
- Action : flexion du cinquième métacarpien (mobilité en flexion de l'articulation carpo-métacarpienne du petit doigt).

c. Muscles interosseux de la main

Les muscles interosseux de la main sont classés parmi les « muscles intermédiaires » de la main. Ils comprennent les muscles interosseux palmaires et dorsaux. Nous y associons les muscles lombricaux.

Les **muscles interosseux palmaires** (*musculi interossei palmares*) sont théoriquement quatre muscles situés à la partie palmaire des espaces interosseux. Ils sont numérotés de 1 à 4 du plus latéral au plus médial. En réalité, le premier espace interosseux n'a presque jamais de muscle interosseux palmaire. C'est alors le muscle interosseux du deuxième espace qui porte le numéro 1. Nous décrivons ci-dessous la configuration la plus fréquente :
- Origine : le muscle interosseux palmaire 1 s'insère sur la face médiale de la diaphyse du deuxième métacarpien. Les muscles interosseux palmaires 2 et 3 s'insèrent sur les faces latérales des métacarpiens IV et V ;
- Corps charnu : trois chefs fusiformes semi-penniformes qui divergent de l'axe de la main (troisième rayon) ;
- Terminaison : le muscle interosseux palmaire 1 se termine sur la base médiale de la phalange proximale de l'index. Les muscles interosseux palmaires 2 et 3 se

terminent sur les bases latérales des phalanges proximales du quatrième et du cinquième doigt. Chaque muscle interosseux palmaire envoie une expansion au tendon extenseur correspondant, et à l'aponévrose dorsale du doigt ;
- Innervation : nerf ulnaire (niveaux médullaires C8-Th1) ;
- Action : rapprochement des doigts de l'axe de la main (ou adduction des doigts).

Les **muscles interosseux dorsaux** (*musculi interossei dorsales*) sont quatre muscles situés à la partie dorsale des espaces interosseux, numérotés de 1 à 4 du plus latéral au plus médial. Leur action est antagoniste de celle des interosseux palmaires :
- Origine : chaque muscle interosseux dorsal s'insère sur les deux berges de l'espace interosseux ;
- Corps charnu : quatre chefs bipennés qui convergent vers l'axe de la main ;
- Terminaison : le premier muscle interosseux dorsal se termine sur la base latérale de la phalange proximale de l'index. Les muscles interosseux dorsaux 2 et 3 se terminent respectivement sur les bases latérale et médiale de la phalange proximale du troisième doigt. Le quatrième muscle interosseux dorsal se termine sur la base médiale de la phalange proximale du quatrième doigt. Chaque muscle interosseux dorsal envoie une expansion au tendon extenseur correspondant, et à l'aponévrose dorsale du doigt ;
- Innervation : nerf ulnaire (niveaux médullaires C8-Th1) ;
- Action : écartement des doigts de l'axe de la main (ou abduction des doigts).

Les **muscles lombricaux** (*musculi lombricales*) sont quatre muscles numérotés de 1 à 4 du plus latéral au plus médial, reliant les tendons fléchisseurs profonds et extenseurs des doigts. Ces muscles doivent leur nom à leur forme cylindrique qui rappelle celle des lombrics (vers de terre). Les tendons terminaux de ces muscles contournent la face latérale des articulations métacarpo-phalangiennes. Ceci peut être interprété comme une compensation du coup de vent ulnaire physiologique des doigts :
- Origine : tendon du muscle fléchisseur profond des doigts. Les muscles lombricaux 1 et 2 s'insèrent sur le bord latéral des tendons fléchisseurs profonds destinés aux 2e et 3e doigts. Les muscles lombricaux 3 et 4 s'insèrent sur les bords de deux tendons adjacents ;
- Corps charnus : quatre chefs fusiformes qui se résolvent en un tendon qui contourne la face latérale de l'articulation métacarpo-phalangienne correspondante ;
- Terminaison : fusion avec le tendon extenseur correspondant ;
- Innervation : nerf médian pour les muscles lombricaux 1 et 2, nerf ulnaire pour les muscles lombricaux 3 et 4 (niveaux médullaires C8-Th1) ;
- Action : flexion de la phalange proximale, extension des phalanges moyenne et distale.

5.   Tendons du poignet et de la main

Les tendons des muscles fléchisseurs superficiel et profond des doigts, et du muscle long fléchisseur du pouce, sont recouverts d'une gaine synoviale au poignet et dans la paume de la main. Ces gaines facilitent le coulissement des tendons lors des mouvements de flexion-extension des doigts. Ces gaines ne communiquent normalement pas. Les gaines synoviales du pouce et du petit doigt existent de l'articulation radio-carpienne à l'articulation inter-phalangienne distale. Les gaines synoviales des doigts II à IV existent de la partie moyenne de la paume de la main à l'articulation inter-phalangienne distale.

Lors de plaies palmaires, parfois minimes, ces gaines peuvent s'infecter et se compliquer de phlegmons des gaines des fléchisseurs. Lorsque les gaines du pouce ou du petit doigt sont atteintes, il existe une douleur à la palpation du poignet. Pour les doigts II à IV, cette douleur se recherche dans la paume de la main.

VII. VASCULARISATION DU MEMBRE SUPÉRIEUR

La circulation du membre supérieur comprend les artères qui amènent le sang oxygéné, et la circulation de retour qui inclut les veines profondes et superficielles, et les lymphatiques constituant un important lymphocentre axillaire qui draine la lymphe du membre supérieur et de la paroi thoracique.

1. Artères du membre supérieur

Les artères du membre supérieur proviennent de l'artère subclavière.

a. Artère subclavière

α. Origine

L'artère subclavière (*arteria subclavia*) naît à droite du tronc brachio-céphalique, à gauche, directement de l'arc aortique.

β. Trajet

L'artère subclavière forme un arc au-dessus du dôme pleural après avoir traversé l'orifice supérieur du thorax. Elle se projette entre l'articulation sterno-claviculaire et le milieu de la clavicule à droite. À gauche, elle se projette entre le bord latéral gauche de la trachée et le milieu de la clavicule. L'artère subclavière présente un trajet pré-scalénique, inter-scalénique dans le défilé inter-scalénique, entre les muscles scalènes antérieur et moyen, et post-scalénique.

γ. Terminaison

L'artère subclavière se termine dans la pince costo-claviculaire, en arrière du milieu de la clavicule, où elle devient artère axillaire.

δ. Branches collatérales

L'artère subclavière donne cinq artères collatérales, dont les quatre premières naissent du segment préscalénique, et la dernière, du segment post-scalénique :
- l'artère vertébrale (*arteria vertebralis*), artère majeure du tronc cérébral, du cervelet et du tiers postérieur du cerveau ;
- l'artère thoracique interne (*arteria thoracica interna*), qui chemine en arrière du plastron sterno-costal et donne les six premières artères intercostales antérieures ;
- le tronc thyro-cervical (*truncus thyrocervicalis*), qui se divise en artères thyroïdienne inférieure, cervicale ascendante, transverse du cou et supra-scapulaire ;
- le tronc costo-cervical (*truncus costocervicalis*) qui se divise en artères cervicale profonde et intercostale suprême ;
- l'artère scapulaire descendante [dorsale] (*arteria scapularis descendens [dorsalis]*) pour les muscles trapèze, grand dorsal et rhomboïdes.

b. Artère axillaire

α. Origine

L'artère axillaire (*arteria axillaris*) prolonge l'artère subclavière au niveau de la pince costo-claviculaire, en arrière du milieu de la clavicule.

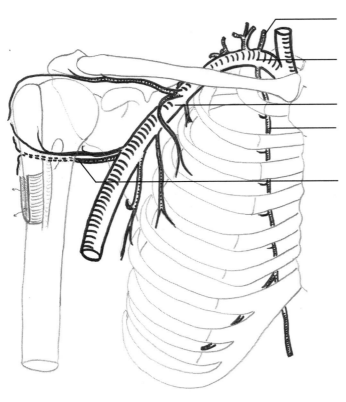

Artère vertébrale

Artère subclavière droite

Artère axillaire

Artère thoracique interne

Artères circonflexes de l'humérus

Artère subclavière droite, artère axillaire droite (vue antérieure)

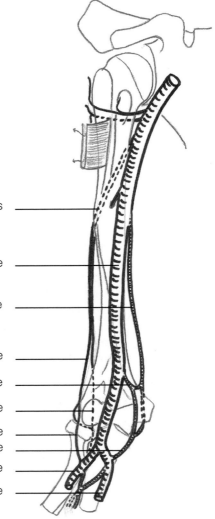

Artère profonde du bras

Artère brachiale

Artère collatérale ulnaire supérieure

Artère collatérale radiale

Artère collatérale ulnaire inférieure

Artère collatérale moyenne

Artère récurrente radiale

Artère récurrente ulnaire

Artère radiale

Artère ulnaire

Artère brachiale droite (vue antérieure)

β. Trajet

Lorsque le membre supérieur est en abduction, l'artère axillaire se projette sur une ligne reliant le milieu de la clavicule au milieu du pli du coude. Son trajet présente trois étages en fonction de la situation de l'artère par rapport au muscle petit pectoral (au-dessus, en arrière et en dessous du muscle petit pectoral). L'artère axillaire est palpable dans le creux axillaire (pouls axillaire). Dans la fosse axillaire, elle représente l'élément central. Elle est accompagnée de la veine axillaire et du plexus brachial.

γ. Terminaison

L'artère axillaire se termine au niveau du bord inférieur du tendon du muscle grand pectoral où elle devient artère brachiale.

δ. Branches collatérales

L'artère axillaire donne six artères collatérales :
- l'artère thoracique suprême (*arteria thoracica suprema*) pour le premier et le deuxième espace intercostal ;
- l'artère thoraco-acromiale (*arteria thoracoacromialis*) qui donne des rameaux pectoraux, claviculaires, acromiaux et deltoïdiens ;
- l'artère thoracique latérale (*arteria thoracica externa*) qui donne des rameaux pectoraux, dentelé antérieur et mammaires latéraux ;
- l'artère subscapulaire (*arteria subscapularis*) qui donne les artères thoraco-dorsale (pour les muscles grand dorsal et dentelé antérieur) et circonflexe de la scapula (pour le pilier de la scapula) ;
- l'artère circonflexe antérieure de l'humérus (*arteria circumflexa humeri anterior*) qui longe le tubercule mineur et vascularise une partie de la tête humérale ;
- l'artère circonflexe postérieure de l'humérus (*arteria circumflexa humeri posterior*) qui accompagne le nerf axillaire dans l'espace axillaire latéral (limité par les muscles petit rond, grand rond, long chef du triceps brachial, et l'humérus) et qui vascularise la plus grande partie de la tête humérale.

c. Artère brachiale

α. Origine

L'artère brachiale (*arteria brachialis*) prolonge l'artère axillaire au niveau du bord inférieur du tendon du muscle grand pectoral.

β. Trajet

L'artère brachiale suit la ligne tendue entre le milieu de la clavicule et le milieu du pli du coude, dans le canal brachial (Cruveilhier). Elle entre en rapport successivement avec le muscle triceps brachial, le muscle coraco-brachial, le muscle brachial et le muscle biceps brachial. Le nerf médian, placé en dehors de l'artère brachiale dans la partie proximale du bras, la précroise pour se placer en dedans d'elle à la partie distale du bras. Dans la région du coude, elle traverse la fosse cubitale, entre le tendon du muscle biceps brachial latéralement et le nerf médian en dedans. Elle est palpable au pli du coude (pouls brachial).

γ. Terminaison

L'artère brachiale se termine en moyenne un centimètre en dessous du pli du coude, dans la fosse cubitale, en se divisant en artères radiale et ulnaire.

δ. Branches collatérales

L'artère brachiale donne trois branches principales selon la nomenclature :
– l'artère profonde du bras (*arteria profunda brachii*) qui accompagne le nerf radial
  en arrière de la diaphyse humérale, et se divise en artère collatérale moyenne
  (*arteria collateralis media*) qui rejoint l'artère interosseuse récurrente issue de l'artère
  interosseuse commune, et en artère collatérale radiale (*arteria collateralis radialis*)
  qui rejoint l'artère récurrente radiale, branche de l'artère radiale. Ces artères
  participent à la constitution du cercle artériel péri-articulaire du coude ;
– l'artère collatérale ulnaire supérieure (*arteria collateralis ulnaris superior*) qui
  passe à travers le septum intermusculaire médial et rejoint le nerf ulnaire.
  Elle s'anastomose avec la branche postérieure de l'artère récurrente ulnaire,
  participant à la constitution du cercle artériel péri-articulaire du coude ;
– l'artère collatérale ulnaire inférieure (*arteria collateralis ulnaris inferior*) passant
  devant l'épicondyle médial et s'anastomosant avec la branche antérieure de
  l'artère récurrente ulnaire, participant à la constitution du cercle artériel péri-
  articulaire du coude.

d. Artère radiale

α. Origine

L'artère radiale (*arteria radialis*) est la branche de division latérale de l'artère brachiale
en avant de la tubérosité radiale, dans la fosse cubitale, un centimètre en dessous du
pli du coude.

β. Trajet

L'artère radiale se projette sur une ligne allant du milieu du pli du coude à la
gouttière du pouls radial. Elle est satellite du muscle brachio-radial, puis elle contourne
le poignet, chemine au fond de la tabatière anatomique, traverse le premier espace interosseux pour rejoindre la partie profonde de la paume de la main où elle se termine.
Dans la gouttière du pouls radial, l'artère radiale répond latéralement au tendon du
muscle brachio-radial, médialement au tendon du muscle fléchisseur radial du carpe,
et en profondeur au muscle carré pronateur. Le pouls radial y est palpable.

γ. Terminaison

L'artère radiale se termine en formant l'arcade palmaire profonde par anastomose
avec le rameau palmaire profond de l'artère ulnaire.

δ. Branches collatérales

L'artère radiale donne cinq principales collatérales selon la nomenclature :
– l'artère récurrente radiale (*arteria recurrens radialis*) qui s'anastomose avec le
  rameau collatéral radial de l'artère profonde du bras, participant à la constitution du cercle artériel péri-articulaire du coude ;
– le rameau carpien palmaire (*ramus carpeus palmaris*) qui forme l'arcade palmaire
  carpienne avec le rameau carpien de l'artère ulnaire, en avant des os du
  carpe ;
– le rameau palmaire superficiel (*ramus palmaris superficialis*) qui forme l'arcade
  artérielle palmaire superficielle en s'anastomosant avec l'artère ulnaire ;
– le rameau carpien dorsal (*ramus carpeus dorsalis*) qui contribue au réseau dorsal
  du carpe, en s'anastomosant avec une artère homologue issue de l'artère
  ulnaire ;
– l'artère principale du pouce (*arteria princeps pollicis*) qui donne les deux artères
  digitales palmaires du pouce.

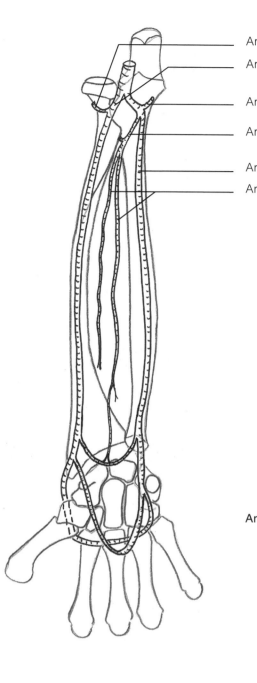

Artère récurrente radiale

Artère radiale

Artère récurrente ulnaire

Artère interosseuse commune

Artère ulnaire

Artères interosseuses

Artères de l'avant-bras (vue antérieure)

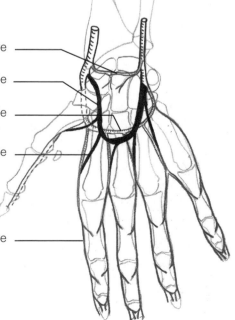

Arcade carpienne palmaire

Arcade palmaire superficielle

Arcade palmaire profonde

Artère digitale palmaire commune

Artère digitale palmaire propre

Artères de la main (vue palmaire)

e. Artère ulnaire

α. Origine

L'artère ulnaire (*arteria ulnaris*) est la branche de division médiale de l'artère brachiale dans la fosse cubitale, un centimètre en dessous du pli du coude.

β. Trajet

L'artère ulnaire s'engage en dessous de l'arcade tendineuse du muscle fléchisseur superficiel des doigts, puis chemine entre les muscles fléchisseur profond et fléchisseur superficiel des doigts. Elle rejoint le nerf ulnaire à la face profonde du muscle fléchisseur ulnaire du carpe dont elle est satellite jusqu'au poignet. Elle passe en avant du rétinaculum des fléchisseurs, près du bord radial du pisiforme, dans le canal ulnaire (Guyon).

γ. Terminaison

À la sortie du canal ulnaire, l'artère ulnaire se prolonge par l'arcade palmaire superficielle en s'anastomosant avec le rameau palmaire superficiel de l'artère radiale. Elle donne son rameau palmaire profond juste en amont de l'arcade palmaire superficielle.

δ. Branches collatérales

L'artère ulnaire donne cinq collatérales principales selon la nomenclature :
- l'artère récurrente ulnaire (*arteria recurrens ulnaris*) qui se divise en une branche antérieure qui s'anastomose avec l'artère collatérale ulnaire inférieure, et une branche postérieure qui s'anastomose avec l'artère collatérale ulnaire supérieure, participant à la constitution du cercle artériel péri-articulaire du coude ;
- l'artère interosseuse commune (*arteria interossea communis*) qui se divise en une artère interosseuse antérieure et une artère interosseuse postérieure. Elle donne l'artère interosseuse récurrente qui s'anastomose avec l'artère collatérale moyenne issue de l'artère profonde du bras, participant à la constitution du cercle artériel péri-articulaire du coude ;
- le rameau carpien palmaire (*ramus carpeus palmaris*) qui forme l'arcade carpienne palmaire avec son homologue issu de l'artère radiale ;
- le rameau carpien dorsal (*ramus carpeus dorsalis*) qui rejoint le réseau carpien dorsal, avec son homologue issu de l'artère radiale ;
- le rameau palmaire profond (*ramus palmaris profundus*) qui s'anastomose avec l'artère radiale et forme l'arcade palmaire profonde.

f. Arcades palmaires

Les artères de la main forment deux arcades principales alimentées théoriquement par les artères radiale et ulnaire. De ce système d'arcades naissent des artères métacarpiennes, puis digitales qui se distribuent aux régions palmaire et dorsale de la main, et aux doigts.

L'**arcade palmaire superficielle** (*arcus palmaris superficialis*) est formée de l'anastomose du rameau palmaire superficiel de l'artère radiale et de l'artère ulnaire. Elle chemine transversalement dans la région palmaire superficielle, sous l'aponévrose palmaire. Elle se projette immédiatement en aval du rétinaculum des fléchisseurs où elle peut être lésée lors d'une neurolyse du nerf médian (opération du canal carpien). Elle se distribue en quatre artères digitales palmaires communes (*arteria digitales palmares communes*) qui se divisent en artères digitales palmaires propres (*arteria digitales palmares propriae*) au niveau des commissures inter-digitales. Ces dernières cheminent à la face antéro-latérale des doigts.

L'**arcade palmaire profonde** (*arcus palmaris profundus*) est formée de l'anastomose de l'artère radiale et du rameau palmaire profond de l'artère ulnaire. Elle chemine transversalement dans la région profonde de la paume de la main, au contact des métacarpiens et des espaces interosseux, sous les tendons des muscles fléchisseurs des doigts. Elle se distribue en quatre artères métacarpiennes palmaires (*arteria metacarpae palmares*) qui s'anastomosent avec les artères digitales palmaires communes au niveau des commissures inter-digitales.

Théoriquement, ces arcades sont perméables, réalisant des anastomoses à plein canal entre les artères radiale et ulnaire. Ceci explique pourquoi il est possible de prélever l'artère radiale comme greffon pour réaliser des pontages aorto-coronariens, ou des lambeaux de reconstruction pédiculés sur l'artère radiale (lambeau antébrachial, dit « lambeau chinois »). Mais en réalité, les arcades palmaires ne sont pas toujours perméables, et une lésion ou le sacrifice d'un des axes vasculaires afférents peut entraîner une nécrose d'une région de la main. Ainsi, avant de prélever l'artère radiale, ou de la ponctionner pour mesurer les gaz du sang, il est obligatoire de vérifier la perméabilité des arcades palmaires. À l'examen clinique, la manœuvre d'Allen donne une indication sur la perméabilité des arcades. En cas de doute, une échographie-Döppler des artères de l'avant-bras et de la main est indiquée.

2. Veines du membre supérieur

Les veines du membre supérieur comprennent les veines profondes, satellites des artères, et le réseau veineux superficiel, cheminant sous la peau, indépendamment des artères. Les réseaux profond et superficiel sont connectés par des veines communicantes.

a. Veines superficielles du membre supérieur

Les veines superficielles de la main sont drainées au niveau des doigts par un réseau unguéal, un réseau digital dorsal et les veines du dos de la main (*rete venosum dorsale manus*). Sur la face palmaire se trouvent un réseau pulpaire, un réseau digital palmaire, des veines intercapitales (ou commissurales, *vena intercapitales*) puis des veines palmaires (*vena digitales palmares*). La main est drainée par des veines superficielles de l'avant-bras dont les deux principales sont les veines céphalique et basilique. Les veines superficielles du membre supérieur sont extrêmement variables.

α. Veine céphalique

La veine céphalique (*vena cephalica*) draine le réseau veineux dorsal de la main à partir de la face dorsale de la base du pouce ou du poignet. Elle traverse la tabatière anatomique, puis chemine sur la face antéro-latérale de l'avant-bras. Elle reçoit une branche de division de la veine médiane de l'avant-bras au pli du coude (M veineux), puis chemine à la face antéro-latérale du bras, suit le sillon delto-pectoral et traverse le fascia clavi-pectoral sous la clavicule. Elle se jette dans la veine axillaire.

β. Veine basilique

La veine basilique (*vena basilica*) naît des veines hypothénariennes et de la partie médiale du réseau veineux dorsal de la main. Elle chemine à la face médiale de l'avant-bras, croise médialement le pli du coude où elle reçoit une branche de la veine médiane de l'avant-bras (M veineux). Puis elle longe la face médiale du bras, perfore le fascia brachial à sa partie moyenne et se termine en se jetant dans une des veines brachiales ou dans la veine axillaire.

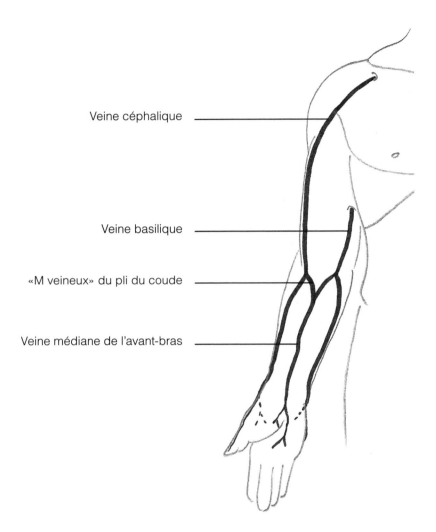

Veine céphalique

Veine basilique

«M veineux» du pli du coude

Veine médiane de l'avant-bras

Vue antérieure du membre supérieur droit montrant les projections des principales veines superficielles du membre supérieur

γ. M veineux du pli du coude

Le M veineux du pli du coude résulte de la bifurcation de la veine médiane de l'avant-bras (*vena mediana antebrachii*) en dessous du pli du coude. Elle donne :
- la veine basilique médiane (*vena mediana basilica*) qui rejoint la veine basilique ;
- la veine céphalique médiane (*vena mediana cephalica*) qui rejoint la veine céphalique.

Le M veineux est le lieu privilégié pour réaliser des ponctions veineuses (pour analyses sanguines, ou pour poser une voie veineuse périphérique ou « perfusion »).

b. Veines profondes du membre supérieur

Les veines profondes sont satellites des artères dont elles prennent le nom. Il existe en règle générale deux veines pour une artère, mais parfois la disposition est plexiforme. La veine axillaire est en général unique, de même que la veine subclavière. Les veines profondes du membre supérieur communiquent avec le réseau superficiel par des veines communicantes. La circulation veineuse profonde représente environ 80 % de la circulation veineuse du membre supérieur.

3. Lymphatiques du membre supérieur

a. Vaisseaux lymphatiques superficiels

Les vaisseaux lymphatiques superficiels du membre supérieur forment plusieurs réseaux :
- les réseaux collecteurs des doigts rejoignent les sillons interdigitaux de la face dorsale de la main et de l'avant-bras ;
- les réseaux de la paume de la main rejoignent la face ventrale de l'avant-bras ;
- la plupart des collecteurs lymphatiques de la main et de l'avant-bras sont drainés dans la région du pli du coude ;
- le pli du coude est drainé par deux grands courants lymphatiques. Le courant antéro-médial rejoint la fosse axillaire et les lymphonœuds situés autour de la veine axillaire. Le courant latéral rejoint le sillon delto-pectoral et les lymphonœuds supra-claviculaires.

b. Vaisseaux lymphatiques profonds

Les vaisseaux lymphatiques profonds du membre supérieur cheminent parallèlement aux vaisseaux principaux du membre supérieur.

c. Lymphonœuds du membre supérieur

Les lymphonœuds sont disposés sur le réseau de vaisseaux lymphatiques du membre supérieur :
- lymphonœuds en regard de l'épicondyle médial de l'humérus, près de la veine basilique (*nodi lymphatici cubitales*), désignés par « lymphonœuds épitrochléens » par les cliniciens ;
- lymphonœuds satellites de la veine céphalique ;
- lymphonœuds supra-épineux.

Mais les lymphonœuds du membre supérieur sont surtout organisés dans un vaste lymphocentre axillaire, dans la fosse axillaire, comprenant plusieurs centres qui drainent la lymphe du membre supérieur et de la paroi thoracique (et entre autre du sein) :
- les lymphonœuds subscapulaires (*nodi lymphatici subscapulares*) ;

– les lymphonœuds latéraux (*nodi lymphatici laterales*) ;
– les lymphonœuds pectoraux (*nodi lymphatici pectorales*) ;
– les lymphonœuds centraux (*nodi lymphatici centrales*) ;
– les lymphonœuds apicaux (*nodi lymphatici apicales*) ou infraclaviculaires.

À côté de cette classification descriptive existe une classification clinique, proposée par Berg, et qui se base sur la projection du lymphonœud par rapport au muscle petit pectoral :
– niveau I de Berg, lymphonœuds situés en dessous du muscle petit pectoral,
– niveau II de Berg, lymphonœuds situés en regard du muscle petit pectoral,
– niveau III de Berg, lymphonœuds situés au dessus du muscle petit pectoral.

Cette classification est la plus utilisée en chirurgie oncologique, pour le traitement des cancers du sein ou des mélanomes du tronc et du membre supérieur au stade lymphonodal (curages).

VIII. INNERVATION DU MEMBRE SUPÉRIEUR

Les nerfs du membre supérieur proviennent du plexus brachial et du tronc sympathique cervical. Un plexus nerveux est un système où des nerfs se divisent et échangent des fibres. D'un tel système partent des branches qui selon les cas sont considérées comme des branches collatérales ou des branches terminales.

1.   Plexus brachial

a. Définition

Le plexus brachial est formé par les anastomoses des rameaux ventraux des quatre derniers nerfs spinaux cervicaux et du premier nerf spinal thoracique (C5, C6, C7, C8 et Th1). Les rameaux ventraux des nerfs spinaux s'unissent pour former les **troncs** du plexus brachial. Ces derniers se divisent en branches antérieures et postérieures qui s'anastomosent pour former les **faisceaux** du plexus brachial. Les faisceaux se divisent et s'anastomosent pour former les **branches terminales** du plexus brachial. Des différents segments du plexus brachial émergent des branches collatérales destinées aux muscles de la racine du membre supérieur. Les branches terminales assurent l'innervation motrice et sensitive du membre supérieur.

b. Morphologie

Le plexus brachial s'inscrit dans un « sablier » avec trois portions :
– une **portion supraclaviculaire** évasée, où les rameaux ventraux se groupent en trois troncs supérieur (C5, C6), moyen (C7) et inférieur (C8, Th1). Cette portion est dans le défilé interscalénique ;
– une **portion costo-claviculaire** rétrécie, où les troncs se divisent en branches antérieures et postérieures qui s'anastomosent pour former les trois faisceaux qui se disposent autour de l'artère axillaire. Le faisceau latéral naît de la réunion des branches antérieures des troncs supérieur et moyen. Le faisceau médial est constitué par la branche antérieure du tronc inférieur. Le faisceau postérieur naît de la réunion des branches postérieures des trois troncs ;
– une **portion infraclaviculaire** qui s'évase à nouveau dans le creux axillaire où les trois faisceaux cheminent autour de l'artère axillaire puis donnent leurs branches terminales.

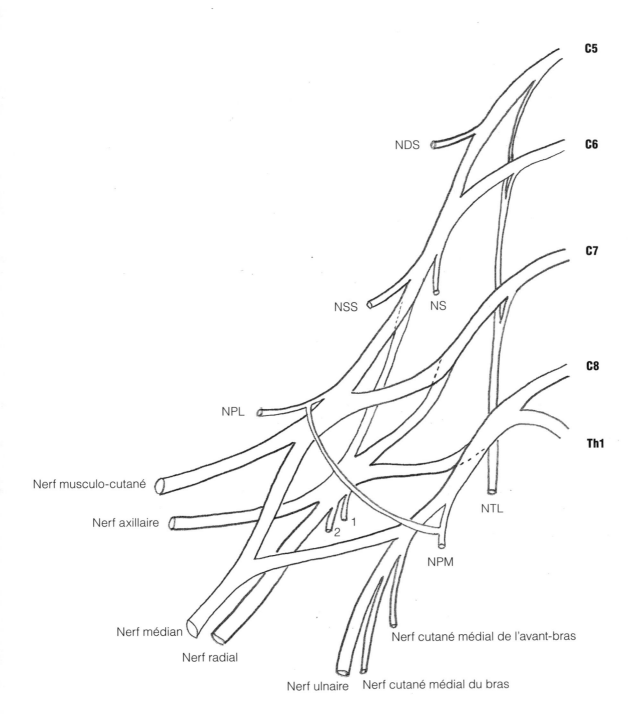

C5

C6

C7

C8

Th1

NDS

NSS   NS

NPL

Nerf musculo-cutané

Nerf axillaire

1
2

NTL

NPM

Nerf médian

Nerf radial

Nerf cutané médial de l'avant-bras

Nerf ulnaire   Nerf cutané médial du bras

Constitution du plexus brachial :

Branches collatérales :
NDS (nerf dorsal de la scapula), NS (nerf subclavier), NSS (nerf supra-scapulaire),
NTL (nerf thoracique long), 1 : nerf subscapulaire, 2 : nerf thoraco-dorsal,
NPL (nerf pectoral latéral), NPM (nerf pectoral médial)

Branches terminales :
Nerf axillaire, nerf radial, nerf musculo-cutané, nerf médian, nerf ulnaire,
nerf cutané médial du bras, nerf cutané médial de l'avant-bras

Les sept branches terminales du plexus brachial sont issues des trois faisceaux qui se divisent en branches latérales et médiales :
- le faisceau latéral donne une branche latérale, le nerf musculo-cutané, et une branche médiale, la racine latérale du nerf médian,
- le faisceau médial donne une branche latérale, la racine médiale du nerf médian, et trois branches médiales, les nerfs ulnaire, cutané médial de l'avant-bras et cutané médial du bras ;
- le faisceau postérieur donne une branche latérale, le nerf axillaire, et une branche médiale, le nerf radial.

2.   Branches collatérales du plexus brachial

a. Partie supra-claviculaire

La partie supra-claviculaire (*pars supraclavicularis*) du plexus brachial donne :
- des rameaux musculaires issus de C5 à C8 pour les muscles scalènes et le muscle long du cou ;
- le nerf dorsal de la scapula (*nervus dorsalis scapulae*), issu du rameau ventral du nerf spinal C5, pour les muscles grand et petit rhomboïdes et élévateur de la scapula ;
- le nerf thoracique long (*nervus thoracicus longus*) ou nerf de Charles Bell, issu des rameaux ventraux des nerfs spinaux C5, C6 et C7, pour le muscle dentelé antérieur ;
- le nerf subclavier (*nervus subclavius*), issu du tronc supérieur du plexus brachial, pour le muscle subclavier ;
- le nerf supra-scapulaire (*nervus suprascapularis*), issu du tronc supérieur du plexus brachial, pour les muscles supra- et infra-épineux.

b. Partie infra-claviculaire

La partie infra-claviculaire (*pars infraclavicularis*) du plexus brachial donne :
- le nerf pectoral latéral (*nervus pectoralis lateralis*), issu du faisceau latéral du plexus brachial, pour le muscle grand pectoral ;
- le nerf pectoral médial (*nervus pectoralis medialis*) issu du faisceau médial du plexus brachial, pour les muscles petit et grand pectoral. Les nerfs pectoraux latéral et médial sont unis par l'anse des pectoraux ;
- le nerf subscapulaire (*nervus subscapularis*), issu du faisceau postérieur du plexus brachial, pour les muscles subscapulaire et grand rond ;
- le nerf thoraco-dorsal (*nervus thoracodorsalis*) issu du faisceau postérieur du plexus brachial, pour le muscle grand dorsal.

3.   Branches terminales du plexus brachial

a. Nerf musculo-cutané

α. Origine

Le nerf musculo-cutané (*nervus musculocutaneus*) est la branche de division latérale du faisceau latéral du plexus brachial dans la fosse axillaire. C'est un nerf mixte véhiculant des fibres nerveuses issues des racines C5 et C6.

β. Trajet

Le nerf musculo-cutané croise la fosse axillaire en cheminant en bas et en dehors, perfore le muscle coraco-brachial (nerf perforant du coraco-brachial de Casserius), puis

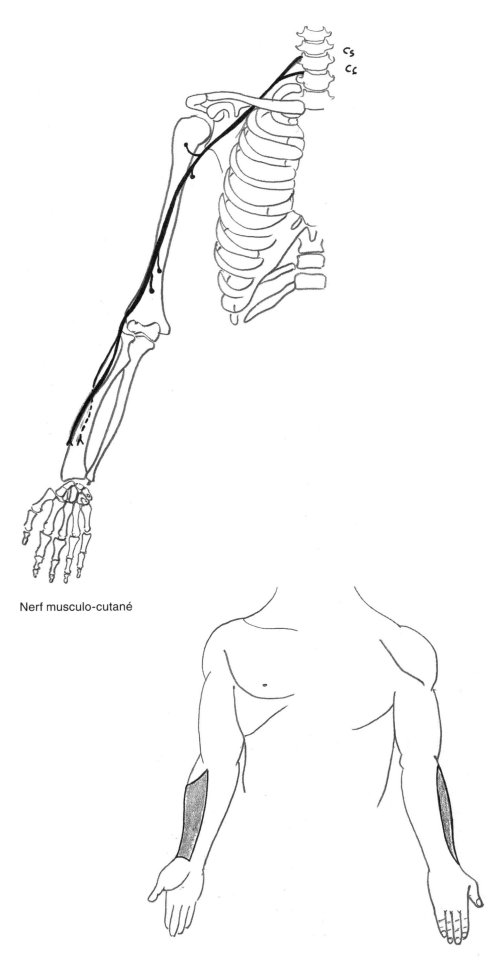

Nerf musculo-cutané

Territoire sensitif du nerf musculo-cutané

il se place entre le muscle biceps brachial et le muscle brachial jusqu'au pli du coude où il se termine.

γ. Terminaison

Le nerf musculo-cutané perfore le fascia brachial dans la région du coude et devient nerf cutané latéral de l'avant-bras. Il se divise en une branche postérieure qui recueille la sensibilité de la peau de la région postéro-latérale de l'avant-bras, et une branche antérieure sensitive pour la région antéro-latérale de l'avant-bras.

δ. Branches collatérales

Le nerf musculo-cutané donne des rameaux musculaires pour les muscles de la loge antérieure du bras (muscles coraco-brachial, brachial, biceps brachial). Il donne par ailleurs des rameaux pour l'humérus, l'artère brachiale et l'articulation du coude.

ε. Territoire

Le nerf musculo-cutané est un nerf mixte : moteur pour les trois muscles de la loge antérieure du bras, et sensitif à la face latérale de l'avant-bras.

La paralysie du nerf musculo-cutané est rare : elle complique une fracture de l'extrémité supérieure de l'humérus, un anévrisme de l'artère axillaire, ou une chirurgie du processus coracoïde. Elle se manifeste par une hypoesthésie cutanée prédominant sur la face latérale de l'avant-bras, et par une diminution partielle de la force de flexion du coude (le muscle brachio-radial et le muscle rond pronateur, innervés respectivement par les nerfs radial et médian, compensent partiellement l'atteinte du biceps et du brachial).

b. Nerf médian

α. Origine

Le nerf médian (*nervus medianus*) naît de l'anastomose de deux racines :
– une racine latérale issue du faisceau latéral du plexus brachial,
– une racine médiale issue du faisceau médial du plexus brachial.
C'est un nerf mixte, véhiculant des fibres nerveuses issues des racines C5, C6, C7, C8 et Th1.

β. Trajet

Le nerf médian chemine dans la fosse axillaire en avant de l'artère axillaire. Il chemine dans le canal brachial (de Cruveilhier) où il précroise l'artère brachiale de dehors en dedans. Dans la fosse cubitale, il se place en dedans de l'artère brachiale. Il rejoint la loge antéro-médiale de l'avant-bras où il s'engage sous l'arcade tendineuse du muscle fléchisseur superficiel des doigts. Il chemine entre le fléchisseur superficiel et le fléchisseur profond des doigts. Au poignet, il passe dans le canal carpien et arrive dans la paume de la main où il se termine.

γ. Terminaison

À sa sortie du canal carpien, le nerf médian se termine en donnant une branche motrice thénarienne, et quatre branches sensitives divergentes dans la paume de la main. Il s'agit des trois premiers nerfs digitaux palmaires communs (*nervi digitales palmares communes*) et du nerf digital radial du quatrième doigt (*nervus digitalis palmaris proprium*). Chaque nerf digital commun se divise au niveau de la commissure interdigitale

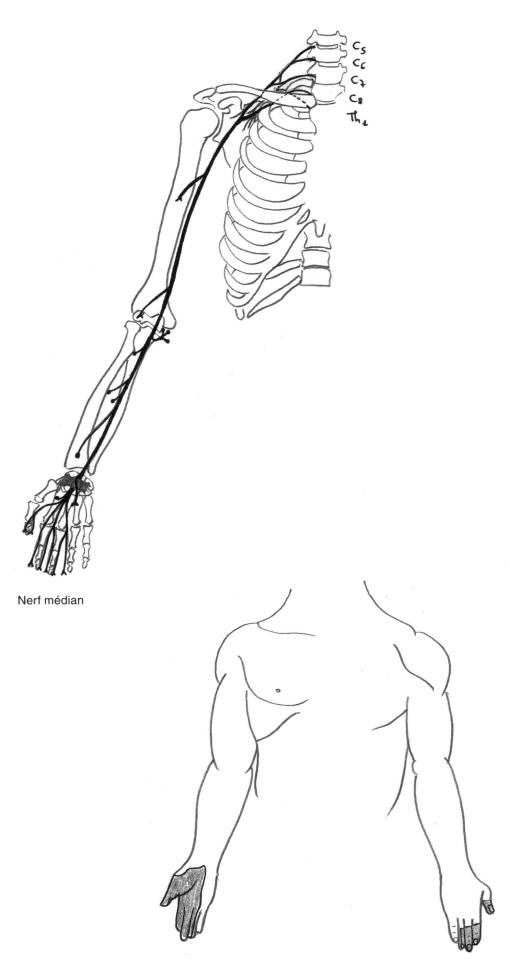

Nerf médian

Territoire sensitif du nerf médian

C5
C6
C7
C8
Th1

en nerfs digitaux propres. Le nerf médian recueille la sensibilité des sept hémi-pulpes radiales (pulpe du pouce, de l'index, du troisième doigt et moitié radiale de la pulpe du quatrième doigt).

δ. Branches collatérales

Le nerf médian donne :
- le nerf diaphysaire de l'humérus ;
- le nerf de l'artère brachiale ;
- deux rameaux articulaires pour l'articulation du coude ;
- des rameaux musculaires pour les muscles de la loge antérieure de l'avant-bras (muscles rond pronateur, fléchisseur radial du carpe, long palmaire, fléchisseur superficiel des doigts) ;
- le nerf interosseux qui innerve les muscles long fléchisseur du pouce, fléchisseur profond des doigts pour le deuxième et le troisième doigts, et carré pronateur. Il innerve en outre l'artère interosseuse, l'ulna et le radius ;
- le rameau palmaire sensitif pour la peau de l'éminence thénar et des deux tiers latéraux de la paume de la main, issu du nerf médian en amont du canal carpien et passant en dehors du canal carpien. Ceci explique l'absence habituelle de troubles sensitifs de la paume de la main dans les syndromes du canal carpien.

ε. Territoire

Le nerf médian est un nerf mixte :
- moteur (muscles rond pronateur, fléchisseur radial du carpe, long palmaire, long fléchisseur du pouce, fléchisseur superficiel des doigts, moitié latérale du fléchisseur profond des doigts, carré pronateur, court abducteur du pouce, opposant du pouce, faisceau superficiel du court fléchisseur du pouce, deux premiers lombricaux) ;
- sensitif (deux tiers latéraux de la paume de la main, face palmaire des trois premiers doigts, moitié latérale de la face palmaire du quatrième doigt, face dorsale des phalanges moyenne et distale des deuxième et troisième doigts, moitié latérale de la face dorsale des phalanges moyenne et distale du quatrième doigt).

La paralysie du nerf médian la plus fréquente est par compression de ce nerf dans le canal carpien. Elle se manifeste par des douleurs, puis une hypoesthésie dans les sept hémipulpes des quatre premiers doigts, une diminution de la force pollici-digitale, puis une atrophie de l'éminence thénar.

c. Nerf ulnaire

α. Origine

Le nerf ulnaire (*nervus ulnaris*) est la principale branche médiale du faisceau médial du plexus brachial, dans la fosse axillaire. C'est un nerf mixte véhiculant des fibres nerveuses issues des racines C8 et Th1.

β. Trajet

Le nerf ulnaire chemine dans la loge postérieure du bras, satellite du chef médial du muscle triceps brachial. À la partie distale du bras, il se place en arrière du septum intermusculaire médial du bras, puis il passe en arrière de l'épicondyle médial dans un canal ostéo-fibreux où il peut être comprimé (syndrome canalaire). Il rejoint l'avant-bras en passant entre le faisceau huméral et le faisceau ulnaire du muscle fléchisseur ulnaire du carpe dont il suit la face profonde jusqu'au poignet. Il y est rejoint par les

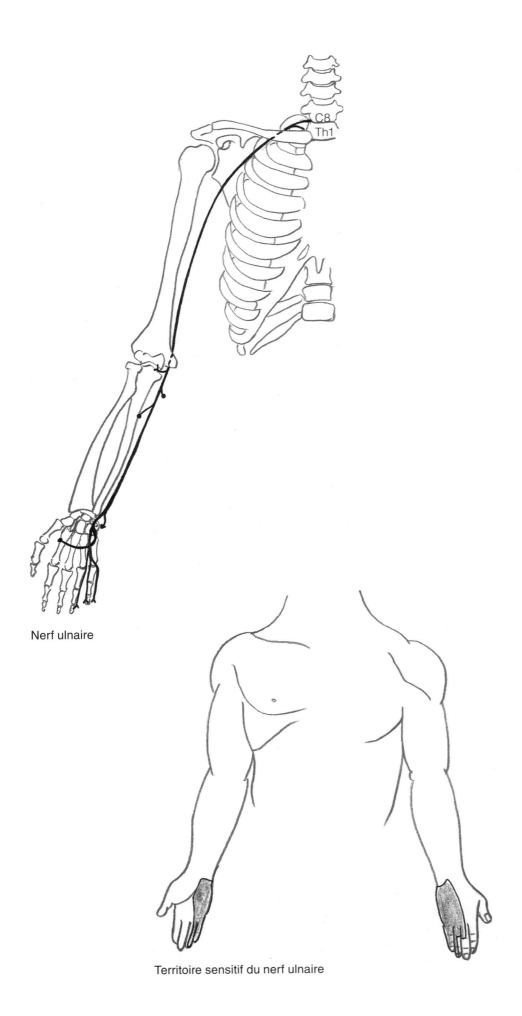

Nerf ulnaire

Territoire sensitif du nerf ulnaire

vaisseaux ulnaires. Au poignet, il passe sur la face latérale de l'os pisiforme, en avant du rétinaculum des fléchisseurs, donc en dehors du canal carpien, dans le canal ulnaire (de Guyon) et se termine à sa sortie.

γ. Terminaison

À la sortie du canal ulnaire, le nerf ulnaire se termine en un rameau superficiel sensitif (souvent anastomosé avec le nerf médian), et un rameau profond, moteur.

δ. Branches collatérales

Le nerf ulnaire donne :
- un nerf articulaire pour le coude ;
- le nerf de l'artère ulnaire ;
- des rameaux musculaires (muscle fléchisseur ulnaire du carpe et moitié ulnaire du muscle fléchisseur profond des doigts) ;
- le rameau cutané dorsal qui naît à la partie distale de l'avant-bras, contourne le poignet et arrive dans la région dorsale de la main où il se divise en branches qui recueillent la sensibilité cutanée de la face dorsale du cinquième doigt, de la moitié médiale de la face dorsale du quatrième doigt, de la moitié latérale de la face dorsale de la phalange proximale du quatrième doigt, de la moitié médiale de la face dorsale de la phalange proximale du troisième doigt ;
- le rameau cutané palmaire pour le tiers ulnaire de la peau de la paume de la main.

ε. Territoire

Le nerf ulnaire est un nerf mixte :
- moteur (muscles fléchisseur ulnaire du carpe, moitié médiale du fléchisseur profond des doigts, abducteur du petit doigt, court fléchisseur du petit doigt, opposant du petit doigt, court palmaire, interosseux palmaires et dorsaux, lombricaux 3 et 4, adducteur du pouce, faisceau profond du court fléchisseur du pouce) ;
- sensitif (tiers médial de la paume de la main, moitié médiale de la face palmaire du quatrième doigt, face palmaire du petit doigt, moitié médiale du dos de la main, face dorsale du petit doigt, moitié médiale de la face dorsale du quatrième doigt, moitié latérale de la face dorsale de la phalange proximale du quatrième doigt, moitié médiale de la face dorsale de la phalange proximale du troisième doigt).

La paralysie du nerf ulnaire est fréquente par compression dans le canal ostéo-fibreux épicondylien médial. Elle se manifeste essentiellement par une hypoesthésie des trois dernières hémipulpes (quatrième et cinquième doigts), par une diminution de la force de la pince pollici-digitale (signe du journal de Froment), et secondairement par une rétraction des muscles interosseux et des derniers lombricaux qui entraîne une déformation de la main en griffe cubitale.

d. Nerf radial

α. Origine

Le nerf radial (*nervus radialis*) est la branche de division médiale du faisceau postérieur du plexus brachial. C'est un nerf mixte qui véhicule des fibres nerveuses issues des racines C5, C6, C7, C8 et Th1.

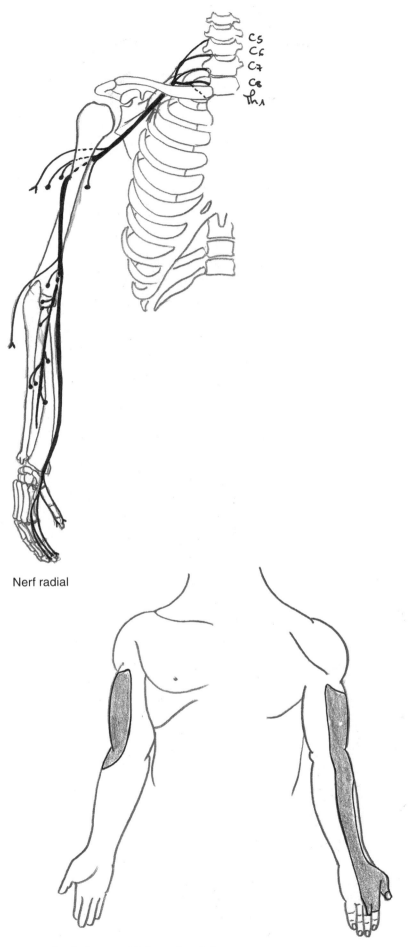

C5
C6
C7
C8
Th1

Nerf radial

Territoire sensitif du nerf radial

β. Trajet

Le nerf radial chemine dans la fosse axillaire qu'il quitte par l'espace axillaire inférieur. Dans la loge postérieure du bras, il s'engage dans le sillon du nerf radial de l'humérus. Il contourne la diaphyse de l'humérus en spirale, accompagné par les vaisseaux profonds du bras, et rejoint la gouttière bicipitale latérale où il se termine.

γ. Terminaison

Le nerf radial se termine en regard de la tête radiale en une branche superficielle (antérieure) sensitive, et une branche profonde (postérieure) motrice.

La **branche superficielle** chemine dans la loge latérale de l'avant-bras, satellite de la face profonde du muscle brachio-radial. Elle rejoint le processus styloïde du radius, donne un rameau thénarien pour la partie proximale de l'éminence thénar (Lejars), le nerf dorsal de la première commissure pour le premier et le deuxième doigt, et le nerf dorsal de la deuxième commissure pour le deuxième et le troisième doigt.

La **branche profonde** s'engage entre les deux chefs du muscle supinateur et arrive dans la loge postérieure de l'avant-bras. Elle y donne des branches pour tous les muscles de la loge postérieure de l'avant-bras, et le nerf interosseux postérieur pour le périoste du radius et de l'ulna, et les articulations du poignet et carpo-métacarpiennes.

δ. Branches collatérales

Le nerf radial donne :
- des rameaux musculaires pour les trois chefs du muscle triceps brachial, pour le muscle brachio-radial, les muscles court et long extenseur radial du carpe ;
- des rameaux pour l'humérus ;
- le nerf de l'artère profonde du bras ;
- des nerfs cutanés sensitifs étagés, pour la peau de la face postérieure du membre supérieur (nerfs cutané postérieur du bras, cutané latéral inférieur du bras, cutané postérieur de l'avant-bras).

ε. Territoire

Le nerf radial est un nerf mixte :
- moteur (muscles triceps brachial, brachio-radial, long extenseur radial du carpe, court extenseur radial du carpe, supinateur, anconé, extenseur des doigts, extenseur du petit doigt, extenseur ulnaire du carpe, long abducteur du pouce, court extenseur du pouce, long extenseur du pouce, extenseur de l'index) ;
- sensitif (face postéro-latérale du bras, face postérieure de l'avant-bras, moitié radiale du dos de la main, face dorsale du pouce, face dorsale de la phalange proximale de l'index, moitié latérale de la face dorsale de la phalange proximale du troisième doigt).

La paralysie du nerf radial est fréquente dans les fractures de la diaphyse humérale et dans les luxations erecta ou inférieures de l'épaule. Elle se manifeste par une paralysie des muscles extenseurs des doigts qui est partiellement compensée par l'action des muscles interosseux dorsaux (sous la dépendance du nerf ulnaire). Le déficit sensitif est observé sur la face postérieure du bras, de l'avant-bras et sur le dos de la main, du côté radial.

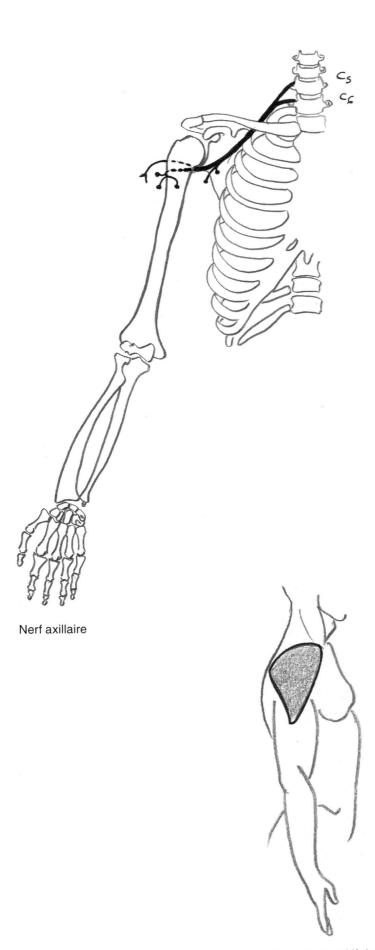

Nerf axillaire

C$_5$

C$_6$

Territoire sensitif du nerf axillaire

e. Nerf axillaire

α. Origine

Le nerf axillaire (*nervus axillaris*) est la branche de division latérale du faisceau postérieur du plexus brachial. C'est un nerf mixte qui véhicule des fibres nerveuses issues des racines C5 et C6.

β. Trajet

Le nerf axillaire chemine dans la fosse axillaire. Il passe dans l'espace axillaire latéral, entre les muscles subscapulaire en haut, grand rond en bas, long triceps médialement, et l'humérus latéralement (trou carré de Velpeau). Il est accompagné par l'artère circonflexe postérieure de l'humérus, et rejoint la face profonde du muscle deltoïde où il se termine.

γ. Terminaison

Le nerf axillaire se termine en rameaux musculaires pour le muscle deltoïde.

δ. Branches collatérales

Le nerf axillaire donne :
− un rameau musculaire pour le muscle petit rond,
− des rameaux articulaires pour l'articulation scapulo-humérale,
− le nerf cutané latéral supérieur du bras qui recueille la sensibilité du moignon de l'épaule.

ε. Territoire

Le nerf axillaire est un nerf mixte :
− moteur (muscles deltoïde et petit rond) ;
− sensitif (moignon de l'épaule, partie attenante du bras).

La paralysie du nerf axillaire est fréquente dans les luxations de l'épaule et dans les fractures du col de l'humérus. Elle se manifeste par une hypoesthésie du moignon de l'épaule et une diminution de la force de l'abduction de l'épaule. Avant de réduire une luxation de l'articulation scapulo-humérale (aux urgences, comme le cas se présente souvent), il est important de rechercher une atteinte du nerf axillaire, et de la consigner dans le dossier pour des raisons médico-légales.

f. Nerf cutané médial de l'avant-bras

Le nerf cutané médial de l'avant-bras (*nervus cutaneus antebrachii medialis*) est une des trois branches de division médiales du faisceau médial du plexus brachial. C'est un nerf sensitif qui véhicule des fibres nerveuses issues des racines C8 et Th1. Dans la fosse axillaire, il chemine sur la face médiale de l'artère axillaire. Dans le canal brachial, il rejoint la veine basilique qu'il accompagne. Il traverse le fascia brachial à mi-hauteur du bras et rejoint la région du coude où il se termine en une branche antérieure et une branche postérieure. Le nerf cutané médial de l'avant-bras est un nerf sensitif pur qui recueille la sensibilité de la peau de la face antérieure du bras (par des branches collatérales brachiales antérieures), et de la face médiale de l'avant-bras.

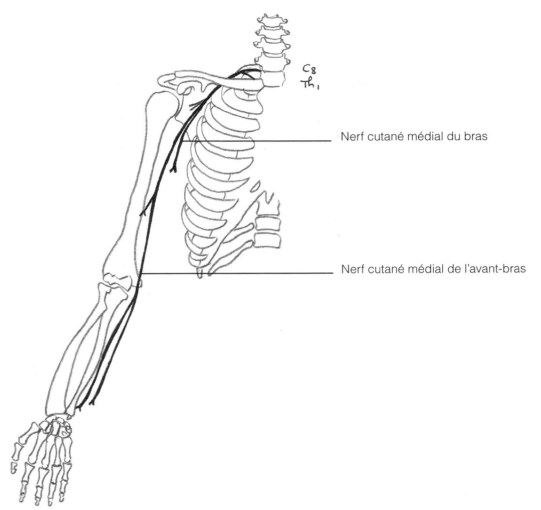

Nerf cutané médial du bras

Nerf cutané médial de l'avant-bras

C₈
Th₁

Nerfs cutané médial du bras et cutané médial de l'avant-bras

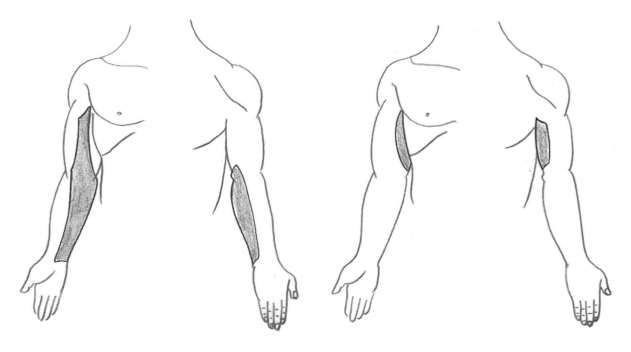

Territoire sensitif du nerf cutané médial de l'avant-bras

Territoire sensitif du nerf cutané médial du bras

g. Nerf cutané médial du bras

Le nerf cutané médial du bras (*nervus cutaneus brachii medialis*) est une des trois branches de division médiales du faisceau médial du plexus brachial. C'est un nerf sensitif pur qui véhicule des fibres nerveuses issues des racines C8 et Th1. Dans la fosse axillaire, il est en dedans du nerf cutané médial de l'avant-bras. Il traverse le fascia brachial au tiers supérieur du bras et se distribue à la face médiale du bras. Le nerf cutané médial du bras recueille la sensibilité de la peau de la face médiale du bras.

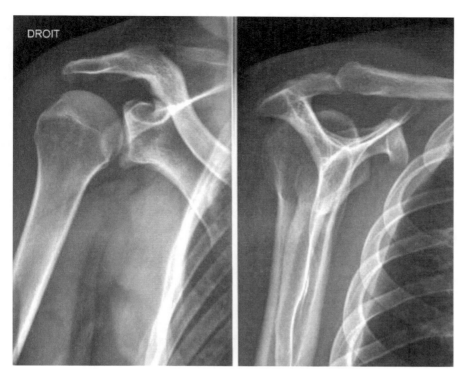

Radiographie de l'épaule droite de face et de profil

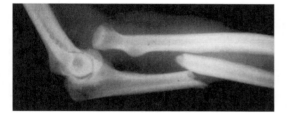

Exemple de fracture de l'ulna associée
à une luxation de la tête radiale

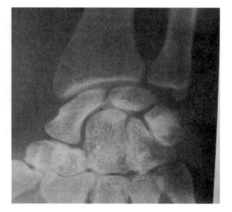

Radiographie du poignet droit de face

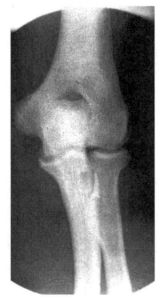

Radiographie de face
du coude gauche en extension

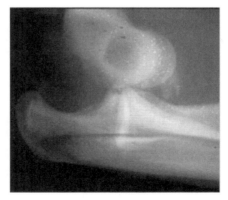

Radiographie du coude montrant une luxation

Troisième partie

Splanchnologie

Chapitre 11

APPAREIL DIGESTIF

L'appareil digestif est constitué du tube digestif, ou canal alimentaire (*canalis alimentaris*) selon la nomenclature internationale, et de ses annexes. La fonction principale de l'appareil digestif est la digestion des aliments, avec ses aspects moteurs et chimiques. L'appareil digestif a par ailleurs un rôle endocrine (foie, pancréas, estomac par exemple).

I.   TERMINOLOGIE

1.   Œsophage

Le mot grec oisophagos, οισοφαγος, apparaît chez Aristote dans *Les parties des animaux*. Oïso, οισο, signifie « transporter » et phagein, φαγειν, « nourriture ». Dans la littérature latine, l'œsophage est désigné par *gula* (Cicéron, Pline l'Ancien). Mondeville, en 1314, emploie le terme « ysophague ». Paré, en 1550, utilise le terme « ysophage » ou « aesophage » ou « herbière ». La nomenclature internationale préconise le mot *esophagus*. Dans la nomenclature anglo-saxonne est employé le mot <u>œsophagus</u>.

2.   Estomac

Le mot grec stomazo, στομαζο, « orifice, ouverture, gorge », se trouve dans Homère avec le sens de gorge. Puis il désigne l'ouverture de l'estomac, le col de la vessie, puis l'œsophage en grec tardif. Hippocrate utilise coilo, κοιλο, pour désigner l'ensemble de la cavité thoracique et abdominale, à l'origine du mot « cœlome » en embryologie. Aristote désigne par coilo, κοιλο, le ventre et l'estomac. Galien utilise le terme gaster, γαστερ. Stomazo sera traduit en latin par *stomachus* pour œsophage et estomac (Chantraine). Gaster sera repris en latin sous forme *gaster*. Le mot *ventriculus* désigne aussi l'estomac. Vésale utilise les deux mots : *ventriculus* et *stomachus*.

En français, c'est le mot « estomac » qui est le plus souvent utilisé, mais la racine « gaster » se trouve dans de nombreux mot : gastrectomie, gastro-entérite, gastrostomie, gastro-entérologie, gastrique… Paré, en 1550, utilise « estomach » ou « ventricule » pour désigner l'estomac.

Dans la nomenclature internationale, il existe deux mots pour désigner l'estomac : *gaster* et *ventriculus*. En anglais, cet organe est désigné par le mot <u>stomach</u>.

3.   Intestin

Dans Homère, le mot entéron, εντερον, désigne l'intestin, les entrailles. Ce terme se retrouve dans le corpus hippocratique. *Intestinum* est utilisé par Celse. D'après Field, *intestinum* serait une compression de l'expression *quod intus est*, c'est-à-dire « ce qui est dedans ». Le terme « intestin » apparaît en français en 1355 (Bersuire), puis chez Paré pour désigner le tube digestif entre l'estomac et le rectum inclus.

Jéjunum dérive du latin *jejunus*, « à jeun, sec maigre, plat, vide ». Galien désigne cette portion de l'intestin qui est toujours vide par le mot usteia, υστεια, « jour de jeûn », traduit en latin par *jéjunum*, introduit en français par Canappe en 1541.

Paré indique que l'iléon est la portion de l'intestin qui est près de l'os iliaque. Il rapproche le mot « iléon » de « iliaque ». Ménagier, en 1390, introduit ce terme en le faisant dériver du grec eilein, ειλειν, qui signifie « tordre ».

Le terme « côlon » dérive du mot grec côluô (χωλυω), « j'arrête », d'après Testut, ou de colôn, κωλον, « cavité ». En latin, *colon* désigne le gros intestin, ce qui a été repris par les différents auteurs. La racine « colo- » se trouve dans coloscopie par exemple.

La racine grecque « entéro- » est utilisée dans de nombreuses expressions : mésentère (méso de l'intestin), gastro-entérologie, entérite...

Dans la nomenclature internationale, de nombreux termes sont relatifs à l'intestin : *intestinum*, intestin ; *intestinum tenue*, intestin grêle ; *intestinum crassum*, côlon ; *duodenum*, duodénum ; *jejunum*, jéjunum ; *ileum*, iléum ; *cecum*, cæcum. Dans la nomenclature anglo-saxonne, l'intestin est désigné par le mot <u>intestine</u>.

4.   Rectum

Hippocrate utilise le terme arkos, αρκος, pour désigner le rectum. Pour Hippocrate, le rectum est la partie initiale de l'intestin, le duodénum étant décrit en dernier. Prôktos, πρωκτος, désigne l'anus. Ce terme est à l'origine de la racine « procto- » qui désigne le rectum et l'anus dans des mots tels que proctologie, proctalgies, proctocèle... Vésale utilise le terme *recti intestini initium* pour désigner le rectum.

La nomenclature internationale préconise le mot *rectum*. Dans la nomenclature anglo-saxonne, le rectum est désigné par le mot <u>rectum</u>.

5.   Foie

Hépar, ηπαρ, apparaît chez Homère. Il est repris par Hippocrate et Galien, à l'origine de la racine « hépat- », ou « hépato- » qui forme des mots comme hépatite, hépatique, hépatocytes, hépatomégalie, hépatectomie... La racine « hépatico- » se rapporte au conduit hépatique : hépatico-jéjunostomie, hépatico-lithotrypsie...

Chez les romains, le foie est désigné par le terme *jecur* qui dérive du sanscrit jakrit qui signifie « foie ». Sylvius utilise *hepar, hepatis*. Vésale utilise *jecur, jecoris*.

Le mot « firie », ou « feie » se trouve dans la *Chanson de Roland* en 1080. Ce terme dérive, d'après Dauzat, du latin *ficatum*, « foie gras », dérivé de *ficus* (« figue ») qui servait à gaver les oies pour faire du foie gras. Paré emploie le mot « foye ».

La bile est nommée cholê, χολη ou χολος en grec. Cholê désigne aussi la vésicule biliaire. La racine « cholé- » forme les mots « cholédoque » (conduit de la bile), « cholécystite » (inflammation ou infection de la vésicule biliaire)... En latin, la bile est nommée *bilis* ou *fel, felis*, qui a donné « fiel » en français ou « bile ».

La nomenclature internationale recommande *hepar* pour foie, *vesica fellea* pour vésicule biliaire, *ductus choledochus* pour conduit cholédoque. En anglais, le foie est désigné par le mot <u>liver</u>.

6.   Pancréas

Mot d'origine grecque : pan, παν, tout, creas, κρεασ, chair. Ce terme a été repris par les latins tel quel. Mondino de Luzzi, à Bologne, le décrit dans son *Anatomia mundini* (1306-1315). Paré l'introduit dans la langue française écrite en 1550. Wirsung décrit son conduit excréteur entre 1622 et 1631. Santorini, en 1775, décrit un conduit accessoire. Paul Langerhans, en 1869, soutient une thèse à Berlin sur « la glande salivaire abdominale ». Laguesse, en 1893, présente une note à la Société de Biologie sur la formation des îlots de Langerhans. Von Mering et Minskowski mettent en évidence l'apparition d'un diabète après pancréatectomie chez le chien en 1889. Banting et Best, en 1922, obtiennent des extraits de pancréas réduits aux îlots de Langerhans. Abel, en 1927, obtient de l'insuline cristallisée. En 1924, une hormone hyperglycémiante est recherchée : c'est le glucagon isolé par Staub en 1955.

La nomenclature internationale préconise *pancreas* pour pancréas. En anglais, le pancréas est désigné par le mot pancreas.

7. Rate

Vésale privilégie le terme latin *lien, lienis*. Paré utilise « rate » ou « ratelle » qui se trouve aussi chez Rabelais (« la ratelle comme un courquaillet »). La racine grecque « splen- » est utilisée dans les termes : splénectomie, splénomégalie, splénique…

La nomenclature internationale recommande *lien* pour rate. En anglais, la rate est désignée par le terme spleen.

8. Péritoine

Du grec peritonaion, περιτοναιον, « tendu autour ». Introduit en français par Canappe en 1541, ce terme a donné des dérivés tels que péritonite (1802), péritonéal…

II. PÉRITOINE

1. Définition

Le péritoine délimite la cavité péritonéale, située dans l'abdomen. Il forme une nappe fibro-cellulaire qui tapisse les parois de la cavité péritonéale. Il se prolonge au niveau des viscères qu'il enveloppe.

Le péritoine (*peritoneum*) est constitué de cellules mésothéliales supportées par du tissu fibreux comportant une couche séreuse (*tunica serosa*) et une couche sous-séreuse (*tunica subserosa*). Il comporte des terminaisons nerveuses sensibles et une vascularisation abondante. Le péritoine sécrète le liquide péritonéal, et le résorbe, ce qui maintient un volume moyen de 50 centimètres cube. Ce liquide se déplace dans la cavité péritonéale, formant des courants liquidiens qui se drainent principalement dans le système lymphatique.

2. Description

Le péritoine est décrit par des termes qui changent en fonction de sa topographie. Ainsi, le péritoine qui tapisse la face profonde de la paroi abdominale est appelé péritoine pariétal (*peritoneum parietale*). Le péritoine qui tapisse les viscères abdominaux est appelé péritoine viscéral (*peritoneum viscerale*).

Les replis péritonéaux ou mésos qui relient le péritoine viscéral au péritoine pariétal sont des lames péritonéales dont le nom se rapporte au viscère auquel ils sont attachés : le mésentère (*mesenterium*) relie l'intestin grêle au péritoine pariétal. Le mésocôlon relie les différentes parties du côlon à la paroi abdominale postérieure : mésocôlon transverse (*mesocolon transversum*), mésocôlon ascendant (*mesocolon ascendens*, accolé par le fascia de Toldt droit), mésocôlon descendant (*mesocolon descendens*, accolé par le fascia de Toldt gauche), mésocôlon sigmoïde (*mesocolon sigmoideum*). Les lames péritonéales qui relient les viscères entre eux forment des ligaments, des omentums ou épiploons, et des plis. Ainsi, le petit omentum ou petit épiploon (*omentum minus*) relie la petite courbure de l'estomac et la partie initiale du duodénum au hile hépatique. Il est composé du ligament hépato-gastrique (*ligamentum hepatogastricum*) et du ligament hépato-duodénal (*ligamentum hepatoduodenale*). Le grand omentum ou grand épiploon (*omentum majus*) relie la grande courbure gastrique au côlon transverse. Il forme un repli péritonéal plus ou moins développé qui est libre dans la cavité péritonéale et recouvre plus ou moins les viscères abdominaux de l'étage infra-mésocolique.

Les ligaments relient les viscères entre eux comme le ligament gastro-splénique (*ligamentum gastrosplenicum*), ou les viscères à la paroi : ligament falciforme du foie (*ligamentum falciforme hépatis*), ligament gastro-phrénique (*ligamentum gastrophrenicum*). Les plis relient le péritoine pariétal aux viscères comme les plis duodénaux, le pli duodéno-jénunal, le pli ombilical médial, ou ils relient deux viscères comme le pli iléo-cæcal. Entre les plis se trouvent des récessus : récessus duodénal, récessus rétrocæcal plus ou moins développés où peuvent s'introduire des viscères (appendice rétrocæcal) ou se produire des étranglements intestinaux.

Le péritoine cloisonne l'abdomen en cavité péritonéale, espace rétropéritonéal (*spatium retroperitoneale*) situé en arrière de la cavité péritonéale, et espace sous-péritonéal (*spatium subpéritoneale*). Les formations péritonéales qui relient le péritoine viscéral et le péritoine pariétal cloisonnent la cavité péritonéale. Ainsi, le mésocôlon transverse divise la cavité péritonéale en un étage supra-mésocolique et un étage infra-mésocolique. La bourse omentale (ou arrière cavité des épiploons) se situe entre la face postérieure de l'estomac et le pancréas. Le vestibule de la bourse omentale (*vestibulum bursae omentalis*) se situe entre le péritoine pariétal et le petit omentum.

III.   CANAL ALIMENTAIRE

Le tube digestif commence au niveau de la fente orale et se termine au niveau de l'anus. Il comprend sept portions : la cavité orale, le pharynx, l'œsophage, l'estomac, l'intestin grêle, le gros intestin ou côlon, et le rectum. La cavité orale et le pharynx sont traités dans le livre *Tête, cou, nerfs crâniens et organes des sens*.

A.   ŒSOPHAGE

1.   Définition

L'œsophage (*esophagus* ou *œsophagus*) est un conduit musculo-fibreux qui relie le pharynx à l'estomac (οεσο = transporte, πηαγε = la nourriture). Il transporte le bol alimentaire entre ces deux sites. Il peut être le siège de lésions spécifiques comme les œsophagites liées au reflux du liquide gastrique, les diverticules, les hernies, ou de lésions non spécifiques comme les cancers ou les brûlures lors de l'ingestion de liquides corrosifs. L'endoscopie est une méthode clinique de routine qui permet d'explorer l'œsophage.

2.   Morphologie

L'œsophage prolonge le pharynx en arrière du larynx, en regard de la sixième vertèbre cervicale (C6). L'œsophage présente un rétrécissement à son origine, la bouche œsophagienne (Killian, 1898), en arrière du cartilage cricoïde, qui maintient l'orifice œsophagien supérieur fermé en dehors de la déglutition. Sur la partie postérieure de sa paroi, il présente une zone de faiblesse qui peut être à l'origine d'un diverticule œsophagien (Zenker). Un diverticule est une hernie muqueuse à travers la musculeuse, réalisant une poche borgne qui communique avec la lumière de l'organe.

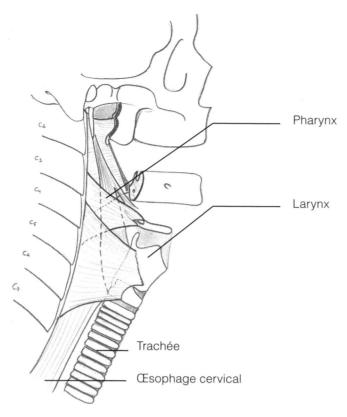

Pharynx

Larynx

Trachée

Œsophage cervical

Vue latérale droite du cou destinée à montrer le pharynx et l'œsophage

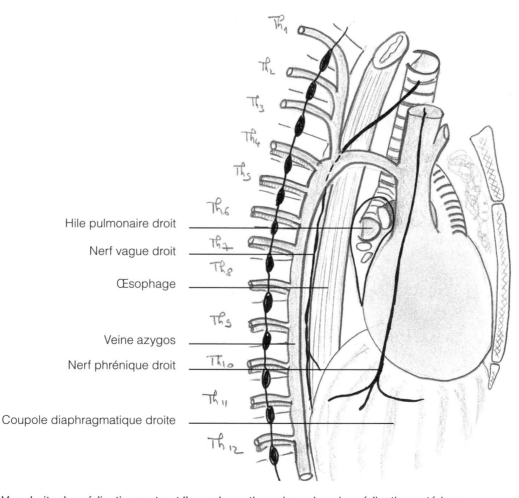

Hile pulmonaire droit

Nerf vague droit

Œsophage

Veine azygos

Nerf phrénique droit

Coupole diaphragmatique droite

Vue droite du médiastin montrant l'œsophage thoracique dans le médiastin postérieur

L'œsophage forme un tube aplati d'avant en arrière, de 25 à 30 centimètres de long. Il traverse successivement de haut en bas des régions qui lui donnent son nom :

- **l'œsophage cervical** (*pars cervicalis*). Son origine est marquée par un rétrécissement, la bouche œsophagienne (Killian), qui se projette en regard de la sixième vertèbre cervicale, à 15 centimètres des arcades dentaires en moyenne. Son trajet est vertical en avant de la colonne vertébrale cervicale sur cinq ou six centimètres, enveloppé avec la trachée dans la gaine viscérale du cou. Dans l'angle trachéo-œsophagien cheminent les nerfs laryngés inférieurs (récurrents) ;
- **l'œsophage thoracique** (*pars thoracica*) traverse la cavité thoracique dans le médiastin postérieur, en avant de la colonne vertébrale thoracique. Il croise l'arc aortique qui marque un rétrécissement sur l'œsophage, l'empreinte aortique. Il passe en arrière de la bifurcation trachéale. Ses rapports avec les lymphonœuds à ce niveau expliquent la survenue de diverticules de traction lors de certaines atteintes de ces lymphonœuds ;
- **l'œsophage diaphragmatique** franchit le diaphragme à travers l'hiatus œsophagien (où peuvent se produire des hernies hiatales). Il présente un troisième rétrécissement à ce niveau, le défilé diaphragmatique ;
- **l'œsophage abdominal** (*pars abdominalis*) est dans la cavité abdominale, au niveau de l'étage supra-mésocolique de l'abdomen. Il a une longueur de un à trois centimètres. Il s'abouche dans l'estomac au niveau de l'orifice du cardia (*ostium cardiacum*). Il forme à ce niveau un angle aigu avec la grande courbure de l'estomac, l'incisure cardiale (ou angle de His, 1880) qui participe aux dispositifs anti-reflux. Cet orifice est susceptible d'être obturé par la valvule de Gubarow (1886), repli muqueux de la région du cardia, qui participe aussi au système anti-reflux.

3. Structure

Sur une coupe transversale, l'œsophage présente quatre couches :
- une muqueuse (*tunica mucosa*) constituée d'un épithélium pavimenteux stratifié non kératinisé. En endoscopie, la ligne Z marque la limite entre l'épithélium de l'œsophage et la muqueuse gastrique ;
- une sous-muqueuse (*tela submucosa*) qui renferme des glandes œsophagiennes (*glandulae esophageae*). La musculaire muqueuse (*muscularis mucosae*) détermine des plis longitudinaux au niveau de la muqueuse ;
- une musculeuse (*tunica muscularis*) striée à la partie supérieure de l'œsophage prolongeant les fibres du pharynx, lisse au niveau des deux tiers inférieurs ;
- l'adventice (*tunica adventitia*) qui comporte des structures fibreuses et musculaires lisses qui relient l'œsophage aux organes de voisinage comme les lymphonœuds médiastinaux (diverticules de traction) et la trachée.

4. Vascularisation et innervation de l'œsophage

a. Artères de l'œsophage

- Le segment cervical de l'œsophage est vascularisé par des branches de l'artère thyroïdienne inférieure.
- Le segment thoracique de l'œsophage est vascularisé par des rameaux artériels œsophagiens nés de l'aorte.
- Le segment abdominal de l'œsophage est vascularisé par des branches des artères phrénique inférieure gauche et gastrique gauche.

b. Veines de l'œsophage

- Les veines thyroïdiennes inférieures rejoignent habituellement la veine brachio-céphalique gauche.
- Les veines œsophagiennes du thorax se drainent dans le système azygos qui rejoint la veine cave supérieure.
- L'œsophage abdominal est drainé par la veine gastrique gauche qui rejoint la veine porte.

Dans la moitié inférieure de l'œsophage, il existe un plexus veineux anastomotique entre le système porte et le système cave, source de varices œsophagiennes et d'hémorragies digestives en cas d'hypertension portale, comme dans les cirrhoses hépatiques.

c. Lymphatiques œsophagiens

Les lymphatiques de l'œsophage se drainent dans les lymphonœuds cervicaux profonds inférieurs, dans les lymphonœuds paratrachéaux, trachéo-bronchiques et prévertébraux. Le segment œsophagien abdominal se draine dans les lymphonœuds sous-diaphragmatiques.

d. Innervation de l'œsophage

L'œsophage reçoit une innervation végétative sympathique et parasympathique. L'innervation parasympathique est issue des nerfs laryngés inférieurs et des nerfs vagues (X). L'innervation sympathique est apportée par des nerfs issus des ganglions cervico-thoraciques (ganglions stellaires), thoraciques et du plexus de l'aorte abdominale.

Les nerfs de l'œsophage contrôlent les mouvements de péristaltisme permettant la descente du bol alimentaire de la bouche œsophagienne à l'estomac. Ils recueillent également la sensibilité viscérale œsophagienne.

B.   ESTOMAC

1.   Définition

L'estomac (*gaster, ventriculus*) est une poche placée entre l'œsophage et le duodénum. Il occupe une grande partie de l'étage supra-mésocolique de l'abdomen, sous la coupole diaphragmatique gauche. Sa capacité est de 1 200 à 1 500 centimètres cubes. Il transforme le bol alimentaire en chyme par l'action du suc gastrique, et brasse le chyme avant de l'évacuer progressivement dans le duodénum. Il a donc un rôle important dans la digestion, à la fois par une action mécanique et chimique.

2.   Morphologie

L'estomac vide forme une poche aplatie d'avant en arrière, avec une face antérieure (*paries anterior*) et une face postérieure (*paries posterior*). Il présente un orifice supérieur ou cardia (*ostium cardiacum*) où s'abouche l'œsophage, et un orifice inférieur ou pylore (*pylorus*) qui se prolonge par le duodénum.

À droite, entre le cardia et le pylore, se trouve la petite courbure de l'estomac (*curvatura minor*) qui, entre les deux tiers supérieurs et le tiers inférieur, présente un angle, l'incisure angulaire (*incisura angularis*).

À gauche du cardia se trouve le fundus de l'estomac, ou grosse tubérosité de l'estomac, séparé de l'œsophage par l'angle de His ou incisure cardiale. À gauche et en bas, le fundus gastrique se prolonge par la grande courbure (*curvatura major*).

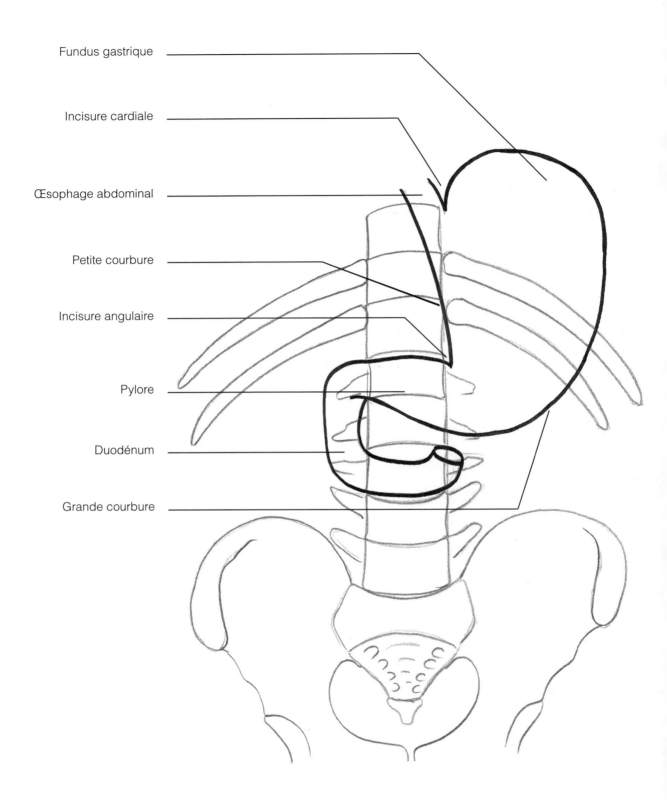

Fundus gastrique

Incisure cardiale

Œsophage abdominal

Petite courbure

Incisure angulaire

Pylore

Duodénum

Grande courbure

Vue antérieure du tronc, projection de l'estomac et du cadre duodénal

L'estomac peut être décrit en trois portions :
- en haut, la grosse tubérosité ou fundus (*fundus gastricus*), au-dessus du cardia, qui apparaît radiologiquement comme la poche à air gastrique ;
- au centre, le corps de l'estomac (*corpus gastricus*) ;
- en bas, l'antre pylorique et le pylore (*antrum pyloricum*) qui forment un entonnoir dont l'extrémité rétrécie, l'orifice pylorique (*ostium pyloricum*), se continue avec le duodénum.

3. Moyens de fixité

L'estomac est enveloppé de péritoine viscéral. Les feuillets péritonéaux forment des ligaments au niveau des bords de l'estomac, reliant l'estomac aux organes de voisinnage et à la paroi de l'abdomen :
- le ligament gastro-phrénique relie le fundus gastrique au diaphragme ;
- le ligament gastro-splénique (*ligamentum gastrolienale*) relie la grande courbure de l'estomac à la rate ;
- le ligament hépato-gastrique ou petit omentum (*omentum minus*) relie la petite courbure de l'estomac au hile du foie et au pédicule hépatique ;
- le ligament gastro-colique (*ligamentum gastrocolicum*) relie la grande courbure de l'estomac au côlon transverse et au grand omentum (*omentum majus*).

4. Structure de l'estomac

L'estomac est constitué de plusieurs couches de tissus, de la lumière vers la périphérie :
- la muqueuse gastrique présente des plis longitudinaux et transversaux déterminés par la musculaire muqueuse (*muscularis mucosae*). Elle présente des cryptes où s'abouchent les glandes gastriques. Les cellules épithéliales sécrètent le mucus gastro-protecteur ;
- dans le chorion se trouvent des glandes tubaires. Au niveau du corps et du fundus, les glandes tubaires présentent des cellules bordantes et des cellules principales. Les cellules bordantes sécrètent l'acide chlorhydrique et le facteur intrinsèque qui favorise l'absorption de la vitamine B12 dans l'intestin grêle. Les cellules principales sécrètent le pepsinogène. Au niveau du pylore se trouvent des cellules G qui produisent des hormones comme la gastrine ;
- la sous-muqueuse est innervée par les plexus sous-muqueux de Meissner qui innervent la muqueuse et les glandes gastriques ;
- la musculeuse est formée de fibres musculaires lisses disposées en trois couches, une couche interne annulaire, une couche moyenne oblique et une couche externe longitudinale. Entre ces couches musculaires se trouvent les plexus myentériques ou plexus d'Auerbach qui sont le relais des fibres parasympathiques qui s'y articulent avec le deutoneurone qui module la contraction de la paroi gastrique ;
- le péritoine viscéral recouvre la musculeuse.

5. Vascularisation et innervation de l'estomac

a. Artères de l'estomac

La vascularisation artérielle de l'estomac provient directement ou indirectement du tronc cœliaque (*truncus celiacus*). Les artères de l'estomac sont disposées en deux cercles artériels autour de la petite et de la grande courbure :

- le **cercle artériel de la grande courbure** est formé par l'anastomose de l'artère gastro-épiploïque gauche (*arteria gastroepiploica sinistra*), branche de l'artère splénique, et de l'artère gastro-épiploïque droite (*arteria gastroepiploica dextra*), branche de l'artère gastro-duodénale ;
- le **cercle artériel de la petite courbure** est formé par l'anastomose de l'artère gastrique gauche (*arteria gastrica sinistra*) qui naît directement du tronc cœliaque, et de l'artère gastrique droite (*arteria gastrica dextra*), branche de l'artère hépatique propre.

Des artères gastriques courtes (*arteriae gastricae breves*) naissent de l'artère splénique et atteignent la face postérieure de l'estomac qu'elles contribuent à vasculariser. Ceci explique que leur ligature puisse être à l'origine de nécrose d'une partie de la paroi postérieure de l'estomac lors des splénectomies.

b. Veines de l'estomac

La vascularisation veineuse est parallèle aux artères, les veines se drainent dans la veine gastrique gauche, la veine splénique et la veine mésentérique supérieure, affluents directs ou indirects de la veine porte.

c. Lymphatiques de l'estomac

Le drainage lymphatique de l'estomac s'effectue à partir d'un réseau sous-séreux. Le système lymphatique de l'estomac est complexe, sa bonne connaissance est d'un intérêt majeur dans le traitement des cancers de l'estomac :
- la région du cardia et la face antérieure et postérieure se drainent dans des lymphonœuds gastriques (*nodi lymphatici gastrici*) le long de l'artère gastrique gauche ;
- le fundus et la partie gauche de la grande courbure se drainent dans les lymphonœuds gastro-épiploïques (*nodi lymphatici gastroepiploici*) satellites de l'artère gastro-omentale gauche ;
- la région pylorique se draine dans les lymphonœuds hépatiques (*nodi lymphaci hepatici*) et, en arrière du pylore, dans les lymphonœuds rétro-duodéno-pancréatiques. Ils se drainent vers les lymphonœuds cœliaques (*nodi lymphatici celiaci*) et mésentériques supérieurs (*nodi lymphatici mesenterici superior*).

d. Innervation de l'estomac

L'innervation végétative de l'estomac contrôle les mouvements des parois de l'estomac, la sécrétion des glandes gastriques, et recueille la sensibilité gastrique. Ceci explique les interventions de neurotomie des nerfs vagues (vagotomies) qui étaient autrefois réalisées dans le traitement des ulcères gastro-duodénaux, avant l'arrivée des médicaments inhibiteurs des sécrétions acides gastriques (IPP...) :
- les **nerfs sympathiques** de l'estomac sont issus du plexus cœliaque, et accompagnent les vaisseaux ;
- le plexus vagal péri-œsophagien apporte l'**innervation parasympathique**. Il donne naissance à un tronc vagal antérieur qui chemine sur la face antérieure de l'estomac, et à un tronc vagal postérieur sur la face postérieure. Le tronc vagal antérieur donne des branches à la face antérieure de l'estomac, au foie et au pylore (nerf gastro-hépatique, nerf pyloro-duodénal) et se termine en nerf principal de la petite courbure (Latarjet, 1921). Le tronc vagal postérieur donne une branche pour la corne médiale des ganglions cœliaques, et un nerf pour la face postérieure de l'estomac qui se termine dans le fundus.

C. DUODÉNUM

1. Définition

Le duodénum (*duodenum*) est la portion du tube digestif qui relie l'estomac au jéjunum. C'est la portion initiale de l'intestin grêle, accolée au péritoine pariétal. Du point de vue clinique et embryologique, sa pathologie est liée au pancréas (duodéno-pancréas).

2. Morphologie

Le duodénum présente une forme de C (cadre duodénal) dans lequel est enchâssée la tête du pancréas :

- la première portion ou partie supérieure (*pars superior*) fait suite au pylore. Elle est horizontale, en regard de L1. Elle présente une dilatation, l'ampoule duodénale (*ampulla duodeni*) ou bulbe duodénal ;
- l'angle duodénal supérieur (*flexura duodeni superior*) ou *genu superius* relie la première et la deuxième portion ;
- la deuxième portion ou partie descendante (*pars descendens*) est verticale descendante contre le bord droit de la colonne vertébrale. C'est là que le duodénum reçoit l'ampoule hépato-pancréatique au niveau de la papille duodénale majeure (*papilla duodeni major*), et le conduit pancréatique accessoire (Santorini) au niveau de la papille duodénale mineure (*papilla duodeni minor*) ;
- l'angle duodénal inférieur (*flexura duodeni inferior*) ou *genu inferius* relie la deuxième et la troisième portion ;
- la troisième portion (*pars horizontalis*) est horizontale et passe en avant de la troisième vertèbre lombaire (L3) ;
- la quatrième portion (*pars ascendens*) est verticale ascendante contre le bord gauche de la colonne vertébrale, jusqu'à l'angle duodéno-jéjunal (*flexura duodenojejunalis*) fixé par le muscle suspenseur du duodénum (Treitz, 1853) au pilier gauche du diaphragme. Il se poursuit par le jéjunum.

3. Moyens de fixité

La partie supérieure du duodénum est reliée au hile hépatique par le ligament hépato-duodénal. Les autres portions sont accolées par le fascia rétro-pancréatique (Treitz, 1853), et délimitent des récessus péritonéaux :
- le récessus duodénal supérieur (*recessus duodenalis superior*) entre le pli duodénal supérieur (*plica duodenalis superior*) et le péritoine pariétal ;
- le récessus duodénal inférieur (*recessus duodenalis inferior*) entre le pli duodénal inférieur (*plica duodenalis inferior*) et le péritoine pariétal. Ces récessus peuvent être à origine d'étranglement d'anses grêles.

4. Structure

La muqueuse duodénale présente des plis circulaires (*plicae circulares*) déterminés par la présence de villosités intestinales. Ces villosités hérissent la muqueuse intestinale et seront étudiées avec le jéjuno-iléon.

C'est au niveau de la partie descendante que le duodénum présente ses particularités essentielles avec l'abouchement commun du conduit cholédoque et du conduit pancréatique. Le long du pli longitudinal (*plica longitudinalis duodeni*) se trouvent :

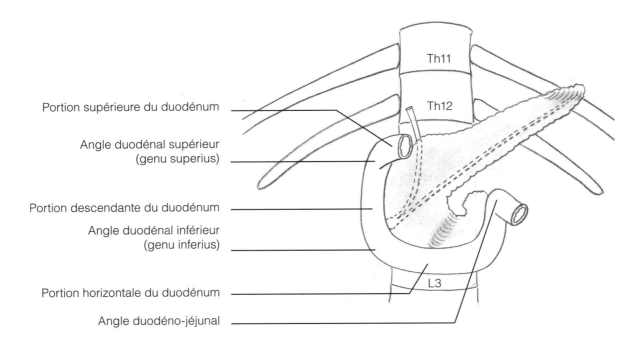

Portion supérieure du duodénum

Angle duodénal supérieur
(genu superius)

Portion descendante du duodénum

Angle duodénal inférieur
(genu inferius)

Portion horizontale du duodénum

Angle duodéno-jéjunal

Th11

Th12

L3

Vue antérieure de l'abdomen : projection du cadre duodénal

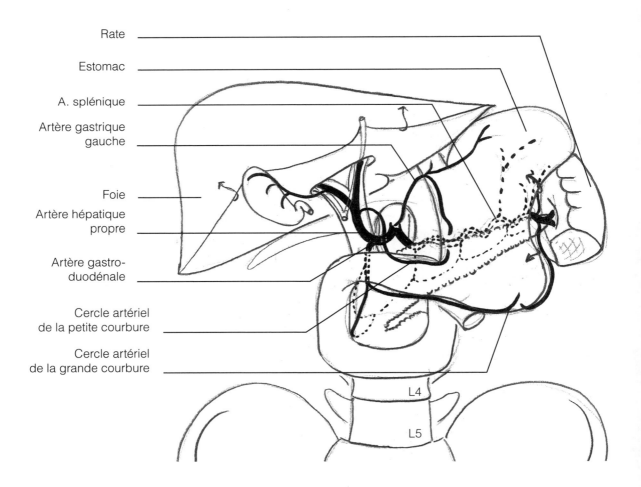

Rate

Estomac

A. splénique

Artère gastrique
gauche

Foie

Artère hépatique
propre

Artère gastro-
duodénale

Cercle artériel
de la petite courbure

Cercle artériel
de la grande courbure

L4

L5

Vue antérieure de l'abdomen : le tronc cœliaque

- la papille duodénale majeure (*papilla duodeni major*), à la partie distale de la deuxième portion, où s'abouche l'ampoule hépato-pancréatique (ampoule de Vater) ;
- la papille duodénale mineure (*papilla duodeni minor*), à la partie proximale de la deuxième portion qui reçoit le conduit pancréatique accessoire (*ductus pancreaticus accessorius*, Santorini).

5. Vascularisation et innervation du duodénum

a. Artères du duodénum

Les artères du duodénum sont communes à celles du pancréas : artères pancréatico-duodénale postéro-supérieure et antéro-supérieure, issues de l'artère gastro-duodénale, et artère pancréatico-duodénale inférieure issue de l'artère mésentérique supérieure.

b. Veines du duodénum

Les veines du duodénum se drainent dans la veine splénique et la veine mésentérique supérieure qui rejoignent la veine porte.

c. Lymphatiques du duodénum

Les lymphatiques du duodénum se drainent dans les lymphonœuds pyloriques et pancrético-duodénaux, eux-mêmes reliés aux lymphonœuds hépatiques et cœliaques.

d. Innervation du duodénum

Les nerfs du duodénum sont issus des branches des nerfs vagues et des ganglions cœliaques et mésentériques supérieurs. Il s'agit d'une innervation végétative modulant la motricité et les sécrétions duodénales, et recueillant la sensibilité duodénale.

D. JÉJUNUM ET ILÉON

1. Définition

Le jéjunum et l'iléon (*jejunum et ileum*) font suite au duodénum au niveau de l'angle duodéno-jéjunal. Pour simplifier, le terme jéjuno-iléon sera utilisé dans la mesure où la limite entre ces deux structures n'est pas précise. Le jéjuno-iléon est un tube contourné formant 14 à 16 anses grêles enveloppées de péritoine viscéral, libres dans la cavité péritonéale de l'abdomen, à l'étage infra-mésocolique. Il mesure en moyenne sept mètres de long. Il a des fonctions motrices (péristaltisme intestinal), exocrines par les sécrétions intestinales, endocrines, et surtout d'absorption des nutriments. L'alimentation entérale est inefficace si la totalité du jéjuno-iléon est réséquée. Le patient doit alors être nourri par voie parentérale (c'est-à-dire en administrant les nutriments par voie sanguine).

2. Morphologie

Le jéjuno-iléon naît de l'angle duodéno-jéjunal. Les premières anses grêles constituent le jéjunum. Théoriquement, ces anses sont disposées horizontalement. Les dernières anses grêles forment l'iléon, théoriquement disposées verticalement. Il n'y a pas de limite précise et visible macroscopiquement entre le jéjunum et l'iléon.

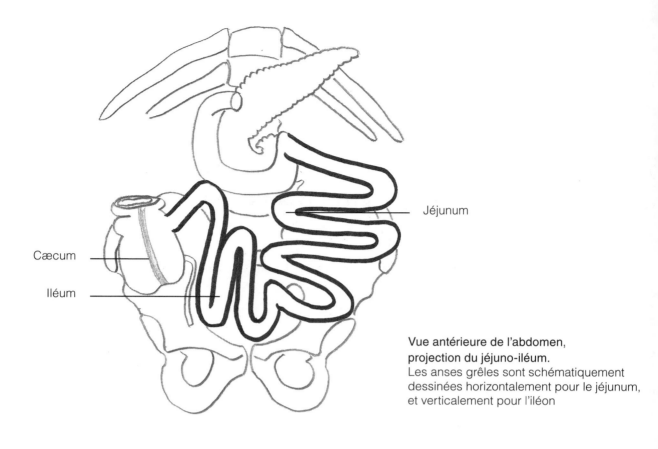

Cæcum

Iléum

Jéjunum

Vue antérieure de l'abdomen, projection du jéjuno-iléum.
Les anses grêles sont schématiquement dessinées horizontalement pour le jéjunum, et verticalement pour l'iléon

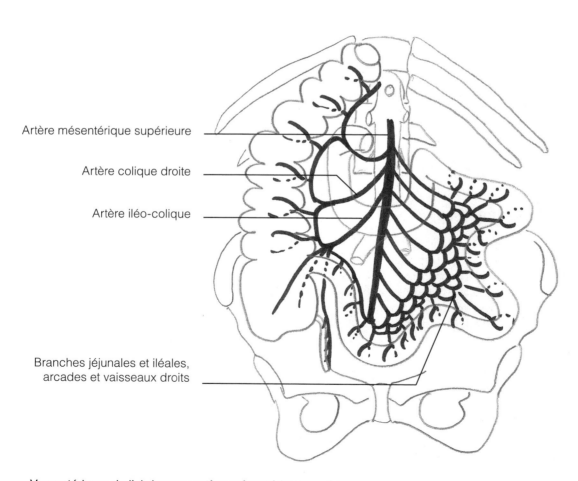

Artère mésentérique supérieure

Artère colique droite

Artère iléo-colique

Branches jéjunales et iléales, arcades et vaisseaux droits

Vue antérieure de l'abdomen : artère mésentérique supérieure

Sur la portion distale de l'iléon, cinquante centimètres en amont de l'ostium iléal, se trouve parfois un appendice borgne, le diverticule iléal (ou diverticule de Meckel, 1828), reliquat du canal vitellin. Ce diverticule peut être l'objet d'infections pouvant simuler un tableau clinique d'appendicite aiguë. Sa recherche est systématique lors de l'appendicectomie. L'iléon se termine dans le côlon au niveau de l'ostium iléal muni d'une valve semi-continente, la valve iléo-cæcale (Bauhin, 1605).

3.   Structure

La **muqueuse** des anses de l'intestin grêle est marquée par la présence de villosités intestinales. Les villosités sont recouvertes d'un épithélium formé essentiellement d'entérocytes (cellules à plateau strié). Des cellules à mucus sont aussi présentes, ainsi que des cellules argentaffines. L'axe de chaque villosité renferme des fibres collagènes et des muscles lisses, des artères et des veines, et surtout un chylifère central lymphatique qui draine le plexus lymphatique sous-muqueux. Des glandes se trouvent dans la muqueuse (glandes de Lieberkühn, cellules de Paneth).

La *muscularis mucosae* comporte une couche circulaire interne et une couche longitudinale externe. La couche interne se prolonge dans les villosités (muscles de Brücke).

La **sous-muqueuse** est formée de fibres élastiques. Elle renferme des plexus vasculaires et les plexus de Meissner (système nerveux autonome). Elle renferme les glandes de Brünner à la partie proximale de l'intestin grêle.

La **musculeuse** présente une couche interne circulaire et une couche externe longitudinale. Elle renferme les plexus d'Auerbach (système nerveux autonome).

Le jéjuno-iléon est entouré par le péritoine viscéral (**couche séreuse**) sur presque toute sa surface. Le péritoine viscéral est en continuité avec le mésentère au niveau du bord mésentérique du jéjuno-iléon. C'est là qu'il reçoit sa vascularisation et son innervation.

Les parois du jéjuno-iléon renferment des lymphoïdes diffus ou des amas lymphoïdes constituants des plaques de Peyer, surtout dans l'iléon. Leur nécrose dans la typhoïde peut aboutir à des perforations intestinales.

4.   Moyens de fixité

Les anses du jéjuno-iléon sont reliées à la paroi de la cavité abdominale par le mésentère (*mesenterium*). Le mésentère est un méso tendu entre la racine du mésentère (sur la paroi postérieure de l'abdomen) et les anses intestinales. Il joue le rôle de lame porte-vaisseaux. La racine du mésentère (*radix mesenterii*) est tendue entre l'angle duodéno-jéjunal et l'ostium iléal. Elle présente une portion oblique le long du duodénum ascendant, une portion verticale et une portion oblique en bas et à droite qui rejoint la fosse iliaque droite.

5.   Vascularisation et innervation

a. Artères du jéjuno-iléon

Les artères destinées à l'intestin grêle proviennent de l'artère mésentérique supérieure. Il s'agit de quatre à cinq artères pour le jéjunum, et de dix à douze artères iléales. Ces artères cheminent dans le mésentère. Elles constituent des arcades bordantes d'où partent des artères terminales (les vaisseaux droits) qui vascularisent des segments intestinaux.

b. Veines du jéjuno-iléon

Les veines sont satellites des artères et rejoignent la veine mésentérique supérieure qui se draine dans la veine porte.

c. Lymphatiques du jéjuno-iléon

Les collecteurs lymphatiques suivent les vaisseaux mésentériques supérieurs et rejoignent les lymphonœuds aortiques.

d. Innervation du jéjuno-iléon

Les nerfs proviennent des nerfs vagues et des ganglions cœliaques et mésentériques supérieurs. Il s'agit d'une innervation végétative modulant le péristaltisme et les sécrétions intestinales, et qui recueille la sensibilité viscérale jéjuno-iléale.

E.   CÔLON

1.   Définition

Le côlon ou gros intestin (*intestinum crassum*) relie l'iléon au rectum. Il mesure en moyenne 1,4 à 1,8 mètre de long d'après Testut. Il forme un cadre dans la cavité abdominale. Il comprend le cæcum et l'appendice vermiforme, le côlon ascendant, le côlon transverse, le côlon descendant et le côlon sigmoïde. Le côlon a une fonction de fermentation et d'absorption favorisées par un antipéristaltisme. Son nom dérive en effet du mot grec côluô (χωλυω), « j'arrête ». Il est marqué par la présence de bosselures à sa surface, qui radiologiquement apparaissent sous forme d'haustrations (*hautra coli*), limitées par des bandes musculaires longitudinales (*teniae coli*).

2.   Cæcum

a. Définition

Le cæcum (*cæcum* signifie « cul-de-sac », tuphlos, τυφλος en grec, ce qui a donné typhlite, typhoïde) forme la portion initiale du côlon, située en dessous de l'orifice iléo-cæcal.

b. Morphologie

Le cæcum est le segment le plus dilaté du côlon, formant un gros sac borgne situé dans la fosse iliaque droite. Il mesure six à sept centimètres de long. Sa paroi est parcourue par trois bandes musculaires longitudinales, les tænias, qui délimitent trois bosselures (haustrations). Les tænias convergent vers la base de l'appendice vermiforme, la bosselure inférieure formant le fond du cæcum.

La muqueuse du cæcum présente des plis semi-lunaires (*plicae semilunares*). Du côté gauche s'observe l'abouchement iléo-cæcal muni de la valve iléo-cæcale (de Bauhin). Un peu plus bas se trouve l'ostium appendiculaire (*ostium appendicis vermiformis*), muni de la valve appendiculaire (Gerlach). La muqueuse cæcale présente des cryptes glandulaires intestinales. La couche sous-muqueuse contient des follicules lymphoïdes. La musculeuse présente une couche interne circulaire et une couche longitudinale qui forme les trois tænias.

En endoscopie, la valve iléo-cæcale (*valva ileocecalis*, Bauhin, 1588), formée d'une valvule supérieure et d'une valvule inférieure, indique la limite supérieure du cæcum.

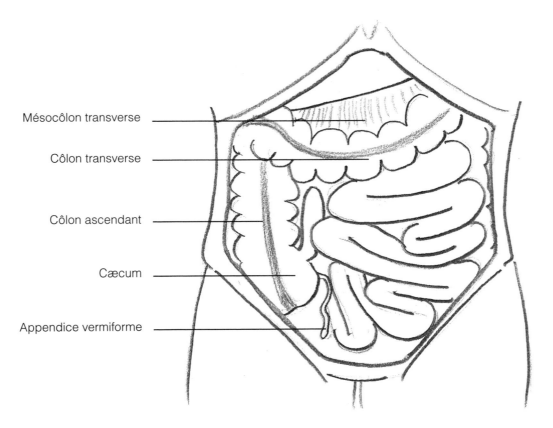

Mésocôlon transverse

Côlon transverse

Côlon ascendant

Cæcum

Appendice vermiforme

Vue antérieure de l'étage infra-mésocolique de l'abdomen

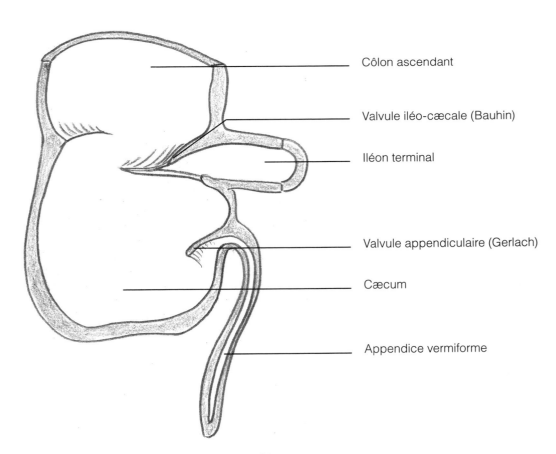

Côlon ascendant

Valvule iléo-cæcale (Bauhin)

Iléon terminal

Valvule appendiculaire (Gerlach)

Cæcum

Appendice vermiforme

Coupe frontale du cæco-appendice, vue antérieure

Cette valve constitue un dispositif anti-reflux et marque l'abouchement de l'iléon : l'orifice iléo-cæcal (*ostium ileocecale*) prolongé au niveau de ses deux commissures par le frein de la valve iléo-cæcale (*frenulum valvae ileocecalis*).

c. Moyens de fixité

Le cæcum est accolé de façon variable au péritoine pariétal. En arrière se trouve en général le récessus rétro-cæcal où peut se loger l'appendice vermiforme (dans sa position rétro-cæcale). Parfois, le cæcum est totalement accolé, parfois totalement libre dans la cavité abdominale, relié au mésentère par le méso-cæcum.

d. Vascularisation du cæcum

La vascularisation cæcale est assurée par l'artère iléo-colique, branche de l'artère mésentérique supérieure. Elle donne plusieurs branches pour le cæco-appendice : l'artère cæcale antérieure, l'artère cæcale postérieure et l'artère appendiculaire. Les veines se drainent dans la veine mésentérique supérieure qui rejoint la veine porte. Les lymphonœuds iléo-cæcaux et rétro-cæcaux se drainent dans les lymphonœuds mésentériques.

3.   Appendice vermiforme

a. Définition

L'appendice vermiforme (*appendix vermiformis*) est un diverticule intestinal borgne appendu au cæcum, de longueur très variable. Il s'abouche dans le cæcum par l'ostium de l'appendice vermiforme (*ostium appendicis vermiformis*), en dessous de l'abouchement iléal. Son inflammation est l'appendicite aiguë.

b. Morphologie

L'appendice vermiforme a une forme tubulaire. Sa longueur varie de quelques centimètres à 20 centimètres. Sa situation dans l'abdomen est variable : il peut ainsi se placer en positions pré-cæcale, rétro-cæcale, méso-cœliaque, sous-hépatique, pelvienne. C'est un rapport des annexes droits chez la femme, d'où la confusion possible entre une appendicite et une affection génitale.

Son abouchement dans le cæcum (*ostium appendicis vermiformis*) est marqué par la présence d'une valvule semi-continente, la valvule appendiculaire (Gerlach, 1847).

La paroi de l'appendice vermiforme est caractérisée par la présence de lymphonœuds (*nodi lymphatici aggregati*), ce qui en fait un organe lymphoïde.

c. Moyens de fixité

L'appendice vermiforme est souvent libre dans la cavité péritonéale, relié au mésentère par le méso-appendice, à gauche du cæcum. Son méso renferme l'artère appendiculaire et une veine appendiculaire, ainsi que des lymphonœuds appendiculaires. Il se projette au point de Mac Burney (milieu de la ligne ombilic-épine iliaque antéro-supérieure).

4.   Cadre colique

a. Côlon ascendant

Le côlon ascendant (*colon ascendans*) relie le cæcum à l'angle colique droit (*flexura coli dextra*). Il est accolé au péritoine pariétal par le fascia de Toldt droit (Toldt, 1889) jusqu'à

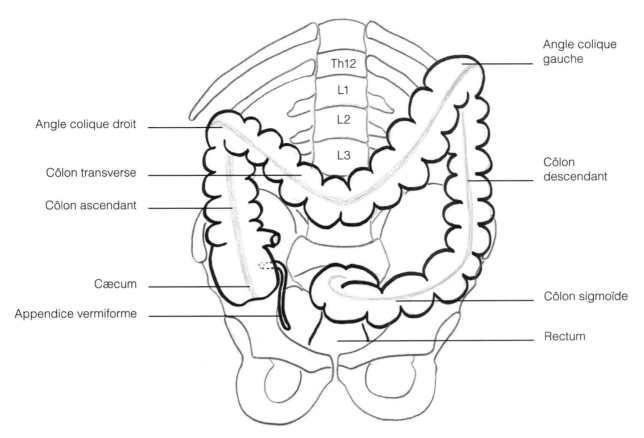

Vue antérieure de l'abdomen : cadre colique

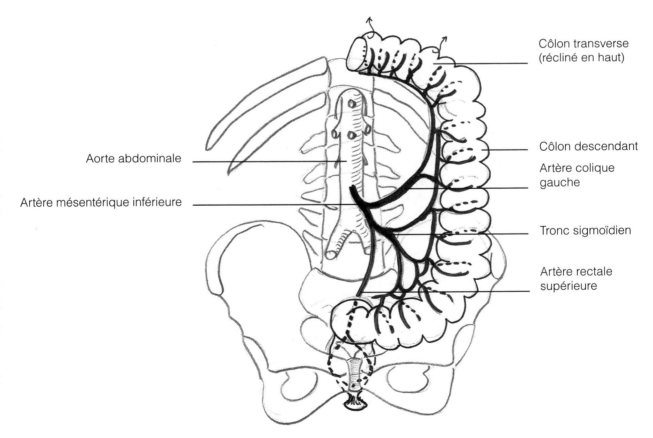

Vue antérieure de l'abdomen : artère mésentérique inférieure

l'angle colique droit. Il mesure en moyenne 15 centimètres de long pour un calibre de quatre centimètres.

b. Côlon transverse

Le côlon transverse (*colon transversum*) est libre dans la cavité péritonéale. Long de 30 à 40 centimètres en moyenne, il relie l'angle colique droit à l'angle colique gauche (*flexura coli sinistra*), fixé à la paroi par le ligament phrénico-colique (*ligamentum phrenico-colicum*). Le côlon transverse est relié à la paroi abdominale postérieure par le mésocôlon transverse dont la racine barre le cadre duodéno-pancréatique, puis se place sous la queue du pancréas.

c. Côlon descendant

Le côlon descendant (*colon descendens*) relie l'angle colique gauche au côlon sigmoïde. Il est accolé au péritoine pariétal par le fascia de Toldt gauche. Il mesure en moyenne 25 centimètres de long, pour un calibre de trois centimètres.

d. Côlon sigmoïde

Le côlon sigmoïde (*colon sigmoideum*) relie le côlon descendant au rectum dans lequel il se termine en regard de la troisième vertèbre sacrée (S3). Il a théoriquement une forme de C, forme primitive de la lettre sigma en grec (ς), mais il peut être long, à l'origine de volvulus. Sa surface externe est marquée par la présence d'appendices épiploïques (*appendices epiploicae*). Il est situé dans la fosse iliaque gauche, libre dans la cavité péritonéale, relié à la paroi par le mésocôlon sigmoïde. Le mésocôlon sigmoïde présente une racine à deux branches, une branche oblique vers la fosse iliaque gauche et une branche verticale médiane.

5. Vascularisation et innervation du côlon

a. Artères du côlon

Les branches de l'**artère mésentérique supérieure**, l'artère colique droite, l'artère colique moyenne et la branche colique ascendante de l'artère iléo-colique, vascularisent le côlon ascendant et les deux tiers droits du côlon transverse. Il existe souvent une anastomose entre l'artère colique droite et l'artère colique moyenne.

Les branches de l'**artère mésentérique inférieure**, l'artère colique gauche et les artères sigmoïdiennes, vascularisent le tiers gauche du côlon transverse, l'angle colique gauche, le côlon descendant et le côlon sigmoïde. Ces artères sont reliées par des réseaux anastomotiques.

L'anastomose entre les branches issues des artères mésentériques supérieure et inférieure forme une arcade bordant le côlon transverse (Riolan, 1626).

b. Veines du côlon

Les veines coliques sont parallèles aux artères et rejoignent la veine mésentérique supérieure et la veine mésentérique inférieure qui se drainent vers la veine porte.

c. Lymphatiques du côlon

Les lymphatiques se drainent dans les lymphonœuds épicoliques, paracoliques et coliques qui rejoignent les lymphonœuds mésocoliques et cœliaques.

d. Innervation du côlon

L'innervation parasympathique dépend des nerfs vagues jusqu'à l'union du tiers moyen et du tiers gauche du côlon transverse. En aval, les nerfs parasympathiques viennent des nerfs splanchniques pelviens issus des deuxième et troisième segments sacrés médullaires (racines S2 et S3).

Les nerfs sympathiques naissent des plexus mésentériques supérieur et inférieur et suivent les artères correspondantes.

L'innervation végétative du côlon module les sécrétions de la muqueuse colique, et le péristaltisme intestinal. Ces nerfs recueillent également la sensibilité colique.

F.   RECTUM

Le rectum (*rectum*) est la portion terminale du gros intestin, en continuité avec le côlon sigmoïde (*colon sigmoideum*) au niveau de la jonction recto-sigmoïdienne. Il se termine au niveau de l'anus (*anus*), dans la région périnéale postérieure ou région anale (*regio ani*). Le rectum occupe la partie postérieure de la cavité pelvienne, en arrière des organes génitaux. Il est en avant du sacrum et du coccyx dont il épouse les courbures. Il traverse ensuite le diaphragme pelvien pour rejoindre la région périnéale. Il a un rôle de réservoir et d'évacuation des matières fécales, il contrôle la défécation et la continence grâce à son appareil sphinctérien.

1.   Morphologie

Le rectum mesure 15 à 17 centimètres de long en moyenne. Sa limite supérieure est théoriquement « là où le côlon sigmoïde cesse d'être pourvu d'un méso » (Waldeyer). Elle est marquée par la courbure recto-sigmoïdienne. Du point de vue topographique, la limite supérieure du rectum se projette en regard de la troisième pièce vertébrale sacrée (S3). En rectoscopie, la limite supérieure du rectum est indiquée par le repli transverse supérieur (première valvule de Houston).

Sur une vue antérieure de face, le rectum présente trois courbures de haut en bas :
- une courbure supérieure convexe à gauche,
- une courbure moyenne convexe à droite,
- une courbure inférieure convexe à gauche, en regard de l'articulation sacro-coccygienne.

En coupe sagittale, le rectum présente trois portions de haut en bas :
- l'**ampoule rectale** (*ampulla recti*) est la portion supérieure renflée qui épouse la courbure sacrée (*flexura sacralis*). À ce niveau, il mesure 13 à 15 centimètres de long et trois à six centimètres de diamètre transversal. C'est le réservoir rectal ;
- la **courbure périnéale** (*flexura perinealis*) ou cap anal est une courbure à sinus postérieur marquant un changement d'orientation du rectum ;
- le **canal anal** (*canalis analis*) ou rectum périnéal est la portion inférieure du rectum. Elle mesure trois centimètres de long et trois centimètres de diamètre (Jonnesco, 1901). Le canal anal est un espace maintenu virtuel par l'appareil sphinctérien, ce qui assure la continence anale.

En **rectoscopie**, la muqueuse rectale présente trois replis transversaux qui forment les valvules rectales ou replis transverses du rectum (*plicae transversalis recti* ; Houston, 1883). Ces replis sont dus à l'épaississement de la musculaire muqueuse. Le repli supérieur marque la limite de l'ampoule rectale en haut, le repli moyen se projette sur la face antérieure de l'ampoule rectale, le repli inférieur se trouve sur la face gauche de l'ampoule rectale.

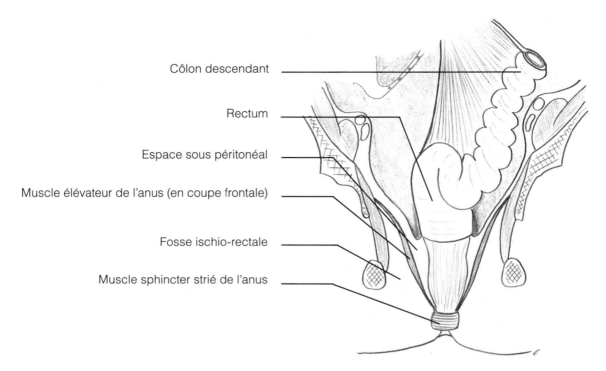

Côlon descendant

Rectum

Espace sous péritonéal

Muscle élévateur de l'anus (en coupe frontale)

Fosse ischio-rectale

Muscle sphincter strié de l'anus

Vue antérieure du rectum dans l'excavation pelvienne

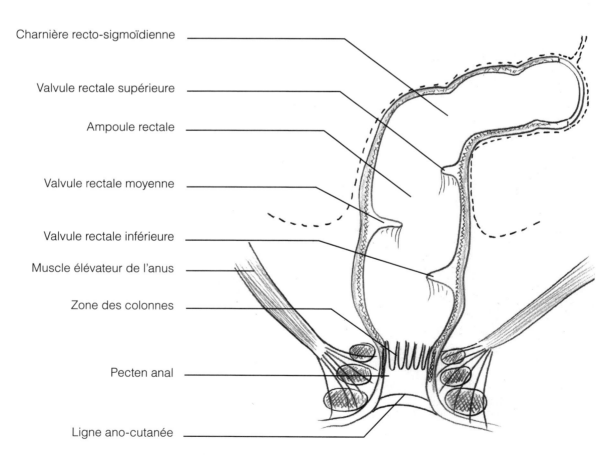

Charnière recto-sigmoïdienne

Valvule rectale supérieure

Ampoule rectale

Valvule rectale moyenne

Valvule rectale inférieure

Muscle élévateur de l'anus

Zone des colonnes

Pecten anal

Ligne ano-cutanée

Vue antérieure, coupe frontale du rectum

En **anuscopie**, le canal anal est marqué par la présence de six à huit colonnes anales (*columnae anales* ; Morgagni, 1761). Ces colonnes forment des saillies verticales d'environ un centimètre de long. Les bases de chacune de ces colonnes sont reliées par des valvules anales (*valvulae anales*). L'alignement des valvules forme la ligne pectinée. Ces valvules délimitent les sinus anaux (*sinus anales*) qui réalisent des fossettes en nid de pigeon où débouchent les glandes para-anales (*sinus paraanalis*) qui peuvent être le point de départ d'infections, d'abcès ou de fistules anales.

La zone des colonnes est appelée zone columnaire ou zone ano-rectale. La zone du canal anal entre la ligne pectinée et la ligne ano-cutanée est appelée zone intermédiaire (*zona intermedia*) ou pecten anal ou zone ano-cutanée. Il existe dans cette région une dépression palpable au toucher rectal, la gouttière inter-sphinctérienne. Elle correspond à l'espace entre le chef superficiel et le chef sous cutané du sphincter externe de l'anus. La paroi du canal anal est fragile, des traumatismes de nature diverse peuvent entraîner des plaies du canal anal ou des fissures anales.

2. Structure

a. Structure de l'ampoule rectale

Sur une coupe transversale, la paroi de l'ampoule rectale est de type digestif avec quatre couches :
- une **muqueuse** (*tunica mucosa*) revêtue d'un épithélium cylindrique et supportée par une *lamina propria* renforcée par une musculaire muqueuse (*lamina muscularis mucosae*), munie de glandes intestinales et de follicules lymphatiques. Le chorion renferme des plexus veineux qui, lorsqu'ils se dilatent, peuvent former des varices appelées hémorroïdes ;
- une **sous-muqueuse** (*tela submucosa*) ;
- une **musculeuse** (*tunica muscularis*) avec des fibres longitudinales périphériques (*stratum longitudinale*) prolongeant les tænias du côlon sigmoïde, mais s'étalant sur toute la périphérie du rectum, et des fibres circulaires internes (*stratum circulare*) ;
- une **séreuse** (*tunica serosa*).

b. Structure du canal anal

Au niveau du canal anal s'observent trois régions différentes :
- la **zone ano-rectale** ou **zone columnaire**, qui correspond à la zone des colonnes anales, revêtue d'un épithélium épidermoïde pavimenteux stratifié non kératinisé dépourvu de follicules pileux ;
- la **zone ano-cutanée** ou **pecten anal**, en-dessous de la ligne pectinée, revêtue d'un épithélium pavimenteux stratifié kératinisé dépourvu de follicules pileux ;
- la **zone cutanée**, en-dessous de la ligne ano-cutanée, recouverte d'un épithélium pavimenteux stratifié kératinisé avec des follicules pileux, des glandes sébacées, des glandes sudoripares ou glandes circumanales (*glandulae circumanales*), et des cellules pigmentaires.

3. Moyens de fixité

Le rectum est tapissé sur la face antérieure de l'ampoule par le péritoine qui se réfléchit en avant entre le rectum et les organes génitaux en formant le cul-de-sac recto-utérin chez la femme (*excavatio rectouterina*, Douglas, pouch of Douglas), recto-prostatique chez l'homme. Latéralement, ce cul-de-sac se prolonge par les fosses pararectales.

Dans l'espace sous-péritonéal, le rectum est enveloppé par une gaine fibreuse qui s'épaissit en avant en septum recto-vaginal (*septum rectovaginale*) ou recto-prostatique. En arrière, cette gaine forme le fascia rétro-rectal. Entre cette gaine et le rectum se trouve un espace cellulo-fibreux qui constitue un « pararectum » (par analogie au paramètre), improprement appelé en clinique « mésorectum ». En IRM, dans le Gray's Anatomy de Susan Standring, un « mésorectum » est décrit entre le sacrum et l'ampoule rectale.

Le canal anal est fixé par les éléments qu'il traverse : le fascia pelvien pariétal (*fascia pelvis parietalis*), le muscle élévateur de l'anus et le sphincter externe (strié) de l'anus. En arrière, il est fixé à la pointe du coccyx par le ligament ano-coccygien (*ligamentum anococcygeum*). En avant, il est fixé au centre tendineux du périnée.

4.   Appareil sphinctérien de l'anus

Le canal anal est enveloppé par deux sphincters dont la contraction permet la continence anale, et le relâchement, la défécation.

Le **sphincter interne** (*sphincter ani internus*) est un muscle lisse qui correspond à un épaississement de la couche musculaire interne circulaire de la paroi du canal anal. Il est sous le contrôle du système nerveux autonome (involontaire).

Le **sphincter externe** (*sphincter ani externus*) forme un anneau autour du sphincter interne. C'est un muscle strié avec une partie profonde haute qui s'associe aux fibres pubo-rectales du muscle élévateur de l'anus, une partie superficielle basse qui est solidaire du centre tendineux du périnée et du ligament ano-coccygien, et une partie sous-cutanée. Entre les parties superficielle et sous-cutanée, une dépression est palpable lors du toucher rectal. Le sphincter externe de l'anus est sous le contrôle du système nerveux de la vie de relation (volontaire).

5.   Vascularisation

a. Artères du rectum

L'artère rectale supérieure est l'artère principale du rectum (Constantinowitch). Sa bifurcation était considérée par Henri Mondor (thèse de Paris, 1914-1915) comme le « hile du rectum ».

Les artères du rectum sont réparties en quatre pédicules :
- l'**artère rectale supérieure** (*arteria rectalis superior*), branche terminale de l'artère mésentérique inférieure. Elle bifurque en arrière de la courbure recto-sigmoï-dienne en une branche droite pour la face postérieure de l'ampoule rectale et une branche gauche pour la face antérieure de l'ampoule rectale. Elle chemine dans l'espace rétro-rectal ;
- les **artères rectales moyennes** (*arteria rectalis media*), issues de l'artère iliaque interne ou de l'artère pudendale interne. Elles cheminent dans la fosse ischio-rectale puis dans les ailerons du rectum. Elles vascularisent la face antérieure du canal anal ;
- les **artères rectales inférieures** (*arteria rectalis inferior*), branches de l'artère pudendale interne. Elles cheminent en arrière du muscle transverse superficiel du périnée. Elles vascularisent le canal anal et les sphincters ;
- l'**artère sacrée médiane** (*arteria sacralis mediana*), issue de la bifurcation de l'aorte abdominale. Elle rejoint le rectum périnéal après avoir cheminé dans l'espace présacré.

b. Veines du rectum

Les veines du rectum drainent trois plexus (*plexus venosus rectalis*) surtout développés dans la partie inférieure du rectum :
- le **plexus veineux rectal externe**, en-dessous du sphincter externe (dont les dilatations pathologiques ou varices forment les hémorroïdes externes) ;
- le **plexus veineux rectal interne**, dans l'espace sous-muqueux en regard des colonnes anales (dont les varices forment les hémorroïdes internes) ;
- le **plexus veineux rectal péri-musculaire**.

Ces plexus sont drainés par :
- la **veine rectale supérieure** se drainant dans la veine mésentérique inférieure qui se jette dans la veine porte ;
- deux **veines rectales inférieures**, rejoignant les veines pudendales internes qui se jettent dans la veine iliaque interne (système cave inférieur) ;
- deux **veines rectales moyennes** rejoignant les veines iliaques internes ;
- la **veine sacrée médiane** qui se jette dans la veine iliaque commune gauche (système cave inférieur).

Les plexus rectaux se drainent donc dans la veine cave inférieure et dans la veine porte. Ils constituent une anastomose porto-cave, ce qui explique qu'en cas d'hypertension portale, les plexus peuvent se dilater et être à l'origine d'hémorroïdes symptomatiques. Cependant, les hémorroïdes sont des pathologies proctologiques extrêmement fréquentes, et ne sont que rarement symptomatiques d'une hypertension portale... En position gynécologique, les varices des plexus rectaux qui apparaissent comme des paquets hémorroïdaires, se situent en général « à 2 heures », « à 6 heures » et « à 10 heures », si le canal anal est représenté comme le cadran d'une montre.

c. Lymphatiques du rectum

Les réseaux lymphatiques muqueux et sous muqueux du rectum sont drainés par trois collecteurs lymphatiques :
- le **collecteur lymphatique supérieur** qui draine le rectum en amont de la valvule rectale moyenne. Il est satellite de l'artère rectale supérieure et rejoint le lymphonœud principal du rectum vers la bifurcation de l'artère rectale supérieure (Mondor), et les lymphonœuds pré-aortiques, mésentériques inférieurs, et para-aortiques ;
- le **collecteur lymphatique moyen** qui draine la portion du rectum comprise entre la valve rectale moyenne et la ligne pectinée. Il est satellite des artères rectales moyennes et rejoint les lymphonœuds iliaques internes et sacrés ;
- les **collecteurs lymphatiques inférieurs** qui drainent le rectum périnéal. Ils sont satellites de l'artère rectale inférieure et rejoignent les lymphonœuds inguinaux.

6. Innervation

a. Innervation du rectum

Le rectum reçoit des nerfs végétatifs qui modulent ses contractions, et recueillent sa sensibilité. Ces nerfs peuvent être satellites des artères qui irriguent le rectum. Il proviennent alors :
- du plexus rectal supérieur (*plexus rectalis superior sive cranialis*), issu du plexus hypogastrique supérieur, pour la partie supérieure du rectum ;
- du plexus rectal moyen (*plexus rectalis medii*), pour la partie inférieure du rectum ;
- du plexus rectal inférieur (*plexus rectalis inferior sive caudales*).

Le rectum reçoit en outre des nerfs issus du plexus hypogastrique inférieur, et dont le trajet est indépendant des artères. Selon Latarjet et Bonnet, on distingue un groupe supérieur, un groupe moyen et un groupe inférieur.

b. Innervation du sphincter interne de l'anus

Le sphincter interne de l'anus est innervé par le système nerveux autonome. Les **fibres sympathiques** sphinctéro-constrictrices, issues des niveaux médullaires L2 à L4, assurent la continence anale. Les fibres **parasympathiques** sphinctéro-relaxatrices issues des niveaux médullaires S1 et S2 contribuent à la défécation (Bourret et Louis).

c. Innervation du sphincter externe de l'anus

Le sphincter externe de l'anus est un muscle strié qui est sous le contrôle du système nerveux de la vie de relation (volontaire). Il reçoit son innervation :
- du **nerf rectal supérieur** (*nervus rectalis superior*), branche du plexus sacré issue des rameaux ventraux des nerfs spinaux S3 et S4 ;
- des **nerfs rectaux inférieurs** (*nervi rectales inferiores sive caudales*), branches du nerf pudendal et du nerf périnéal.

IV. ANNEXES DU CANAL ALIMENTAIRE

Les annexes du canal alimentaire sont les organes associés au canal alimentaire soit par leurs sécrétions (foie, pancréas, glandes salivaires), soit par leur vascularisation comme la rate dont les veines se drainent dans la veine porte (splénomégalie dans l'hypertension portale). Les glandes salivaires sont traitées dans le livre *Tête, Cou, Nerfs Crâniens et Organes des Sens*.

A. FOIE

1. Définition

Le foie est le viscère plein le plus volumineux de l'organisme. Il constitue un filtre sur le trajet de la veine porte qui s'y termine. C'est un organe de stockage du glycogène, mis en évidence par Claude Bernard. Il sécrète également la bile, un des éléments essentiels de la digestion.

2. Morphologie

Le foie s'inscrit dans un demi-ovoïde, dont le grand axe est oblique en haut et à gauche. Lors de l'ouverture de la cavité abdominale, le foie apparaît relié à l'ombilic par le ligament rond (*ligamentum teres hepatis*) et le ligament falciforme qui délimitent le lobe gauche et le lobe droit du foie. Le foie présente deux faces :
- la **face diaphragmatique** (*facies diaphragmatica*) présente une partie supérieure lisse moulée sous le diaphragme, et une partie postérieure accolée au diaphragme et moulée sur la face antérieure de la veine cave inférieure. La portion accolée du foie est l'*area nuda* circonscrite par le ligament coronaire ;
- la **face viscérale** (*facies visceralis*) est découverte en soulevant le bord antérieur du foie. Elle est creusée par trois sillons dessinant un H. Le sillon transversal entre le lobe carré et le lobe caudé (Spiegel) forme le hile du foie. Le sillon droit forme le lit de la vésicule biliaire. Le sillon gauche est marqué par la veine ombi-

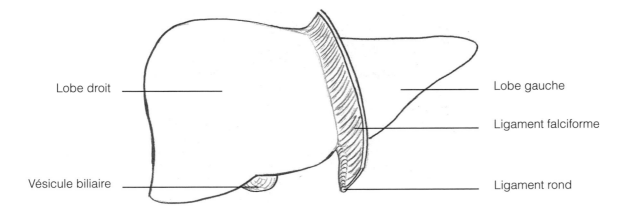

Lobe droit

Lobe gauche

Ligament falciforme

Vésicule biliaire

Ligament rond

Vue antérieure du foie

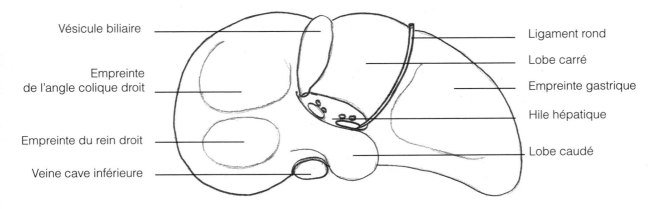

Vésicule biliaire

Ligament rond

Lobe carré

Empreinte
de l'angle colique droit

Empreinte gastrique

Hile hépatique

Empreinte du rein droit

Lobe caudé

Veine cave inférieure

Vue inférieure du foie : face viscérale

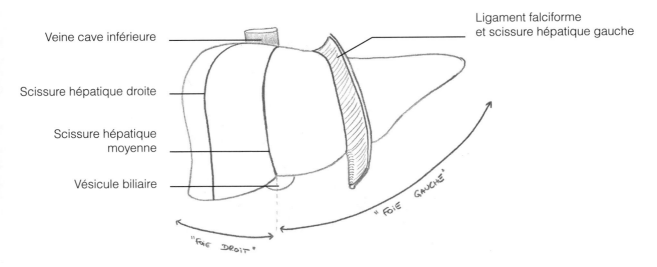

Veine cave inférieure

Ligament falciforme
et scissure hépatique gauche

Scissure hépatique droite

Scissure hépatique
moyenne

Vésicule biliaire

" FOIE GAUCHE"

" FOIE DROIT"

Projection des scissures hépatiques

licale et le conduit veineux. La fosse de la vésicule biliaire (*fossa vesicae felleae*) est à droite et en avant du hile, la fissure du ligament rond rejoint l'extrémité gauche du hile et se prolonge en arrière par le sillon du conduit veineux (canal d'Arantius). Le petit omentum se fixe sur les bords du hile du foie. Les viscères sous-jacents au foie marquent leur empreinte (rein droit, angle colique droit, duodénum, estomac). La face viscérale est limitée en avant par le bord inférieur ou antérieur (*margo inferior, ventralis*), et en arrière par le bord postérieur ou dorsal (*margo dorsalis*).

3.   Structure

Le foie est enveloppé d'une capsule fibreuse (Glisson, 1654) qui se prolonge par des cloisons fibreuses. Les divisions de la veine porte dans le foie déterminent des secteurs hépatiques séparés par des scissures. Cette segmentation a été systématisée par Couinaud. Un plan scissural médian (la scissure hépatique moyenne) partage le foie en foie droit et foie gauche (qui ne superposent pas aux lobes droit et gauche). Le foie droit est subdivisé en secteurs postérieur et antérieur. Le foie gauche est subdivisé en secteurs médial et latéral. Ces secteurs varient quant à leur taille relative. Ils sont eux-mêmes subdivisés en segments numérotés de I à VIII avec de telles variations qu'il faut une étude individuelle pour prévoir leur situation avec précision.

4.   Vascularisation et innervation

a. Artère hépatique propre

L'artère hépatique propre (*arteria hepatica propria*) constitue le pédicule nutritionnel du foie. C'est une branche de l'artère hépatique commune qui naît du tronc cœliaque. Elle chemine en avant de la veine porte, à gauche du conduit cholédoque dans le pédicule hépatique. Elle se divise en deux branches droite et gauche. La branche droite est la plus importante, elle croise le conduit hépatique commun et rejoint la branche droite de la veine porte en se plaçant en avant d'elle. La branche gauche de l'artère hépatique propre chemine en dessous de la branche gauche de la veine porte. La division de l'artère hépatique propre et de ses branches terminales suit celle de la veine porte. Dans le foie, les rameaux issus de l'artère hépatique propre et de la veine porte cheminent dans la même gaine que les conduits biliaires.

b. Veines du foie

La vascularisation veineuse du foie comprend deux réseaux : un réseau afférent alimenté par la veine porte, et un réseau efférent drainé par les veines hépatiques.

α. Veine porte

La veine porte (*vena portae*) draine le sang veineux digestif vers le foie. Elle naît le plus souvent de la réunion de la veine mésentérique supérieure et du tronc veineux spléno-mésentérique, né lui-même de la réunion des veines splénique et mésentérique inférieure. Dans le hile du foie, la veine porte se divise en une branche droite et une branche gauche. Chacune de ces branches apporte la vascularisation fonctionnelle du foie droit et du foie gauche.

Chaque branche de la veine porte se divise en deux branches sectorielles dont la division détermine les segments hépatiques (Couinaud, 1957). La branche portale droite donne une **branche sectorielle postérieure** (qui se divise en branches segmentaires

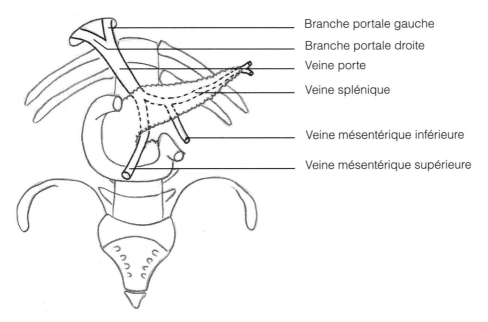

Branche portale gauche

Branche portale droite

Veine porte

Veine splénique

Veine mésentérique inférieure

Veine mésentérique supérieure

Vue antérieure du tronc : constitution de la veine porte

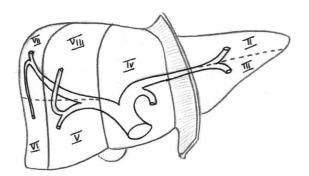

Segmentation du foie (Couinaud), Vue antérieure

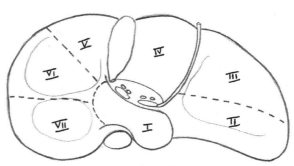

Segmentation du foie (Couinaud), Vue inférieure

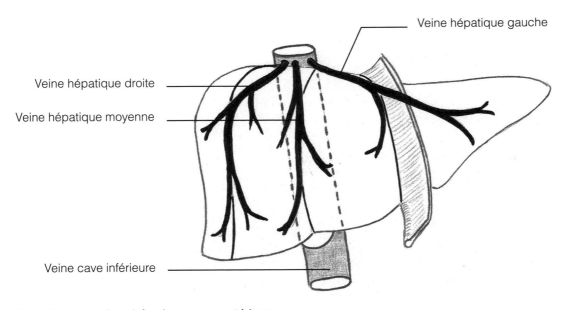

Veine hépatique gauche

Veine hépatique droite

Veine hépatique moyenne

Veine cave inférieure

Projection des veines hépatiques, vue antérieure

postéro-inférieure VI et postéro-supérieure VII) et une **branche sectorielle antérieure** (qui se divise en branches segmentaires antéro-inférieure V et antéro-supérieure VIII). La branche portale gauche donne une **branche sectorielle médiale** (pour le segment IV) et une **branche sectorielle latérale** (qui se divise en branches segmentaires supéro-latérale II et inféro-latérale III). Le lobe caudé du foie (Spiegel) reçoit des branches des deux branches de division de la veine porte, il constitue le segment I.

β. Veines hépatiques

Les veines hépatiques (*venae hepaticae*) drainent les capillaires sinusoïdes et se forment dans les scissures intersectorielles. La veine hépatique droite est la plus volumineuse. Elle chemine dans la scissure hépatique droite séparant le secteur postérieur et le secteur antérieur. La veine hépatique moyenne chemine dans la scissure hépatique moyenne, entre le secteur antérieur et le secteur médial. La veine hépatique gauche chemine dans la scissure hépatique gauche séparant le secteur médial et le secteur latéral. Les veines hépatiques se jettent dans la veine cave inférieure juste avant qu'elle ne traverse le diaphragme. La veine hépatique droite rejoint directement la veine cave inférieure, les veines hépatiques moyenne et gauche fusionnent le plus souvent avant de rejoindre la veine cave inférieure. L'arrachement de ces veines lors de traumatismes abdominaux de décélération occasionne des hémorragies majeures, souvent létales.

c. Lymphatiques du foie

Les lymphatiques du foie se drainent dans un réseau collecteur sous-capsulaire et un réseau collecteur profond, suivant les mêmes secteurs que les artères et les rameaux de la veine porte. L'ensemble rejoint le hile hépatique et se divise en un courant lymphatique gauche et un courant lymphatique droit. Ils aboutissent aux lymphonœuds lombo-aortiques. Il existe des lymphatiques qui rejoignent l'artère thoracique interne et les courants antérieurs et postérieurs du médiastin.

d. Innervation du foie

Le foie reçoit des branches du nerf vague droit, du nerf vague gauche, du plexus cœliaque et du nerf phrénique droit qui recueille son innervation sensitive. Ces éléments nerveux se répartissent en avant et en arrière des structures vasculaires du pédicule hépatique, et rejoignent le hile du foie en suivant la distribution de la veine porte et de l'artère hépatique propre.

5.   Voies biliaires

Les voies biliaires sont les conduits qui amènent dans le tube digestif la bile sécrétée par le foie. Ces conduits sont les voies biliaires intra-hépatiques et les voies biliaires extra-hépatiques.

a. Voies biliaires intra-hépatiques

Les voies biliaires intra-hépatiques drainent les lobules hépatiques et forment avec les artères, les veines issues de la division portale, les lymphatiques et les nerfs, des **pédicules portaux**. Ces pédicules portaux forment des pédicules segmentaires puis des pédicules sectoriels, puis ils rejoignent la plaque portale, épaississement de la tunique fibreuse hépatique dans le hile du foie. Ils forment alors le conduit hépatique droit (*ductus hepaticus dexter*) et le conduit hépatique gauche (*ductus hepaticus sinister*) qui sortent du hile et sont à l'origine de la voie biliaire principale. Le conduit hépatique droit draine la bile sécrétée par le foie droit, le conduit hépatique gauche draine la bile sécrétée par le foie gauche.

Conduits hépatiques
droit et gauche

Conduit hépatique
commun

Conduit cystique

Vésicule biliaire

Conduit cholédoque

Ampoule
hépato-pancréatique

Conduit pancréatique
principal (Wirsung)

Th11

Th12

L4

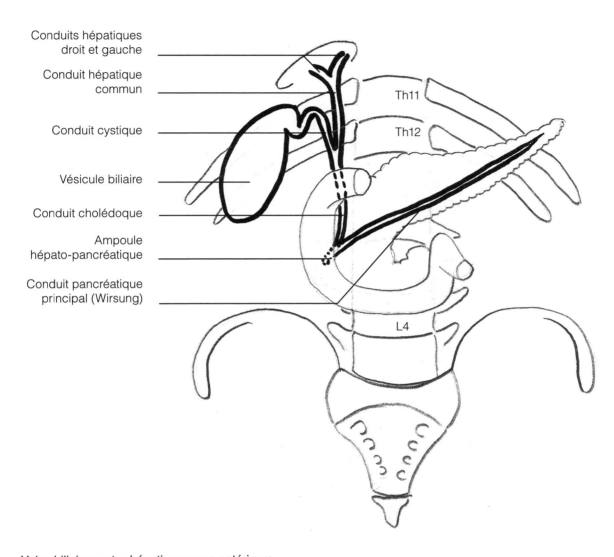

Voies biliaires extra-hépatiques, vue antérieure

b. Voies biliaires extra-hépatiques

Les voies biliaires extra-hépatiques comprennent la voie biliaire principale et la voie biliaire accessoire.

La **voie biliaire principale** a comme origine les conduits hépatiques droit et gauche dont la convergence forme le conduit hépatique commun (*ductus hepaticus communis*). Le conduit hépatique commun reçoit le conduit cystique et devient le conduit cholédoque. Le conduit cholédoque (*ductus choledochus*) passe en arrière de la première portion du duodénum, puis en arrière de la tête du pancréas, puis dans le pancréas. Il reçoit le conduit pancréatique (de Wirsung, 1642) et forme un conduit bilio-pancréatique dilaté en ampoule hépatico-pancréatique (*ampulla hepatopancreatica* ; Vater) qui s'abouche dans la portion descendante du duodénum au niveau de la papille duodénale majeure. Le conduit cholédoque et le conduit pancréatique sont munis chacun d'un sphincter, l'ampoule hépato-pancréatique est munie d'un troisième sphincter (*sphincter ampullae* ; Oddi, 1886). Cette région est le siège fréquent d'enclavement de calculs biliaires. La section endoscopique du sphincter hépato-pancréatique (sphinctérotomie endoscopique) permet l'évacuation du calcul. Les répercussions de ce calcul concernent le foie et le pancréas (pancréatites biliaires).

La **voie biliaire accessoire** est formée par la vésicule biliaire et le conduit cystique :
- la vésicule biliaire (*vesica fellea*) est située dans la fosse vésiculaire, le plus souvent séparée du foie par la plaque vésiculaire. Elle est enveloppée de péritoine sauf au niveau de la plaque vésiculaire. Elle présente un fond (*fundus vesicae felleae*) antérieur (dépassant le bord antérieur du foie), un corps (*corpus vesicae felleae*) et un col (*collum vesicae felleae*) muni d'un pli spiral (*plica spiralis*, Heister, 1719). Le col se prolonge par le conduit cystique ;
- le conduit cystique (*ductus cysticus*), qui est relié au foie par un mésocyste, rejoint le conduit hépatique commun qui devient conduit cholédoque.

c. Vascularisation des voies biliaires

La vésicule biliaire est vascularisée par l'artère cystique (*arteria cystica*) qui est le plus souvent un rameau de la branche droite de l'artère hépatique propre. Elle rejoint le col de la vésicule et se termine en donnant une branche supérieure et une branche inférieure pour la vésicule biliaire.

Les veines de la vésicule biliaire rejoignent l'arcade veineuse parabiliaire. Certaines veines traversent la plaque biliaire et se drainent dans les branches de la veine porte.

d. Lymphatiques des voies biliaires

Les lymphatiques de la vésicule biliaire traversent le lymphonœud du col de la vésicule biliaire, puis rejoignent les lymphatiques du pédicule hépatique et les lymphonœuds lombo-aortiques.

e. Innervation des voies biliaires

L'innervation des voies biliaires fait partie de l'innervation hépatique. Dans le pédicule hépatique se différencient un nerf postérieur du conduit cholédoque et des nerfs latéraux pour le conduit cystique et la vésicule biliaire.

B. PANCRÉAS

1. Définition

Le pancréas (*pancreas*) est une glande endocrine par ses sécrétions internes (insuline, glucagon, somatostatine), et exocrine par ses sécrétions externes dans les conduits pancréatiques qui s'abouchent dans le duodénum (enzymes protéolytiques, glycolytiques et lipolytiques). Il est enchâssé dans le cadre duodénal, moulé sur la face antérieure de la colonne vertébrale lombaire sur laquelle il peut se rompre en traumatologie.

2. Morphologie

Le pancréas est une glande d'aspect rosé, friable, mesurant de 15 à 20 centimètres de long, et pesant 80 grammes. Il présente une tête, un col, un corps et une queue.

a. Tête du pancréas

La tête du pancréas (*caput pancreatis*) s'inscrit dans le cadre duodénal dans lequel elle est enchâssée comme la jante dans le pneumatique. Elle mesure en moyenne sept centimètres de haut et quatre centimètres de large. Elle se prolonge en bas par le processus uncinatus (*processus uncinatus*) ou crochet qui se développe en arrière du pédicule mésentérique supérieur. Le processus incinatus délimite, avec la tête du pancréas, l'incisure pancréatique (*incisura pancreatis*) dans laquelle cheminent les vaisseaux mésentériques supérieurs.

La tête du pancréas est aplatie d'arrière en avant. Ses bords supérieur, droit et inférieur sont moulés sur le duodénum. En haut, elle présente deux prolongements en avant et en arrière de la première portion du duodénum : le tubercule pancréatique antérieur et droit pré-duodénal, et le tubercule pancréatique postérieur et gauche rétro-duodénal. La face antérieure de la tête du pancréas est barrée par la racine du mésocôlon transverse. La face postérieure de la tête du pancréas est creusée verticalement par le sillon du conduit cholédoque.

b. Col du pancréas

Le col du pancréas est la portion du pancréas comprise entre le duodénum en haut et le pédicule mésentérique supérieur en bas, traversant l'incisure pancréatique.

c. Corps du pancréas

Le corps du pancréas (*corpus pancreatis*) est la portion du pancréas comprise entre le col du pancréas et le sillon de l'artère splénique qui barre la face antérieure du pancréas.

d. Queue du pancréas

La queue du pancréas (*cauda pancreatis*) prolonge le corps à gauche et en haut dans l'étage supra-mésocolique, à gauche du sillon de l'artère splénique. La queue du pancréas est orientée vers le hile de la rate.

3. Structure

Le pancréas est formé d'îlots de cellules endocrines (Langerhans) et d'acinus exocrines qui se drainent dans deux conduits pancréatiques : le conduit pancréatique

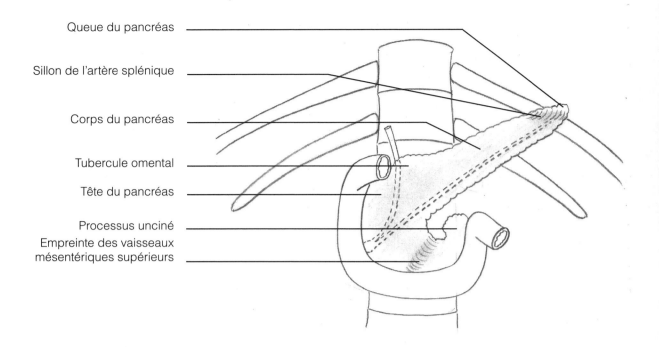

Queue du pancréas

Sillon de l'artère splénique

Corps du pancréas

Tubercule omental

Tête du pancréas

Processus unciné

Empreinte des vaisseaux
mésentériques supérieurs

Vue antérieure du bloc duodéno-pancréatique

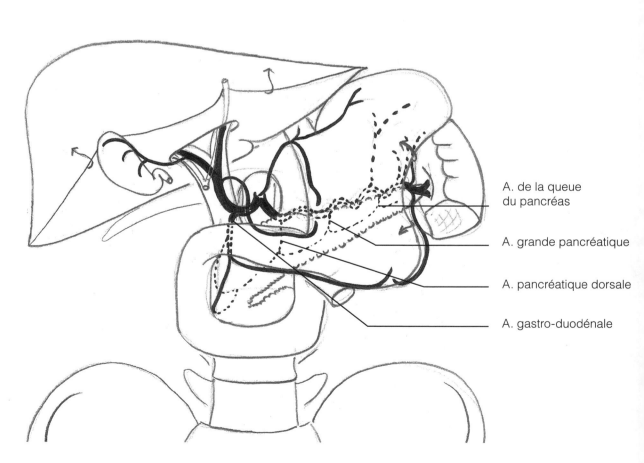

A. de la queue
du pancréas

A. grande pancréatique

A. pancréatique dorsale

A. gastro-duodénale

Tronc cœliaque et vascularisation du pancréas, vue antérieure

accessoire (*ductus pancreaticus accessorius* ; Santorini, 1775) et le conduit pancréatique principal (*ductus pancreaticus* ; Wirsung, 1642). Le conduit pancréatique principal parcourt la glande depuis la queue jusqu'à la tête, selon un trajet qui se projette sur une ligne transversale. Il a un calibre moyen de trois millimètres. Il rejoint le cholédoque et forme l'ampoule hépato-pancréatique avant de s'aboucher dans le duodénum au niveau de la papille duodénale majeure. Le conduit pancréatique accessoire draine la partie supérieure du pancréas. Il rejoint soit le conduit pancréatique principal, soit directement le duodénum, au niveau de la papille duodénale mineure.

4. Moyens de fixité

Le pancréas est accolé au péritoine pariétal, comme le cadre duodénal, au niveau de sa tête, par l'intermédiaire du fascia rétro-pancréatique de Treitz.

5. Vascularisation et innervation

a. Artères du pancréas

Les artères de la tête du pancréas proviennent du tronc cœliaque et de l'artère mésentérique supérieure. Elles forment des arcades verticales autour de la tête du pancréas. Le corps et de la queue du pancréas reçoivent des artères isolées qui s'anastomosent :
- l'artère gastro-duodénale, branche de l'artère hépatique commune, donne les artères pancréatico-duodénale supéro-postérieure, supra-duodénale, rétro-duodénale et pancréatico-duodénale supéro-antérieure ;
- l'artère mésentérique supérieure donne les artères pancréatique inférieure et pancréatico-duodénale inférieure ;
- l'artère splénique donne les artères pancréatique dorsale, grande pancréatique et de la queue du pancréas.

b. Veines du pancréas

Les veines pancréatiques se drainent dans quatre territoires principaux :
- les veines pancréatico-duodénales postéro-supérieures qui se jettent directement dans la veine porte ;
- les veines pancréatico-duodénales antéro-inférieures qui dépendent de la veine mésentérique supérieure ;
- les veines pancréatiques gauches, du corps et de la queue du pancréas, qui se jettent dans la veine splénique ;
- la veine pancréatique inférieure qui chemine sur le bord inférieur de la queue et du corps du pancréas, et qui rejoint la veine mésentérique supérieure ou inférieure, parfois une veine jéjunale ou une veine colique.

c. Lymphatiques du pancréas

Les lymphatiques pancréatiques se drainent dans quatre territoires principaux :
- le territoire corporéo-caudal rejoint les lymphonœuds de la chaîne splénique, du flanc gauche de l'aorte et des pédicules rénaux ;
- le territoire céphalique supérieur et antérieur se draine dans les lymphonœuds inter-cœlio-mésentériques ;
- le territoire céphalique inférieur se draine dans la chaîne mésentérique supérieure ;
- le territoire céphalique postérieur se draine dans les lymphonœuds inter-cholédociens et inter-aortico-caves.

d. Innervation du pancréas

L'innervation sécrétrice du pancréas dépend des nerfs sympathiques et para-sympathiques issus des ganglions cœliaques droit et gauche et cœlio-mésentériques. L'innervation sensitive est recueillie par les nerfs splanchniques (splanchnectomie pour certaines douleurs pancréatiques).

C.   RATE

1.   Définition

La rate (*lien* dans la nomenclature internationale, <u>spleen</u> pour les anglo-saxons) est un organe qui présente deux types de structures : la pulpe blanche, tissu lymphoïde qui participe à l'immunité, et la pulpe rouge, tissu réticulaire qui participe à la régulation des éléments figurés du sang (hématolyse). C'est un réservoir sanguin enveloppé d'une capsule renfermant des fibres musculaires lisses. Par sa contraction, elle contribue à la régulation de la masse sanguine (spléno-contraction). La rate est un organe très fragile dont rupture traumatique peut entraîner une hémorragie mortelle.

2.   Morphologie

La rate est un organe grossièrement ovoïde dont le grand axe mesure 12 à 18 centimètres de long, de poids moyen 150 à 200 grammes, qui se moule sous la coupole diaphragmatique gauche. Elle s'inscrit dans une pyramide à base triangulaire et à grand axe parallèle à la dixième côte gauche (Cunningham). Elle présente quatre faces, un pôle supérieur et trois bords :
- la face diaphragmatique (*facies diaphragmatica*) est une face postéro-latérale moulée sous la coupole diaphragmatique gauche ;
- la face gastrique (*facies gastrica*) antéro-médiale est moulée sur l'estomac ;
- la face rénale (*facies renalis*) postéro-médiale est moulée sur le rein gauche. Le hile splénique (*hilus lienis*) sépare les faces gastrique et rénale ;
- la face colique (*facies colica*) inférieure ou base est moulée sur l'angle colique gauche, fixé au diaphragme par le ligament phrénico-colique ou *sustentaculum lienis* ;
- les trois bords séparent les faces (bord postérieur entre la face diaphragmatique et la face rénale, bord médial entre la face gastrique et rénale, bord antérieur crénelé selon Luschka entre la face diaphragmatique et la face gastrique).

3.   Structure

La rate est entourée d'une capsule fibreuse fragile qui forme la tunique fibreuse (*tunica fibrosa*) sur laquelle se fixent des trabécules (*trabeculae lienis*) qui délimitent des lobules et des segments. La capsule et les trabécules sont renforcées par des fibres musculaires lisses qui, lorsqu'elles entrent en action, provoquent une contraction de la rate. Entre les trabécules se trouvent des follicules lymphatiques (*folliculi lymphaci*) disposés autour des artères pulpaires, formant la pulpe blanche de la rate (*pulpa lienis alba*). Les sinus veineux de la rate (*sinus lienis*) forment la pulpe rouge (*pulpa lienis rubra*) dont la trame réticulaire (cordons de Billroth) renferme des splénocytes.

4.   Moyens de fixité

La rate est maintenue dans un sac péritonéal viscéral qui se prolonge avec deux lames porte-vaisseaux : le ligament pancréatico-splénique (*ligamentum pancreaticolienale*)

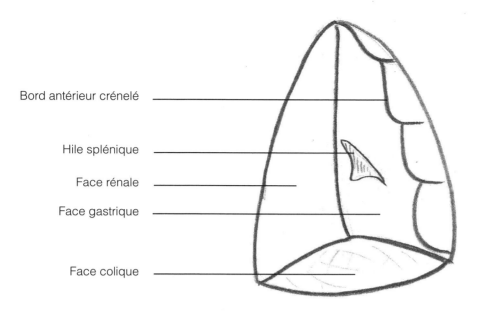

Bord antérieur crénelé

Hile splénique

Face rénale

Face gastrique

Face colique

Vue médiale de la rate

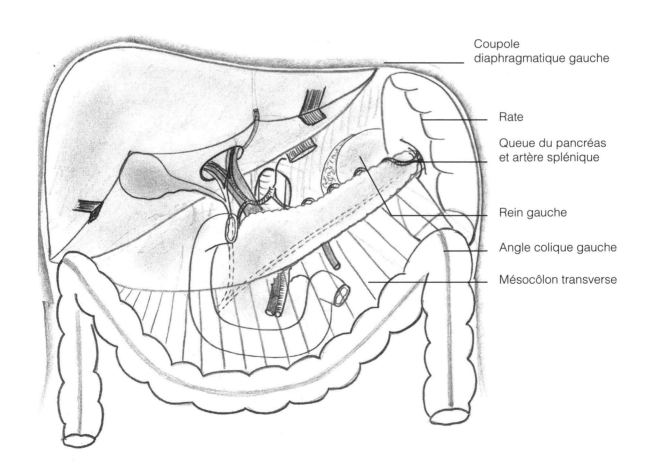

Coupole
diaphragmatique gauche

Rate

Queue du pancréas
et artère splénique

Rein gauche

Angle colique gauche

Mésocôlon transverse

Vue antérieure de l'étage supra-mésocolique de l'abdomen
montrant la rate en place après résection de l'estomac

vers le pancréas, le ligament gastro-splénique (*ligamentum gastrolienale*) vers l'estomac. Son pôle supérieur est fixé au diaphragme par le ligament phrénico-splénique et sa base repose sur le ligament phrénico-colique (*ligamentum phrenicocolicum*). Il peut exister des rates accessoires (*lien accessorius*) dans les ligaments ou dans le grand omentum.

5. Vascularisation et innervation

a. Artère splénique

L'artère splénique (*arteria lienalis*) naît du tronc cœliaque. Après un trajet supra-pancréatique, rétro-pancréatique puis pré-pancréatique, elle rejoint le hile de la rate. Elle se termine dans le hile de la rate en donnant une branche supérieure et une branche inférieure qui se subdivisent en deux à cinq branches segmentaires étagées. Ces artères donnent des artères trabéculaires puis des artères pulpaires qui se terminent dans les artères pénicillées qui alimentent la pulpe rouge.

L'artère splénique participe, par ses branches collatérales, à la vascularisation du corps et de la queue du pancréas, ainsi qu'à la vascularisation de la face postérieure de l'estomac (artères gastriques courtes), ce qui explique les risques de nécrose de la face postérieure de l'estomac compliquant une splénectomie.

b. Veine splénique

Les veines qui drainent la rate sont satellites des artères. Elles naissent des sinus veineux (bordés des cellules réticulaires des cordons de Billroth) pour former des veines pulpaires, puis des veines trabéculaires qui convergent dans le hile splénique pour former la veine splénique (*vena lienalis*) en dessous de l'artère splénique. La veine splénique chemine en arrière du pancréas et se termine en s'abouchant dans la veine mésentérique inférieure pour former le tronc veineux spléno-mésentérique. Ce dernier s'unit à la veine mésentérique supérieure pour former la veine porte. Ce drainage dans le système porte explique les splénomégalies symptomatiques d'une hypertension portale.

c. Lymphatiques spléniques

Les collecteurs lymphatiques profonds et superficiels s'anastomosent et rejoignent les lymphonœuds du hile splénique (*noduli lienalis*), puis deviennent satellites de l'artère splénique.

d. Innervation splénique

Les nerfs de la rate sont issus des ganglions cœliaques et accompagnent l'artère splénique. Ils modulent la spléno-contraction, et véhiculent la sensibilité de la rate.

Chapitre 12
APPAREIL RESPIRATOIRE

L'appareil respiratoire (*apparatus respiratorius*) comprend les voies aériennes supé-rieures (le nez, les cavités nasales, le pharynx, le larynx), le tractus respiratoire (la trachée, les bronches, les poumons), la plèvre, et un muscle moteur principal, le diaphragme. Le nez, les cavités nasales, le pharynx et le larynx sont traités dans le livre *Tête, cou, nerfs crâniens et organes des sens.*

I. TERMINOLOGIE

1. Trachée et bronches

Hippocrate utilise le terme bronchion, βρογχιον, pour désigner les bronches et bronchia, βογχια, ou arteria, αρτερια, pour désigner la trachée. En 1550, dans la *Brève collection*, Paré ne distingue pas la trachée et les bronches : la trachée se divise et rejoint chaque poumon. « Bronche, bronchique » apparaît chez Paré en 1560 dans son *Anatomie universelle*. La racine « bronch- » forme bronchite, bronchopathie… La nomenclature internationale recommande *trachea* pour trachée et *bronchus* pour bronche. En anglais, ces organes sont désignés par trachea et bronchus.

2. Poumon

Dans Homère, pnumon, πνυμων, désigne l'organe de la respiration (pneô, πνεω, « respirer, vivre » ; pnôè, πνωη, « souffle »). Pleumon, πλευμων, désigne le poumon chez Hippocrate et pneuma, πνευμα, le souffle.

Le mot français « poumon » est issu du latin *pulmonem*, accusatif de *pulmo*, organe de la respiration (Rey). Paré utilise le terme « poulmon ». La racine grecque « pneu- » est l'origine de nombreux termes : pneumologie, pneumothorax, pneumonie, pneumo-coque… La racine latine *pulmo, pulmonis* se trouve dans « pulmonaire ». La nomenclature internationale recommande *pulmo* pour poumon. En anglais, le poumon est désigné par le terme lung.

3. Plèvre

Pleura, ou pleuron, πλευρον, désignent une côte, un côté, la page d'un livre, le flanc, l'aile d'une armée, et la plèvre. La racine « pleur- » est à l'origine de pleurésie, pleurite, pleurotomie… La nomenclature internationale recommande le latin *pleura* pour plèvre. En anglais, la plèvre est désignée par le terme pleura.

II. TRACHÉE

1. Définition

La trachée (*trachea*) est un conduit musculo-cartilagineux aérifère en continuité avec le larynx par une structure fibreuse, la membrane crico-trachéale. Ainsi, la lumière

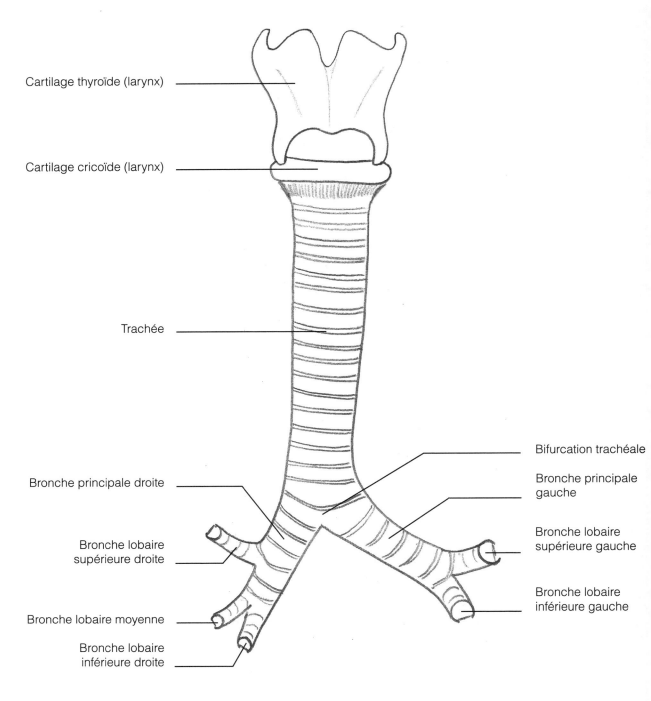

Cartilage thyroïde (larynx)

Cartilage cricoïde (larynx)

Trachée

Bronche principale droite

Bronche lobaire supérieure droite

Bronche lobaire moyenne

Bronche lobaire inférieure droite

Bifurcation trachéale

Bronche principale gauche

Bronche lobaire supérieure gauche

Bronche lobaire inférieure gauche

Vue antérieure de la trachée

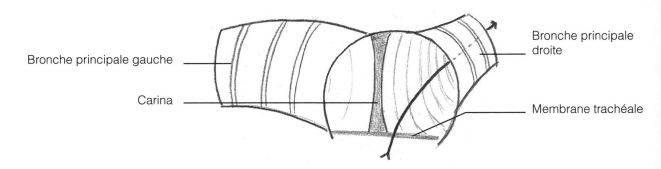

Bronche principale gauche

Carina

Bronche principale droite

Membrane trachéale

Vue supérieure de la bifurcation trachéale.
La flèche indique le trajet préférentiel d'un corps étranger inhalé

trachéale se trouve en continuité avec la lumière laryngée. Elle a pour fonction d'acheminer l'air inspiré du larynx aux bronches, puis aux poumons.

La trachée présente une portion cervicale en avant de l'œsophage, oblique en bas et en arrière et une portion thoracique dans le médiastin supérieur. Sa longueur est de 11 à 12 centimètres en moyenne.

La trachée se termine en se bifurquant en regard de la cinquième vertèbre thoracique (Th5). De la bifurcation trachéale (*bifurcatio trachea*) naissent une bronche principale droite et une bronche principale gauche séparées par la carène (*carina tracheae*). La bronche principale droite est plus verticale que la bronche principale gauche, ce qui explique qu'un corps étranger inhalé se logera plus fréquemment à droite.

2.   Structure

La trachée est constituée de 15 à 20 demi-anneaux cartilagineux ouverts en arrière, les anneaux trachéaux. La trachée forme un demi-cylindre dont le squelette résulte de l'empilement des demi-anneaux trachéaux reliés par des structures fibro-élastiques, les ligaments annulaires. La partie postérieure de la trachée est fermée par une lame transversale, la membrane trachéale (*paries membranaceus*), renforcée par des fibres musculaires lisses constituant le muscle trachéal (*musculus trachealis*).

3.   Vascularisation et innervation de la trachée

a. Artères trachéales

Les artères de la trachée proviennent des artères thyroïdiennes supérieures et inférieures, des artères thymiques et de l'artère bronchique droite.

b. Veines trachéales

Les veines de la trachée sont issues du réseau muqueux et des glandes trachéales. Elles rejoignent la paroi postérieure de la trachée et forment des veines longitudinales qui se drainent dans les veines œsophagiennes et les veines thyroïdiennes inférieures.

c. Lymphatiques trachéaux

Les lymphatiques trachéaux forment un réseau muqueux et un réseau sous-muqueux qui se drainent dans les lymphonœuds latéro-trachéaux et pré-laryngés.

d. Innervation trachéale

Les nerfs de la trachée proviennent des deux nerfs vagues (par l'intermédiaire des nerfs laryngés supérieurs et inférieurs), et des nerfs sympathiques issus des ganglions sympathiques cervicaux.

III.   BRONCHES

1.   Bronches principales

Les bronches (*bronchi*) principales naissent de la division de la trachée en une bronche principale droite (*bronchus principalis dexter*) et une bronche principale gauche (*bronchus principalis sinister*), en regard de la cinquième vertèbre thoracique (Th5).

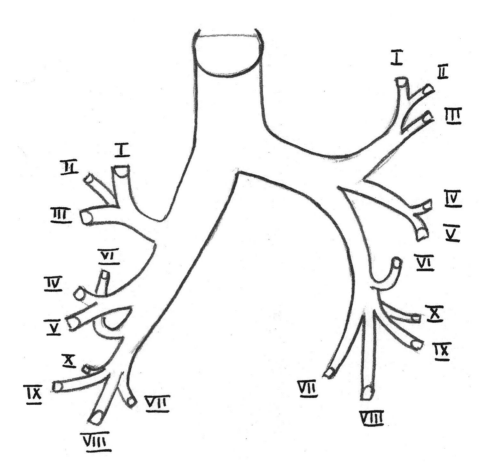

Segmentation bronchique (vue antérieure)

Les deux bronches principales forment un angle de 70° en moyenne. La bronche principale droite a un trajet plutôt vertical, la bronche principale gauche un trajet plutôt horizontal, ce qui explique la migration des corps étrangers plus fréquente dans la bronche principale droite :

- la bronche principale droite se termine à un ou deux centimètres de la carène en une bronche lobaire supérieure droite (*bronchus lobaris superior dexter*) et une bronche lobaire intermédiaire (*bronchus lobaris medius dexter*) ;
- la bronche principale gauche se termine à cinq centimètres en moyenne de la carène en une bronche lobaire supérieure gauche (*bronchus lobaris superior sinister*) et une bronche lobaire inférieure gauche (*bronchus lobaris inferior sinister*).

2. Bronches lobaires et segmentaires

Du côté droit, la **bronche lobaire supérieure droite** se divise en trois bronches segmentaires : apicale (*bronchus segmentalis apicalis*, I), postérieure (*bronchus segmentalis posterior*, II) et antérieure (*bronchus segmentalis anterior*, III).

La **bronche intermédiaire** se divise en une bronche lobaire moyenne et une bronche lobaire inférieure droite. La **bronche lobaire moyenne** se divise en deux bronches segmentaires : latérale (*bronchus segmentalis lateralis*, IV) et médiale (*bronchus segmentalis medialis*, V). La **bronche lobaire inférieure** se divise en cinq bronches segmentaires : apicale du lobe inférieur de Nelson, 1934 (*bronchus segmentalis apicalis superior*, VI), basale médiale (*bronchus segmentalis basalis medialis*, VII), basale antérieure (*bronchus segmentalis basalis anterior*, VIII), basale latérale (*bronchus segmentalis basalis lateralis*, IX) et basale postérieure (*bronchus segmentalis basalis posterior*, X).

Du côté gauche, la **bronche lobaire supérieure gauche** donne une bronche segmentaire apico-dorsale (*bronchus segmentalis apicoposterior*, I et II), une bronche segmentaire antérieure gauche (*bronchus segmentalis anterior sinister* III), et deux bronches lingulaires supérieure (*bronchus lingularis superior* IV) et inférieure (*bronchus lingularis inferior* V). La **bronche lobaire inférieure gauche** (*bronchus lobaris inferior sinister*) donne la bronche apicale du lobe inférieur de Nelson, 1934 (*bronchus segmentalis apicalis superior*, VI), et les bronches segmentaires basale médiale (VII), basale antérieure (VIII), basale latérale (IX) et basale postérieure (X).

3. Bronches sous-segmentaires et alvéoles pulmonaires

Les bronches segmentaires se divisent en bronches sous-segmentaires une dizaine de fois jusqu'aux bronchioles terminales qui se prolongent dans les conduits alvéolaires, vers les sacs alvéolaires.

IV. POUMONS ET PLÈVRE

1. Définition

Les poumons (*pulmo*) sont deux organes spongieux d'aspect rosé, qui occupent les cavités pleurales du thorax. Ils sont le siège des échanges gazeux.

2. Morphologie

Chaque poumon s'inscrit dans un demi-cône (Testut) à sommet supérieur et à base inférieure diaphragmatique. La hauteur moyenne d'un poumon est de 20 à 25 centimètres. Son diamètre antéro-postérieur de 16 à 18 centimètres et sa largeur dans le

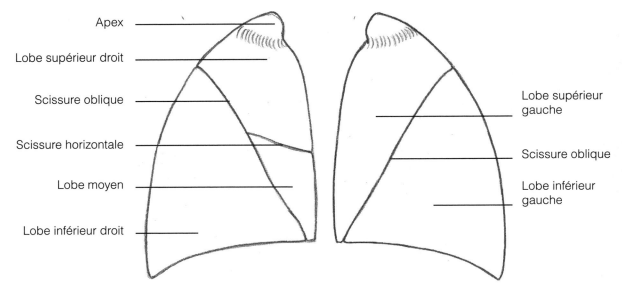

Apex

Lobe supérieur droit

Scissure oblique

Scissure horizontale

Lobe moyen

Lobe inférieur droit

Lobe supérieur
gauche

Scissure oblique

Lobe inférieur
gauche

Poumon droit, vue latérale

Poumon gauche, vue latérale

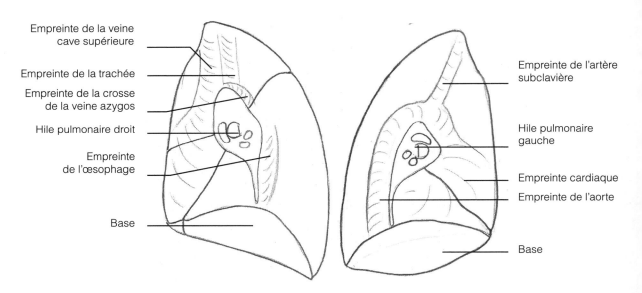

Empreinte de la veine
cave supérieure

Empreinte de la trachée

Empreinte de la crosse
de la veine azygos

Hile pulmonaire droit

Empreinte
de l'œsophage

Base

Empreinte de l'artère
subclavière

Hile pulmonaire
gauche

Empreinte cardiaque

Empreinte de l'aorte

Base

Poumon droit, vue médiale

Poumon gauche, vue médiale

plan frontal, de sept à dix centimètres. Chaque poumon présente trois bords - antérieur (*margo anterior*), inférieur (*margo inferior*) et dorsal (*margo dorsalis*) -, un apex, une base et deux faces :

- la base pulmonaire (*basis pulmonis*) repose sur la coupole diaphragmatique ;
- l'apex ou sommet du poumon (*apex pulmonis*) se moule contre le col de la première côte en arrière. En avant, il se projette à la base du cou où il peut être blessé lors de la pose d'une voie veineuse centrale subclavière. L'apex pulmonaire est recouvert par la plèvre dont l'accolement avec le fascia endothoracique constitue le dôme pleural (coupole pleurale, *cupula pleurae*) ;
- la face pariétale ou costale (*facies costalis*) du poumon se moule sur l'intérieur du gril costal. L'empreinte de la première côte est particulièrement marquée ;
- la face médiastinale (*facies mediastinalis*) du poumon est centrée par le hile pulmonaire. C'est au niveau du hile pulmonaire (*hilus pulmonis*) que se trouve la bronche principale avec le pédicule pulmonaire (artère et veines pulmonaires). La face médiastinale du poumon répond aux organes du médiastin qui y marquent leur empreinte.

3. Scissures pulmonaires et lobes pulmonaires

Chaque poumon présente des scissures qui divisent le poumon en lobes pulmonaires. Il existe une scissure oblique (*fissura oblica*) en bas et en avant dans les deux poumons et une scissure horizontale uniquement à droite.

Le **poumon gauche** est divisé par la scissure oblique en un lobe supérieur (*lobus superior*) et un lobe inférieur (*lobus inferior*).

Le **poumon droit** est divisé par la scissure oblique en un secteur crânial comportant les lobes supérieur (*lobus superior*) et moyen (*lobus medius*), et un secteur caudal ne comportant que le lobe inférieur (*lobus inferior*). La scissure horizontale (*fissura horizontalis pulmonis dexter*) divise le secteur crânial en lobe supérieur et lobe moyen.

4. Structure

La structure fonctionnelle élémentaire du poumon est le lobule pulmonaire. Un lobule est alimenté par une bronchiole terminale, une artère lobulaire, et est drainé par une veine lobulaire. Les artères accompagnent les bronches et ont une distribution segmentaire, les veines ont une disposition inter-segmentaire.

5. Vascularisation et innervation

Chaque poumon est vascularisé par des artères trophiques et des artères fonctionnelles.

a. Artères bronchiques

Les artères bronchiques (*rami bronchiales*) naissent de l'aorte et constituent la vascularisation trophique. Il existe le plus souvent une artère bronchique droite et deux artères bronchiques gauches. Chaque artère bronchique devient satellite d'une bronche principale et se ramifie en suivant la segmentation bronchique.

b. Veines bronchiques

Les veines bronchiques (*venae bronchiales*) reçoivent le sang veineux péri-bronchique. La veine bronchique droite se termine dans la veine azygos. La veine bronchique gauche se termine dans la veine hémi-azygos accessoire.

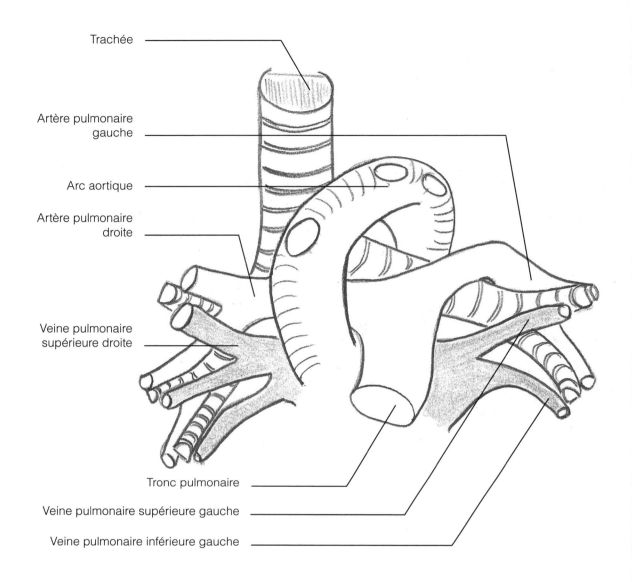

Trachée

Artère pulmonaire
gauche

Arc aortique

Artère pulmonaire
droite

Veine pulmonaire
supérieure droite

Tronc pulmonaire

Veine pulmonaire supérieure gauche

Veine pulmonaire inférieure gauche

Vue antérieure du médiastin supérieur destinée à montrer les pédicules pulmonaires

c. Tronc pulmonaire

Le tronc pulmonaire (*truncus pulmonalis*) naît du cône artériel du ventricule droit. Il amène aux poumons un sang pauvre en oxygène (« sang veineux »). Il présente un trajet oblique en haut et en arrière. Le tronc pulmonaire se projette en regard de la cinquième vertèbre thoracique (Th5). Il se termine par une bifurcation en une artère pulmonaire droite et une artère pulmonaire gauche :
- l'artère pulmonaire droite a un trajet horizontal en arrière de l'aorte ascendante et de la veine cave supérieure. Elle rejoint la face antérieure de la bronche principale droite et donne des rameaux qui suivent la segmentation bronchique ;
- l'artère pulmonaire gauche a un trajet oblique en haut et en dehors et se place au-dessus de la bronche principale gauche. Son arborisation suit la segmentation bronchique.

d. Veines pulmonaires

Les veines pulmonaires (*venae pulmonales*) naissent des veines inter-segmentaires et forment des veines lobaires qui se regroupent en quatre veines pulmonaires (droites supérieure et inférieure, gauches supérieure et inférieure) qui se jettent dans l'atrium gauche. Elles ramènent vers le cœur le sang oxygéné (« sang artériel »).

e. Innervation broncho-pulmonaire

Les fibres sympathiques et parasympathiques pulmonaires se répartissent dans le hile pulmonaire en un plexus pulmonaire antérieur et un plexus pulmonaire postérieur. Ces nerfs agissent en particulier sur les muscles lisses des bronches (muscles de Reisseissen) et sur les glandes bronchiques.

6. Plèvre

La plèvre (*pleura*) est une membrane séreuse qui présente un feuillet viscéral et un feuillet pariétal. Les poumons sont enveloppés par la **plèvre pulmonaire** (*pleura pulmonaris*), ou feuillet viscéral, qui s'immisce plus ou moins dans les scissures. La plèvre pulmonaire est vascularisée par des branches des artères bronchiques. Les veines pleurales se drainent dans des affluents des veines pulmonaires. L'innervation est sympathique et vagale.

La **plèvre pariétale** (*pleura parietalis*) tapisse l'intérieur de la paroi thoracique, recouvrant le fascia endothoracique (*fascia endothoracica*). Elle forme la coupole pleurale (*cupola pleurae*) au-dessus de la première côte, doublée par un prolongement du fascia endothoracique (membrane supra-pleurale de Sibson). La plèvre pariétale délimite le médiastin et se continue avec la plèvre viscérale au niveau des hiles pulmonaires. Elle forme un pli pulmonaire entre le hile et la base de chaque poumon. La plèvre pariétale est vascularisée par des branches de l'artère thoracique interne, de l'artère phrénique supérieure et des artères intercostales. L'innervation est assurée par les nerfs intercostaux et les nerfs phréniques.

La **cavité pleurale** est l'espace virtuel entre la plèvre pulmonaire et la plèvre pariétale de chaque poumon. Elle contient du liquide pleural qui a un rôle lubrifiant favorisant le glissement des poumons sur les parois de la cavité pleurale. La cavité pleurale présente vers le bas des récessus pleuraux costo-diaphragmatiques (*recessus costodiaphragmaticus*) entre la plèvre diaphragmatique (*pleura diaphragmatica*) et la plèvre costale (*pleura costalis*) en avant et en arrière du diaphragme. Il existe aussi des récessus costo-médiastinaux (*recessus costomediastinalis*) entre plèvre costale et plèvre médiastinale. La cavité pleurale peut être l'objet d'épanchements liquides pathologiques (pleurésie lorsqu'il s'agit de pus, hémothorax lorsqu'il s'agit de sang). Lors d'un épanchement pleural, les récessus pleuraux costo-diaphragmatiques se comblent sur une radiographie pulmonaire. Dans la cavité pleurale règne une pression négative permettant au poumon de s'expandre et de s'accoler à la plèvre pariétale. En cas de blessure (plaie du thorax par arme blanche, ponction pleurale ou mise en place d'un cathéter dans la veine subclavière au niveau de la fosse supra-claviculaire…), de l'air peut pénétrer dans la cavité pleurale, ce qui augmente la pression pleurale et décolle le poumon qui au maximum se collabe autour du hile pulmonaire : c'est le pneumothorax qui peut être suffocant lorsque le poumon est trop collabé pour que l'hématose puisse se produire.

V.   DIAPHRAGME THORACO-ABDOMINAL

1.   Définition

Le diaphragme thoraco-abdominal (*diaphragma*) est un muscle strié qui sépare les cavités thoracique et abdominale. C'est le principal muscle inspirateur. Le diaphragme forme une coupole dont la base est formée par les origines du muscle. Le sommet de la convexité se projette sur une radiographie du thorax de face selon deux hémi-coupoles droite et gauche. L'hémi-coupole droite se projette en expiration en dessous de la quatrième côte droite, l'hémi-coupole gauche se projette en dessous de la cinquième côte gauche.

2.   Origine

Le diaphragme thoraco-abdominal prend son origine sur le pourtour inférieur de la cage thoracique et sur les corps vertébraux des trois premières vertèbres lombaires en formant trois parties (*pars*) :
- une **partie sternale** (*pars sternalis*) qui naît du processus xiphoïde du sternum ;
- une **partie costale** (*pars costalis*) qui naît des six cartilages costaux inférieurs, de l'arcade intercostale (Sénac, 1725) et du ligament arqué latéral (*ligamentum arcuatum laterale*). Le ligament arqué latéral relie de chaque côté l'extrémité du processus costiforme de L1 à l'extrémité de la douzième côte. L'arcade intercostale relie de chaque côté les extrémités des douzième et onzième côtes ;
- une **partie lombaire** (*pars lombalis*) dont le pilier gauche (*crus sinistrum*) s'insère sur les vertèbres lombaires L1 et L2, et le pilier droit (*crus dextrum*), sur les vertèbres L1, L2 et L3. La partie lombaire du diaphragme s'insère enfin sur les ligaments arqués médiaux (*ligamentum arcuatum mediale*) et médian (*ligamentum arcuatum medianum*). Le ligament arqué médian relie les piliers droit et gauche et délimite avec la vertèbre Th12 l'hiatus aortique du diaphragme. Le ligament arqué médial relie de chaque côté le pilier du diaphragme à l'extrémité du processus costiforme de L1. Il passe en pont au dessus du muscle psoas (arcade du psoas).

3.   Corps charnu

Le diaphragme est un muscle plat en forme de coupole, formé de fibres radiées tendues entre les origines sternale, costale, lombaire, et le centre tendineux du diaphragme. De profil, les fibres thoraciques antérieures sont plutôt horizontales, les fibres lombaires postérieures sont verticales.

Le diaphragme présente des orifices traversés par l'œsophage, la veine cave inférieure et l'aorte :
- l'hiatus de la veine cave, dans le centre tendineux, est traversé par la veine cave inférieure et le rameau phrénico-abdominal du nerf phrénique droit ;

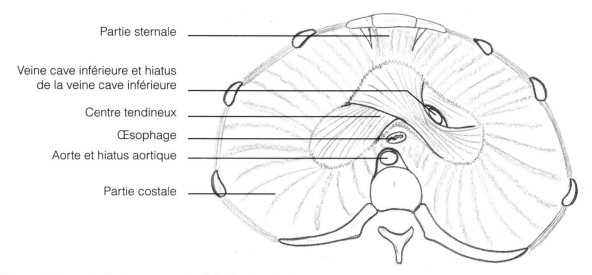

Partie sternale

Veine cave inférieure et hiatus
de la veine cave inférieure

Centre tendineux

Œsophage

Aorte et hiatus aortique

Partie costale

Vue supérieure du diaphragme après éviscération du thorax

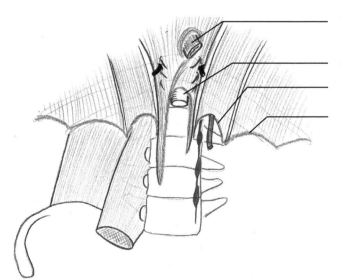

Œsophage et hiatus œsophagien

Aorte et ligament arqué médian

Ligament arqué médial

Ligament arqué latéral

Partie lombaire du diaphragme, vue antéro-inférieure

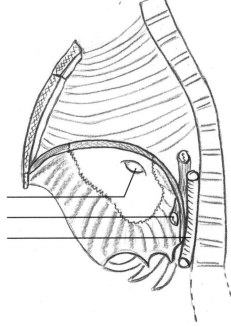

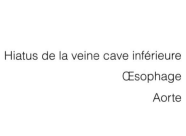

Hiatus de la veine cave inférieure

Œsophage

Aorte

Vue médiale de la coupole phrénique droite

- l'hiatus œsophagien (*hiatus oesophageus*), situé dans la partie charnue du diaphragme qui se fixe sur le pilier droit, est traversé par l'œsophage accompagné des troncs antérieur et postérieur des nerfs vagues ;
- l'hiatus aortique (*hiatus aorticus*), situé entre le pilier droit et le pilier gauche, en regard du corps de la douzième vertèbre thoracique (Th12), est traversé par l'aorte et le conduit thoracique ;
- d'autres éléments passent à travers les piliers ou entre les piliers du diaphragme (les nerfs grands splanchniques, les nerfs petits splanchniques, les troncs sympathiques, les veines lombaires ascendantes).

4. Terminaison

Le centre tendineux (*centrum tendineum*) ou centre phrénique est constitué de trois folioles antérieure, droite et gauche. Des faisceaux de fibres tendineuses forment les bandelettes semi-circulaires supérieure et inférieure décrites par Bourgery en 1831. La bandelette semi-circulaire supérieure est tendue de la foliole antérieure à la foliole droite. La bandelette semi-circulaire inférieure est tendue entre les folioles droite et gauche. Entre ces deux bandelettes se place l'hiatus de la veine cave inférieure.

5. Innervation

Le **nerf phrénique droit** (*nervus phrenicus dexter*) et le **nerf phrénique gauche** (*nervus phrenicus sinister*) sont les nerfs moteurs du diaphragme. Ils prennent leur origine au niveau de la quatrième racine cervicale (C4), accessoirement au niveau des troisième et cinquième racines cervicales (C3 et C5). Chaque nerf phrénique chemine en avant du muscle scalène antérieur dans le cou. Dans le médiastin, les nerfs phréniques cheminent contre le péricarde. La terminaison du nerf phrénique droit s'effectue près de la veine cave inférieure, il se divise en trois ou quatre rameaux qui ont une disposition radiée dans le muscle. Le nerf phrénique gauche se divise en trois à cinq rameaux en arrière de la pointe du cœur.

Les **six derniers nerfs intercostaux** donnent des rameaux sensitifs au diaphragme.

6. Action

Le diaphragme est le muscle inspirateur principal. Il fonctionne comme un piston. Lors du début de l'inspiration, le diaphragme se contracte et le centre tendineux s'abaisse. Il appuie sur les organes abdominaux, ce qui a pour effet d'augmenter la pression intra-abdominale. Cette pression s'exerce sur la cage thoracique en poussant les côtes en avant et en dehors, ce qui distend la cage thoracique, et entraîne un appel d'air vers les poumons. L'expiration est un retour passif à la position de repos.

Chapitre 13

APPAREIL URINAIRE

L'appareil urinaire comprend un système sécréteur, les reins, et un système excréteur comprenant les uretères, la vessie et l'urètre.

I.   TERMINOLOGIE

1.   Rein

Le mot rein dérive du latin *ren*. Ce mot dérive du grec reo (ρεω) qui signifie « couler ». En français, le mot rein a d'abord désigné la région lombaire. Puis, à partir du XIVᵉ siècle, il est utilisé pour désigner la glande rénale. F. Rabelais et A. Paré utilisaient les termes « rognon », « roignon » ou « rongnon » pour désigner les reins. Ces termes sont maintenant réservés à l'animal. En grec, rein est désigné par néphros (νεφρος) dont dérivent les termes néphrectomie (ablation chirurgicale du rein), colique néphrétique (douleur en rapport avec la migration d'un calcul dans l'uretère), néphron (unité fonctionnelle du rein), néphrologie (science médicale qui étudie les maladies du rein)…

2.   Uretère

Le mot uretère vient du latin *ureter*, qui dérive du grec oureter (ουρετερ), formé à partir du verbe ourein (ουρειν), uriner. Il apparaît en français en 1541 dans les traductions du Canappe. Les dérivés de ce terme sont : urétérectomie (ablation chirurgicale de l'uretère), urétérocèle (dilatation pseudo-kystique du segment intra-vésical de l'uretère), urétérotomie (incision de la paroi de l'uretère), urétérostomie (abouchement chirurgical des uretères ailleurs que dans la vessie)…

3.   Vessie

Le mot « vessie » apparaît en 1265 dans « *Li livres dou Trésor* », encyclopédie de Latini Brunetto écrite en langue d'Oc. « Vessie » vient du latin *vesica* qui signifie ampoule, tumeur, bourse, vessie. *Vesica* désigne la vulve chez Pline.

Dans la nomenclature latine internationale, *vesica* désigne la vésicule biliaire (*vesica fellea*) et la vessie (*vesica urinaria*). Les anglo-saxons utilisent les termes de bladder (qui est à rapprocher de to blow, gonfler) ou urinary bladder pour désigner la vessie, et gallbladder pour la vésicule biliaire.

« Custis » (κυστισ) en grec désigne une poche gonflée et la vessie. Ce mot a donné en français des termes dérivés qui se rapportent à la vessie : cystalgie (douleur localisée à la vessie), cystite (infection de la vessie), cystocèle (hernie ou ptôse vésicale à travers le périnée), cystoplastie, cystostomie (ouverture de la vessie), cystoscopie (examen de la vessie par endoscopie), cystorragie (hémorragie d'origine vésicale)…

4.   Urètre

Le mot « urètre » apparaît chez A. Paré en 1550 dans « *La briefve collection de l'administration anatomique* ». Il dérive du latin *urethra*, du grec « ourethra » (ουρηθρα), formé à partir d'« ourein » (ουρειν) qui signifie « uriner ». Urètre peut aussi s'écrire urèthre, le th marquant l'origine grecque θ, comme en latin ou en anglais urethra.

Du mot « urètre » dérivent des mots tels que urétrite (infection de l'urètre), urétralgie (douleur urétrale), urétrocèle (hernie de l'urètre à travers le périnée), urétroplastie (chirurgie de réparation de l'urètre), urétrorragie (saignement d'origine urétrale), urétrorrhée (écoulement par l'urètre), urétroscopie (examen endoscopique de l'urètre), urétrostomie (dérivation cutanée de l'urètre), urétrotomie (ouverture, incision de l'urètre)…

II.   REINS

Les reins (*ren*, <u>kidney</u>) sont deux glandes situées dans l'espace rétro-péritonéal. Leur fonction essentielle est la sécrétion de l'urine. Les reins sécrètent aussi des hormones qui interviennent dans la régulation de la tension artérielle (rénine) et dans la régulation de l'hématopoïèse (érythropoïétine, EPO).

1.   Situation

Les reins sont deux organes rétro-péritonéaux, latéro-vertébraux, placés en avant du muscle psoas. L'axe des reins est oblique en bas et en dehors :
- le **rein droit** se projette entre le bord inférieur de la onzième côte et une ligne horizontale passant par la troisième vertèbre lombaire (L3) ;
- le **rein gauche**, plus haut, se projette entre une ligne horizontale passant par la onzième vertèbre thoracique (Th11) et la ligne horizontale passant par le disque intervertébral séparant la deuxième et la troisième vertèbre lombaire (L2-L3).

2.   Morphologie externe

La forme des reins est comparée à celle d'un haricot de douze centimètres de haut, six centimètres de large et trois centimètres d'épaisseur en moyenne. Les reins pèsent chacun environ 130 à 150 grammes chez l'adulte.

Ils présentent à décrire une face ventrale (*facies ventrale*), une face dorsale (*facies dorsale*), une extrémité supérieure (*extremitas superior*) ou pôle supérieur, une extrémité inférieure (*extremitas inferior*) ou pôle inférieur, et deux bords, un bord latéral (*margo lateralis*) et un bord médial (*margo medialis*).

Au niveau du bord médial du rein, dans sa concavité, se trouve le **hile du rein** (*hilus renalis*) creusé par le **sinus du rein** (*sinus renalis*), cavité qui s'inscrit dans un parallélépipède dans lequel se trouve le **pédicule rénal**.

3.   Morphologie interne

Sur une coupe frontale, le rein apparaît limité par une capsule fibreuse (*capsula fibrosa*) qui limite le cortex rénal. Plusieurs couches sont visibles de l'extérieur vers l'intérieur :

- le **cortex rénal** (*cortex renis*), formé de corpuscules rénaux (*corpuscula renis*, Malpighi, 1666). Le cortex rénal se prolonge vers la médullaire par des colonnes rénales (*columnae renales*, Bertin, 1744). Les colonnes rénales délimitent les lobules corticaux (*lobuli corticales*) présentant une partie radiée (*pars radiata*) ou pyramides de Ferrein et une partie contournée (*pars convoluta*) ou labyrinthe rénal ;

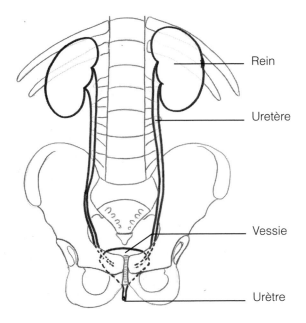

Rein

Uretère

Vessie

Urètre

Vue antérieure du tronc montrant la disposition
générale de l'appareil urinaire

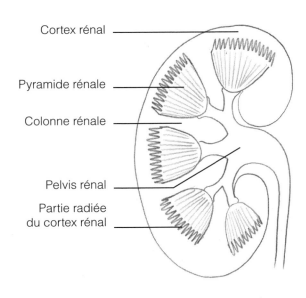

Cortex rénal

Pyramide rénale

Colonne rénale

Pelvis rénal

Partie radiée
du cortex rénal

Coupe frontale montrant la structure du rein

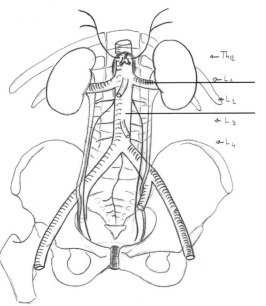

Th$_{12}$

L$_1$ — Artère rénale gauche

L$_2$ — Aorte abdominale

L$_3$

L$_4$

Vue antérieure du rétropéritoine montrant l'aorte
abdominale et les artères rénales

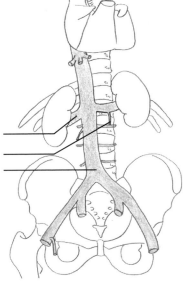

Veine rénale droite

Veine gonadique gauche

Veine cave inférieure

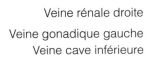

Vue antérieure du rétropéritoine montrant la veine
cave inférieure et les veines rénales

– la **médullaire rénale** (*medulla renis*), disposée autour du sinus rénal. Elle est formée de huit à dix pyramides rénales (*pyramides renales*, Malpighi, 1666) coniques dont la base est adossée au cortex rénal et le sommet constitue les papilles rénales (*papillae renales*). Les pyramides rénales sont formées par la juxtaposition des tubes collecteurs (*tubuli renales*) qui, au sommet de la pyramide, constituent l'aire criblée de la papille (*area cribrosa*), avec 15 à 20 orifices papillaires (*foramina papillaria*).

4.   Néphron

Le néphron est l'unité fonctionnelle du rein. Il comporte le corpuscule rénal et le tubule rénal (*tubula renalis*). C'est l'examen au microscope et la reconstruction en trois dimensions qui a permis de mettre en évidence cette structure élémentaire du rein.

a. Corpuscule rénal

Le corpuscule rénal (*corpuscula renis*, renal corpuscule) comprend le glomérule rénal (*glomerula*, Malpighi) et la capsule glomérulaire (*capsula glomeruli*, Bowman). Il est situé dans le cortex rénal. C'est une structure sphérique de 0,2 millimètre de diamètre. La capsule glomérulaire forme la paroi du corpuscule rénal, le peloton vasculaire qui est à l'intérieur forme le glomérule rénal. Le peloton vasculaire présente une artériole afférente glomérulaire au pôle vasculaire de la capsule qui alimente un réseau capillaire, et une artère efférente. L'ensemble forme un système porte artériel. À travers les capillaires glomérulaires passe l'ultrafiltrat glomérulaire qui rejoint le premier tube contourné.

b. Tubule rénal

Le tubule rénal (*tubulus renalis*) émerge du corpuscule rénal et décrit plusieurs portions :
– le **premier tube contourné** (*tubulus renalis contortus*, convulted tubule) est dans le cortex rénal. Il fait suite au pôle urinaire du glomérule rénal. Il mesure 40 à 60 microns de diamètre. Le glucose (si la glycémie est inférieure à 1,8 g/L), le potassium, les protéines et une partie de l'eau, du calcium, des phosphates et des acides aminés de l'ultrafiltrat glomérulaire sont réabsorbés ;
– le **premier tube droit** ou **anse de Henlé** (*tubuli renales recti*, Henlé loop) comprend une branche descendante grêle de 12 à 15 microns de diamètre et une branche ascendante épaisse de 30 à 40 microns de diamètre. La branche descendante est perméable à l'eau et imperméable aux électrolytes. La branche ascendante assure un transport actif du sodium vers les liquides interstitiels. C'est un dispositif à contre-courant multiplicateur ;
– le **deuxième tube contourné** (*tubulus renalis contortus*, convulted tubule) est dans le cortex rénal. Il s'y produit une réabsorption d'eau et de sodium, et une régulation de l'acidogenèse et de l'ammoniogenèse ;
– le **deuxième tube droit** ou **tube de Bellini** (*tubuli renales recti*, 1662) rejoint la portion médullaire du rein. L'ultrafiltrat y perd de l'eau et de l'urée, et transporte des électrolytes.

5.   Moyens de fixité

Chaque rein est enveloppé d'un fascia pré-rénal (Gerota, 1895) et d'un fascia rétro-rénal (Zuckerkandl, 1883). Ces deux fascias se rejoignent en haut en englobant la glande surrénale homolatérale et ils se prolongent médialement autour du pédicule rénal. Dans sa loge, le rein est enveloppé par une capsule adipeuse (*capsula adiposa*). En arrière du fascia rétro-rénal, le rein est séparé du muscle psoas par la graisse pararénale (Gerota, 1895).

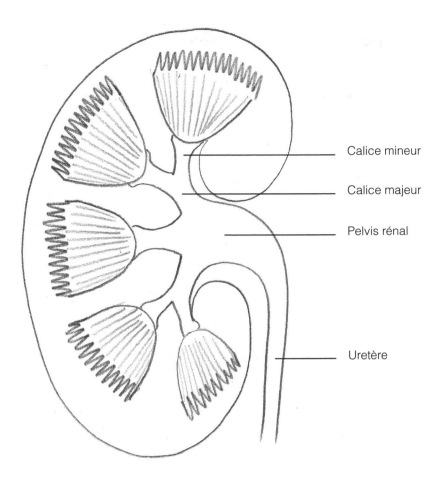

Calice mineur

Calice majeur

Pelvis rénal

Uretère

Coupe frontale montrant les voies excrétrices du rein

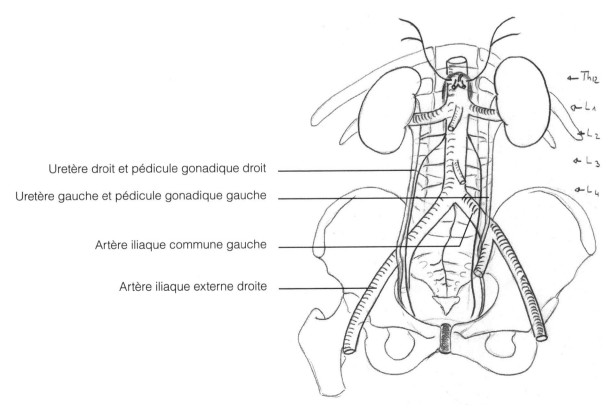

Uretère droit et pédicule gonadique droit

Uretère gauche et pédicule gonadique gauche

Artère iliaque commune gauche

Artère iliaque externe droite

Th_{12}

L_1

L_2

L_3

L_4

Vue antérieure montrant le trajet des uretères

La **glande surrénale** est séparée du rein par une cloison fibreuse inter-surréno-rénale. Les glandes surrénales sont deux glandes endocrines coiffant l'extrémité supérieure des reins. La glande surrénale droite s'inscrit dans une forme pyramidale (en bonnet phrygien), la glande surrénale gauche forme une virgule à grosse extrémité inférieure. De couleur jaune-brun, chaque glande pèse en moyenne cinq grammes.

Les glandes surrénales présentent deux parties aux fonctions très différentes :
– le **cortex surrénal** (ou capsule surrénale), où sont produits les minéralocorti-coïdes, les glucocorticoïdes et les androgènes dans trois couches de la superficie à la profondeur,
– la **médulla surrénale**, contenant des endocrinocytes et des neurones, produisant des catécholamines (adrénaline, noradrénaline et dopamine).

La glande surrénale peut être l'objet d'anomalies par excès ou défaut (maladies de Cushing, d'Addison…), ou l'objet de tumeurs médullosurrénales sécrétant des caté-cholamines (phéochromocytomes).

6. Vascularisation

Les reins sont vascularisés par les artères rénales. La circulation rénale représente en moyenne 25 % du débit cardiaque.

a. Artère rénale

Les artères rénales (*arteria renalis*) sont des branches collatérales uro-génitales de l'aorte abdominale. Leur diamètre est en moyenne de sept millimètres. Leur direction est pratiquement perpendiculaire à l'axe de l'aorte, en regard du disque situé entre la première et la deuxième vertèbre lombaire (L1-L2). L'artère rénale gauche naît un peu plus haut que la droite.

Chaque artère rénale a un trajet oblique en bas, en dehors et en arrière, et se dirige vers le hile du rein. L'artère rénale droite mesure cinq à six centimètres de long. L'artère rénale gauche mesure trois à quatre centimètres de long.

Les artères rénales se terminent dans le sinus du rein en se divisant en un rameau ventral ou antérieur (*ramus anterior*) pré-pyélique, et un rameau dorsal ou postérieur (*ramus posterior*) rétro-pyélique. Le rameau antérieur donne des artères segmentaires supérieure et inférieure (*arteria segmenti superioris, anterioris superioris, anterioris inferioris*). Le rameau postérieur donne une artère segmentaire postérieure (*arteria segmenta posterioris*).

Dans le parenchyme rénal, les artères segmentaires donnent des artères inter-lobaires (*arteria interlobares renis*), puis des artères inter-lobulaires (*arteria interlobulares*) et des artérioles droites (*arteriolae rectae*) qui rejoignent la base de la pyramide rénale (Malpighi, 1666). Elles y forment une « corbeille vasculaire » d'où naissent les artères radiées (*arteria arcuata*), qui donnent des artères capsulaires (*rami capsulares*) d'où sont issues les artères afférentes glomérulaires.

Les **branches collatérales** des artères rénales sont :
– les artères surrénales inférieures (*arteria surrenalis inferior*),
– les artères pour la voie excrétrice (*arteria ureterici*),
– une artère pour le segment inférieur du rein, ou artère polaire inférieure, pouvant naître en amont de la terminaison de l'artère rénale, et pouvant être à l'origine d'une compression de la voie excrétrice.

Les **branches terminales** des artères rénales déterminent les segments des reins (*segmenta renalis*) :
- rameau pour le segment supérieur (*segmentum superius*),
- rameau pour le segment antéro-supérieur (*segmentum anterius superius*),
- rameau pour le segment antéro-inférieur (*segmentum anterius inferius*),
- rameau pour le segment inférieur (*segmentum inferius*),
- rameau pour le segment postérieur ou dorsal (*segmentum posterius*).

b. Veine rénale

Les veinules étoilées (*venulae stellatae*, Verheyen, 1710), les veines droites (*venae rectae*), les veines arquées (*venae arcuata*), les veines interlobulaires (*venae interlobulares*), les réseaux inter-papillaires et les veines glomérulaires rejoignent le sinus du rein en se plaçant surtout en avant du pelvis rénal. Puis elles se regroupent en deux ou trois troncs qui convergent pour former la veine rénale.

La veine rénale (*vena renis*) droite mesure deux à quatre centimètres de long. La veine rénale gauche mesure cinq à huit centimètres de long. Elle croise la face antérieure de l'aorte. Les deux veines ont un trajet horizontal et se dirigent vers la veine cave inférieure.

Les veines rénales se terminent en se jetant à la face latérale de la veine cave inférieure (*vena cava inferior*) en regard de L1.

Les **veines affluentes** des veines rénales sont :
- la veine surrénale gauche (*vena suprarenalis sinistra*) pour la veine rénale gauche,
- la veine gonadique gauche pour la veine rénale gauche,
- la racine médiale de la veine azygos (*vena azygos*) qui forme l'arc réno-azygo-lombaire, des deux côtés.

c. Lymphatiques

Les lymphatiques des deux reins rejoignent les pédicules rénaux puis les lymphonœuds latéro-aortiques, inter-aortico-caves et latéro-caves.

7. Innervation

L'innervation des reins provient du plexus cœliaque et des nerfs splanchniques. Les nerfs du rein se répartissent en deux plans :
- un plan antérieur relié au ganglion aortico-rénal, et qui chemine sur le bord supérieur de l'artère rénale,
- un plan postérieur relié aux nerfs splanchniques, et qui chemine sur la face postérieure de l'artère rénale, avec parfois un renflement ganglionnaire à ce niveau (Hirschfeld, 1866).

III. VOIES EXCRÉTRICES HAUTES

Nous observerons successivement les calices rénaux, le pelvis rénal et l'uretère.

1. Calices rénaux mineurs

Les calices rénaux mineurs (*calices renales minores*, <u>minor calyx</u>) sont moulés sur les papilles rénales (correspondant aux sommets des pyramides rénales de Malpighi) et sont fixés sur le pourtour de l'aire criblée des papilles.

2.   Calices rénaux majeurs

Les calices rénaux majeurs (*calices renales majore*, <u>major calyx</u>) sont le résultat de la confluence de deux, trois ou quatre calices mineurs.

3.   Pelvis rénal

Le pelvis rénal (*pelvis renalis*, <u>pelvis</u>) ou bassinet forme un entonnoir musculo-fibreux dans lequel s'abouchent les calices majeurs. Il mesure en moyenne deux centimètres de long et se prolonge par l'uretère lombaire. La portion inférieure du pelvis rénal se projette sur une ligne horizontale passant par les processus transverses de la deuxième vertèbre lombaire (L2). Le pelvis rénal est l'élément le plus postérieur du pédicule rénal (d'où son abord chirurgical par voie postérieure ou lombotomie).

4.   Uretère

L'uretère (*ureter*, <u>ureter</u>) est un conduit musculo-fibreux qui relie le pelvis rénal ou bassinet à la vessie.

a. Origine

L'uretère est en continuité avec le pelvis rénal qu'il prolonge en bas, en regard du processus transverse de la deuxième vertèbre lombaire (L2).

b. Trajet

L'uretère mesure 25 à 30 centimètres de long, huit à dix millimètres de diamètre. Sur son trajet, il présente deux rétrécissements (un à la jonction pyélo-urétérale et l'autre à la jonction lombo-pelvienne), où des calculs peuvent s'enclaver.

L'uretère présente trois portions :
–   une portion lombaire ou **abdominale** (*pars abdominalis*) au cours de laquelle il longe le muscle psoas, et reste fixé au péritoine qui le recouvre. Il se projette en regard des extrémités des processus transverses des vertèbres lombaires. Il croise les vaisseaux iliaques selon la description de Luschka (1861), vaisseaux iliaques externes du côté droit, et vaisseaux iliaques communs du côté gauche ;
–   une portion **pelvienne** (*pars pelvina*). Après avoir franchi le détroit supérieur, l'uretère se porte médialement vers la base de la vessie. Chez la femme, il chemine d'abord en arrière du ligament large, croisé en avant par l'artère utérine, recouvert par le bord postérieur de l'ovaire. Il est latéral par rapport au rectum. Ensuite, l'uretère passe sous le ligament large, deux à trois centimètres au-dessus du diaphragme pelvien ; il est croisé par l'artère utérine en avant. La traction de l'utérus vers le bas éloigne l'artère utérine de l'uretère (L. Testut). Puis il devient juxta-vésical, et chemine dans le fascia vésico-vaginal ;
–   une portion **vésicale**, où l'uretère pénètre obliquement dans la paroi de la vessie, et traverse le muscle détrusor sur une distance de 1,5 centimètre, ce qui réalise un dispositif anti-reflux à mesure que la vessie se remplit.

c. Terminaison

L'uretère s'abouche dans la vessie à l'angle postéro-latéral du trigone vésical, au niveau du méat urétéral ou ostium interne de l'uretère (*ostium ureterae internum*), visible en cystoscopie.

d. Structure de l'uretère

Sur une coupe transversale, perpendiculaire à sa lumière, l'uretère présente trois couches :
- une **muqueuse** (*tunica mucosa*) grisâtre, formée d'un épithélium stratifié reposant sur un chorion ;
- une **musculeuse** (*tunica muscularis*) formée de fibres musculaires lisses longitudinales à l'intérieur, et circulaires à l'extérieur. Une couche longitudinale externe renforce la portion terminale de l'uretère ;
- une **adventice** (*tunica adventitia*) qui forme une gaine conjonctivo-fibreuse dans laquelle cheminent les vaisseaux et les nerfs urétériques.

e. Vascularisation

L'uretère est vascularisé successivement par des branches de l'artère rénale homolatérale, de l'artère gonadique, de l'aorte, de l'artère iliaque commune, de l'artère vésicale et de l'artère utérine chez la femme, ou de l'artère vésiculo-déférentielle chez l'homme. Il reçoit des artères longues (l'artère urétérale supérieure branche de l'artère rénale, et l'artère urétérale inférieure, branche de l'artère iliaque commune). L'artère urétérale inférieure donne une branche ascendante et une branche descendante (Latarjet et Laroyenne, 1908). Il reçoit des artères courtes issues de l'artère gonadique et de l'artère vésicale inférieure. Un réseau anastomotique para-urétéral relie ces différentes sources artérielles.

Les veines sont homologues aux artères. Elles forment un réseau anastomotique entre la veine iliaque interne et la veine rénale qui peut se dilater en cas de phlébite pelvienne.

Les lymphatiques drainent la paroi de l'uretère et rejoignent des lymphonœuds supérieurs avec souvent un lymphonœud rétro-pyélique. Ils sont tous connectés aux lymphonœuds juxta-aortiques. Les lymphonœuds inférieurs drainent l'uretère pelvien et sont connectés aux lymphonœuds iliaques internes.

f. Innervation

Il existe trois nerfs principaux (Latarjet, Bertrand) :
- un nerf principal supérieur issu des nerfs postérieurs du plexus rénal ;
- un nerf principal inférieur issu du nerf hypogastrique, branche du plexus hypogastrique supérieur ;
- un nerf urétéro-vésical latéral pour la portion terminale de l'uretère, issu du plexus hypogastrique inférieur.

Ces nerfs sont connectés aux trois derniers nerfs intercostaux (Th10 à Th12), au premier nerf spinal lombaire (L1) et aux quatre premiers nerfs spinaux sacrés (S1 à S4) par l'intermédiaire des plexus rénaux et hypogastriques, ce qui peut expliquer les projections des douleurs urétérales.

Les douleurs des coliques néphrétiques sont observées lors de la distension des parois de l'uretère. L'irradiation de ces douleurs est lombaire (pseudo-lombalgie), dans la fosse iliaque, vers la vessie, les organes génitaux externes ou la racine de la cuisse.

IV. VESSIE

La vessie urinaire (*vesica urinaria*, <u>urinary bladder</u>), ou plus simplement vessie, est un réservoir musculo-fibreux placé entre les deux uretères et l'urètre. C'est un organe creux, pelvien, sous péritonéal. Elle est munie de sphincters lisse et strié qui assurent la continence et participent au contrôle de la miction. La musculeuse de sa paroi ou muscle détrusor (*detrusor urinae*) assure sa vidange pendant la miction. Sa capacité est de l'ordre de 200 à 350 centimètres cubes.

1. Morphologie externe

Vide, la vessie, sur une vue supérieure du pelvis, s'inscrit dans un triangle dont le sommet ou apex (*apex vesicae*) est ventral et dont la base est dorsale. Sur une coupe sagittale, la paroi supérieure de la vessie est concave vers le haut et entre en contact avec la paroi inférieure. La paroi inférieure est concave vers le haut et dessine une coupe dont le point déclive est l'orifice de l'urètre. Dans cette situation, la vessie n'est pas palpable à travers la paroi abdominale car elle totalement rétro-pubienne.

Pleine, la vessie prend une forme arrondie, globuleuse. Sa face supérieure se tend sous le péritoine qui la recouvre. Sa face supérieure est convexe et forme le dôme vésical. Dans cette situation, la vessie est accessible à la palpation et à la percussion à travers la paroi abdominale. Elle se distend en cas d'impossibilité de miction, ce qui réalise un globe vésical, qui peut être ponctionné par un cathéter supra-pubien.

La morphologie externe de la vessie présente :
- le **corps** de la vessie (*corpus vesicae*), représenté par les faces latérales et le dôme de la vessie ;
- la **base** de la vessie correspond à la face postéro-inférieure de la vessie. Le bourrelet inter-urétéral (*plica interureterica*) délimite en avant le fond de la vessie (*fundus vesicae*) ;
- le **col** de la vessie (*cervix vesicae*) forme la paroi de l'orifice urétral, il relie le trigone vésical à l'urètre. Le col de la vessie est enveloppé de fibres musculaires lisses internes et de fibres musculaires striées externes. Le sphincter lisse est formé d'une couche interne longitudinale (qui ouvre le col et raccourcit l'urètre) et d'une couche externe en hélice qui forme une fronde autour de l'origine de l'urètre (Tanagho et Smith). Le sphincter strié forme un manchon complet au tiers moyen, incomplet au dessus et en dessous, développé surtout en avant chez la femme ;
- l'**apex** vésical (*apex vesicae*) est en avant de la vessie, il se prolonge par l'ouraque (*urachus*), reliquat embryologique de l'allantoïde. L'ouraque relie l'apex de la vessie à l'ombilic en formant le ligament ombilical médian.

2. Aspect endoscopique de la vessie

La paroi interne de la vessie est tapissée d'une muqueuse urothéliale qui est un épithélium pseudo-pavimenteux multistratifié. En cystoscopie, l'endoscope est introduit par l'orifice urétral externe, il émerge dans la vessie par l'ostium interne de l'urètre (*ostium urethrae internum*) qui correspond au sommet antérieur du trigone vésical (*trigonum vesicae*, Lieutaud 1777). Il permet entre autre d'observer les deux orifices urétéraux (*ostium ureteris*).

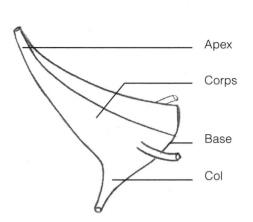

Apex

Corps

Base

Col

Vue latérale gauche de la vessie

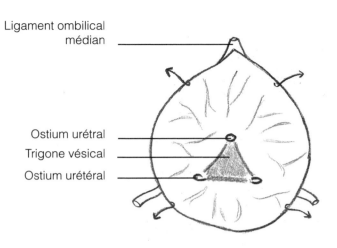

Ligament ombilical médian

Ostium urétral

Trigone vésical

Ostium urétéral

Vue supérieure de la vessie dont la face supérieure est ouverte

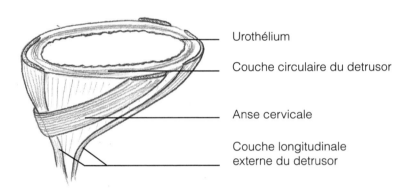

Urothélium

Couche circulaire du detrusor

Anse cervicale

Couche longitudinale externe du detrusor

Structure de la vessie

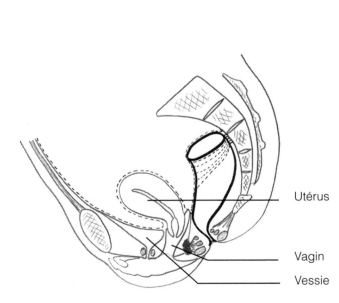

Utérus

Vagin

Vessie

Coupe sagittale médiane du pelvis montrant la situation de la vessie chez la femme

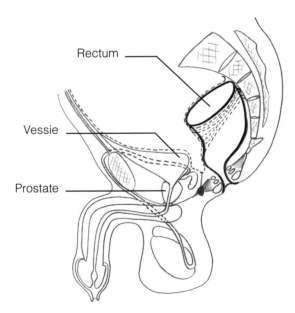

Rectum

Vessie

Prostate

Coupe sagittale médiane du pelvis montrant la situation de la vessie chez l'homme

Le **trigone vésical** est défini comme la zone triangulaire à sommet antéro-inférieur formé par l'ostium interne de l'urètre, et à base postérieure et supérieure, formée par le bourrelet inter-urétéral.

La paroi interne de la vessie est soulevée par des replis sauf au niveau du trigone où la muqueuse est parfaitement lisse. L'uretère forme un relief sous la muqueuse : la colonne urétérique (*columna ureterica*). C'est dans la zone du trigone que les tumeurs de la vessie se développent le plus fréquemment (« triangle pathologique de la vessie »).

3. Structure des parois de la vessie

Les parois de la vessie sont formées de plusieurs couches de tissus.

La **muqueuse** vésicale (*tunica mucosa*) est constituée d'un épithélium pseudo-pavimenteux pluri-stratifié (urothélium) et d'un chorion riche en fibres élastiques.

La **musculeuse** (*tunica muscularis*) forme le muscle détrusor, avec :
- une couche longitudinale renforcée par des faisceaux antérieurs (*musculus pubovesicalis*), des faisceaux latéraux (*musculus levator ani*), des faisceaux postérieurs (*musculus rectovesicalis*) ;
- une couche circulaire moyenne qui s'épaissit au niveau du col vésical, et constitue le sphincter lisse de l'urètre ;
- une couche longitudinale interne dont l'hypertrophie dans les vessies de lutte aboutit à l'aspect de vessie à colonnes.

La **séreuse** (*tunica serosa*) est du tissu conjonctif lâche.

4. Moyens de fixité

L'apex de la vessie est relié à l'ombilic en avant par le ligament ombilical médian (*ligamentum umbilicale medianum*). De chaque côté, les vestiges fibreux des artères ombilicales forment les ligaments ombilicaux médiaux, entre lesquels est tendu le fascia ombilico-prévésical que renforce le ligament ombilical médian sur la ligne médiane.

La face antérieure de la vessie est fixée de chaque côté au pubis par le ligament pubo-vésical (*ligamentum pubo-vesicale*). Ce ligament explique les plaies de la vessie lors de certaines disjonctions pubiennes en traumatologie.

La base de la vessie est fixée par les lames sacro-recto-génito-vésico-pubiennes latéralement. Chez la femme, la vessie adhère à l'isthme utérin et à la face antérieure du vagin par l'intermédiaire du ligament vésico-utérin. Par l'intermédiaire du vagin, la vessie repose sur le muscle élévateur de l'anus. Chez l'homme, elle repose sur la prostate.

5. Vascularisation

a. Artères de la vessie

La vascularisation de la vessie est assurée surtout par l'artère ombilicale (*arteria umbilicalis*), et l'artère vésicale inférieure. Elle reçoit aussi d'autres branches directes ou indirectes de l'artère iliaque interne. Trois pédicules principaux sont observés :
- les **artères vésicales supérieures** (*arteriae vesicales superiores*), nées de l'artère ombilicale. Elles vascularisent les faces latérales de la vessie ;
- l'**artère vésicale inférieure** (*arteria vesicalis inferior*), branche de l'artère iliaque interne. Elle vascularise la face inféro-postérieure de la vessie ;
- l'**artère vésicale antérieure**, branche de l'artère pudendale interne. Elle vascularise la face antéro-inférieure de la vessie.

b. Veines de la vessie

Les veines vésicales (*venae vesicales*) constituent un réseau adventiciel qui se draine dans les plexus veineux vésicaux (*plexus venosus vesicalis*). Ces plexus sont dans l'espace rétro-pubien (Retzius, 1849), formant le plexus veineux rétro-pubien (Santorini, 1775), et autour du vagin, formant le plexus veineux vaginal (*plexus venosus vaginalis*). Tous ces plexus veineux se drainent dans la veine iliaque interne (*vena iliaca interna*).

c. Lymphatiques de la vessie

Les lymphatiques de la vessie rejoignent un réseau lymphatique péri-vésical qui se draine dans les lymphonœuds iliaques externes, iliaques internes et du promontoire. La partie antérieure de la vessie se draine dans les lymphonœuds inguinaux.

6. Innervation

La vessie est innervée par des contingents sympathiques et parasympathiques (Mundy, 1999).

Le **contingent sympathique** est issu des niveaux médullaires L2, L3 et L4. Les nerfs sympathiques émergent avec les racines lombaires correspondantes pour rejoindre le plexus hypogastrique. L'ensemble des nerfs rejoint la vessie à la jonction entre sa base et ses faces latérales et rejoint les plexus vésicaux (*plexus vesicales*) au niveau de sa paroi.

L'action du sympathique est l'**inhibition de la miction** par relâchement du détrusor et stimulation du sphincter lisse urétral (*musculus sphincter urethrae*).

Le **contingent parasympathique** provient des niveaux médullaires S2, S3 et S4. Il est acheminé par les deuxième, troisième et quatrième racines sacrées qui forment le plexus sacré. À partir du plexus sacré, les nerfs parasympathiques de la vessie rejoignent le plexus hypogastrique inférieur (*plexus hypogastricus inferior*) et les parois de la vessie.

L'action du contingent parasympathique est de **permettre la miction** par contraction du détrusor et relâchement du sphincter lisse interne de l'urètre.

La **sensibilité** de la vessie est transmise à la moelle spinale par les deuxième, troisième et quatrième nerfs sacrés.

Le sphincter strié de l'urètre (*musculus sphincter urethrae*) est innervé par la branche profonde du nerf périnéal, branche du nerf pudendal.

V. URÈTRE

1. Définition

L'urètre est un conduit qui a comme origine l'ostium de l'urètre (*ostium urethrae internum*) au niveau de la partie antérieure et inférieure du trigone vésical, et comme terminaison le méat urinaire (*ostium urethrae externum*). Il permet l'évacuation de la vessie.

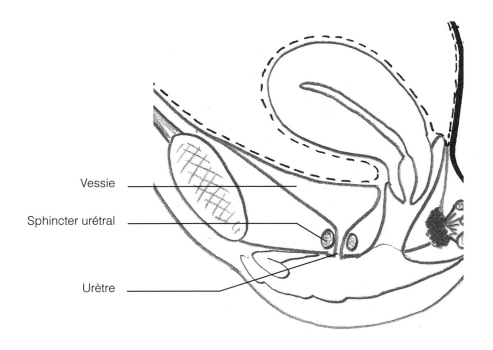

Vessie

Sphincter urétral

Urètre

Urètre chez la femme (coupe sagittale médiane)

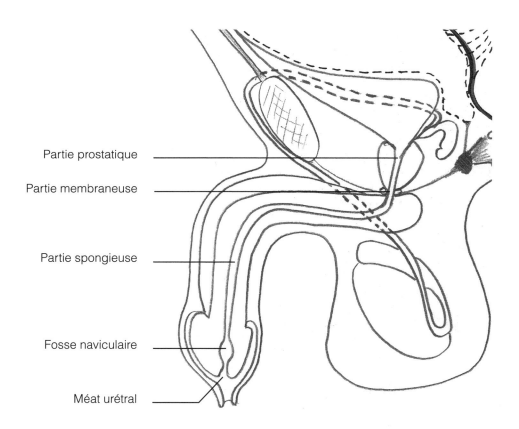

Partie prostatique

Partie membraneuse

Partie spongieuse

Fosse naviculaire

Méat urétral

Urètre chez l'homme (coupe sagittale médiane)

2.   Urètre féminin

L'urètre féminin (*urethra femina*) est un conduit qui mesure en moyenne trois à quatre centimètres de long pour un diamètre de sept millimètres. Il prolonge le col de la vessie. Il présente une portion pelvienne deux à trois centimètres en arrière du pubis, puis s'engage entre les fibres médiales du muscle élévateur de l'anus, dans la fente uro-génitale, où il chemine contre le vagin, en arrière du plexus veineux pré-vésical. Sa portion périnéale est dans la cloison urétro-vaginale. Il traverse les fascias du périnée. L'ostium externe de l'urètre s'ouvre une vingtaine de millimètres en arrière du clitoris, et en avant du tubercule vaginal.

3.   Urètre masculin

a. Définition

L'urètre masculin (*urethra masculina*) est un conduit de 16 à 18 centimètres de long, et de sept millimètres de diamètre, reliant la vessie au méat urétral, à l'extrémité du pénis.

b. Origine

L'urètre prolonge le col de la vessie.

c. Trajet

L'urètre masculin comprend trois portions :
- une portion prostatique (*pars prostatica*) de deux à trois centimètres de long, qui traverse la prostate depuis sa base jusqu'à son sommet ;
- une portion membraneuse (*pars membranacea*) d'un centimètre de long qui traverse la membrane périnéale ou fascia inférieur du diaphragme uro-génital. Il est en rapport avec le sphincter strié de l'urètre ;
- une portion spongieuse (*pars spongiosa*) de douze centimètres de long en moyenne.

Tout au long de son trajet, l'urètre masculin présente trois dilatations : le sinus prostatique (*sinus prostaticus*), le cul-de-sac bulbaire sur la portion proximale de son trajet spongieux, et la fosse naviculaire (*fossa navicularis urethrae*) lors de la traversée du gland.

d. Terminaison

L'urètre masculin se termine par le méat urinaire externe au sommet du gland.

e. Aspect endoscopique

Au niveau du carrefour uro-génital se trouve la saillie médiane du colliculus séminal (*colliculus seminalis*), dont le sommet présente une fente qui communique avec l'utricule prostatique (*utriculus prostaticus*). Les conduits éjaculateurs s'abouchent de part et d'autre du colliculus séminal. Latéralement s'observent les orifices des conduits excréteurs de la prostate. Au niveau du cul-de-sac bulbaire se trouvent les orifices des glandes bulbo-urétrales (*glandulae urethrales*) dont les sécrétions ont une action lubrifiante sur les parois de l'urètre. Au niveau de l'urètre spongieux se trouvent des dépressions tubulaires, les lacunes urétrales (*lacunae urethrales*). Au niveau de la fosse naviculaire se trouve une valvule (*valvula fossa navicularis*), repli muqueux situé sur la paroi dorsale de l'urètre.

f. Structure

L'urètre comprend une muqueuse qui est un épithélium cylindrique stratifié dans la portion prostatique, et un épithélium pavimenteux stratifié dans sa portion spongieuse. La sous-muqueuse contient des formations vasculaires et nerveuses. La musculeuse est formée de fibres lisses longitudinales internes et circulaires externes.

g. Vascularisation et innervation

Les artères de l'urètre proviennent des artères prostatiques dans sa portion prostatique, et de l'artère pudendale interne dans son trajet spongieux. Les veines se drainent dans le plexus veineux pré-prostatique de Santorini, dans les plexus vésicaux, prostatiques et périnéaux. Les lymphatiques rejoignent ceux du pénis et de la prostate. Les nerfs proviennent du plexus hypogastrique inférieur et du nerf pudendal.

Chapitre 14
APPAREIL GÉNITAL FÉMININ

L'appareil génital féminin (*organa genitalia femina*) est composé des organes génitaux internes féminins (ovaires, trompes utétines, utérus, vagin), et des organes génitaux externes féminins (vulve et ses annexes).

I. TERMINOLOGIE

1. Ovaire

Ovaire apparaît en français chez Denis en 1673. Avant cette date, la glande génitale féminine était désignée par « testicule féminin ». Le terme *ovarium* se trouve dans un ouvrage de Fabrice de Aquapendente paru en 1621, deux ans après sa mort. Malpighi, en 1689, introduit le terme de *corpus luteum* pour désigner le corps jaune. Von Baer, en 1827, distingue l'ovule du follicule ovarien.

L'activité cyclique de l'ovaire est rapportée par Raciborski en 1843 dans une note à l'Académie des Sciences. Il indique : « À chaque menstruation, un follicule vient former une saillie à la surface de l'ovaire et subit ensuite une rupture ». En 1898, Prenant décrit le corps jaune comme une glande endocrine du fait de son abondante vascularisation en l'absence de canal excréteur. Bouin, en 1902, décrit une dualité glandulaire dans l'ovaire entre le corps jaune et les cellules interstitielles. E. Allen, Doisy et Courrier (1923, 1924) mettent en évidence une substance folliculaire qui entraîne une hyperhémie et une hypersécrétion du tractus génital chez la femelle castrée. Cette « folliculine » est constituée d'œstrogènes que E. Allen, Pratt et Doisy trouvent dans les follicules ovariens de la femme. En 1929, Doisy, Veter, Thayer et Butenandt isolent le premier œstrogène cristallisé. En 1936, Pratt isole la progestérone du corps jaune.

Le terme latin *ovarium* utilisé par la nomenclature anatomique internationale dérive du grec ôophoros, ωοφορος, « qui porte des œufs » (ôon, ωον) ou des ovules. Les nomenclaturistes français proposent l'adjectif ovarique plutôt que ovarien qui est le terme traditionnel. Les termes d'oophorite, d'oophorectomie et de oophoralgie sont synonymes d'ovarite, d'ovariectomie et d'ovarialgie. La nomenclature internationale latine utilise aussi **la racine grecque ôophoron** dans deux mots :
- époophoron, qui désigne l'organe de Rosenmüller ou épovarium, reliquat du canal mésonéphrotique de Wolff en regard de l'ovaire,
- paroophoron ou paraoophore ou parovarium, qui est un reliquat de même origine que le précédent, situé en dessous de l'ovaire.

2. Utérus

Utérus apparaît dans l'*Anatomie Universelle* de Paré en 1560, pour désigner l'organe de la gestation. Paré utilise aussi le terme « amary » pour désigner l'utérus. Amary, d'après Greimas, est à rapprocher d'amarir, affliger, dérivé de amartano, αμαρτανω, commettre une faute. Mais le terme amary peut être aussi rapproché du sanscrit amatra, vase (Chantraine). Utérus dérive du sanscrit « udaram » (Rey). Chez les Grecs antiques, les mots « gaster » (γαστερ), « hystera » (υστερα), « delphus » (δελφυς) et « meter » (μετερ) désignent l'utérus.

La racine « hystera » est à l'origine des mots : hystérographie, hystérectomie, hystéropexie, hystérie, hystérocèle, hystéroptôse (chute de l'utérus)…

« Matrice » apparaît en français en 1265 dans les gloses de Rachi, du bas latin matrice, issu du latin *matrix*, dérivé du grec « meter ». « Meter » a donné la racine « metra », à l'origine des mots : métrite, métrorragie, mésomètre (méso de l'utérus). Le terme de cornes utérines est dû, d'après Galien, à Hérophile (−335, −280) : ce dernier comparait les deux prolongements du fond de l'utérus vers les trompes, à des cornes.

Le terme *tuba uterina*, traduit par trompe (1690), pour désigner le conduit qui relie l'ovaire à la cavité utérine, est introduit par Fallope (*Observationes anatomicae*, Venise, 1569) ; avant lui, les trompes étaient décrites comme des équivalents des conduits spermatiques. Le terme *tuba* a donné comme dérivés tubaire, tubectomie. « Tuba » désigne également un instrument à vent en forme de trompe droite. Salpinx, σαλπιγξ, en grec, a donné de nombreux termes médicaux dérivés : salpingite, pachysalpingite, salpingectomie, salpingoplastie, salpingolyse, salpingographie, salpingopexie…

3.   Vagin

Vagin (*vagina*) apparaît en français en 1668 selon Richelet, du latin *vagina*, gaine, étui, fourreau pour une épée. En grec, plusieurs mots sont utilisés pour désigner le vagin :
- colpos, (κολπος) qui signifie aussi sein, entrailles, intérieur du Royaume d'Hadès ;
- élytron (ελυτρον) qui signifie aussi fourreau, citerne, enveloppe, étui, écosse d'un fruit.

À partir de « vagin » sont formés des mots tels que vaginite, vaginisme, vaginal, vaginoscopie… À partir de « colpos » sont formés des mots tels que colpite (inflammation du vagin), colpodynie (douleur du vagin), colpocèle (hernie vaginale)… À partir d'« élytron » sont formés des mots tels que élytrocèle (hernie du vagin à travers le périnée), élytroptôse (chute du vagin), élytrorragie (saignement par le vagin)…

Hymen dérive du grec Humen, υμην, qui désigne une membrane qui enveloppe un corps ou qui ferme l'orifice du vagin.

II.   OVAIRES

Les ovaires (*ovarium*, <u>ovary</u>) sont les gonades féminines. Elles produisent les gamètes femelles, ovocytes ou ovules (*ovocytus*), et ont une fonction endocrine par leur sécrétion d'hormones ovariennes : œstrogène et progestérone.

1.   Morphologie externe

L'ovaire apparaît en cœlioscopie comme une masse ovoïde blanchâtre. La surface de l'ovaire présente des bosses correspondant aux follicules, et des creux correspondant à des cicatrices de l'ovulation. Si l'examen cœlioscopique est pratiqué juste après les règles, une ou plusieurs bosselures jaune clair sont visibles à la surface de l'ovaire : ce sont des *corpus albicans* qui correspondent à des follicules.

Le développement du follicule dominant est associé à l'augmentation du volume de l'ovaire. L'ovulation correspond à la rupture folliculaire, elle est parfois associée à un saignement. Après l'ovulation, le follicule restant forme une saillie déprimée en son centre qui correspond au corps jaune. Les kystes fonctionnels de l'ovaire peuvent correspondre soit à des kystes folliculaires (qui se forment aux dépens des follicules lors de la première partie du cycle), soit à des kystes lutéaux (qui se forment aux dépens du corps jaune). La présence de points noirs ou bleutés à la surface de l'ovaire peut être due à une endométriose.

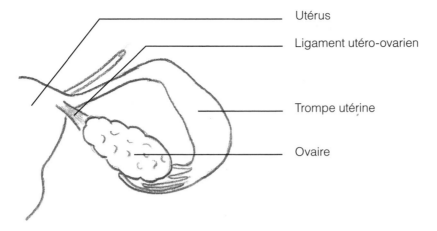

Utérus

Ligament utéro-ovarien

Trompe utérine

Ovaire

Vue supérieure de l'ovaire droit (vue opératoire)

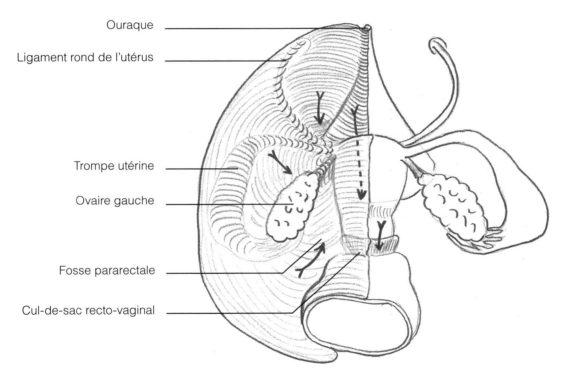

Ouraque

Ligament rond de l'utérus

Trompe utérine

Ovaire gauche

Fosse pararectale

Cul-de-sac recto-vaginal

Situation des ovaires dans le pelvis (vue supérieure opératoire).
La moitié droite du pelvis est dépourvue de péritoine, alors qu'à gauche,
le péritoine pariétal recouvre les organes pelviens « comme un drap humide
sur des cordes à linge », formant les replis du ligament large, et des culs-de-sacs

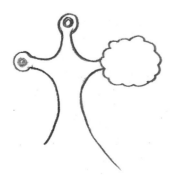

Coupe para-sagittale montrant les attaches
du péritoine sur le bord mésovarique
de l'ovaire

Chaque ovaire présente une face médiale (*facies medialis*), une face latérale (*facies lateralis*), un bord libre postérieur (*margo liber*) et deux pôles : un pôle tubaire (*extremitas tubaria*) et un pôle utérin (*extremitas uterina*).

Le hile de l'ovaire (*hilus ovarii*) se situe à son bord mésovarique ou antérieur (*margo mesovaricus*). C'est dans le hile ovarien que se trouvent les artères et les veines ovariennes, des vaisseaux lymphatiques et des nerfs (avec des cellules ganglionnaires, le ganglion ovarique de Winterhalter (1896), et des cellules du hile en contact avec des fibres nerveuses de faible calibre).

2. Morphologie interne

L'ovaire, vu en coupe, présente quatre couches de tissus de la superficie à la profondeur :
- l'**épithélium superficiel** (*epithelium superficiale*) forme la zone corticale de l'ovaire. C'est un épithélium cubique formé d'une couche de cellules avides de colorants. Cet épithélium est en continuité avec l'épithélium péritonéal au niveau de la ligne décrite par Farr et Waldeyer (1896), la ligne limitante du péritoine (*margo limitans peritonei*) ;
- l'**albuginée** (*tunicae albuginea*) est une région pauvre en cellules, riche en substance fondamentale, située sous l'épithélium. Elle peut s'épaissir dans certaines pathologies comme le syndrome de Stein-Leventhal (1935) ;
- la **zone parenchymateuse** (*zona parenchymatosa*) ou stroma cortical (*stroma ovarii*) est constituée de cellules fibroblastiques parfois chargées de lipides. Ces cellules s'organisent autour des follicules évolutifs ;
- la **zone vasculaire** (*zona vasculosa*) ou région médullaire de l'ovaire est formée de tissu conjonctif lâche parcouru par des artères spiralées. Cette région change de forme en fonction du degré de développement des follicules.

Les follicules ovariens se trouvent dans l'ovaire sous des formes différentes selon leur degré de maturation : les follicules ovariens primaires (*folliculus ovarici primarii*, ovarian follicle) décrits par De Graaf en 1672, les follicules ovariens vésiculaires (*folliculus ovarici vesiculosi*, vesicular ovarian follicle) décrits comme des vésicules par De Graaf.

Dans ces follicules se trouve un ovule (*ovocytus*). Les follicules présentent une paroi ou thèque (*theca folliculi*) subdivisée en tunique interne (*tunica interna*) cellulaire et tunique externe (*tunica externa*) fibreuse. C'est dans la thèque que la sécrétion œstrogénique est observée. Les cellules interstitielles de l'ovaire proviendraient des cellules thécales et sécrètent aussi des œstrogènes.

Le corps jaune (*corpus luteum*) est ce qui reste du follicule après l'ovulation. Ce n'est qu'après la puberté que les corps jaunes apparaissent, témoignant de la sécrétion progestative de l'ovaire. Selon les conditions physiologiques de l'ovaire, on distingue le corps jaune de menstruation (*corpus luteum menstruationis*) et le corps jaune de gestation (*corpus luteum graviditatis*).

3. Situation

Les ovaires apparaissent dans la cavité péritonéale, non recouverts de péritoine, de part et d'autre de l'utérus. Le péritoine se fixe sur le bord antérieur de l'ovaire en dessinant la ligne limitante du péritoine (Farr et Waldeyer, mais usuellement attribuée à Farr uniquement, « ligne de Farr », 1896, *margo limitans peritonei*) et circonscrivant le hile de l'ovaire situé au bord mésovarique de l'ovaire, en avant de l'ovaire.

L'ovaire est situé, chez la femme jeune, dans la fosse ovarienne (Krause, 1841), limitée :
- en arrière, par les vaisseaux iliaques internes et l'uretère,

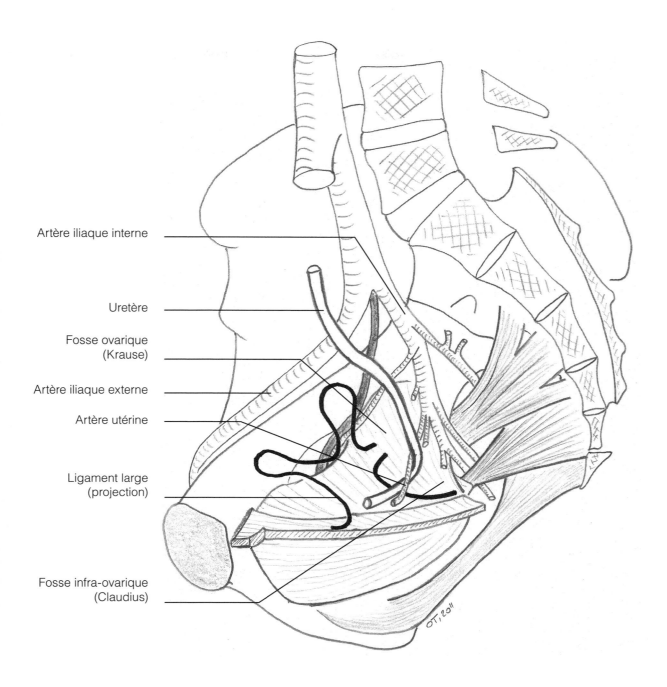

Artère iliaque interne

Uretère

Fosse ovarique
(Krause)

Artère iliaque externe

Artère utérine

Ligament large
(projection)

Fosse infra-ovarique
(Claudius)

Vue médiale de la paroi pelvienne montrant les projections pariétales de l'ovaire droit

- en avant, par le ligament large,
- en haut, par les vaisseaux iliaques externes,
- en bas, par l'origine des artères ombilicale et utérine.

La fosse ovarienne est croisée par le nerf obturateur sous le péritoine (névralgie obturatrice et ovulation), et par les vaisseaux obturateurs.

Chez la multipare, l'ovaire migre en direction du cul-de-sac recto-vaginal (de Douglas), dans la fossette infra-ovarienne (Claudius, 1865), limitée :
- en avant par l'artère utérine et l'uretère,
- en arrière par le sacrum.

La fossette infra-ovarienne répond aux vaisseaux et aux nerfs glutéaux.

4.   Moyens de fixité

- L'ovaire est fixé au ligament large par le mésovarium (*mesovarium*).
- Le pôle utérin de l'ovaire est relié à l'utérus par le ligament propre de l'ovaire (*ligamentum ovarii proprium*).
- Le pôle tubaire de l'ovaire est relié à la paroi du pelvis par le ligament suspenseur de l'ovaire (*ligamentum suspensorium ovarii*). Il est en outre fixé à l'infundibulum tubaire par le ligament tubo-ovarien qui sous-tend la frange ovarique (J. Richard, thèse de Paris, 1851, *fimbria ovarica*).

5.   Vascularisation

a. Vascularisation artérielle de l'ovaire

La vascularisation artérielle de l'ovaire est essentiellement assurée par l'artère ovarique, branche collatérale de l'aorte abdominale. Accessoirement, l'ovaire est vascularisé par le rameau ovarique de l'artère utérine, et par le rameau tubaire de l'artère utérine.

Si le plus souvent, c'est l'artère ovarique qui prédomine, il existe toutefois de nombreuses variations entre ces trois sources artérielles (Mocquot et Rouvillois, 1938). Nous n'insisterons dans ce chapitre que sur l'artère ovarique (pour les branches issues de l'artère utérine, se reporter au chapitre sur l'utérus).

L'**artère ovarique** (*arteria ovarica*) :

- Origine : elle naît de l'aorte abdominale, en regard du disque intervertébral L2-L3 ;
- Trajet : elle croise la veine cave inférieure à droite, le muscle psoas à gauche, puis elle surcroise l'uretère et rejoint le ligament suspenseur de l'ovaire. Elle croise les vaisseaux iliaques internes puis passe sous le ligament large ;
- Terminaison : elle se termine au niveau du pôle tubaire de l'ovaire en donnant un rameau tubaire (*ramus tubarius*), et un rameau ovarien (*ramus ovaricus*). Le rameau ovarien rejoint le bord mésovarique de l'ovaire. Il donne une dizaine de branches qui pénètrent dans l'ovaire et se distribuent en réseaux périfolliculaires et intrafolliculaires (Testut) ;
- Branches collatérales : rameaux urétériques (*rami ureterici*).

b. Vascularisation veineuse de l'ovaire

Les veines de l'ovaire sont issues des veines périfolliculaires et intrafolliculaires. Elles forment un riche réseau dans la partie médullaire de l'ovaire et rejoignent le hile

(« bulbe de l'ovaire » de Richet). Elles quittent l'ovaire au niveau du hile en formant un plexus pampiniforme (*plexus pampiniformis*) qui se draine dans la veine ovarique (*vena ovarica*). La veine ovarique droite rejoint la veine cave inférieure ; la veine ovarique gauche rejoint la veine rénale gauche. Les veines ovariques croisent l'uretère en regard de la quatrième vertèbre lombaire (L4). L'uretère peut être comprimé, surtout à droite, lors de la dilatation de la veine ovarique droite pendant la grossesse (syndrome de la veine ovarique).

c. Lymphatiques de l'ovaire

Les vaisseaux lymphatiques de l'ovaire prennent naissance dans les parois des follicules et dans les parois des corps jaunes. Ils rejoignent la région médullaire de l'ovaire puis le hile où ils forment un plexus subovarien d'où partent cinq ou six collecteurs qui rejoignent les lymphonœuds préaortiques, juxta-aortiques, précaves et latéro-caves.

6. Innervation

Les nerfs de l'ovaire forment un plexus péri-artériel autour de l'artère ovarique. Ce sont des nerfs vasomoteurs et des nerfs sensitifs. Ils rejoignent le hile de l'ovaire et se distribuent aux muscles lisses, aux follicules et aux couches superficielles de l'ovaire. Les nerfs de l'ovaire sont connectés aux ganglions cœliaques, aux ganglions aortico-rénaux, au ganglion mésentérique supérieur et au plexus intermésentérique.

III. TROMPE UTÉRINE

La trompe utérine ou salpinx (*tuba uterina*, Fallope, uterine tube or uterine fallopian tube) est un conduit musculo-membraneux qui relie l'ovaire à la corne de l'utérus. Elle recueille l'ovule à la surface de l'ovaire et l'achemine dans la cavité utérine (ce qui lui a valu le nom d'oviducte). C'est le lieu normal de la fécondation, qui peut être anormalement le siège de la nidation (grossesse extra-utérine tubaire).

1. Morphologie externe

La trompe utérine (« trompe de Fallope ») a une longueur moyenne de 10 à 12 centimètres, avec des extrêmes de quatre centimètres (Beigel) à 18 centimètres (Barkom). Le diamètre externe est de deux à quatre millimètres près de l'utérus, et de six à huit millimètres près de l'ovaire au niveau de l'ampoule.

Fallope comparait la trompe utérine à une trompe de chasse :

– l'**infundibulum de la trompe utérine**, partie latérale évasée correspondant au pavillon de la trompe (*infundibulum tubae uterinae*, infundibulum signifie entonnoir). L'infundibulum de la trompe présente un bord irrégulier découpé en une série de languettes de 10 à 15 millimètres qui ont reçu le nom de franges de la trompe (*fimbriae tubae*). Parmi ces franges, une plus longue que les autres (20 à 30 millimètres) forme la frange ovarique (*fimbria ovarica* ; Richard, 1851) ou ligament tubo-ovarique. Elle relie le pavillon à l'extrémité tubaire de l'ovaire. Le sommet de l'infundibulum de la trompe est creusé par l'ostium abdominal (*ostium abdominale*) qui met en communication la cavité abdominale et la lumière de la trompe ;

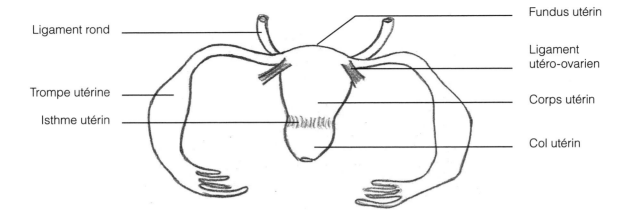

Ligament rond

Trompe utérine

Isthme utérin

Fundus utérin

Ligament utéro-ovarien

Corps utérin

Col utérin

Utérus en vue postéro-supérieure, donc en vue opératoire lorsque l'utérus est antéversé (cas le plus fréquent)

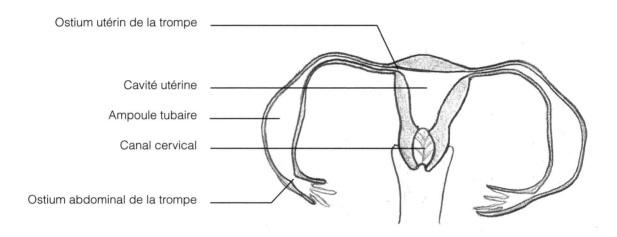

Ostium utérin de la trompe

Cavité utérine

Ampoule tubaire

Canal cervical

Ostium abdominal de la trompe

Coupe frontale de l'utérus et des trompes

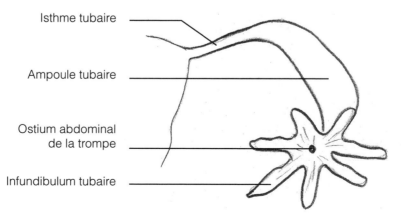

Isthme tubaire

Ampoule tubaire

Ostium abdominal de la trompe

Infundibulum tubaire

Trompe utérine, vue intra-abdominale

- l'**ampoule de la trompe utérine** (*ampulla tubae uterinae*, Henlé), portion de la trompe comprise entre le sommet de l'infundibulum et l'isthme, en moyenne de sept à huit centimètres de long et de huit à neuf millimètres de diamètre. Cette portion décrit une anse à concavité inférieure ;

- l'**isthme de la trompe** (*isthmus tubae uterinae*, Barkow, 1866), partie horizontale de la trompe de cinq centimètres de long, qui relie l'ampoule à la partie utérine. Entre le ligament rond et la trompe utérine se forme la fossette pré-ovarienne (Waldeyer, 1892) ;

- la **partie utérine de la trompe** (*pars uterina*) traverse le myomètre sur une longueur d'un centimètre. Sur une coupe, elle prolonge les cornes de l'utérus. L'orifice de la trompe dans la cavité utérine forme l'orifice utérin de la trompe (*ostium uterinum tubae*).

2. Morphologie interne

La trompe utérine présente une **lumière** (*lumen*) qui relie l'ostium utérin à l'ostium abdominal. Le diamètre de la lumière de la trompe est de 0,2 millimètre au niveau de la partie utérine de la trompe, de 1 à 1,5 millimètre au niveau de l'isthme. Il s'élargit au niveau de l'ampoule (sept à huit millimètres). La lumière tubaire présente des plis longitudinaux ou plis tubaires (*plicae tubariae*) qui sont particulièrement développés au niveau de l'ampoule. Ce sont des systèmes de guidage des ovules et des spermatozoïdes qui favorisent leur rencontre.

La **muqueuse** (*tunica mucosa*) tapisse la lumière de la trompe. Elle est plissée en formant les plis longitudinaux. Elle est revêtue d'un épithélium cylindrique unistratifié muni de cils, sur un chorion renfermant des cellules conjonctives de type déciduales.

La **musculeuse** (*tunica muscularis*) est formée de fibres musculaires lisses réparties en une couche profonde circulaire et une couche superficielle longitudinale. La couche profonde peut former un sphincter au niveau de l'ostium abdominal (Pauerstein, 1969) et au niveau de l'isthme (Nakanishi, 1967).

La **séreuse** (*tunica serosa*) est formée de tissu fibreux qui enveloppe la trompe et se continue avec le mésosalpinx. Elle forme la couche profonde du péritoine.

3. Situation

La trompe utérine est située dans l'aileron supérieur du ligament large ou mésosalpinx, entre l'ovaire en arrière et le ligament rond en avant. Elle est fixée à l'ovaire par la frange ovarique. Du côté utérin, elle se continue avec l'utérus en pénétrant dans la corne de l'utérus.

4. Vascularisation

Les **artères** de la trompe utérine sont les rameaux tubaires de l'artère ovarique et de l'artère utérine qui s'anastomosent dans le mésosalpinx en une ou deux arcades. La répartition entre le territoire de l'artère utérine et l'artère ovarique est variable (Koritké, 1967).

Les **veines** de la trompe utérine sont issues des réseaux capillaires de la muqueuse et de la musculeuse. Elles forment un réseau veineux autour de la trompe qui rejoint les veines utérines et ovariques.

Les **lymphatiques** de la trompe utérine naissent des différentes tuniques de la paroi de la trompe et se drainent dans des collecteurs situés dans le mésosalpinx. Ils rejoignent les collecteurs lymphatiques de l'ovaire (Galtsanov, 1963).

5. Innervation

Les nerfs de la trompe utérine proviennent des nerfs de l'ovaire et de l'utérus. Ils cheminent dans le mésosalpinx en suivant le trajet des vaisseaux (Latarjet et Rochet, 1931).

Ces nerfs sont reliés entre autre au tronc sympathique latéro-vertébral, entre la 10e vertèbre thoracique (Th10) et la deuxième vertèbre lombaire (L2), ce qui explique certaines douleurs projetées dorsales et lombaires dans les pathologies tubaires. Les parois de la trompe utérine renferment des corpuscules de Paccini (1840), des fibres sympathiques post-ganglionnaires et des fibres parasympathiques préganglionnaires (Chiara, 1959, Kubo, 1970).

IV. UTÉRUS

L'utérus (*uterus*, uterus) est un muscle lisse creux, organe de la gestation, moteur de l'accouchement. Sa cavité est recouverte d'une muqueuse caractéristique par ses modifications cycliques après la puberté, et qui se transforme en cas de grossesse.

1. Morphologie externe

L'utérus a un aspect piriforme, avec un sommet inférieur, le col utérin (*cervix uteri*), et une base supérieure, le fundus de l'utérus (*fundus uteri*) où se fixent les trompes utérines. L'utérus est constitué d'une partie supérieure renflée, le corps de l'utérus (*corpus uteri*), et d'une partie inférieure conique, le col de l'utérus (*cervix uteri*). Le col et le corps de l'utérus sont séparés par une zone rétrécie : l'isthme utérin (*isthmus uteri*).

Le **corps de l'utérus** se présente comme une masse aplatie, convexe, avec une face vésicale (*facies vesicalis*), une face intestinale (*facies intestinales*), deux bords latéraux et une base supérieure constituant le fundus utérin. À l'union des bords latéraux et du fundus utérin apparaissent les cornes utérines où s'insèrent de chaque côté la trompe utérine, le ligament rond de l'utérus en avant et le ligament propre de l'ovaire ou ligament utéro-ovarien en arrière.

L'**isthme de l'utérus** présente une région appelée bourrelet de contraction (Bandl, 1876 ; Goerttler, 1930) située juste au-dessus de l'orifice interne du col utérin.

Le **col de l'utérus** a un aspect cylindrique, de quatre à cinq centimètres de long. Sa face externe donne insertion au vagin ; cette insertion se fait en avant à l'union entre le tiers inférieur et les deux tiers supérieurs du col, et en arrière à l'union entre le tiers supérieur et les deux tiers inférieurs. Ainsi, l'insertion du vagin dessine une bande de six à huit millimètres de large, oblique en bas et en avant. Cette bande vaginale divise le col en une portion supra-vaginale (*portio supravaginalis*) au-dessus de la bande vaginale, et une portion vaginale en-dessous de cette bande (*portio vaginalis*).

La portion vaginale du col est visible dans le fond du vagin lors de l'examen au spéculum. Elle présente à son sommet l'ostium externe de l'utérus (*ostium uteri externum*) qui correspond à l'orifice externe du canal cervical. Cet ostium est souvent aplati d'avant en arrière, ce qui détermine une lèvre antérieure (*labrum anterius*) et une lèvre postérieure (*labrum posterius*), en « museau de tanche ». Chez la nulligeste, cet orifice est punctiforme ou circulaire.

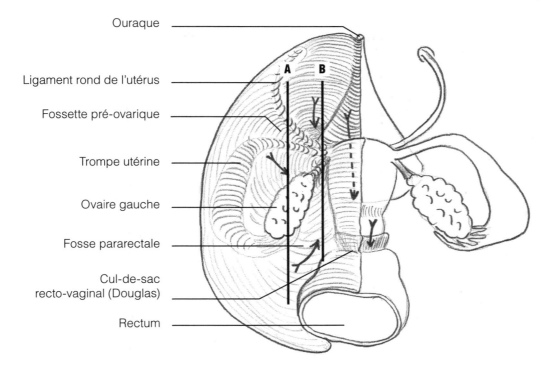

Ouraque

Ligament rond de l'utérus

Fossette pré-ovarique

Trompe utérine

Ovaire gauche

Fosse pararectale

Cul-de-sac
recto-vaginal (Douglas)

Rectum

Situation de l'utérus dans le pelvis (vue supérieure opératoire).
La moitié droite du pelvis est dépourvue de péritoine alors qu'à gauche,
le péritoine pariétal recouvre les organes pelviens « comme un drap humide
sur des cordes à linge », formant les replis du ligament large et des culs-de-sacs.

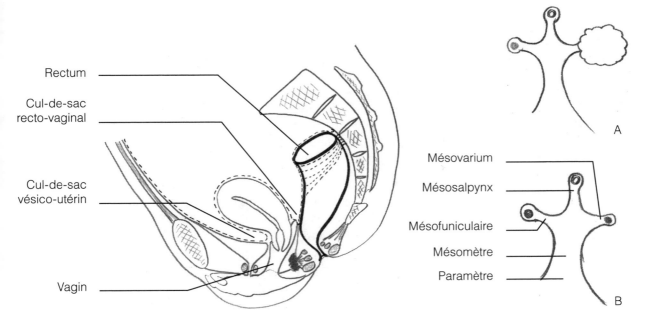

Rectum

Cul-de-sac
recto-vaginal

Cul-de-sac
vésico-utérin

Vagin

A

Mésovarium

Mésosalpynx

Mésofuniculaire

Mésomètre

Paramètre

B

Coupe sagittale médiane du pelvis féminin montrant la situation de l'utérus

2.   Cavité utérine et canal cervical

En coupe frontale, ou sur une hystérographie, apparaissent la cavité utérine et le canal cervical, creusés dans le muscle utérin.

La cavité utérine (*cavum uteri*, <u>uterine cavity</u>) est un espace virtuel en dehors de la grossesse. Sur une coupe transversale de l'utérus, la lumière de la cavité utérine apparaît comme une fente entre la paroi dorsale et la paroi ventrale de l'utérus. Sur une coupe frontale, elle apparaît triangulaire, avec une base supérieure répondant au fundus utérin, prolongée par les cornes de l'utérus droite et gauche (*cornu uteri dexter et sinister*), qui se prolongent jusqu'aux ostiums tubaires, et un sommet représenté par l'ostium interne du canal cervical. La cavité utérine est limitée latéralement par un bord droit (*margo uteri dexter*) et un bord gauche (*margo uteri sinister*).

Le canal du col utérin ou canal cervical (*canalis cervicis uteri*) est un espace toujours ouvert, dont l'étanchéité est fonction du volume et de la texture de la glaire cervicale. Il présente un orifice interne au sommet de la cavité utérine (*ostium uteri internum*) et un ostium externe dans la cavité vaginale (*ostium uteri externum*). La paroi du canal cervical est marquée par la présence de plis palmés (*plicae palmatae*) et de glandes cervicales (*glandulae cervicales uteri*).

Pour les cliniciens, la hauteur de la cavité utérine est la distance entre le fond de l'utérus et l'ostium externe de l'utérus ; mesurée par un hystéromètre, elle est de 50 à 65 millimètres en moyenne.

3.   Morphologie interne

a. Morphologie interne du corps de l'utérus

Les parois du corps de l'utérus sont constituées de quatre couches ou tuniques (*tunica*) de l'intérieur vers l'extérieur. La tunique muqueuse ou **endomètre** (*endometrium, tunica mucosa*) forme la muqueuse utérine. Elle présente un épithélium superficiel composé de cellules ciliées, de cellules non ciliées et de cellules intercalaires. Le chorion est muni de glandes (*glandulae uterinae*) richement vascularisées.

La structure de l'endomètre varie en fonction du cycle. L'endomètre s'épaissit progressivement et devient favorable à la nidation de l'embryon en deuxième partie de cycle. En fin de cycle, un phénomène de desquamation massive de l'endomètre est responsable d'un saignement cyclique : ce sont les règles ou menstruations.

La tunique musculeuse ou **myomètre** (*myometrium, tunica muscularis*) présente une couche interne avec des fibres musculaires lisses longitudinales profondes et circulaires superficielles, une couche moyenne avec des fibres plexiformes, et une couche externe constituée de fibres musculaires longitudinales superficielles et transversales profondes.

La **tunique séreuse** ou périmétrium (*perimetrium, tunica serosa*) est formée par le péritoine. Sous la tunique séreuse est la **tunique sous-séreuse** (*tela subserosa*) faite de tissu conjonctif lâche.

b. Morphologie interne du col de l'utérus

En clinique, le canal cervical est désigné par le terme « **endocol** ». Sa muqueuse forme des saillies arborescentes avec un aspect festonné dû à la présence de cryptes glandulaires. Les saillies sont disposées en arbre de vie appelés plis palmés (*plicae palmatae*). Elles renferment des cellules caliciformes et des glandes mucipares qui peuvent être à l'origine de kystes (œufs de Naboth, 1707). Le mucus cervical renferme du sel, des acides aminés, des sucres, des lipides et des enzymes. Il a une activité antibactérienne (lysozyme, lactoferrine). Il est responsable de la « perméabilité physiologique temporaire du col » (Seguy et Vimeux, 1933) pour les spermatozoïdes par son pH alcalin, sa viscosité, sa composition variable en fonction de l'imprégnation œstrogénique. Le mucus est translucide, abondant et filant en phase préovulatoire (œstrogénique), alors qu'il est épais, blanc, opaque, adhérent en deuxième partie du cycle (sous l'influence de la progestérone).

Au niveau de la partie vaginale du col utérin, la muqueuse du col utérin est de type malpighien. On parle d'« **exocol** » en clinique. La muqueuse de l'exocol est de la même nature que la muqueuse vaginale. Son aspect est rose pâle.

Il existe dans la région de l'ostium externe du canal cervical une zone de transition entre la muqueuse sécrétante endocervicale et la muqueuse malpighienne exocervicale (**zone de jonction**). C'est la zone élective où se développent les cancers du col de l'utérus dont le traitement aux stades peu évolués se fait par exérèse de la zone de jonction à l'aide d'une conisation. La situation de cette zone de jonction est en constante évolution au cours de la vie génitale : elle est endo-cervicale avant la puberté, elle déborde largement sur l'exocol lors des grossesses pour redevenir endocervicale après la ménopause.

L'exploration du col se fait à l'aide d'un colposcope (loupe binoculaire) et de colorations. Certains spécialistes du col prétendent connaître la vie de la patiente « rien qu'à voir son col ».

4.   Moyens de fixité

a. Péritoine

Bien que le péritoine (*peritoneum*) adhère au muscle utérin au niveau du fundus et des deux tiers supérieurs du corps, sur sa face antérieure ou vésicale et sur sa face postérieure ou intestinale, le péritoine est trop mince et trop déformable pour constituer un moyen de fixité efficace.

Le péritoine qui recouvre l'utérus est du péritoine pariétal. Ainsi, bien que recouvert de péritoine, et se développant dans l'abdomen, l'utérus est un organe sous-péritonéal.

b. Ligaments larges (*ligamentum latum*)

Les feuillets de péritoine qui recouvrent la face antérieure ou vésicale et la face postérieure ou intestinale du corps de l'utérus s'accolent sur les bords droit et gauche de l'utérus et se prolongent latéralement jusqu'à la paroi pelvienne en formant deux cloisons frontales droite et gauche : les ligaments larges. Chaque ligament large présente une portion supérieure et une portion inférieure ou mésomètre.

La portion supérieure est tendue des cornes utérines au détroit supérieur, renforcée par trois cordons qui convergent vers la corne utérine. Ces trois cordons sont la trompe utérine (*tuba uterina*), le ligament propre de l'ovaire ou ligament utéro-ovarien (*ligamentum ovarii proprium*) et le ligament rond (*ligamentum teres uteri, ligamentum genitoinguinale*). Ces trois cordons déterminent trois ailerons qui se prolongent en bas avec la portion inférieure du ligament large ou mésomètre en formant trois mésos :

- le mésosalpinx (*mesosalpinx*), déterminé par la trompe utérine ;
- le mésovarium (*mesovarium*), déterminé par les lames de péritoine rejoignant l'ovaire au niveau de la ligne de Farr et Waldeyer ;
- le méso du ligament rond de l'utérus ou méso-funiculaire (Kamina).

La portion inférieure du ligament large ou mésomètre (*mesometrium*) forme la base du ligament large. À ce niveau, les deux feuillets péritonéaux s'écartent en avant et en arrière sur le plancher pelvien. Ils recouvrent l'artère utérine, l'uretère, le plexus hypogastrique, les veines et les vaisseaux lymphatiques.

c. Paramètre

Le col de l'utérus et la partie supérieure du vagin sont englobés dans du tissu cellulaire qui est renforcé par des structures fibreuses transversales reliant l'utérus aux parois pelviennes latérales : le paramètre (*parametrium*, Virchow, 1850) et le ligament transverse (Mackenrodt, 1895). Un système fibreux longitudinal forme les lames sacro-recto-génitales (Delbet, 1895).

d. Ligament rond de l'utérus

Le ligament rond de l'utérus (*ligamentum teres uteri*, round ligament) est une bande-lette fibreuse de 10 à 15 centimètres de long, de deux à cinq millimètres de diamètre, reliant l'utérus à l'anneau inguinal. Il se fixe sur l'utérus près de la corne homolatérale, en avant et en dessous de la trompe utérine. Il soulève l'aileron antérieur du ligament large formé par le péritoine qui est adhérent. Il devient ensuite latéro-vésical (fossette para-vésicale), puis il croise les vaisseaux iliaques externes et rejoint le canal inguinal où il est en rapport avec un canal péritonéal borgne (Nück, 1692), reliquat du canal péritonéo-vaginal (*processus vaginalis peritonei*). Il se termine sur les téguments de la grande lèvre.

5.   Vascularisation

a. Vascularisation artérielle de l'utérus

L'utérus est vascularisé essentiellement par les artères utérines, accessoirement par des anastomoses avec les artères du ligament rond et les artères ovariques.

L'**artère utérine** (*arteria uterina*) naît de l'artère iliaque interne, parfois d'un tronc commun avec l'artère ombilicale. Son trajet présente de nombreuses flexuosités, ce qui permet son adaptation aux variations du volume de l'utérus pendant la grossesse.

Elle présente trois segments :

- un segment pariétal, contre la paroi pelvienne, jusqu'au voisinage de l'épine ischiatique. Elle est latérale par rapport à l'uretère ;
- un segment paramétrial transversal sous le ligament large. Elle y croise l'uretère à un travers de doigt de l'isthme de l'utérus ;
- un segment mésométrial oblique vers le haut. Après avoir décrit une crosse, elle rejoint le bord utérin qu'elle longe jusqu'à la corne utérine.

L'artère utérine se termine en deux rameaux, un rameau tubaire (*ramus tubarius*) qui longe la trompe utérine qu'il vascularise, et un rameau ovarique (*ramus ovaricus*) qui longe le bord mésovarique de l'ovaire.

Les branches collatérales de l'artère utérine sont de petit calibre dans son trajet pariétal (rameaux péritonéaux de Destot, 1895, rameau urétérique), plus volumineuses dans son trajet paramétrial puis mésométrial :

- rameaux vésico-vaginaux,
- artère cervico-vaginale,
- artère du ligament rond,
- artères pour l'utérus (rameaux cervicaux, rameaux corporéaux, artère du fundus utérin).

Les anastomoses sont nombreuses :

- au niveau de l'utérus, entre les rameaux gauches et les rameaux droits, dans la paroi utérine au niveau des plexus de la couche musculaire moyenne (couche myo-vasculaire) ;
- avec les artères de voisinage : artère épigastrique inférieure (*arteria epigastrica inferior*), artère du ligament rond, et surtout l'artère ovarique qui peut prendre une importance fonctionnelle pendant la grossesse.

b. Vascularisation veineuse de l'utérus

Les veines de l'utérus prennent leur origine dans la paroi de l'utérus, au niveau des différentes tuniques de l'utérus. Elles se collectent dans la couche musculaire moyenne où elles forment des sinus utérins qui se développent pendant la grossesse. Ces veines se drainent dans deux troncs veineux qui suivent les bords de l'utérus, l'un sur la face antérieure, l'autre sur la face postérieure. Ces troncs sont anastomosés entre eux, ils se drainent dans trois veines :

- les veines du ligament rond,
- les veines ovariques (*venae ovaricae*),
- les veines utérines (*venae uterinae*).

c. Lymphatiques de l'utérus

Ils ont été décrits pour la première fois par Méry en 1684. Ils prennent leur origine dans les trois tuniques de l'utérus (muqueuse, musculeuse et séreuse). Ces trois réseaux rejoignent le réseau péri-utérin (L. Testut) qui se draine dans cinq collecteurs lymphatiques (Leveuf et Godart, 1923) :

- les lymphatiques supérieurs rejoignent les lymphonœuds juxta-aortiques et préaortiques après avoir rejoint les lymphatiques ovariques ;
- les lymphatiques antérieurs pré-urétéraux suivent le ligament rond et rejoignent les lymphonœuds inguinaux superficiels ;
- les lymphatiques latéraux rejoignent les lymphatiques iliaques externes ;
- les lymphatiques iliaques internes suivent l'artère utérine et rejoignent les lymphonœuds de la bifurcation de l'artère iliaque commune ;
- les lymphatiques de la face postérieure du col utérin suivent le ligament utéro-sacré et rejoignent les lymphonœuds du promontoire.

6.   Innervation de l'utérus

Les nerfs de l'utérus proviennent du plexus hypogastrique inférieur. Deux pédicules sont individualisés :

- le pédicule cervico-isthmique issu de la partie antérieure du plexus hypogastrique inférieur et qui suit les vaisseaux utérins ;
- le pédicule corporéal issu de la partie postérieure du plexus hypogastrique inférieur en arrière des vaisseaux utérins, et qui constitue le nerf latéral de l'utérus (Latarjet, Rochet, 1922).

Il existe des fibres nerveuses à destinée musculaire ; des jonctions intercellulaires permettent une transmission des influx nerveux d'une cellule musculaire à l'autre.

Il existe également une innervation sensitive intrinsèque de l'utérus représentée par les corpuscules de Keiffer répartis surtout dans la partie isthmique de l'utérus. Leur stimulation lors de l'accouchement serait à l'origine de la régulation de l'activité motrice de l'utérus.

V.   VAGIN

Le vagin (*vagina*, vagina) est un conduit musculo-fibreux qui relie l'utérus à la vulve. C'est l'organe de la copulation. Il participe à la constitution de la filière de l'accouchement.

1.   Morphologie externe

Le vagin forme un cylindre aplati d'avant en arrière. Il mesure six à dix centimètres de long, son diamètre transversal est de 25 à 30 millimètres en moyenne. La cavité vaginale forme un H majuscule sur une coupe horizontale. Sa paroi ventrale (*paries ventralis*) correspond à la partie supérieure du H, sa paroi dorsale (*paries dorsalis*) correspond à la partie inférieure du H.

Au niveau de son extrémité distale, il est en continuité avec la vulve. Sa cavité a une forme elliptique et constitue l'orifice du vagin (*ostium vaginae*), plus ou moins rétréci par la membrane de l'hymen et ses caroncules (*hymen, caronculae hymenales*).

Au niveau de son extrémité proximale, le vagin forme un cul-de-sac regardant vers le bas, formant une voûte (*fornix vaginae*) autour du col utérin. Le fornix vaginal est plus profond en arrière qu'en avant. C'est là que le sperme est stocké après le coït, avant la traversée du canal cervical par les spermatozoïdes.

La muqueuse du vagin forme des rides (*rugae vaginales*) transversales et des colonnes (*columnae rugarum*) longitudinales. Il existe une colonne sur la paroi antérieure du vagin (*columna rugarum anterior*) qui se prolonge en bas vers l'orifice de l'urètre par la carène urétrale du vagin (*carina urethralis vaginae*). En haut, elle se bifurque en formant le triangle vaginal (Karl Pawlick, 1849-1914) qui répond au trigone vésical. Il existe une colonne sur la paroi postérieure du vagin (*columna rugarum posterior*). Ces deux colonnes peuvent se dédoubler.

2.   Morphologie interne

Les parois du vagin comportent trois couches de tissus :
- la tunique muqueuse (*tunica mucosa*) rosée est formée par un épithélium pavimenteux stratifié qui repose sur un chorion riche en fibres élastiques ;
- la musculeuse (*tunica muscularis*) est formée de fibres musculaires lisses disposées longitudinalement à la superficie, et en cercle à la profondeur ;
- l'adventice (*tunica adventitia*) blanchâtre est formée de tissu conjonctif renforcé par des fibres élastiques.

3.   Situation

Le vagin est un organe impair et médian. Il traverse l'excavation pelvienne en haut et le périnée en bas. Sur une coupe sagittale, le vagin apparaît situé en arrière de la vessie et de l'urètre (qui le séparent de la symphyse pubienne), et en avant du rectum. Sa direction est oblique en avant et en bas, avec un axe qui forme un angle de 65 à 75° avec l'horizontale. L'axe du vagin forme un angle de 90 à 110° avec l'axe de l'utérus lorsque la vessie est en réplétion (L. Testut).

La paroi antérieure du vagin est séparée de la vessie en haut et de l'urètre en bas par un fascia fibreux (Halban, 1901). La paroi postérieure du vagin est en rapport en haut avec le péritoine qui forme un cul-de-sac recto-vaginal (Douglas, 1730) entre le fornix vaginal postérieur et le rectum. Plus bas, le vagin est séparé du rectum par une cloison celluleuse recto-vaginale.

Latéralement, les parois du vagin sont en rapport dans sa partie supérieure avec le paramètre, dans sa partie moyenne avec le muscle élévateur de l'anus et dans sa partie inférieure avec le muscle transverse profond du périnée et le muscle constricteur de la vulve.

4.   Vascularisation

a. Vascularisation artérielle du vagin

Le vagin est vascularisé par trois artères, l'artère utérine, l'artère vaginale et l'artère rectale moyenne :

- l'**artère utérine** (*arteria uterina*) donne des rameaux vaginaux pour la partie supérieure du vagin ;
- l'**artère vaginale** (*arteria vaginalis*) naît de l'artère iliaque interne, de manière isolée ou d'un tronc commun avec l'artère précédente ou l'artère suivante. Les deux artères vaginales s'anastomosent au niveau des parois antérieure et postérieure en formant sur la ligne médiane les artères azygos du vagin (Testut). Elles irriguent la moitié inférieure du vagin ;
- l'**artère rectale moyenne** (*arteria rectalis media*) irrigue la portion inférieure de la paroi postérieure du vagin.

b. Vascularisation veineuse du vagin

Les veines du vagin se drainent sur les bord latéraux du vagin. Elles s'anastomosent et rejoignent les veines utérines, les veines vaginales et les veines rectales moyennes.

c. Lymphatiques du vagin

Les lymphatiques du vagin forment un réseau muqueux, un réseau musculaire et un réseau périvaginal. Ces réseaux se drainent dans trois pédicules :
- le pédicule supérieur qui rejoint les lymphatiques utérins,
- le pédicule moyen qui est satellite de l'artère vaginale et rejoint les lymphonœuds inter-iliaques et glutéaux,
- le pédicule inférieur qui rejoint les lymphonœuds sacrés.

Les lymphatiques de l'orifice du vagin se drainent dans les lymphonœuds inguinaux.

5.   Innervation

Les nerfs du vagin sont connectés à la partie inférieure du plexus hypogastrique inférieur. Le vagin reçoit aussi des fibres du nerf pudendal. Le chorion comporte des corpuscules de Krause (1860), des corpuscules du tact et des corpuscules génitaux analogues à ceux du clitoris (Testut).

VI.   VULVE

1.   Définition

La vulve (*vulva, pudendum*) comprend l'ensemble des organes génitaux externes de la femme : le mont du pubis, le vestibule, les grandes lèvres, les petites lèvres, le clitoris, les corps caverneux, les bulbes vestibulaires et les glandes vestibulaires majeures et mineures.

2.   Morphologie

En position gynécologique, la vulve s'inscrit dans un ovale à grand axe antéro-postérieur. Elle présente une dépression médiane, le vestibule (*vestibulum vaginae*) au fond duquel s'ouvrent l'orifice de l'urètre (*ostium uretrae*) et l'orifice du vagin (*ostium vaginae*).

La fente vulvaire (*rima pudendi*) est limitée par les petites lèvres (*labium minus pudendi*), replis cutanés enveloppant une lame fibro-élastique. Les petites lèvres se continuent en avant avec le prépuce du clitoris (*preputium clitoridis*), et se rejoignent en arrière au niveau de la commissure dorsale des lèvres (*commissura labiorum posterior*). En écartant les petites lèvres se trouve la fente vulvaire de six à huit centimètres de diamètre antéro-postérieur. On y trouve le vestibule de l'urètre en avant, surplombé par le clitoris, puis la papille urétrale où s'ouvrent les glandes vestibulaires mineures (*glandulae vestibulares minores*, Skene, 1880). En arrière, le vestibule du vagin est séparé des petites lèvres par le sillon nympho-hyménéal au fond duquel s'abouchent les glandes vestibulaires majeures (*glandulae vestibularis major*, Bartholin, 1677).

Les grandes lèvres (*labium majus pudendi*) sont des replis cutanéo-muqueux qui bordent les petites lèvres, d'une épaisseur variable de un à trois centimètres. Leur face latérale est recouverte de peau, leur face médiale est recouverte d'une muqueuse qui répond aux petites lèvres. En avant, les grandes lèvres se rejoignent au niveau de la commissure ventrale des lèvres (*commissura labiorum anterior*) et en arrière, au niveau de la commissure dorsale ou fourchette vulvaire. Il existe un muscle dartos labial plus ou moins développé.

Le mont du pubis (*mons pubis*, mont de Vénus, pubil, pénil) est la saille arrondie recouvrant la symphyse pubienne. Il est recouvert de poils à partir de la puberté. Il est formé par du tissu graisseux sous-cutané cloisonné par les expansions du ligament rond, du ligament suspenseur du clitoris et par les expansions fibro-élastiques des grandes lèvres.

3.   Corps érectiles

Le clitoris (*clitoris*) est formé de la juxtaposition des corps caverneux (*corpus caver-nosum clitoridis*). Les corps caverneux sont fixés sur la face médiale des branches ischio-pubiennes. Ils se prolongent en avant (*crus clitoridis*) pour former le corps du clitoris (*corpus clitoridis*) qui se coude et se termine par le gland (*glans clitoridis*). Le clitoris est

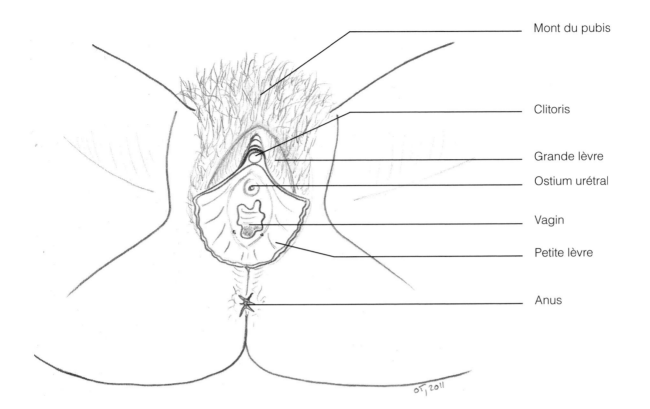

Mont du pubis

Clitoris

Grande lèvre

Ostium urétral

Vagin

Petite lèvre

Anus

Vue schématique de la vulve en position gynécologique

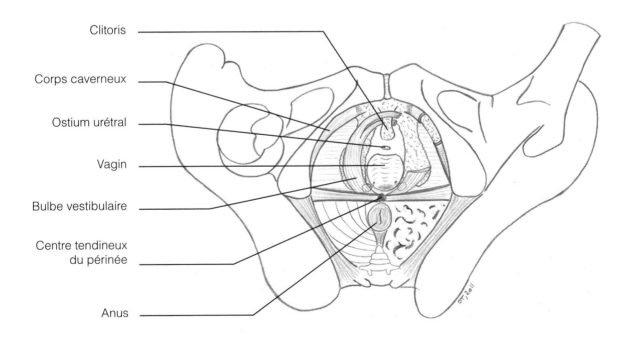

Clitoris

Corps caverneux

Ostium urétral

Vagin

Bulbe vestibulaire

Centre tendineux
du périnée

Anus

Espace superficiel du périnée, position gynécologique

bridé par un frein (*frenulum clitoridis*) et est recouvert d'un capuchon (*preputium clitoridis*). Il est fixé au pubis par le ligament suspenseur du clitoris.

Les bulbes vestibulaires sont des formations érectiles situées dans les parois latérales du vagin. Il existe aussi des formations érectiles dans les grandes lèvres et dans les petites lèvres.

4. Glandes vestibulaires

Les **glandes vestibulaires majeures** (*glandula vestibularis major* ; Bartholin, 1677) sont placées de part et d'autre du vestibule du vagin. Elles sont en rapport avec le muscle constricteur du vagin médialement, avec le bulbe vestibulaire latéralement et avec le muscle transverse superficiel du périnée dorsalement. Leur conduit excréteur d'un à deux centimètres de long naît sur la face médiale de la glande et rejoint le sillon nympho-hyménéal dans lequel il débouche. Elles sécrètent un liquide visqueux lubrifiant le vagin lors du coït.

Les **glandes vestibulaires mineures** (*glandulae vestibulares minores*) sont des glandes sébacées et sudoripares situées dans les lèvres.

5. Vascularisation et innervation de la vulve

a. Artères de la vulve

Les artères de la vulve proviennent de l'artère iliaque interne et de l'artère fémorale. L'artère pudendale interne naît de l'artère iliaque interne, elle se distribue aux formations érectiles, et au tiers inférieur du vagin. Elle se termine en artère dorsale du clitoris. Les artères pudendales externes naissent de l'artère fémorale, elles vascularisent le mont du pubis, le clitoris et la région péri-urétrale.

b. Veines de la vulve

Les veines vulvaires rejoignent les veines pudendales externes (se drainant dans la veine fémorale) et la veine pudendale interne (se drainant dans la veine iliaque interne).

c. Lymphatiques de la vulve

Les lymphatiques empruntent le courant pudendal externe qui rejoint les lymphonœuds inguinaux supérieurs et médiaux, et le courant pudendal interne qui rejoint les lymphonœuds iliaques internes.

d. Innervation de la vulve

Le mont du pubis et la partie antérieure des grandes lèvres sont innervés par des branches des nerfs ilio-inguinal et génito-fémoral. La partie postérieure des grandes lèvres et le clitoris sont innervés par le nerf pudendal (nerf dorsal du clitoris). Le reste des grandes lèvres reçoit une innervation du nerf périnéal. Les petites lèvres et le bulbe vestibulaire sont innervés par le nerf périnéal.

Chapitre 15

APPAREIL GÉNITAL MASCULIN

L'appareil génital masculin (*organa genitalia masculina*) comprend les organes génitaux internes masculins (prostate, vésicules séminales, une partie des voies spermatiques), et les organes génitaux externes masculins (testicules, scrotum, une partie des voies spermatiques, pénis).

I. TERMINOLOGIE

1. Prostate

Hippocrate emploie προστάται αδενοειδεις, « prostate glandulaire ». Galien utilise προστάται pour désigner les vésicules séminales et la prostate. Ce terme est construit du grec pro, προ : « en avant », istanai, ιστάναι : « se tenir ». La prostate est donc le viscère placé en avant du rectum. Les mots dérivés les plus fréquents sont prostatite, prostatectomie…

La nomenclature internationale recommande *prostata* pour prostate. En anglais, la prostate est désignée par le terme prostatic gland.

2. Testicule

Aristote désigne les testicules par le terme orchis, ορχης. C'est aussi une sorte d'olive et le bulbe des plantes. Galien utilise aussi didymos, δίδυμος, « jumeaux », pour désigner les testicules. L'épididyme est ce qui se trouve sur le testicule. *Testis, testiculus* en latin signifie « témoin ». Hérophile pense que le testicule gauche est rempli de veines (vraisemblablement par la présence de varicocèles). Galien, repris par Paré, emploie le même mot pour l'homme et pour la femme, en distinguant les testicules mâles et les testicules femelles.

La racine « didyme » est à l'origine d'épididyme, épididymite, épididymectomie, paradidyme, paradidymis (organe de Giraldes), appendice épididymaire, appendix epididymidis (hydatide pédiculée de Morgagni)…

La racine « orchis » est utilisée en français dans les mots orchialgie, orchidectomie, orchidopexie, orchidoplastie, orchidoptôse, orchidotomie, cryptorchidie… La racine « testis » se trouve dans testostérone.

La nomenclature internationale recommande *testis* pour testicule. En anglais, le testicule est désigné par le mot testicle.

3. Pénis

Les grecs anciens avaient plusieurs mots pour désigner le pénis : posthè, ποσθη, qui signifie « prépuce » ou « pénis » chez Aristote. Posthia est utilisé par Galien dans le sens de « prépuce ». πεος, πεεος ou πεους désignent le pénis. Phallos, φαλλος, est l'emblème de la génération. Balanos, βαλανοσ, désigne le gland. Phimos, φιμος, désigne une muselière (à l'origine de phimosis). « Penis » est utilisé par les Latins. Ce mot dériverait de péos, πεος, ou de *pendere* (« pendre »). Le mot « verge » apparaît dans la *Chanson de Roland* en 1080. Le mot « pénis » apparaît en français chez Guillemeau en 1618.

Le radical « peo- » est à l'origine de péotillomanie, « phallo- » est à l'origine de phallus, phalloplastie, phallocratie… Spadon, σπαδον, « fissure », est à l'origine d'hypospadias et d'épispadias. « Posth- » (« prépuce ») est à l'origine de posthectomie, posthite, posthioplastie…

La nomenclature internationale recommande *penis* pour désigner le pénis, et *preputium penis* pour le prépuce. En anglais sont utilisés les termes penis et prepuce.

II. TESTICULES

1. Définition

Les testicules sont les gonades mâles situées dans le scrotum au fond duquel ils sont solidarisés par les ligaments scrotaux. Ils produisent les spermatozoïdes et ont un rôle endocrine (androgènes).

2. Morphologie externe

Le testicule est une glande ovoïde à grand axe de trois à cinq centimètres de long, oblique en haut et en avant. Le petit axe mesure deux à trois centimètres. Chaque testicule pèse de 15 à 25 grammes en moyenne. Les testicules sont dans le scrotum cloisonné par un raphé médian.

La surface du testicule est lisse, blanc bleuté, enveloppée d'une structure fibreuse résistante, l'albuginée. Le testicule présente une extrémité supérieure (*extremitas superior*), une extrémité inférieure (*extremitas inferior*), une face médiale (*facies medialis*) en rapport avec le conduit déférent, et une face latérale (*facies lateralis*) recouverte par la vaginale. Le bord antérieur (*margo anterior*) est libre, le bord postérieur (*margo posterior*) est recouvert par l'épididyme et les vaisseaux du cordon spermatique. La vaginale du testicule enveloppe le testicule en formant deux feuillets, l'un viscéral et l'autre pariétal, qui délimitent un espace de glissement dans lequel un épanchement liquidien réalise une hydrocèle.

3. Structure

Sur une coupe longitudinale, le testicule est recouvert par une enveloppe fibreuse résistante : l'albuginée. L'albuginée s'épaissit sur la moitié supérieure du bord postérieur, et s'enfonce dans le parenchyme testiculaire en formant le médiastin du testicule (*mediastinum testis*, Highmore, 1651). À partir du médiastin du testicule, des cloisons rejoignent la face profonde de l'albuginée et délimitent 200 à 300 lobules (*lobuli testi*). Chaque lobule est formé de tubules séminifères (*tubuli seminiferi contorti*) flexueux. Les tubes droits (*tubuli seminiferi recti*) drainent les tubules flexueux d'un lobule. Le rété testis (*rete testis*) forme un réseau dans le médiastin du testicule, reliant les tubes séminifères droits aux cônes efférents de l'épididyme. Les cônes efférents de l'épididyme sont huit à douze segments de voies spermatiques qui relient le rété testis à l'épididyme.

4. Vascularisation et innervation

a. Artères du testicule

Le testicule est vascularisé par trois artères :
– l'**artère testiculaire** prend son origine sur l'aorte abdominale en regard de L2. Son trajet s'effectue dans l'espace rétropéritonéal. Elle traverse ensuite le canal inguinal puis est un élément du cordon spermatique. Elle se termine en deux artères terminales qui se distribuent dans le testicule. Elle donne des branches collatérales pour le conduit déférent et pour l'épididyme ;

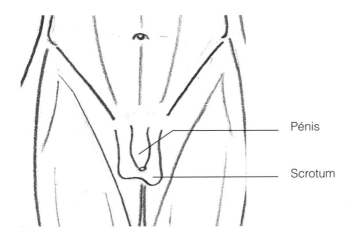

Pénis

Scrotum

Vue antérieure des organes génitaux externes masculins

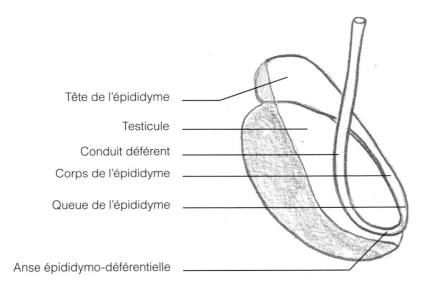

Tête de l'épididyme

Testicule

Conduit déférent

Corps de l'épididyme

Queue de l'épididyme

Anse épididymo-déférentielle

Vue médiale du testicule droit

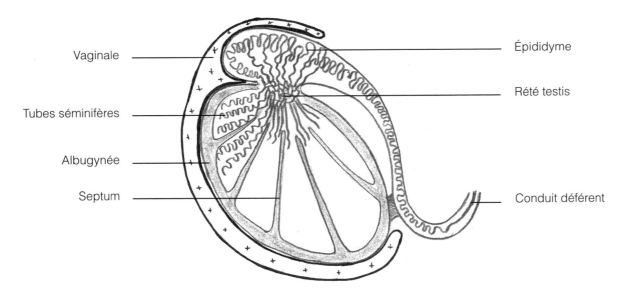

Vaginale

Épididyme

Rété testis

Tubes séminifères

Albugynée

Septum

Conduit déférent

Coupe montrant la structure du testicule

- l'**artère du conduit déférent** nait de l'artère iliaque interne. Elle rejoint le conduit déférent et devient satellite de ce conduit. Elle se termine au niveau de l'anse épididymo-déférentielle par deux ou trois rameaux ;
- l'**artère crémastérique** est une branche de l'artère épigastrique inférieure. Elle rejoint le cordon spermatique et donne des branches pour les enveloppes du cordon et du testicule. Elle se termine près de l'anse épididymo-déférentielle.

b. Veines du testicule

Les veines du testicule se forment aux pôles du testicule. Elles forment un réseau postérieur rétro-déférentiel qui rejoint la veine épigastrique inférieure, et un réseau antérieur qui donne naissance à la veine testiculaire qui rejoint la veine cave inférieure à droite et la veine rénale gauche du côté gauche. Souvent, le retour veineux se fait par un plexus veineux, le plexus pampiniforme. Les dilatations veineuses pathologiques développées à partir de ces plexus portent le nom de varicocèles testiculaires.

c. Lymphatiques du testicule

Les lymphatiques testiculaires sont satellites des vaisseaux testiculaires, et rejoignent les lymphonœuds aortiques et inter-aortico-caves.

d. Innervation du testicule

Le testicule est innervé par des branches du plexus cœliaque accompagnant le pédicule testiculaire, et des branches du plexus hypogastrique inférieur.

III. SCROTUM

1. Définition

Le scrotum est l'étui cutanéo-conjonctif formant une bourse où se logent les testicules. Les testicules descendent de la région lombaire au scrotum au cours de l'organogenèse. Ils traversent la paroi abdominale antérieure au niveau des canaux inguinaux. Lorsque les testicules restent en situation abdominale, ou dans le canal inguinal, on parle de cryptorchidie. La cryptorchidie est associée à une infertilité et au risque de développer un cancer testiculaire.

2. Structure

Le scrotum est formé de plusieurs couches de la superficie vers la profondeur, vestiges de la traversée de la paroi abdominale par le testicule :
- la peau,
- le muscle dartos, qui est un muscle peaucier responsable du plissement de la peau scrotale,
- le fascia spermatique externe, en continuité avec le fascia profond recouvrant le muscle oblique externe de l'abdomen,
- le muscle crémaster, émanant du muscle oblique interne de l'abdomen, et dont la contraction provoque une ascension du testicule (réflexe crémastérien, L1),
- le fascia spermatique interne, en continuité avec le fascia transversalis, tapissant la face profonde du muscle transverse de l'abdomen,
- le feuillet pariétal de la membrane vaginale du testicule.

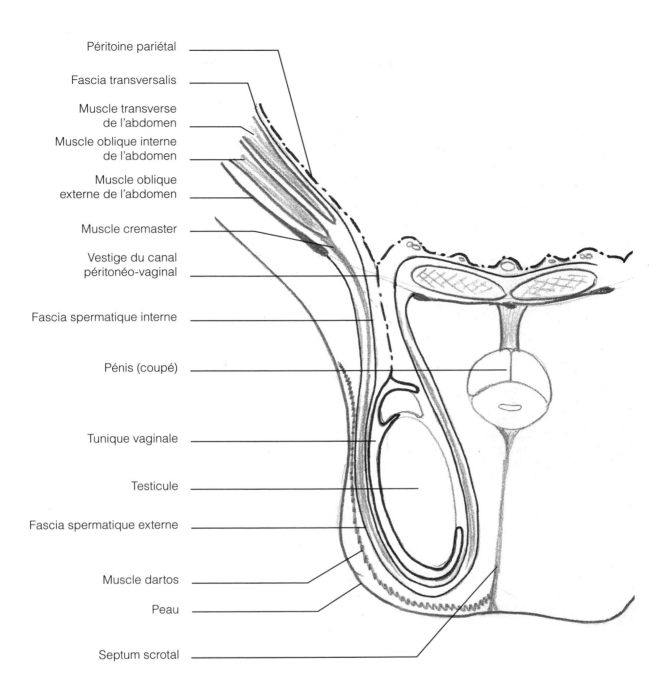

Péritoine pariétal

Fascia transversalis

Muscle transverse
de l'abdomen

Muscle oblique interne
de l'abdomen

Muscle oblique
externe de l'abdomen

Muscle cremaster

Vestige du canal
péritonéo-vaginal

Fascia spermatique interne

Pénis (coupé)

Tunique vaginale

Testicule

Fascia spermatique externe

Muscle dartos

Peau

Septum scrotal

Coupe frontale schématique de la région scrotale

3.   Vascularisation et innervation

La vascularisation artérielle du scrotum est assurée par des branches des artères pudendales externes (issues de l'artère fémorale) et de l'artère pudendale interne (issue de l'artère iliaque interne). Les veines rejoignent la crosse de la veine grande saphène et la veine pudendale interne. Les lymphatiques rejoignent les lymphonœuds inguinaux superficiels. Les nerfs sont des branches du nerf périnéal superficiel issu du nerf pudendal, et des branches des nerfs ilio-hypogastrique et génito-fémoral.

IV.   VOIES SPERMATIQUES

1.   Définition

Il s'agit de l'ensemble des structures assurant l'acheminement des spermatozoïdes du testicule jusqu'à l'urètre. Elles comprennent l'épididyme, le conduit déférent et le conduit éjaculateur.

2.   Épididyme

a. Définition

L'épididyme (*epididymis*) est un organe creux fixé sur l'extrémité supérieure et le bord postérieur du testicule. Il contient le conduit épididymaire (*ductus epididymidis*) pelotonné, dont la longueur totale est d'environ six mètres. Il relie les canalicules efférents de l'épididyme au conduit déférent.

b. Morphologie

L'épididyme mesure en moyenne cinq centimètres de long. Il est recouvert d'albuginée. Il présente une tête (*caput epididymidis*) à son extrémité supérieure et antérieure où émergent les cônes efférents, un corps (*corpus epididymidis*) cylindrique recouvert partiellement par la vaginale, et une queue (*cauda epididymidis*) fixée en bas et en arrière du testicule, en continuité avec le conduit déférent. Une hydatide sessile (*appendix testis*, Morgagni) est parfois présente sur la face antérieure de la tête de l'épididyme. Elle peut se tordre, simulant un tableau de torsion testiculaire.

3.   Conduit déférent

a. Définition

Le conduit déférent (*ductus deferens*) est une portion des voies spermatiques qui relie le conduit épididymaire au conduit éjaculateur.

b. Morphologie

Le conduit déférent naît au niveau de la queue de l'épididyme en formant un angle aigu, l'anse épididymo-déférentielle. Il monte en longeant la face médiale du testicule et rejoint le cordon spermatique. Il traverse le canal inguinal, et rejoint la cavité pelvienne. Il forme un coude sur la crosse de l'artère épigastrique inférieure, longe la vessie qu'il contourne en surcroisant l'uretère avant de s'engager dans la fente prostatique où il est rejoint par la vésicule séminale pour former le conduit éjaculateur.

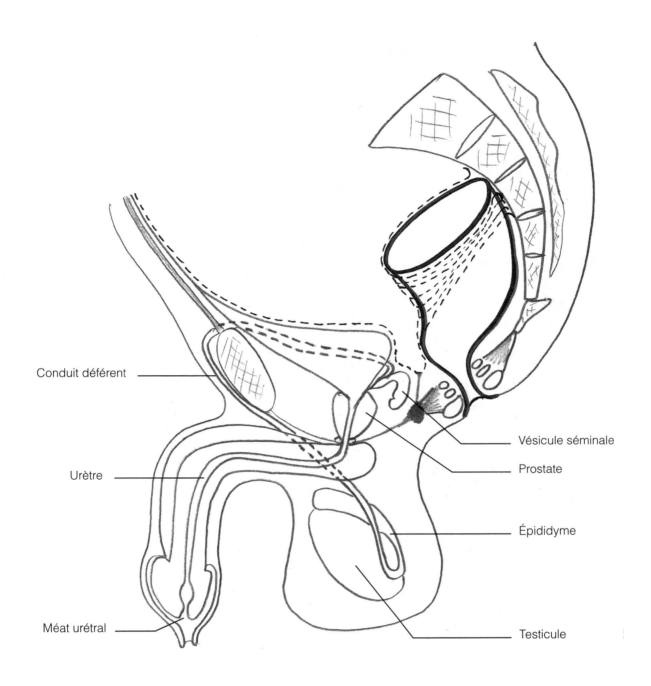

Conduit déférent

Urètre

Méat urétral

Vésicule séminale

Prostate

Épididyme

Testicule

Coupe sagittale médiane du pelvis masculin montrant les voies spermatiques

4.   Conduits éjaculateurs

Les conduits éjaculateurs sont deux conduits de deux à trois centimètres de long qui ont comme origine la jonction du conduit excréteur de la vésicule séminale et du conduit déférent, de chaque côté. Ils cheminent dans la prostate et se terminent sur le colliculus séminal, de part et d'autre de l'utricule prostatique, dans l'urètre prostatique. Le plan des conduits éjaculateurs dans la prostate délimite la prostate centrale et la prostate périphérique de la classification de Mc Neal (cf. infra).

V.   ANNEXES DE L'APPAREIL GÉNITAL MASCULIN

1.   Vésicules séminales

Les vésicules séminales sont deux glandes dont les sécrétions participent à la constitution du sperme. Ce sont des structures coudées qui se terminent par un col avant de rejoindre le conduit déférent pour former le conduit éjaculateur. Situées en avant du rectum, elles sont palpables lors du toucher rectal.

2.   Prostate

a. Définition

La prostate (*prostata*) est une glande génitale située en dessous du col vésical, en avant du cap anal. Elle est traversée par l'urètre et les conduits éjaculateurs. Les sécrétions prostatiques constituent 60 % à 90 % du volume du sperme.

b. Morphologie

La prostate a un aspect blanchâtre et s'inscrit dans un cône de trois centimètres de haut. Elle pèse 20 à 30 grammes. La forme de la prostate est comparée à une châtaigne inscrite dans un cône à base supérieure et à sommet inférieur (*apex prostatae*). La face ventrale (*facies ventralis*) est convexe. La face dorsale (*facies dorsalis*) présente une gouttière médiane qui délimite un lobe droit (*lobus dexter*) et un lobe gauche (*lobus sinister*). La base (*basis prostatae*) est marquée par un bourrelet transversal, en avant duquel se trouve l'urètre, et en arrière duquel se trouve la fente prostatique où s'engagent les conduits déférents et les vésicules séminales.

c. Structure

La prostate est formée de glandes contournées qui se drainent par 20 à 30 canalicules dans la paroi postérieure de l'urètre. Elle est enveloppée d'une capsule fibro-musculaire. La classification de Mc Neal (1972) est la plus utilisée, distinguant :
- l'isthme prostatique (*isthmus prostatae*) en avant de l'urètre (aglandulaire) ;
- la prostate centrale ou crâniale, entre l'urètre et le plan des conduits éjacula-teurs. Cette zone est sensible aux œstrogènes et est le siège des hypertrophies bénignes de la prostate (elle correspond au lobe médian de la terminologie française) ;
- la prostate périphérique ou caudale, avec le lobe droit et le lobe gauche, en arrière et en dessous du plan des conduits éjaculateurs. Cette zone est sensible aux androgènes et est le siège des cancers de la prostate.

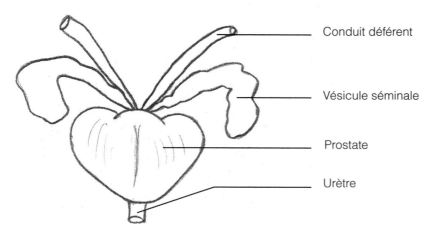

Conduit déférent

Vésicule séminale

Prostate

Urètre

Vue postérieure de la prostate

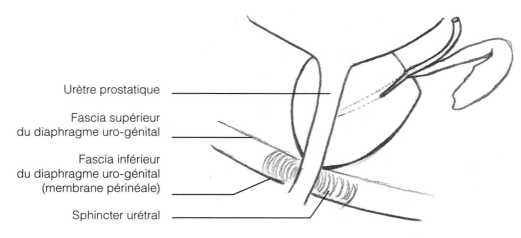

Urètre prostatique

Fascia supérieur
du diaphragme uro-génital

Fascia inférieur
du diaphragme uro-génital
(membrane périnéale)

Sphincter urétral

Coupe sagittale de la prostate

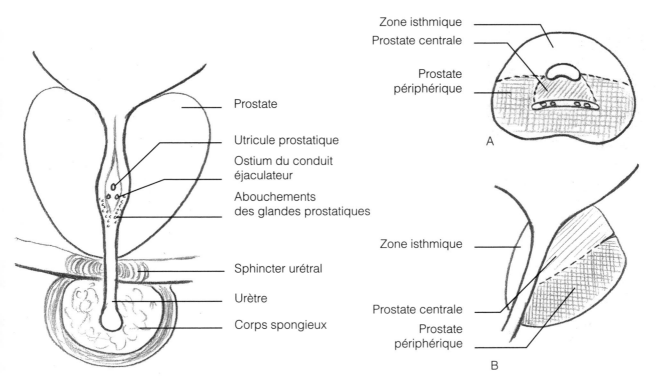

Prostate

Utricule prostatique

Ostium du conduit
éjaculateur

Abouchements
des glandes prostatiques

Sphincter urétral

Urètre

Corps spongieux

Coupe frontale de la prostate, vue antérieure

Zone isthmique
Prostate centrale

Prostate
périphérique

A

Zone isthmique

Prostate centrale
Prostate
périphérique

B

Prostate de Mc Neal (1972).
A : coupe horizontale ; B : coupe sagittale

d. Moyens de fixité

La prostate est dans la loge prostatique, enveloppée par le fascia péri-prostatique qui se prolonge avec le fascia vésical en haut, avec le fascia pariétal latéralement, et avec le fascia pré-rectal en arrière. En arrière se trouve le fascia prostatico-péritonéal relié au cul-de-sac recto-vésical (Douglas, 1730). Latéralement se trouvent les lames sacro-recto-génito-vésico-pubiennes.

e. Vascularisation et innervation de la prostate

Les artères prostatiques sont issues du tronc génito-vésical et de l'artère pudendale interne, branches de l'artère iliaque interne. Les veines prostatiques se drainent dans le plexus prostatique qui se draine lui-même dans la veine pudendale interne, puis dans la veine iliaque interne. Les lymphatiques prostatiques rejoignent les lymphonœuds iliaques internes, iliaques externes, sacrés et du promontoire. Les nerfs de la prostate proviennent du plexus hypogastrique inférieur.

VI. PÉNIS

1. Définition

Le pénis (*penis*) est l'organe de la copulation masculine et de la miction. Il est constitué de l'urètre entouré de formations érectiles.

2. Morphologie

Le pénis présente une racine (*radix penis*) enfouie dans le pelvis, fixée par les corps caverneux sur les branches ischio-pubiennes. La racine des corps caverneux est enveloppée par les muscles ischio-caverneux. Le corps spongieux est enveloppé par les muscles bulbo-spongieux qui relient le centre tendineux du périnée et la face supérieure du pénis en formant le muscle de Houston.

Le corps (*corpus penis*) du pénis s'inscrit dans un cylindre. Il est recouvert par la peau, le fascia superficiel du pénis, du tissu conjonctif et le fascia profond du pénis. Le corps du pénis mesure cinq à dix centimètres de long à l'état flaccide, et 12 à 15 centimètres de long en érection. Il présente un dos (*dorsum penis*) et une face urétrale (*facies urethralis*), inférieure.

À l'extrémité du pénis, le fascia superficiel et la peau recouvrent le gland (*glans penis*), et forment le prépuce (*preputium penis*). À la face profonde, le prépuce et le gland sont séparés par le sillon balano-préputial, sauf au niveau du frein du prépuce (*frenulum preputii*). Le gland présente un rétrécissement à sa base, le col du gland (*collum glandis*). La peau du prépuce renferme des glandes sébacées et les glandes préputiales de Tyson (*glandulae preputiales*).

3. Formations érectiles du pénis

a. Corps caverneux

Les corps caverneux (*corpus cavernosus penis*) sont fixés sur les branches ischio-pubiennes, s'inscrivant dans deux hémi-cônes. Ils deviennent cylindriques et convergent en canon de fusil en dessous du pubis. Ils forment la structure principale du pénis avec une gouttière inférieure où se loge le corps spongieux, et une gouttière supérieure pour la veine dorsale du pénis. Ils se terminent à la base du gland.

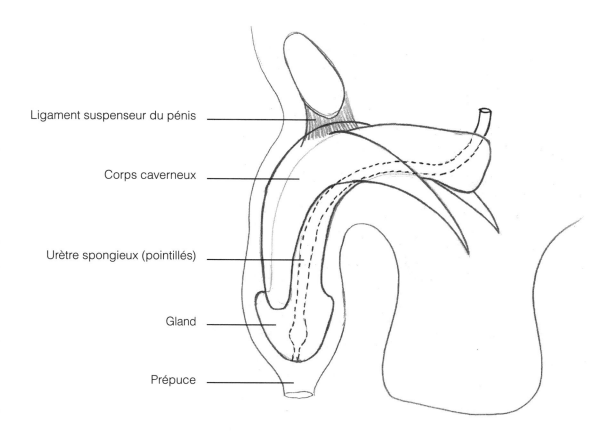

Ligament suspenseur du pénis

Corps caverneux

Urètre spongieux (pointillés)

Gland

Prépuce

Vue latérale schématique du pénis

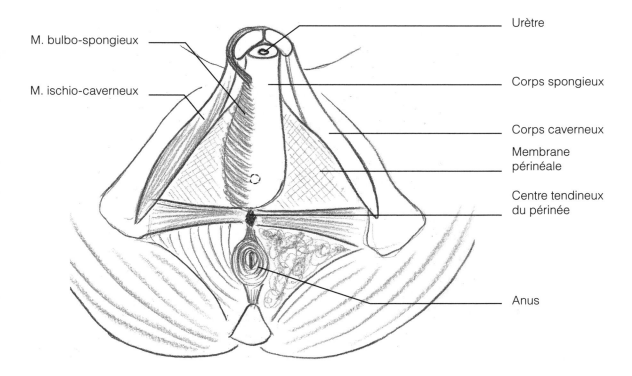

M. bulbo-spongieux

M. ischio-caverneux

Urètre

Corps spongieux

Corps caverneux

Membrane périnéale

Centre tendineux du périnée

Anus

Vue dorso-périnéale (= position gynécologique pour un homme) du périnée superficiel masculin

b. Corps spongieux

Le corps spongieux (*corpus spongiosus penis*) présente une extrémité postérieure, le bulbe (*bulbus penis*) en avant du centre tendineux du périnée. Il prend en avant du bulbe une forme cylindrique, avant de rejoindre la gouttière inférieure des corps caverneux. Il enveloppe l'urètre sur tout son trajet pénien. Il se termine au niveau du gland. Le gland (*glans penis*) est formé par les deux piliers terminaux du corps spongieux, et enveloppe l'urètre jusqu'à son méat terminal. Sa périphérie est renflée en couronne (*corona glandis*), et sa base est rétrécie en col (*collum glandis*). Il présente un septum (*septum glandis*) qui le cloisonne en deux.

4.   Structures fibreuses du pénis

Le corps caverneux est enveloppé par l'albuginée (*tunica albuginea corporum caver-nosorum*). Une cloison médiane est formée par l'adossement de l'albuginée des deux corps caverneux. Le corps spongieux est enveloppé d'une albuginée plus mince (*tunica albuginea corporis spongiosi*) et plus extensible, qui s'amincit au niveau du gland.

À partir de l'albuginée des cloisons limitent des aréoles qui communiquent entre elles, l'ensemble formant des lacunes spongieuses remplies de sang dont la distension est à l'origine de l'érection.

5.   Vascularisation et innervation du pénis

a. Artères du pénis

Le fourreau du pénis est vascularisé par des branches des artères pudendales externes essentiellement, branches de l'artère fémorale, et accessoirement par des branches des artères périnéales superficielles. Les formations érectiles sont vascularisées par des branches de l'artère pudendale interne, issue de l'artère iliaque interne.

b. Veines du pénis

Les veines du fourreau du pénis rejoignent la veine dorsale superficielle du pénis, qui se draine soit la veine grande saphène, soit la veine épigastrique inférieure. Les veines du gland sont à l'origine de la veine dorsale profonde du pénis qui se draine vers les veines pudendales internes. Les corps caverneux alimentent les veines sous-caverneuses qui rejoignent les veines péri-caverneuses, puis le plexus pré-prostatique et les veines pudendales internes.

c. Lymphatiques du pénis

Les lymphatiques du fourreau du pénis rejoignent les lymphonœuds inguinaux superficiels. Les lymphatiques des formations érectiles rejoignent les lymphonœuds rétro-cruraux.

d. Innervation du pénis

Les nerfs du fourreau du pénis sont les branches des nerfs génito-fémoral, ilio-inguinal et ilio-hypogastrique, et les rameaux périnéaux des nerfs pudendaux. Les nerfs des corps érectiles sont issus du nerf pudendal et du plexus hypogastrique inférieur. Les centres médullaires de l'érection sont situés dans la moelle sacrée (niveaux médullaires S2-S4). Les centres médullaires de l'éjaculation sont situés dans la moelle lombaire (niveaux médullaires L1-L3).

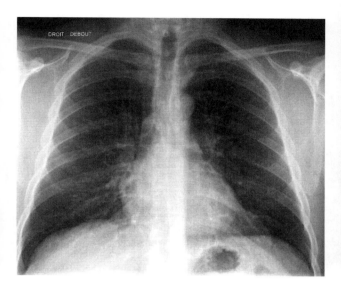

Radiographie du thorax de face

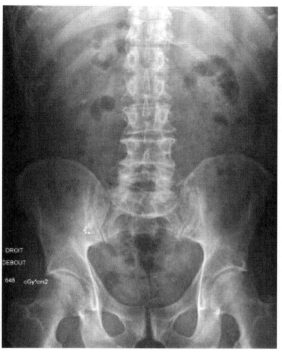

Radiographie de l'abdomen de face
sans préparation

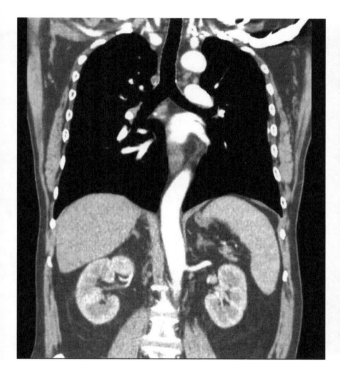

Scanner du thorax en coupe frontale
passant par la trachée

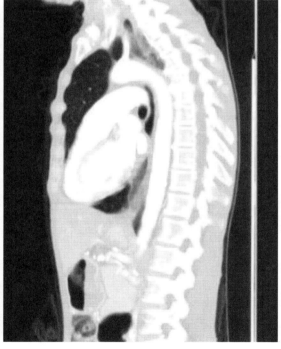

Scanner thoracique en coupe sagittale
montrant le cœur et l'aorte

Quatrième partie

Appareils intégrateurs
Système nerveux central
Système nerveux autonome
Système endocrine

Chapitre 16

SYSTÈME NERVEUX CENTRAL

Le système nerveux central est formé de quatre grandes structures : la moelle spinale, le tronc cérébral, le cervelet et le cerveau. La moelle spinale est située dans le canal vertébral. Toutes les autres formations sont intracrâniennes et constituent l'encéphale. Tous les éléments du système nerveux central sont reliés par des connexions que nous détaillerons en fin de chapitre.

I. MOELLE SPINALE

1. Définition

La moelle spinale (*medulla spinalis* ; myélos, μυελοσ) est la portion caudale du système nerveux central, située dans le canal vertébral. Son extrémité crâniale est en continuité avec la moelle allongée, la jonction théorique se trouve habituellement en regard du foramen magnum (*foramen magnum*). Son extrémité distale forme le cône médullaire qui se projette chez l'adulte au niveau de la première ou de la deuxième vertèbre lombaire (L1-L2).

2. Morphologie externe

À l'ouverture du canal vertébral et de la dure-mère après laminectomie, la moelle spinale baigne, recouverte de pie-mère, dans le liquide cérébro-spinal qui remplit l'espace subarachnoïdien, espace macroscopiquement situé entre la face profonde de la dure-mère tapissée d'arachnoïde et la surface médullaire tapissée de pie-mère. Elle apparaît comme un cordon cylindrique blanchâtre d'environ un centimètre de diamètre et de 43 à 45 centimètres de long en moyenne.

La moelle spinale porte le nom de moelle cervicale (*pars cervicalis*), moelle thoracique (*pars thoracica*), moelle lombaire (*pars lumbalis*), moelle sacrée (*pars sacralis*) et moelle coccygienne (*pars coccygea*) selon les connexions des 31 ou 32 paires de nerfs spinaux fixées aux sillons collatéraux de la moelle, et qui matérialisent la segmentation de la moelle. Chaque segment médullaire, matérialisé par l'émergence d'une paire de nerfs spinaux, forme un myélomère. Ce myélomère contrôle la mobilité, et recueille la sensibilité d'un segment du corps, ce qui définit un métamère. Les segments médullaires correspondent aux paires de nerfs spinaux : huit segments cervicaux, douze thoraciques, cinq lombaires, cinq sacrés et un ou deux coccygiens. Chaque nerf spinal sort du canal vertébral au niveau d'un foramen intervertébral. Le foramen intervertébral est décalé par rapport à l'émergence médullaire du nerf spinal surtout en bas où les nerfs spinaux lombaires, sacrés et coccygiens forment la queue de cheval (*cauda equina*).

La moelle spinale présente deux renflements ou intumescences :
– l'intumescence cervicale (*intumescentia cervicalis*) est la plus marquée. Elle se projette entre la troisième vertèbre cervicale et la première vertèbre thoracique (sur environ dix centimètres). Elle correspond à l'émergence des nerfs qui constituent le plexus brachial et à l'innervation des membres supérieurs (C5, C6, C7, C8, Th1) ;

– l'intumescence lombaire (*intumescentia lumbalis*) est un peu moins volumineuse. Elle est située entre la dixième vertèbre thoracique et la première lombaire (environ dix centimètres). Elle correspond à l'innervation des membres inférieurs.

L'extrémité inférieure de la moelle spinale est effilée. Elle forme le cône médullaire (*conus medullaris*). Le cône médullaire correspond à la portion de la moelle en rapport avec les trois derniers nerfs sacrés et les nerfs coccygiens. Le syndrome du cône médullaire (conus medullaris syndrome des Anglo-Saxons) se caractérise par une anesthésie en selle, une paraplégie et des déficits génito-urinaires majeurs. C'est un syndrome central avec signe de Babinski bilatéral et réflexes persistants. Le filum terminal (*filum terminale*) est une condensation de pie-mère qui relie le cône médullaire au coccyx par l'intermédiaire du ligament coccygien.

La surface de la moelle spinale est parcourue par des **sillons longitudinaux** :
– une fissure médiane ventrale ou antérieure (*fissura mediana ventrale*), bien marquée ;
– deux sillons latéraux ventraux (*sulcus lateralis ventralis*) d'où émergent les racines ventrales (*radix ventralis*) des nerfs spinaux ;
– deux sillons latéraux dorsaux ou postérieurs (*sulcus lateralis dorsalis*) d'où émergent les racines dorsales (*radix dorsalis*) des nerfs spinaux ;
– un sillon médian dorsal (*sulcus medialis dorsalis*) moins marqué que la fissure ventrale.

Ces sillons délimitent des **cordons** de chaque côté :
– le cordon ventral (*funiculus ventralis*), entre la fissure ventrale et le sillon latéral ventral ;
– le cordon latéral (*funiculus lateralis*), entre les sillons latéraux ventral et dorsal ;
– le cordon dorsal (*funiculus dorsalis*), entre le sillon latéral dorsal et le sillon médian dorsal. Le cordon dorsal est subdivisé en deux cordons secondaires, les cordons gracile médialement (cordon de Goll) et cunéiforme latéralement (cordon de Burdach). Cette subdivision s'observe surtout à la partie proximale de la moelle spinale.

3.   Morphologie interne

Sur une coupe transversale, la moelle spinale présente une forme ovoïde. Son diamètre antéro-postérieur est de huit à dix millimètres, et son diamètre transversal, de 10 à 13 millimètres. Deux zones apparaissent très nettement :
– la substance blanche en périphérie ;
– la substance grise et le canal épendymaire au centre.

a. Substance grise

La substance grise, au centre de la moelle, en forme de H ou de papillon, constitue une colonne sur le pourtour de laquelle sont fixées les racines des nerfs spinaux. D'avant en arrière, trois formations apparaissent :
– la corne ventrale (*cornu ventrale*), trapue, massive, polylobée. Elle comprend en avant, au contact de la racine antérieure du nerf spinal, un apex arrondi, et en arrière, une base évasée ;
– la corne latérale (*cornu lateralis*), entre la base des cornes ventrale et dorsale, réalise une proéminence latérale qui constitue la substance intermédio-latérale (*substantia intermedio lateralis*) ;
– la corne dorsale (*cornu dorsale*), effilée en arrière et en dehors, regardant vers l'émergence de la racine dorsale du nerf spinal. L'apex de la corne dorsale (*apex*

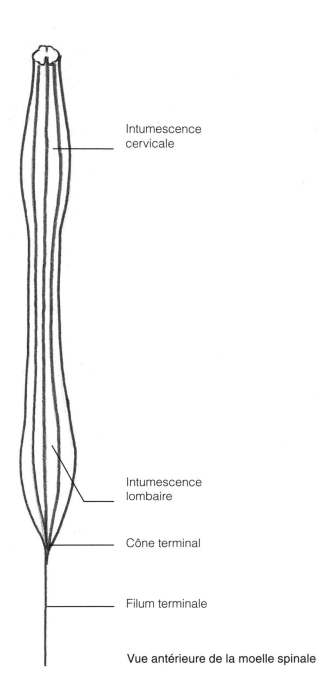

Intumescence
cervicale

Intumescence
lombaire

Cône terminal

Filum terminale

Vue antérieure de la moelle spinale

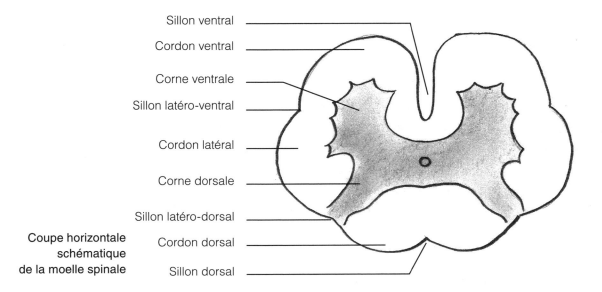

Sillon ventral

Cordon ventral

Corne ventrale

Sillon latéro-ventral

Cordon latéral

Corne dorsale

Sillon latéro-dorsal

Cordon dorsal

Sillon dorsal

**Coupe horizontale
schématique
de la moelle spinale**

cornus dorsalis) est constitué, de la superficie à la profondeur, de la zone marginale de Lissauer, de la couche zonale de Waldeyer et de la substance gélatineuse de Rolando (*substantia gelatinosa*). L'isthme ou col ou *nucleus proprius* est la portion rétrécie de la corne postérieure. La base est sa portion évasée ;
- au milieu, autour du canal épendymaire, se trouve la substance gélatineuse (*substantia gelatinosa centralis*, Stilling).

b. Substance blanche

La substance blanche (*substantia alba*) est périphérique. C'est le lieu de transit des voies afférentes et efférentes de la moelle. Elle est divisée en cordons par les sillons longitudinaux :
- le cordon ventral (*funiculus ventralis*), entre la fissure ventrale et le sillon latéral ventral. Les deux cordons ventraux sont réunis par la commissure blanche antérieure (*commissura alba*) ;
- le cordon latéral (*funiculus lateralis*), entre le sillon latéral ventral et le sillon latéral dorsal. Il est subdivisé en un cordon ventro-latéral et un cordon dorso-latéral ;
- le cordon dorsal (*funicules dorsalis*), entre le sillon latéral dorsal et le sillon médian dorsal.

4.   Fonctions de la substance grise

La moelle spinale est un centre moteur, sensitif et végétatif (viscéro-moteur et viscéro-sensitif). Rexed chez le chat, puis Truex chez l'homme, ont montré que la substance grise de la moelle comprend des couches cellulaires spécialisées : ils distinguent dix couches numérotées de 1 à 10. C'est la lamination de la moelle spinale :
- la corne ventrale de la moelle a une fonction motrice. Elle renferme les moto-neurones dont l'axone contrôle l'activité motrice des muscles périphériques ;
- la corne dorsale a un rôle sensitif, en particulier dans le traitement et la régulation des informations douloureuses ;
- la corne intermédiaire a un rôle végétatif, dans le contrôle de la motricité des viscères (corne intermédio-ventrale), et le traitement des informations sensitives d'origine viscérale (corne intermédio-dorsale).

5.   Fonctions de la substance blanche

La substance blanche est le lieu de transit des grandes voies de la moelle spinale.

a. Voies ascendantes

Les voies ascendantes cheminent chacune dans un cordon de la moelle :
- dans le cordon ventral, et en regard du sillon latéral ventral, chemine le tractus spino-thalamique. Après un relais dans la corne dorsale de la moelle spinale, cette voie croise la ligne médiane autour du canal épendymaire et rejoint le cordon ventro-latéral contro-latéral. Le tractus spino-thalamique véhicule la sensibilité protopathique (tact grossier) et la douleur (sensibilité thermo-algique) ;
- dans le cordon latéral cheminent le tractus spino-cérébelleux dorsal de Flechsig (*tractus spinocerebellaris dorsalis*) et le tractus spino-cérébelleux ventral de Gowers (*tractus spinocerebellaris ventralis*). Ces voies véhiculent des informations proprioceptives qui seront acheminées au cervelet. C'est la sensibilité proprioceptive inconsciente qui intervient dans la régulation du tonus musculaire par le cervelet ;
- dans le cordon dorsal cheminent le tractus gracile de Goll (*fasciculus gracilis*) et le tractus cunéiforme de Burdach (*fasciculus cuneatus*), sans relais synap-

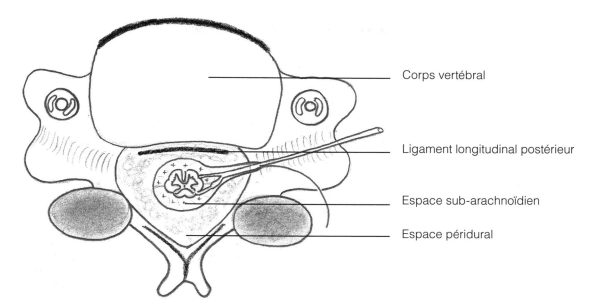

Corps vertébral

Ligament longitudinal postérieur

Espace sub-arachnoïdien

Espace péridural

Coupe horizontale montrant les rapports de la moelle spinale dans le canal vertébral

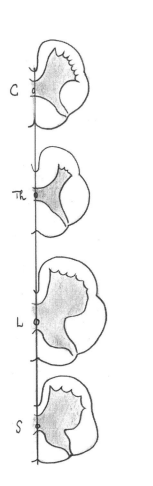

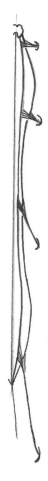

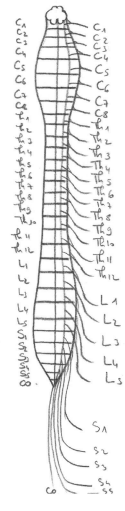

Variations morphologiques
de la moelle spinale selon
le niveau médullaire.
C : cervical, Th : thoracique,
L : lombaire, S : sacré

Vue antérieure de la moelle
spinale montrant le trajet
des racines des nerfs
spinaux

Métamésisation
de la moelle spinale

tique dans la corne postérieure. Le tractus gracile est le plus médial, les fibres d'origine sacrée sont les plus médiales, les fibres d'origine thoracique les plus latérales. Le tractus cunéiforme est le plus latéral, et renferme des fibres des racines cervicales. Ces voies véhiculent la sensibilité fine (tact épicritique).

b. Voies descendantes

Les voies descendantes appartiennent au système de la motricité volontaire (pyramidal) et de la motricité automatique (extra-pyramidal) :
- les tractus cortico-spinal ou pyramidal latéral (*tractus pyramidalis lateralis*) et ventral (*tractus pyramidalis ventralis*) véhiculent des fibres provenant du gyrus précentral (*gyrus precentralis*), appartenant au système de la motricité volontaire. Elles contrôlent l'activité du motoneurone de la corne ventrale de la moelle spinale ;
- les voies de la motricité automatique (extrapyramidale) sont réparties en deux groupes. Le groupe ventral, en avant de la corne ventrale, module principalement l'action des muscles proximaux et des muscles du tronc. Il s'agit des tractus vestibulo-spinal (*tractus vestibulospinalis*), réticulo-spinal antérieur (*tractus reticulospinalis ventralis*), tecto-spinal (*tractus tecto spinalis*). Le groupe latéral est en avant du tractus cortico-spinal latéral. Son action prédomine sur les muscles distaux. Il comporte les tractus réticulo-spinal latéral (*tractus reticulospinalis lateralis*) et rubro-spinal (*tractus rubrospinalis*), issu du noyau rouge.

6. Vascularisation de la moelle spinale

a. Vascularisation artérielle

La vascularisation artérielle de la moelle spinale est issue d'un système longitudinal (artères spinales) et d'un système transversal (artères radiculaires). Le réseau longitudinal comprend les artères spinales dorsales (*arteria spinalis dorsalis*) qui naissent des artères vertébrales, et l'artère spinale ventrale (*arteria spinalis ventralis*) qui naît de deux branches des artères vertébrales qui se réunissent en une artère spinale ventrale. Le réseau transversal reçoit des branches radiculo-médullaires issues des artères vertébrales (*arteria vertebralis*) et des artères intercostales et lombaires, dont une importante, l'artère du renflement lombaire ou artère d'Adamkiewicz.

b. Vascularisation veineuse

Les veines médullaires ont une distribution longitudinale et transversale. Trois veines longitudinales parcourent la moelle spinale : la veine longitudinale antérieure, et les deux veines longitudinales antéro-latérales. Ces trois veines sont drainées par six à douze veines transversales radiculaires antérieures qui cheminent dans l'espace épidural. Elles se drainent dans les plexus veineux vertébraux internes.

II. TRONC CÉRÉBRAL

1. Définition

Le tronc cérébral (<u>brain stem</u> en anglais) présente trois parties de bas en haut :
- la moelle allongée (*medulla oblongata*), bulbe rachidien dans la nomenclature française traditionnelle ;
- le pont (*pons*), protubérance annulaire de la nomenclature française traditionnelle ;
- le mésencéphale.

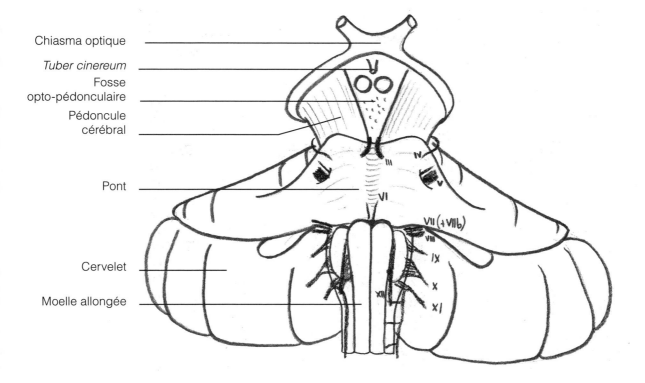

Chiasma optique

Tuber cinereum

Fosse opto-pédonculaire

Pédoncule cérébral

Pont

Cervelet

Moelle allongée

Vue antérieure du tronc cérébral et émergence des nerfs crâniens.
II : nerf optique, III : nerf oculomoteur, IV : nerf trochléaire, V : nerf trijumeau,
VI : nerf abducens, VII : nerf facial, VIII : nerf vestibulo-cochléaire,
IX : nerf glosso-pharyngien, X : nerf vague, XI : nerf accessoire, XII : nerf hypoglosse

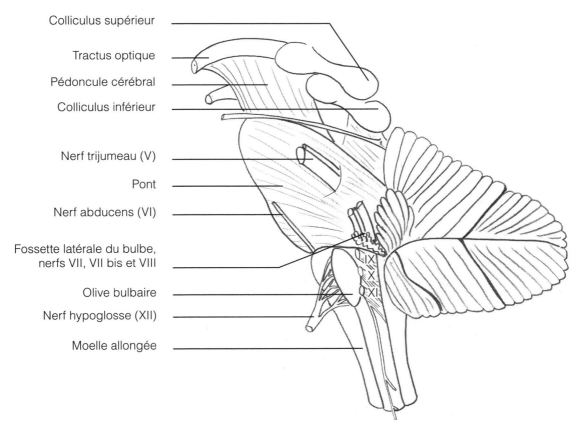

Colliculus supérieur

Tractus optique

Pédoncule cérébral

Colliculus inférieur

Nerf trijumeau (V)

Pont

Nerf abducens (VI)

Fossette latérale du bulbe, nerfs VII, VII bis et VIII

Olive bulbaire

Nerf hypoglosse (XII)

Moelle allongée

Vue antérieure du tronc cérébral.
IX : nerf glosso-pharyngien, X : nerf vague, XI : nerf accessoire

Le tronc cérébral est relié en bas à la moelle spinale, en haut aux hémisphères cérébraux, et en arrière au cervelet qui le masque en grande partie. Il est creusé d'une cavité, le quatrième ventricule (*ventriculus quartus*). Topographiquement, le tronc cérébral est situé dans la fosse crânienne postérieure (*fossa cranii posterior*), en avant du cervelet, en dessous de la tente du cervelet.

Du point de vue fonctionnel, le tronc cérébral contient les noyaux des nerfs crâniens (III à XII), et renferme les centres végétatifs indispensables à la vie : contrôle de la respiration, de l'activité cardio-vasculaire et de la pression artérielle. Le tronc cérébral a un rôle dans le niveau de conscience, l'activité d'éveil et de sommeil. Il est également le lieu de passage de l'ensemble des voies reliant le cerveau à la moelle spinale.

2.   Morphologie externe

Après ablation du cervelet par section des pédoncules cérébelleux, le tronc cérébral se présente comme une structure fusiforme. Il mesure environ neuf centimètres de haut, et deux centimètres de diamètre au niveau du pont (c'est-à-dire sa partie la plus large).

a. Face ventrale du tronc cérébral

La **moelle allongée** (*medulla oblongata*) est séparée théoriquement de la moelle spinale par un plan transversal passant par l'atlas (C1). Son aspect externe ressemble beaucoup à celui de la moelle spinale. Sa limite supérieure est marquée par le sillon ponto-médullaire. Elle présente :
- une fissure médiane (*fissura mediana ventralis*) qui s'élargit en haut en foramen cæcum ;
- deux sillons latéraux ventraux (*sulcus lateralis ventralis*) où s'observent les racines du nerf hypoglosse (XII, *nervus hypoglossus*) ;
- les olives (*oliva*) droite et gauche en arrière de chaque sillon latéral ventral ;
- deux sillons latéraux dorsaux (*sulcus lateralis dorsalis*) où s'observent les racines du nerf glosso-pharyngien (IX, *nervus glossopharyngeus*), du nerf vague (X, *nervus vagus*), et du nerf accessoire (XI, *nervus accessorius*), successivement de haut en bas ;
- deux cordons ventraux ou pyramides (*pyramis*) entre le sillon médian et les sillons latéraux ventraux, où chemine le tractus cortico-spinal jusqu'à sa décussation (*decussatio pyramidum*) ;
- deux cordons latéraux (*funiculus lateralis*) entre les sillons latéraux ventraux et dorsaux.

Le **sillon ponto-médullaire** est le lieu d'émergence de trois nerfs crâniens :
- le nerf abducens (VI, *nervus abducens*) est le plus médian ;
- le nerf facial (VII, *nervus facialis*) et le nerf intermédiaire de Wrisberg (VII bis, *nervus intermedius*) ;
- le nerf vestibulo-cochléaire (VIII, *nervus vestibulocochlearis*).

Le **pont** (*pons*) ou métencéphale est limité en bas par le sillon ponto-médullaire et en haut par le sillon ponto-mésencéphalique. C'est la partie la plus volumineuse du tronc cérébral. Il est strié transversalement et présente une gouttière médiane, le sillon basilaire (*sulcus basilaris*). De part et d'autre de ce sillon s'observent les racines du nerf trijumeau (V, *nervus trigeminus*), avec une racine motrice médiale et une racine sensitive latérale. Latéralement, les pédoncules cérébelleux moyens (*pedunculus cerebellaris medius*) rejoignent le cervelet en arrière.

Le **sillon ponto-mésencéphalique** contient près de la ligne médiane les deux nerfs oculomoteurs (III, *nervus oculomotorius*).

Le **mésencéphale** (*mesencephalon*) est limité en bas par le sillon ponto-mésencéphalique, et en haut, par les voies optiques (chiasma optique en avant, tractus optiques latéralement). Il présente au niveau de sa face antérieure deux cordons, les pédoncules cérébraux (*crus cerebri*), qui divergent en haut et en dehors. Ils limitent avec le chiasma et les tractus optiques la fosse interpédonculaire (*fossa interpedicularis*), où l'on observe d'arrière en avant l'espace perforé postérieur, les tubercules mamillaires et le *tuber cinereum*.

b. Face dorsale du tronc cérébral

La face dorsale du tronc cérébral n'est visible qu'après ablation du cervelet par section des pédoncules cérébelleux. La **moelle allongée** présente un sillon médian postérieur (*sulcus medianus posterior*), et deux sillons latéraux postérieurs (*sulcus lateralis posterior*). Ces trois sillons limitent les cordons postérieurs. Les cordons postérieurs sont subdivisés par des sillons intermédiaires en cordons gracile médialement et cunéiforme latéralement. Vers le haut, ces cordons sont marqués par un épaississement : ce sont le tubercule du noyau cunéiforme en dehors (*tuberculum nuclei cuneati*) et le tubercule du noyau gracile ou clava (*tuberculum nuclei gracilis*) en dedans. À la partie haute de la moelle allongée, les cordons graciles divergent. La moelle allongée s'ouvre et délimite le triangle inférieur du plancher du quatrième ventricule.

Le **plancher du quatrième ventricule** forme le fond de la fosse rhomboïde (*fossa rhomboidea*) située en arrière de la moelle allongée et du pont. Il s'inscrit dans un losange dont le triangle inférieur répond à la moelle allongée, et le triangle supérieur, au pont. Ces deux triangles sont séparés par une ligne horizontale matérialisée par les stries médullaires du quatrième ventricule, autrefois appelées stries acoustiques (*striae medullares ventriculi*), marquant la décussation des voies auditives.

Au niveau du triangle inférieur, qui représente l'étage médullaire de la fosse rhomboïde, plusieurs reliefs sont visibles de la ligne médiane vers le dehors :
- un sillon médian (*sulcus medianus*) ;
- une colonne médiale légèrement en relief, formée essentiellement par le triangle du nerf hypoglosse (*trigonum nervus hypoglossi*). Ce relief est soulevé par le noyau du nerf hypoglosse (XII) sous-jacent ;
- une dépression correspondant à l'aile grise (*trigonum nervus vagi*), répondant aux noyaux des nerfs glosso-pharyngien (IX) et vague (X) ;
- latéralement, au niveau des angles latéraux de la fosse rhomboïde, se place l'aire vestibulaire.

Au niveau du triangle supérieur, qui représente l'étage pontique de la fosse rhomboïde, plusieurs reliefs sont visibles de la ligne médiane vers le dehors :
- un sillon médian (*sulcus medianus*) ;
- une colonne médiale légèrement en relief, formée essentiellement par l'*eminencia teres*, relief arrondi correspondant au noyau du nerf abducens (VI) autour duquel s'enroulent les fibres motrices du nerf facial (*colliculus facialis*). Au-dessus de l'*eminencia teres* se place le *funiculus teres* en regard duquel se projettent les noyaux des nerfs facial (VII) et moteur du trijumeau (V) ;
- une dépression correspondant à la *fovea superior* et au *locus ceruleus* ;
- latéralement, au niveau des angles latéraux de la fosse rhomboïde, se place l'aire vestibulaire (*area vestibularis*).

La **face postérieure du mésencéphale** ou tegmentum ou toit (*tegmentum mesencephali*) supporte les colliculus inférieurs (*colliculus inferior*) et les colliculus supérieurs (*colliculus superior*) reliés en dehors respectivement aux corps géniculés médiaux (*corpus*

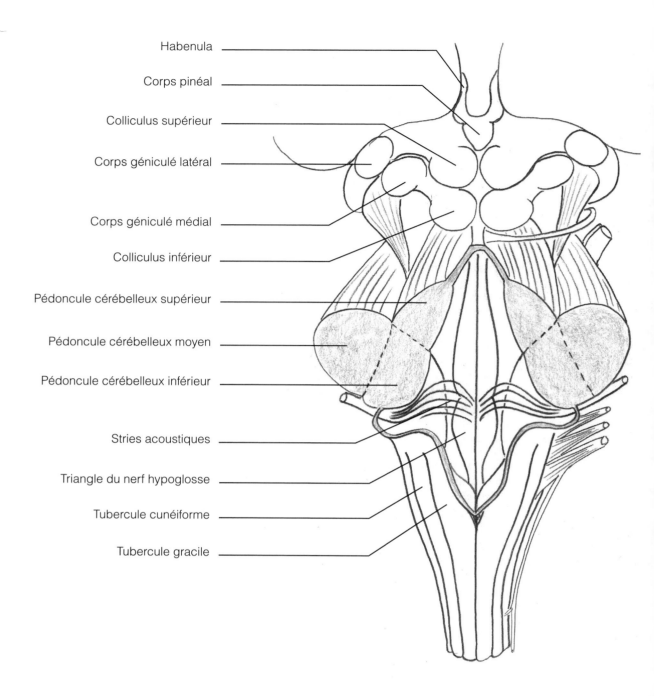

Habenula

Corps pinéal

Colliculus supérieur

Corps géniculé latéral

Corps géniculé médial

Colliculus inférieur

Pédoncule cérébelleux supérieur

Pédoncule cérébelleux moyen

Pédoncule cérébelleux inférieur

Stries acoustiques

Triangle du nerf hypoglosse

Tubercule cunéiforme

Tubercule gracile

Vue postérieure du tronc cérébral après exérèse du cervelet

geniculatum mediale) et aux corps géniculés latéraux (*corpus geniculatum laterale*). Les colliculus sont séparés de la ligne médiane par le sillon cruciforme. Sous le tegmentum, la face postérieure du tronc voit l'émergence des nerfs trochléaires (IV).

3. Fonctions de la substance grise du tronc cérébral

Comme dans la moelle spinale, le tronc cérébral présente à la coupe une substance grise, concentration de corps cellulaires de neurones, et de la substance blanche, voie de passage. La différence est que la substance grise n'est plus organisée en colonnes comme dans la moelle spinale, mais elle est éclatée, constituant des noyaux gris, les noyaux du tronc cérébral. Il s'agit des noyaux des nerfs crâniens et des noyaux propres du tronc cérébral.

a. Noyaux des nerfs crâniens

Les noyaux des nerfs crâniens constituent le rapport essentiel du plancher du quatrième ventricule. Ils s'organisent en colonnes, de dedans en dehors, de chaque côté :
- **colonne somito-motrice**, avec de haut en bas les noyaux du nerf oculomoteur III, du nerf trochléaire IV, du nerf abducens VI, du nerf hypoglosse XII. Ces noyaux sont formés des corps cellulaires de motoneurones qui contrôlent la contraction des muscles extrinsèques du bulbe de l'œil (III, IV et VI) et des muscles de la langue (XII) ;
- **colonne branchi-motrice**, avec de haut en bas les noyaux moteur du nerf trijumeau V, du nerf facial VII, le noyau ambigu pour les nerfs IX, X, XI. Ces noyaux sont formés des corps cellulaires de motoneurones qui contrôlent la contraction de certains muscles masticateurs (V), des muscles peauciers de la tête (VII), des muscles du pharynx et du larynx (IX et X) et des muscles céphalogyres (XI) ;
- **colonne viscéro-motrice**, comprenant de haut en bas le noyau végétatif du nerf oculomoteur III, le noyau lacrymo-muco-nasal et le noyau salivaire supérieur, annexés au nerf facial VII, le noyau salivaire inférieur annexé au nerf glosso-pharyngien IX, et le noyau dorsal du vague X. Ces noyaux sont formés des corps cellulaires de motoneurones qui contrôlent la contraction des muscles intrinsèques du bulbe de l'œil (III), les sécrétions nasales et lacrymales (noyau lacrymo-muco-nasal), les sécrétions des glandes submandibulaire et sublinguale (noyau salivaire supérieur), les sécrétions de la glande parotide (noyau salivaire inférieur), le fonctionnement des viscères du thorax et de l'abdomen (noyau dorsal du vague, ancien noyau cardio-pneumo-entérique) ;
- **colonne viscéro-sensitive** avec le noyau dorsal du vague qui recueille la sensibilité viscérale ;
- **colonne sensitive médiale** avec le noyau solitaire annexé aux nerfs IX et X, qui recueille la sensibilité laryngée et pharyngée, ainsi que les informations gustatives (noyau de Nageotte) ;
- **colonne sensitive latérale** formée par le noyau sensitif du nerf trijumeau V, avec une partie moyenne pontique et deux racines effilées médullaire et mésencéphalique. Ce noyau recueille la sensibilité extéroceptive de la tête ;
- **aire vestibulo-cochléaire** contenant les noyaux vestibulaires (*nuclei vestibulares*) relais des voies de l'équilibre et les noyaux cochléaires (*nucleus cochleares*), relais des voies auditives.

b. Noyaux propres du tronc cérébral

Les noyaux propres du tronc cérébral sont décrits en sept groupes :
- le noyau gracile de Goll (*nucleus gracilis*) et le noyau cunéiforme de Burdach (*nucleus cuneatus*), relais des fibres des cordons postérieurs de la moelle (voie lemniscale, tact épicritique) ;

– le noyau de l'olive (*nucleus olivaris*) sert de relais aux voies extrapyramidales. Dans la dégénérescence hypertrophique de l'olive (raréfaction neuronale, gliose) s'observent des myoclonies à prédominance vélo-palatine (G. Lazorthes) ;

– les noyaux du pont (*nuclei pontis*) servent de relais aux voies cortico-cérébello-corticales et aux voies cortico-cerebello-spinales (régulation, coordination du mouvement) ;

– la substance noire ou locus niger (*substantia nigra*) module l'activité des voies pyramidales. Son atteinte dans la maladie de Parkinson se traduit par un tremblement, une akinésie, et des troubles du tonus mis en évidence par l'impression de roue dentée ;

– le noyau rouge (*nucleus ruber*) est un relais des voies extrapyramidales cérébelleuses ;

– les noyaux de la formation réticulée (*formatio reticularis*) sont répartis en trois colonnes (médiane, centrales, latérales). Les lésions de la colonne médiane entraînent des insomnies, une augmentation de l'activité motrice et de l'agressivité. Une stimulation de la colonne médiane entraîne une diminution de la perception de la douleur par stimulation du faisceau sérotoninergique descendant. La colonne centrale intervient sur le tonus musculaire, le rêve, l'éveil cortical et l'apprentissage. La colonne latérale a une action végétative, une lésion à ce niveau peut entraîner une ataxie respiratoire, des troubles du rythme cardiaque, des perturbations de la tension artérielle de type hypertension ou collapsus, des troubles digestifs, des vomissements, des troubles métaboliques, des troubles thermiques ;

– les colliculus supérieurs reliés aux corps géniculés latéraux sont des relais des voies optiques. Les colliculus inférieurs reliés aux corps géniculés médiaux sont des relais des voies cochléaires (auditives).

4. Fonctions de la substance blanche du tronc cérébral

Ce sont des voies de transit qui comprennent :

– les **voies sensitives** (spino-thalamiques, spino-cérébelleuses, lemniscales, cochléaires...) ;

– les **voies motrices** (les fibres cortico-spinales pour les motoneurones de la corne ventrale de la moelle spinale, et cortico-nucléaires pour les motoneurones des noyaux des nerfs crâniens, et les voies extra-pyramidales) ;

– les **voies d'association**, comme le faisceau longitudinal médial, *fasciculus longitudinalis medialis*, qui connecte les noyaux du tronc cérébral et permet leur coordination. Par exemple le faisceau longitudinal médial relie les noyaux des nerfs III, IV et VI, permettant la coordination des mouvements des yeux. Ce faisceau relie les noyaux des nerfs moteurs de l'œil aux noyaux du nerf accessoire XI qui commande les muscles trapèze et sterno-cléido-mastoïdien dont une des fonctions principales est la rotation de la tête. Les mouvements de la tête sont ainsi synchronisés avec les mouvements des yeux, c'est l'oculo-céphalogyrie.

III. CERVELET

1. Définition

« Petit cerveau » situé en arrière du tronc cérébral auquel il est relié par trois paires de pédoncules cérébelleux, le cervelet (*cerebellum*) occupe la plus grande partie de la fosse cérébrale postérieure limitée en haut par la tente du cervelet qui le sépare des hémisphères cérébraux.

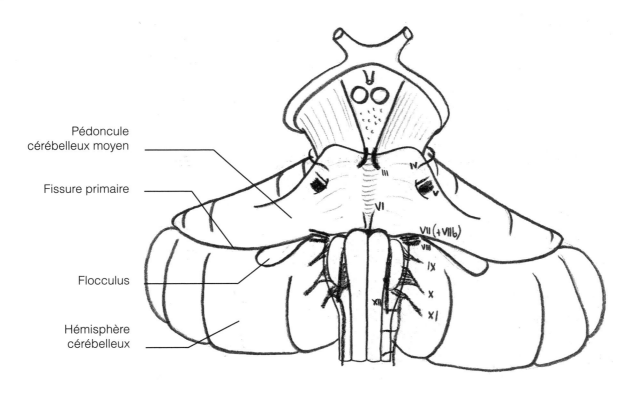

Pédoncule
cérébelleux moyen

Fissure primaire

Flocculus

Hémisphère
cérébelleux

Vue antérieure du tronc cérébral montrant le cervelet appendu à la face postérieure du tronc cérébral

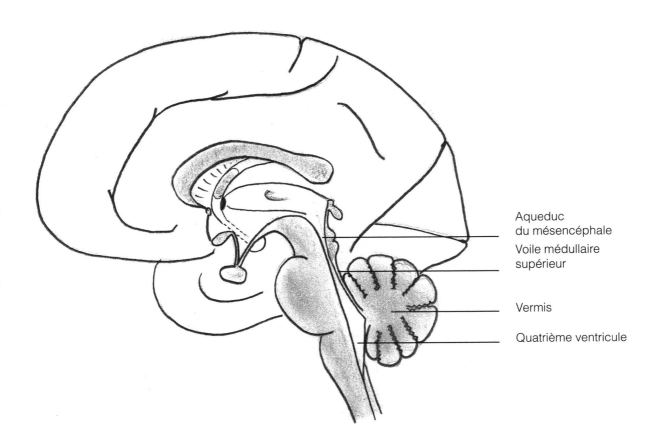

Aqueduc
du mésencéphale

Voile médullaire
supérieur

Vermis

Quatrième ventricule

Coupe sagittale médiane de l'encéphale montrant le cervelet et le quatrième ventricule
interposé entre le cervelet et la face postérieure du tronc cérébral

Le cervelet est récepteur de la sensibilité proprioceptive inconsciente, il est contrôleur et coordinateur de la motricité (Lazorthes, Gouazé, Carpenter). Il intervient dans l'équilibration, le tonus musculaire et la régulation des mouvements et leur anticipation.

2.   Morphologie externe

Le cervelet présente deux hémisphères droit et gauche (*hemispherium cerebelli*) réunis sur la ligne médiane par le vermis (*vermis*). Il est relié en avant au tronc cérébral par les pédoncules cérébelleux supérieurs, moyens et inférieurs (*pedunculus cerebellaris superior, pedunculus cerebellaris medius, pedunculus cerebellaris inferior*). D'après Testut, il mesure en moyenne cinq centimètres de haut, neuf centimètres de large, et il pèse 100 à 150 grammes.

Trois faces sont décrites (d'après Hirschfeld) : la face supérieure (*facies superior*), la face inférieure (*facies inferior*) et la face antérieure (*facies anterior*). La face supérieure et la face inférieure sont séparées par le grand sillon circonférentiel de Vicq d'Azyr ou fissure horizontale (*fissura horizontalis*). La tente du cervelet répond à la face supérieure du cervelet. La face inférieure du cervelet répond à l'écaille occipitale. La face antérieure comprend au centre le « hile » du cervelet où se trouvent les trois paires de pédoncules cérébelleux. Il forme le toit (ou faîte) du quatrième ventricule. Au-dessus du hile se place l'extrémité supérieure et antérieure du vermis. En dessous du hile, l'extrémité antérieure et inférieure du vermis correspond au nodule (*nodulus vermis*) avec de part et d'autre la face ventrale des tonsilles cérébelleuses (*tonsilla cerebelli*).

Des sillons transversaux parcourent la surface du cervelet. Les sillons les moins profonds délimitent des lamelles (*folia cerebelli*). Des sillons plus profonds forment des fissures (*fissurae cerebelli*). D'après les observations phylogénétiques de Larsell, la fissure primaire (*fissura prima*) délimite en avant le lobe antérieur (*lobus cerebelli antérior*), et en arrière, le lobe postérieur (*lobus cerebelli posterior*). La fissure postéro-latérale (*fissura posterolateralis*) sépare le lobe postérieur en haut du lobe flocculo-nodulaire (*lobus flocculonodularis*).

Kolliker (cité par Déjerine), d'après des observations embryologiques, a subdivisé les lobes en lobules (*lobuli*) au niveau du vermis et des hémisphères (*vermis : lingula, lobulus centralis, culmen, declive, folium, tuber, pyramis, uvula, nodulus ; hémispherium cerebelli : vinculum lingulae, ala lobuli centralis, lobulus quadrangularis, lobulus simplex, lobulus semilunaris superior, lobulus semilunaris inferior, lobulus biventer, tonsilla cerebelli, flocculus*), sans application fonctionnelle ou médicale.

3.   Morphologie interne

Le cervelet est constitué de substance grise et de substance blanche qui ont la même signification qu'au niveau de la moelle spinale et du tronc cérébral : substance grise, centre nerveux, et substance blanche, voie de passage. La substance grise du cervelet est répartie en cortex à la périphérie de l'organe et en noyaux disposés au centre de l'organe. Sur des coupes du cervelet, Déjerine observait que :
- la substance grise du cortex cérébelleux (*cortex cerebelli*) est plissée en lamelles. Elle forme le cortex du vermis et des hémisphères cérébelleux. Le cortex est organisé en trois couches de neurones (ce qui est interprété comme étant une disposition ancienne de cortex, ou archéocortex). Au centre de la coupe se trouvent les noyaux denté (*nucleus dentatus*), interposés latéral et médial (*nucleus interpositus, emboliformis et globulosus*) et fastigial (*nucleus fastigii*) ;
- la substance blanche occupe le reste du cervelet, formant un arbre de vie (*arbor vitae*). Elle est formée de fibres d'association entre les neurones cérébelleux et de fibres afférentes et efférentes au cervelet.

4. Systématisation et fonctions du cervelet

L'utilisation de traceurs radioactifs injectés dans les neurones corticaux cérébelleux montre trois régions cérébelleuses qui se projettent sur les trois groupes de noyaux cérébelleux (Carpenter). Ces trois groupes de noyaux correspondent aux trois niveaux d'organisation du cervelet : l'archéocérébellum, le paléocérébellum et le néocérébellum. Cette classification repose sur des considérations phylogénétiques. Ainsi, l'archéocérébellum est le cervelet le plus ancien, présent chez tous les vertébrés, y compris chez les poissons. Le paléocérébellum est apparu plus tard au cours de l'évolution, chez les reptiles et les amphibiens. Le néocérébellum est la partie du cervelet la plus récente, apparue chez les mammifères.

a. Archéocérébellum

L'archéocérébellum ou vestibulocérébellum (*vestibulocerebellum*) est le centre de l'équilibration et des réflexes vestibulo-oculaires.

Les afférences sont transmises par le nerf vestibulaire (VIII) qui recueille les informations du vestibule de l'oreille interne : position de la tête dans l'espace (informations statiques), accélération (informations dynamiques). Elles sont transmises aux noyaux vestibulaires situés en regard de l'angle latéral du plancher du quatrième ventricule.

Après relais dans les noyaux vestibulaires, les informations sont projetées sur le centre cérébelleux qu'est le cortex du lobe flocculo-nodulaire (l'ablation du nodule entraîne une disparition du mal de mer) et le vermis. Les axones efférents du cortex flocculo-nodulaire (cellules de Purkinje) rejoignent le noyau fastigial homolatéral.

Les efférences du noyau fastigial sont pour les noyaux vestibulaires homo- et controlatéraux, et la substance réticulée du tronc cérébral. Des noyaux vestibulaires émergent :
– le faisceau vestibulo-spinal qui module l'activité des motoneurones des muscles extenseurs (adaptation de la posture) ;
– le faisceau de Russell pour les noyaux réticulés ;
– des fibres du tractus longitudinal médial destinées aux noyaux oculomoteurs, pour l'adaptation de la direction du regard (une lésion de cette bandelette entraîne un nystagmus).

b. Paléocérébellum

Le paléocérébellum (*spinocerebellum*) est le centre du tonus musculaire. Il intervient dans le contrôle de la posture. Il est surtout inhibiteur des muscles antigravidiques du tronc et des membres.

Les afférences sont représentées par le tractus spino-cérébelleux dorsal de Flechsig (pédoncule cérébelleux inférieur homolatéral, après relais dans la colonne de Clarke) et le tractus spino-cérébelleux ventral de Gowers (pédoncule cérébelleux supérieur controlatéral, après relais dans le noyau de Bechterew de la corne dorsale de la moelle spinale). Ils véhiculent des informations proprioceptives, profondes, issues de capteurs dans les muscles, les tendons, les articulations. Ces informations, qui sont projetées sur le cortex du cervelet, n'arrivent pas jusqu'au cortex cérébral, elles ne sont donc pas conscientes. On parle donc de sensibilité proprioceptive inconsciente.

Le centre nerveux cérébelleux est le cortex vermien et latéro-vermien (paléocérébellum) qui se projette dans les noyaux interposés (embolus et globulus).

Les efférences des noyaux interposés passent par le pédoncule cérébelleux supérieur. Elles sont pour le noyau rouge contro-latéral (paléo-rubrum) d'où émerge le tractus rubro-spinal pour les motoneurones de la corne antérieure de la moelle spinale (contrôle des muscles extenseurs de la colonne vertébrale). Des efférences vers le noyau olivaire se prolongent par le tractus olivo-spinal, modulant l'activité des muscles extenseurs.

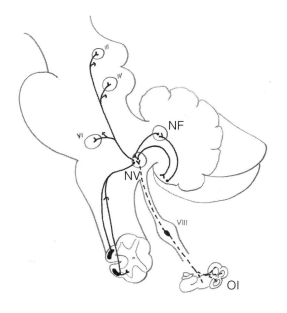

Fonctionnement de l'archéocérébellum.
Les afférences vestibulaires sont figurées
en pointillés, les efférences en traits pleins.
OI : oreille interne ; VIII : nerf vestibulo-cochléaire ;
NV : noyaux vestibulaires ; NF : noyau fastigial ;
VI : noyau du nerf abducens ; IV : noyau du nerf
trochléaire ; III : noyau du nerf oculomoteur

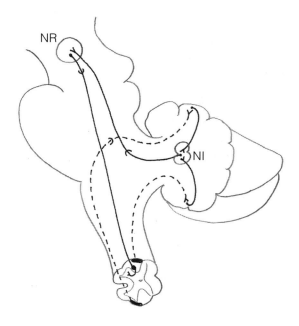

Fonctionnement du paléocérébellum.
Les afférences spinales (tractus spino-cérébelleux)
sont figurées en pointillés, les efférences en traits
pleins.
NI : noyaux interposés ; NR : noyau rouge

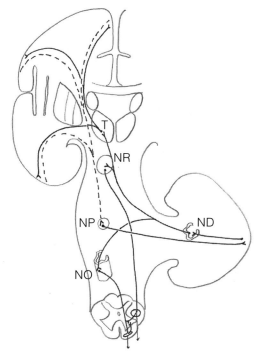

Fonctionnement du néocérébellum.
Les afférences corticales sont figurées
en pointillés, les efférences en traits pleins.
NP : noyaux du pont ; ND : noyau denté ;
NR : noyau rouge ; NO : noyau olivaire ;
T : thalamus

c. Néocérébellum

Le néocérébellum (*corticocerebellum*) est le centre de la régulation des mouvements : correction, déroulement, programmation.

Les afférences transitent dans le pédoncule cérébelleux moyen. Elles sont issues des noyaux du pont (fibres cortico-ponto-cérébelleuses). Elles apportent au cervelet des informations de toutes les zones du cortex cérébral.

Le centre nerveux cérébelleux est le cortex latéral des hémisphères cérébelleux (néocérébellum).

Les efférences vont au noyau denté pour la programmation des mouvements, aux noyaux interposés latéraux pour le déroulement du mouvement, et à l'olive pour la correction, la mémorisation et l'apprentissage des mouvements. Les efférences se projettent au niveau du noyau ventral du thalamus et du néo-rubrum, puis au niveau du gyrus précentral. Ce système règlerait surtout l'anticipation du mouvement, comparé à chaque instant au mouvement réel.

5.   Vascularisation du cervelet

La vascularisation artérielle du cervelet provient de trois artères principales issues du système vertébro-basilaire (Lazorthes, Gouazé, Salamon) :
- l'artère cérébelleuse inféro-postérieure (*arteria cerebelli inferior posterior*) ou PICA (postero inferior cerebellar artery) naît de l'artère vertébrale. Elle contourne la moelle allongée puis se distribue à la face inférieure du cervelet. Elle vascularise la face inférieure du cervelet en association avec l'artère cérébelleuse inféro-antérieure ;
- l'artère cérébelleuse inféro-antérieure (*arteria cerebelli inferior anterior*) ou AICA (antero-inferior cerebellar artery) naît du tronc basilaire. Elle accompagne les nerfs facial VII et vestibulo-cochléaire VIII, puis rejoint le lobe flocculo-nodulaire et la région latérale de l'hémisphère cérébelleux homolatéral. Elle vascularise la face antérieure du cervelet et le lobe flocculo-nodulaire ;
- l'artère cérébelleuse supérieure (*arteria cerebelli superior*) naît du tronc basilaire au niveau du sillon ponto-mésencéphalique. Elle se divise en deux branches, une branche latéro-supérieure pour l'hémisphère cérébelleux homolatéral, et une branche médiale pour le vermis. Elle vascularise la face supérieure du cervelet.

Les veines de la face inférieure du cervelet se drainent dans le sinus occipital, et les veines de la face supérieure du cervelet rejoignent la grande veine cérébrale (Galien) puis les sinus veineux de la base du crâne.

IV.   CERVEAU

1.   Définition

« Le cerveau (*cerebrum*) est le centre de l'intégration et de l'élaboration de toutes les grandes fonctions motrices, sensitives et associatives » (Sherrington).

Cet organe de 1500 grammes occupe la plus grande partie de la boîte crânienne ou cavité crânienne (*cavum cranii*), la loge cérébrale, au-dessus de la tente du cervelet. Il est formé par les deux hémisphères cérébraux (*hemispherium*), reliés entre eux par le corps calleux (*corpus callosum*). Il est protégé par la voûte crânienne (*calvaria*) et repose sur la base du crâne (*basis cranii interna*) dont les foramens livrent passage aux structures afférentes ou efférentes au cerveau. Dans la cavité crânienne, le cerveau est enveloppé par les méninges qui délimitent un espace hydraulique, l'espace sub-arachnoïdien, où circule le liquide cérébro-spinal dans lequel le cerveau baigne.

Le cerveau est constitué de substance blanche (voies de passage) et de substance grise (centres nerveux). La substance grise est organisée en écorce cérébrale ou cortex cérébral (*pallium*) et en noyaux gris situés au sein des hémisphères cérébraux. Carpenter distingue avec Lewy les noyaux de la base et les noyaux du troisième ventricule :

– les **noyaux de la base** (Wernicke), au sens strict, comprennent le noyau caudé, le noyau lenticulaire, le complexe amygdaloïde et le claustrum. Au sens élargi, les noyaux de la base incluent les noyaux subthalamiques et la substance noire. Heimer y ajoute le striatum ventral et le pallidum ventral. Le striatum ventral comprend le noyau accumbens septi et le tubercule olfactif. Le pallidum ventral comprend la substance innominée ;

– les **noyaux du troisième ventricule** (*ventriculus tertius*) comprennent le thalamus, le métathalamus et l'hypothalamus.

2.   Thalamus

a. Définition

Les thalamus (*thalamus*) sont deux gros noyaux gris ovoïdes placés dans chacune des parois latérales droite et gauche du troisième ventricule. Les thalamus forment deux centres reliés au cortex cérébral par les pédoncules thalamiques. La plupart des fibres du tronc cérébral font relais dans le thalamus.

b. Morphologie externe

Le thalamus est une masse de substance grise ovoïde avec un pôle antérieur et un pôle postérieur. Son grand axe mesure en moyenne quatre centimètres de long. Il est oblique en arrière et latéralement. Hirschfeld lui décrit quatre faces et deux pôles :

– la **face supérieure** du thalamus est en relation en dedans avec l'habenula, mince filet de substance blanche qui parcourt la jonction entre les faces supérieure et médiale du thalamus. En dehors, la face supérieure du thalamus répond au noyau caudé dont il est séparé par le sillon thalamo-caudé. Elle est parcourue par le taenia du thalamus. Elle répond au ventricule latéral en dehors du taenia, à la fissure transverse du cerveau en dedans. Le fornix surplombe le thalamus. Entre ce dernier et le taenia thalamique est tendue la très mince toile choroïdienne du ventricule latéral où s'épanouit le plexus choroïde du ventricule latéral ;

– la **face médiale** du thalamus est limitée en haut par l'habenula. En bas, le sillon hypothalamique marque la limite entre thalamus et hypothalamus. Il est tendu entre le foramen interventriculaire et l'orifice supérieur de l'aqueduc du mésencéphale. La face médiale fait saillie dans le troisième ventricule. Les faces médiales des deux thalamus se touchent sur la ligne médiane (adhésion inter-thalamique, *adhesio interthalamica*, improprement appelée « commissure inter-thalamique » car il n'y a pas d'échange de fibres entre les thalamus) ;

– la **face inférieure** du thalamus est en rapport avec l'hypothalamus en dedans et la région subthalamique en dehors, en rapport avec les noyaux du mésencéphale (noyau rouge et substance noire), le noyau subthalamique (corps de Luys) et la substance blanche ou champ de Forel ;

– la **face latérale** du thalamus est en rapport avec le noyau lenticulaire par l'intermédiaire du bras postérieur de la capsule interne ;

– le **pôle antérieur** du thalamus limite avec chaque colonne du fornix (*fornix*) le foramen interventriculaire (*foramen interventriculare* ; Monro, 1783) entre ventricule latéral et troisième ventricule ;

– le **pôle postérieur** du thalamus est en rapport en dedans avec l'épiphyse ou glande pinéale (*corpus pineale*).

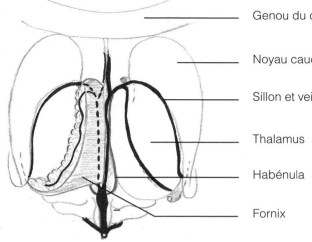

Genou du corps calleux

Noyau caudé

Sillon et veine thalamo-caudés

Thalamus

Habénula

Fornix

Vue supérieure du diencéphale.
Cette construction théorique
doit se comprendre après résection
des hémisphères cérébraux et du corps
calleux qui a été sectionné au niveau
de son genou. Le fornix a été retiré
du côté droit, et laissé en place à gauche

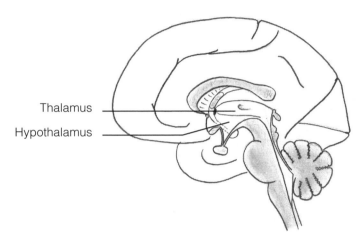

Thalamus
Hypothalamus

Coupe sagittale médiane de l'encéphale

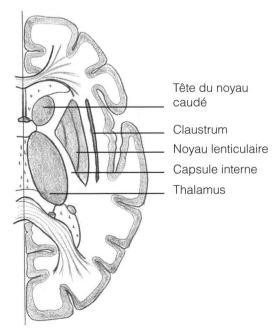

Tête du noyau
caudé

Claustrum

Noyau lenticulaire

Capsule interne

Thalamus

Coupe horizontale du cerveau (type Flechsig)

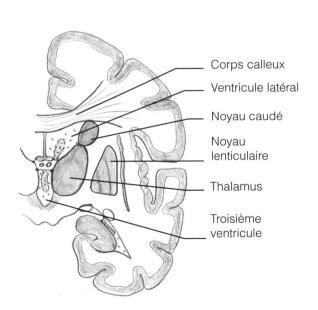

Corps calleux

Ventricule latéral

Noyau caudé

Noyau
lenticulaire

Thalamus

Troisième
ventricule

Coupe frontale du cerveau (type Charcot)

c. Structure

Le thalamus est formé d'amas de substance grise (noyaux). Il est recouvert d'une lame de substance blanche ou lame médullaire externe (*lamina medullaris thalami externa*) et est découpé en noyaux par une lame de substance blanche interne ou lame médullaire interne (*lamina medullaris thalami interna*). Sept groupes principaux de noyaux thalamiques sont ainsi individualisés (Le Gros, Clark, Walker, Russell).

d. Fonctions du thalamus

Chaque noyau thalamique présente des afférences et des efférences et apparaît comme un relais spécifique. Sept fonctions sont définies :
- le **thalamus limbique** d'Armstrong, avec le noyau antérieur et le noyau latéral dorsal. Ce noyau intervient dans la modulation de l'humeur (état d'alerte, attaque), la mémoire et l'apprentissage (E. Armstrong) ;
- le **thalamus préfrontal** (noyau dorso-médial), dont les lésions entraînent une indifférence à l'entourage, une perte de mémoire (amnésie antérograde), des difficultés pour l'apprentissage verbal, surtout si la lésion est à gauche ;
- le **thalamus visuel et auditif**. Les noyaux postérieurs forment le pulvinar du thalamus. Leur lésion entraîne une aphasie thalamique de type Wernicke, qui peut être associée à une hémiplégie avec anosognosie et des troubles de la perception du schéma corporel ;
- le **thalamus moteur** (noyau ventral antérieur et noyau ventral latéral), dont la lésion entraîne un hémisyndrome cérébelleux controlatéral. Le tremblement de la maladie de Parkinson serait dû à l'activité de ce noyau, sa stimulation à haute fréquence supprime le tremblement ;
- le **thalamus sensitif** est formé par le noyau ventral postéro-latéral. C'est le dernier relais des voies spino-thalamique et lemniscale. Il est formé des corps cellulaires des neurones dont les axones se projettent sur le gyrus post-central ;
- le **thalamus gustatif** est formé par le noyau ventral postéro-médial. C'est le dernier relais de la voie gustative. Il est formé des corps cellulaires des neurones dont les axones se projettent sur la base du gyrus post-central (aire 43 de Brodman) ;
- le **thalamus horloge et contrôleur du sommeil**, avec le noyau réticulaire du thalamus (extra-laminaire), le noyau réticulaire latéral et les noyaux intra-laminaires.

3. Hypothalamus

a. Définition

L'hypothalamus (*hypothalamus*, Edinger, 1890) est un ensemble de noyaux gris situés sous la partie médiale du thalamus, autour de la partie inférieure du troisième ventricule. Cushing écrivait que « l'ongle du pouce peut aisément le recouvrir ». Sa taille très réduite est inversement proportionnelle à ses fonctions végétatives indispensables à la vie. L'hypothalamus est en effet un véritable « cerveau végétatif ».

b. Morphologie

L'hypothalamus est la substance grise du plancher du troisième ventricule, située en dessous du thalamus, entre le chiasma optique en avant et les corps mamillaires en arrière. L'hypothalamus est une région limitée latéralement par les tractus optiques, en avant par le chiasma optique, en arrière par les corps mamillaires (Carpenter). Cette région s'inscrit dans un losange (qui se projette au niveau de la fosse interpédonculaire).

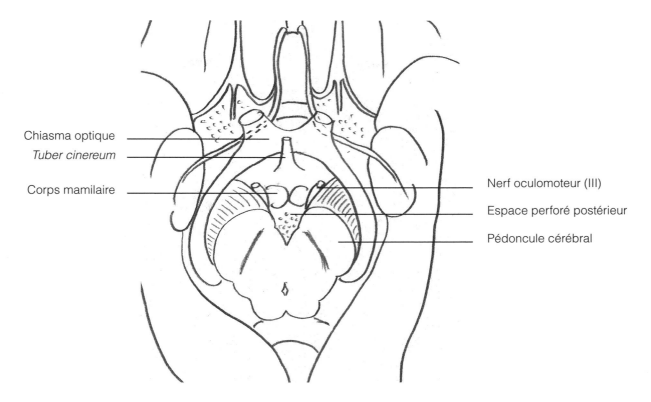

Chiasma optique

Tuber cinereum

Corps mamilaire

Nerf oculomoteur (III)

Espace perforé postérieur

Pédoncule cérébral

Vue inférieure du cerveau centrée sur la fosse opto-pédonculaire

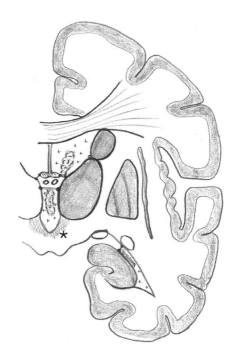

Coupe frontale du cerveau (de type Charcot).
La région hypothalamique est représentée
en hachuré (*)

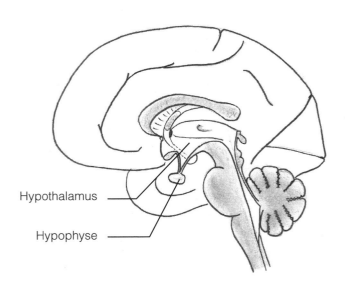

Hypothalamus

Hypophyse

Coupe sagittale médiane de l'encéphale destinée
à montrer la région hypothalamique et l'hypophyse

La partie centrale de l'hypothalamus forme l'éminence médiane du *tuber cinereum*. En avant est l'éminence médiane antérieure, et en arrière, l'éminence médiane postérieure. Les cellules épendymaires situées autour de l'éminence médiane sont appelées tanycytes, elles forment une interface entre le liquide cérébro-spinal du troisième ventricule et l'espace périvasculaire des vaisseaux portes hypophysaires (Carpenter).

c. Structure

Les noyaux végétatifs de l'hypothalamus sont répartis en trois groupes d'après Nauta et Saper : rostral ou antérieur, moyen ou intermédiaire et caudal (ou postérieur). Le faisceau mamillo-thalamique (Vicq d'Azyr, 1786) et la colonne du fornix divisent l'hypothalamus en hypothalamus latéral et hypothalamus médial :
- l'hypothalamus latéral comprend les noyaux tubéro-mamillaires ;
- l'hypothalamus médial comprend les autres noyaux hypothalamiques.

d. Fonctions de l'hypothalamus

L'hypothalamus est le « cerveau végétatif ». Il intervient dans de nombreuses fonctions :
- coordination du fonctionnement du système nerveux végétatif. Le contrôle de l'activité parasympathique est assuré par l'hypothalamus antérieur et moyen, le contrôle de l'activité sympathique est assuré par l'hypothalamus latéral et postérieur. L'interruption des connexions corticales de l'hypothalamus entraîne une excitation émotionnelle agressive ;
- thermorégulation ;
- rôle endocrine par le contrôle de l'hypophyse ;
- régulation des rythmes veille/sommeil ;
- régulation de l'activité sexuelle (travaux d'Aron sur des hypothalamus de rats) ;
- contrôle de l'activité alimentaire et de la faim ;
- régulation des activités psychiques, des émotions, du comportement. L'hypothalamus est souvent assimilé au cerveau des pulsions (le Ça de S. Freud), inhibé par le cortex cérébral (le Surmoi de Freud).

4. Hypophyse

a. Définition

L'hypophyse (*hypophisis*) ou glande pituitaire est une petite glande neuro-endocrine appendue à l'hypothalamus, logée dans la selle turcique, à la base du cerveau. L'activité de l'hypophyse, régulée par l'hypothalamus, contrôle le système endocrinien (hormones sexuelles, thyroïdiennes, cortico-surrénales, hormone de croissance). Ses pathologies par excès ou par défaut sont fréquentes. Située près du sommet des fosses nasales, cette glande tient son ancien nom (glande pituitaire) du fait que les anciens la croyaient responsable des sécrétions nasales. On utilise encore actuellement en clinique le terme de pituite pour désigner un écoulement séreux par le nez.

b. Morphologie

L'hypophyse s'inscrit dans un ovoïde de quinze millimètres de large, sept millimètres de long et sept millimètres de haut. Elle est appendue à la base du cerveau par le *tuber cinereum* et est logée dans la selle turcique creusée dans le corps de l'os sphénoïde, au centre de la base du crâne. Elle répond latéralement au sinus caverneux dans lequel chemine l'artère carotide interne. En dessous, les sinus sphénoïdaux permettent un abord chirurgical trans-sphénoïdal de l'hypophyse.

L'hypophyse présente deux lobes :
- un lobe antérieur ou adénohypophyse qui contient des cellules sécrétrices d'hormones (STH, ACTH, prolactine, LH, FSH, TSH, MSH) ;
- un lobe postérieur où est stocké l'ADH ou vasopressine, et l'ocytocine.

c. Complexe hypothalamo-hypophysaire

La région infundibulaire de l'hypothalamus est reliée à l'hypophyse par la tige pituitaire. L'hypophyse est contrôlée par l'hypothalamus. Il existe une neurosécrétion hypothalamique, qui atteint l'hypophyse de deux manières :
- par voie vasculaire (**système porte hypophysaire**, Popa et Fielding, 1930). Les facteurs sécrétés par le noyau infundibulaire sont déversés dans le réseau vasculaire du système infundibulo-hypophysaire. Ces facteurs inhibent (IF) ou stimulent (RF) les sécrétions des hormones antéhypophysaires. D'autres facteurs hypophysiotropes ont été isolés (CRF, GHRF, LHRF, TSHRF, SRIF, PIF = dopamine) ;
- par voie nerveuse. Il existe des connexions nerveuses entre les noyaux supraoptiques et paraventriculaires de l'hypothalamus, et l'hypophyse postérieure. Les produits de sécrétion de ces noyaux (vasopressine, hormone anti-diurétique, ocytocine) migrent dans le lobe postérieur de l'hypophyse où ils sont stockés.

5. Épithalamus

L'épithalamus (*epithalamus*) comprend l'habénula (avec les noyaux habénulaires, la commissure habénulaire et les stries médullaires). Son rôle reste mal connu :
- les stries médullaires (*stria medullaris thalami*) sont deux bandelettes de substance blanche sur la face médiale du thalamus, séparées par le sillon interhabénulaire, où se trouvent les noyaux de l'habénula. Les deux noyaux habénulaires sont réunis par la commissure interhabénulaire, en arrière de laquelle se trouve l'épiphyse ;
- les noyaux habénulaires latéraux (*nucleus habenularis lateralis*) reçoivent des afférences du pallidum, de l'hypothalamus latéral, de la substance innominée, de l'aire préoptique latérale et de l'aire tegmentale ventrale. Ces noyaux sont considérés comme des interfaces entre le système limbique et le système nerveux moteur ;
- le noyau habénulaire médial (*nucleus habenularius medialis*) contient des neurones cholinergiques. Il reçoit des afférences des noyaux du septum et des noyaux du raphé. Ils se projettent sur la portion rostrale du tronc cérébral.

6. Corps pinéal

Le corps pinéal ou épiphyse (*corpus pineale*) contient des cellules gliales spécifiques, les pinéalocytes. Il reçoit une innervation sympathique. Il sécrète de la sérotonine, de la noradrénaline et de la mélatonine. C'est une horloge biologique qui règlerait le cycle circadien. Il exerce une action inhibitrice sur les gonades. Après l'âge de 16 ans, des dépôts de calcium peuvent former des calcifications épiphysaires.

7. Noyaux de la base

a. Noyaux subthalamiques

Les noyaux subthalamiques (*nucleus subthalamicus*) correspondent à plusieurs noyaux de substance grise situés sous le thalamus, en dedans de la capsule interne. Ils sont répartis de haut en bas :

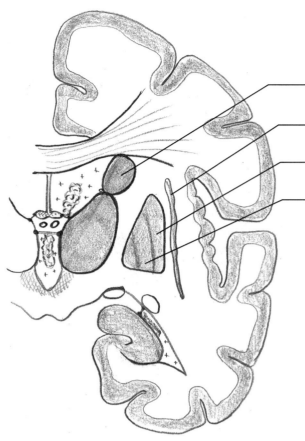

Tête du noyau caudé

Claustrum

Noyau lenticulaire : putamen

Noyau lenticulaire : globus pallidus

Coupe frontale du cerveau (type Charcot)

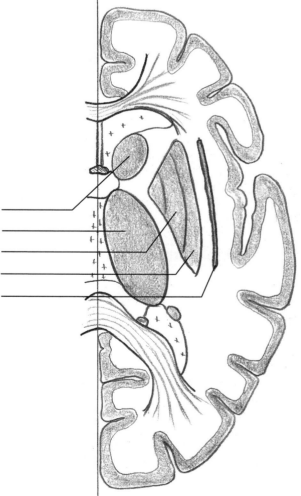

Tête du noyau caudé

Thalamus

Noyau lenticulaire : globus pallidus

Noyau lenticulaire : putamen

Claustrum

Coupe horizontale du cerveau (type Flechsig)

- les noyaux subthalamiques ou corps de Luys ont une forme de lentille biconvexe ;
- la *zona incerta* comporte des neurones qui reçoivent des fibres du cortex précentral ;
- le noyau réticulaire subthalamique et le noyau de l'anse lenticulaire se trouvent dans la région prérubrique, dans le champ H de Forel.

b. Noyau caudé

Arche de substance grise accolée au ventricule latéral, le noyau caudé (*nucleus caudatum*) comprend :
- une extrémité antérieure renflée ou tête ;
- un corps qui contourne la face supéro-latérale du thalamus ;
- une queue accolée à la corne inférieure du ventricule latéral, qui se termine au voisinage du noyau amygdalien.

c. Noyau lenticulaire

Le noyau lenticulaire (*nucleus lentiformis*) a la forme d'une lentille biconvexe. Il est formé de deux noyaux : le putamen et le globus pallidus. Le putamen (*putamen*), mot qui signifie écorce, est en dehors. Il forme, avec le noyau caudé, le **striatum** qui fait partie du corps strié (*corpus striatum*), rattaché au télencéphale. Il est, sur sa face rostrale, en continuité avec le noyau caudé.

Le globus pallidus (*globus pallidum*) forme la partie médiale du noyau lenticulaire, en dedans du putamen. Une lame médullaire médiale (*lamina medullaris medialis*) divise le globus pallidus en globus pallidus interne (GPI) et globus pallidus externe (GPE). Son aspect pâle est dû aux nombreuses fibres blanches myélinisées qui le traversent. Il renferme des neurones GABA-ergiques essentiellement.

d. Claustrum ou avant mur

Le claustrum ou avant mur (*claustrum*) est une lame de substance grise située en dehors du noyau lenticulaire dont elle est séparée par la capsule externe (*capsula externa*). Il est séparé de l'insula par la capsule extrême.

e. Complexe striato-pallidal ventral

Heimer propose d'appeler complexe striato-pallidal ventral un ensemble de noyaux comprenant un striatum ventral et un pallidum ventral. Le striatum ventral comprend la portion médiale du striatum, le noyau accumbens septi et le tubercule olfactif. Le pallidum ventral correspond à la substance innominée en dessous de la commissure antérieure. Le noyau accumbens septi serait impliqué dans les phénomènes de dépendance aux drogues.

f. Fonctions du complexe striato-pallidal

Le complexe striato-pallidal ventral met en jeu le système limbique et les voies olfactives, et contribuerait à l'initialisation du comportement moteur en réponse à des stimulus ayant une signification intentionnelle ou émotionnelle. Le complexe striato-pallidal dorsal est relié au cortex sensitif et au cortex associatif ; il initialiserait le comportement moteur des activités cognitives.

g. Fonctionnement des noyaux de la base

Le thalamus et les noyaux de la base (le noyau lenticulaire, le noyau caudé, les noyaux subthalamiques) contrôlent le déclenchement et le déroulement du mouvement appris (marche, nage, écriture…), et la rapidité des mouvements. Les noyaux de la base ont une fonction de désinhibition pour le thalamus (Carpenter). Les dysfonctionnements des noyaux de la base entraînent des dyskinésies : soit des hypokinésies comme dans la maladie de Parkinson, soit des hyperkinésies comme dans la chorée de Huntington ou l'hémiballisme.

8. Cortex cérébral

Le cortex cérébral (*pallium*) est le cortex des hémisphères cérébraux. Nous étudierons la morphologie externe et la structure des hémisphères cérébraux (*hemispherium*) en associant une interprétation fonctionnelle à chaque région du cerveau (*cerebrum*). Ceci revient à admettre l'hypothèse de Broca selon laquelle les fonctions cérébrales sont liées à une localisation cérébrale : c'est une **approche lésionnelle**. La carte des localisations cérébrales, approche **simplifiée** du fonctionnement cérébral, est souvent suffisante pour l'interprétation clinique des lésions graves de l'encéphale : compression, ischémie, épilepsie…

a. Structure du cortex cérébral

La cytoarchitectonie est la structure cellulaire du cortex cérébral. Elle comprend six couches de cellules mises en évidence par imprégnation argentique. La description de Ramon y Cajal (1901) est toujours retenue. Les six couches sont réparties de la superficie à la profondeur :
- la couche moléculaire renfermant des cellules piriformes ou fusiformes ;
- la couche granulaire externe renfermant des cellules triangulaires ou polygonales ;
- la couche pyramidale externe composée de cellules pyramidales ;
- la couche granulaire interne formée de cellules arrondies ou polygonales ;
- la couche pyramidale interne (à grosses cellules pyramidales) ou ganglionnaire ;
- la couche multiforme ou fusiforme composée de cellules en fuseau.

Les cellules pyramidales sont les cellules efférentes du cortex. Elles ont une activité motrice. Les cellules granulaires sont les cellules afférentes à activité sensitive ou sensorielle.

L'étude des variations régionales montre un développement plus ou moins important de ces différentes couches, ce qui aboutit à une cartographie cytoarchitectonique développée par **Brodman** au début du XXᵉ siècle, avec 47 aires numérotées de 1 à 47. Les aires sensitives et sensorielles ont des couches granulaires développées (cortex homotypique granulaire). Les aires motrices ont des couches pyramidales développées (cortex homotypique pyramidal). Les aires où les couches granulaires et pyramidales sont équivalentes sont des aires associatives (cortex hétérotypique).

b. Lobe frontal

α. Définition

Le lobe frontal (*lobus frontalis*) est la zone hémisphérique située en avant du sillon central (*sulcus centralis* ; Rolando, 1829) et au-dessus du sillon latéral (*sulcus lateralis* ; Sylvius, 1478-1555). Fonctionnellement, la région précentrale, correspondant au cortex moteur, représente une des spécialisations essentielles de ce lobe.

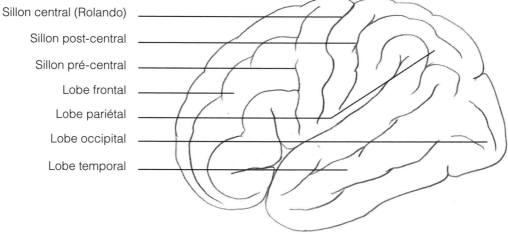

Sillon central (Rolando)
Sillon post-central
Sillon pré-central
Lobe frontal
Lobe pariétal
Lobe occipital
Lobe temporal

Vue latérale gauche du cerveau

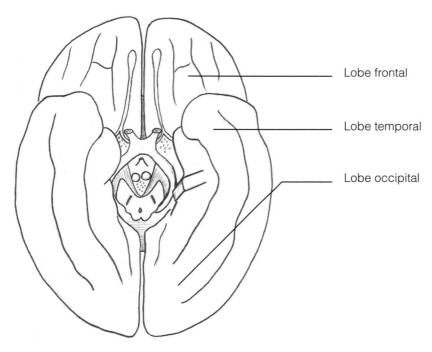

Lobe frontal

Lobe temporal

Lobe occipital

Vue inférieure du cerveau

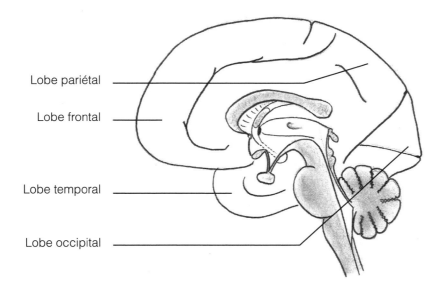

Lobe pariétal

Lobe frontal

Lobe temporal

Lobe occipital

β. Morphologie

La face latérale du lobe frontal est parcourue par deux sillons longitudinaux, frontal supérieur et frontal inférieur, limités en arrière par un sillon parallèle au sillon central, le sillon précentral (*sulcus precentralis*). Ces sillons délimitent quatre gyrus :
- gyrus précentral (*gyrus precentralis*) ;
- gyrus frontal supérieur F1 (*gyrus frontalis superior*) ;
- gyrus frontal moyen F2 (*gyrus frontalis medius*) ;
- gyrus frontal inférieur F3 (*gyrus frontalis inferior*), subdivisé en trois parties d'avant en arrière (la tête, le cap et le pied).

La face inférieure du lobe frontal est subdivisée en deux parties par le sillon olfactif (*sulcus olfactorius*) où se place le bulbe et le tractus olfactif. En dedans se trouve le segment orbitaire de F1 (*gyrus rectus*), et en dehors, les gyrus orbitaires (*gyri orbitales*) avec le sillon en H (*sulci orbitales*).

La face médiale du lobe frontal est constituée par le gyrus frontal médial (*gyrus frontalis medialis*) limité en bas par le sillon cingulaire (*sulcus cinguli*). Le sillon central le sépare partiellement en arrière du lobule paracentral (*lobulus paracentralis*).

γ. Anatomie fonctionnelle

Le lobe frontal est divisé en une **zone précentrale** ou cortex moteur en avant du sillon central, et une **zone préfrontale**.

L'**aire motrice primaire** est subdivisée en trois aires motrices principales, l'aire motrice, l'aire prémotrice et l'aire motrice supplémentaire :
- l'aire 4, aire motrice qui correspond au gyrus précentral, est l'origine du tractus pyramidal. Elle est formée de cortex agranulaire (cortex homotypique pyramidal). Penfield et Rasmussen ont établi une représentation somatotopique du corps (*homonculus*) sur cette aire motrice. L'ablation de l'aire 4 entraîne une hémiplégie controlatérale, prédominant à la racine des membres. L'aire 4s en avant est motrice suppressive, son excitation entraîne l'arrêt du mouvement ;
- l'aire 6, en avant de l'aire 4, est l'aire prémotrice ;
- l'aire 8 est le centre de la motricité oculo-céphalogyre volontaire.

La **zone préfrontale** comprend les aires 9, 10, 11 de Brodman et le lobe orbitaire avec les aires 12 et 13 de Brodman (cortex orbito-frontal). Ces structures corticales sont en relation avec le thalamus et corps amygdaloïde du lobe temporal (circuit de Yakolev de la mémoire à court terme, guide de la programmation de l'action). Elles seraient le centre de la thymie (humeur, caractère) et de certaines fonctions végétatives comme la miction, la modulation du comportement alimentaire, et du comportement sexuel. Des lésions de cette région du cerveau se traduisent par un syndrome frontal, associant entre autre une désinhibition et des troubles mnésiques.

c. Lobe pariétal

α. Définition

Le lobe pariétal (*lobus parietalis*) est en arrière du sillon central. Fonctionnellement, c'est le cortex de la sensibilité somatique.

β. Morphologie

Sur une vue latérale du cerveau, le lobe pariétal est limité en avant par le sillon central, en arrière par le sillon pariéto-occipital, et en bas par le sillon latéral. La face latérale du lobe pariétal est parcourue par un sillon longitudinal intra-pariétal (*sulcus intraparietalis*) et un sillon parallèle au sillon central, le sillon postcentral (*sulcus postcentralis*). Ces sillons délimitent trois gyrus :
  – le gyrus postcentral (*gyrus postcentralis*) en arrière du sillon central ;
  – le lobule pariétal supérieur P1 (*lobulus parietalis superior*), en arrière du sillon postcentral et au dessus du sillon intrapariétal ;
  – le lobule pariétal inférieur P2 (*lobulus parietalis inferior*), en arrière du sillon postcentral et en dessous du sillon intrapariétal.

Le gyrus supramarginal (*gyrus supramarginalis*) et le gyrus angulaire (*gyrus angularis*), en arrière respectivement du sillon latéral et du premier sillon temporal, sont rattachés au lobe pariétal.

Sur une vue médiale d'un hémisphère cérébral, le lobe pariétal est limité en avant par le sillon central (seul sillon de la face latérale du cerveau qui croise le bord supérieur de l'hémisphère et s'engage à sa face médiale), en arrière par le sillon pariéto-occipital, et en bas par un sillon longitudinal qui prolonge le sillon cingulaire. La face médiale du lobe pariétal est parcourue par le sillon cingulaire qui la divise en deux parties :
  – en avant, le lobule paracentral (*lobulus paracentralis*), entre le sillon central et le sillon cingulaire ;
  – en arrière, le précunéus (*precuneus*), entre le sillon cingulaire et le sillon pariéto-occipital.

γ. Anatomie fonctionnelle

Le gyrus postcentral reçoit les fibres sensitives qui se répartissent en trois bandes, d'avant en arrière (aires 3, 1 et 2 de Brodman). Les projections des informations sensitives décrivent une somatotopie qui ressemble à l'homonculus moteur :
  – l'aire 3 pour la sensibilité extéroceptive et proprioceptive ;
  – l'aire 2 pour la sensibilité profonde ;
  – l'aire 1 pour la sensibilité extéroceptive, proprioceptive et profonde.
Le gyrus pariétal supérieur (aire 5) est une zone d'interprétation de la sensibilité. L'aire 7 est une zone de reconnaissance et d'interprétation de la sensibilité tactile, c'est aussi l'aire de la stéréognosie (interprétation du relief).
Les lésions du lobe pariétal sont responsables d'agnosies : les signaux sensitifs ne deviennent pas conscients, qu'ils soient tactiles, optiques ou acoustiques. Lorsque les lésions sont étendues, des troubles du schéma corporel sont observés avec au maximum une hémi-dépersonalisation. Une perturbation de la représentation symbolique (lecture, écriture, calcul) survient lors des lésions du gyrus angulaire de l'hémisphère dominant.
L'apraxie est l'impossibilité de réaliser des mouvements complexes acquis en l'absence de paralysie : apraxie idéomotrice par lésion du gyrus supramarginal, apraxie d'idéation par lésion du lobe pariétal dominant, apraxie de construction par lésion des voies de liaisons entre le cortex pariétal et le cortex occipital.
Les lésions du gyrus pariétal inférieur sont responsables du syndrome de Gerstman : agnosie digitale, désorientation droite-gauche, dysgraphie, dyscalculie.
La sensibilité gustative se projette au niveau de la région operculaire pariétale ou aire 43, à la base du gyrus postcentral, et sur le cortex insulaire adjacent.

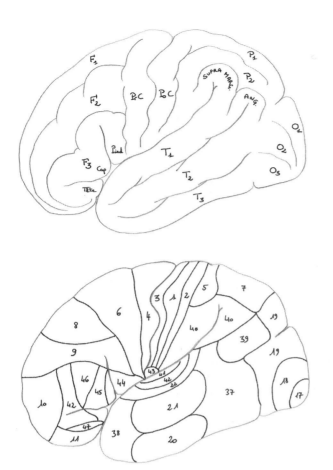

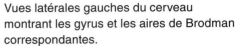

Vues latérales gauches du cerveau montrant les gyrus et les aires de Brodman correspondantes.
F1 : gyrus frontal supérieur,
F2 : gyrus frontal moyen,
F3 : gyrus frontal inférieur,
PrC : gyrus précentral,
PoC : gyrus post-central,
P1 : gyrus pariétal supérieur,
P2 : gyrus pariétal inférieur,
Supra-marg : gyrus supra-marginal,
Ang : gyrus angulaire,
T1 : gyrus temporal supérieur,
T2 : gyrus temporal moyen,
T3 : gyrus temporal inférieur,
O1 : gyrus occipital supérieur,
O2 : gyrus occipital moyen,
O3 : gyrus occipital inférieur

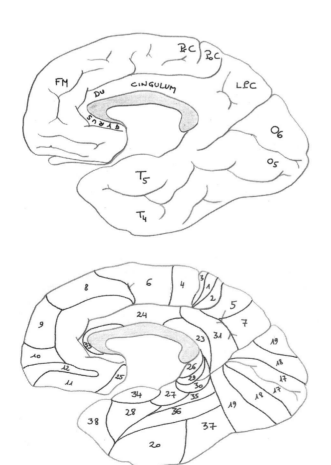

Vues médiales de l'hémisphère cérébral droit montrant les gyrus et les aires de Brodman correspondantes.
FM : gyrus frontal médial,
PrC : gyrus précentral,
PoC : gyrus post-central,
LPC : lobule paracentral,
T4-O4 : gyrus occipito-temporal latéral,
T5-O5 : gyrus occipito-temporal médial

d. Lobe temporal

α. Définition

Le lobe temporal (*lobus temporalis*) est situé en dessous du sillon latéral. Il est mal séparé en arrière du lobe occipital. Fonctionnellement, il recueille les sensations auditives. C'est le cortex interprétatif, et il participe au stockage de la mémoire ancienne.

β. Morphologie

La face latérale du lobe temporal est parcourue par deux sillons longitudinaux, le sillon temporal supérieur (*sulcus temporalis superior*) et le sillon temporal inférieur (*sulcus temporalis inferior*) qui délimitent trois gyrus :
- le gyrus temporal supérieur T1 (*gyrus temporalis superior*) ;
- le gyrus temporal moyen T2 (*gyrus temporalis medius*) ;
- le gyrus temporal inférieur T3 (*gyrus temporalis inferior*).

La face supérieure du lobe temporal est enfouie dans le sillon latéral. Il existe des gyrus temporaux transverses ou gyrus de Heschl (*gyri temporales transversi*) marqués par les sillons temporaux transverses (*sulci temporales transversi*). Ces gyrus marquent la lèvre inférieure du sillon latéral et sont visibles en écartant la lèvre inférieure du sillon latéral. Ces gyrus sont associés aux voies auditives.

La face inféro-médiale du lobe temporal est parcourue par deux sillons longitudinaux : le sillon collatéral ou occipito-temporal médial (*sulcus collateralis*) et le sillon occipito-temporal ou occipito-temporal latéral (*sulcus occipito temporalis*). Ces sillons délimitent les gyrus occipito-temporaux médial et latéral (*gyrus occipitotemporalis medialis et gyrus occipito temporalis lateralis*), et le gyrus parahippocampal (*gyrus parahippocampalis*) étudié avec le lobe limbique.

γ. Anatomie fonctionnelle

La partie antérieure et latérale du lobe temporal est essentiellement associée à l'audition :
- les gyrus de Heschl correspondent à l'aire 41 de Brodman, centre de l'audition. Les basses fréquences se projettent en avant, les hautes fréquences en arrière (tonotopie). En arrière de ces aires auditives se projettent les sensations labyrinthiques. La stimulation de cette région provoque des sensations de mouvements tournants, de vertige ;
- l'aire 42 correspond à l'interprétation des sons, c'est l'aire auditive associative ;
- l'aire 22 de Brodman reçoit des fibres des aires 41 et 42, et se projette sur les aires pariétales, occipitales et insulaires. Le faisceau temporo-pontin de Turk-Meynert est un relais pour le cervelet. Une lésion de l'aire 22 au niveau de l'hémisphère dominant produit une surdité verbale et une aphasie auditive, le patient ne peut interpréter la signification des sons qu'il entend ;
- les aires 20 et 21 correspondent à la reconnaissance des visages.

La partie postérieure et latérale du lobe temporal :
- l'aire 40 de Brodman correspond au gyrus supramarginal, pour la compréhension des mots parlés (sa lésion entraîne une aphasie verbale et une apraxie idéomotrice) ;
- l'aire 39 de Brodman correspond au gyrus angulaire, pour la lecture des mots écrits (sa lésion entraînant une alexie).

L'ensemble de ces deux aires forme l'**aire sensitive de Wernike**. Ce serait un des lieux de stockage de la mémoire ancienne.

e. Lobe occipital

α. Définition

Le lobe occipital (*lobus occipitalis*) est situé en arrière du lobe pariétal et du lobe temporal. Il est le support du cortex visuel.

β. Morphologie

Le lobe occipital est parcouru par des sillons transversaux dont un plus profond sur la face médiale est le sillon calcarin (*sulcus calcarinus*). Ces sillons délimitent six gyrus numérotés de 1 à 6. Le sixième gyrus, au-dessus du sillon calcarin, est le cunéus.

γ. Anatomie fonctionnelle

Le lobe occipital est le lobe de la vision. L'aire 17 de Brodman, striée, de part et d'autre du sillon calcarin, représente une carte de la rétine inversée (haut en bas et bas en haut), la macula correspond au pôle du lobe occipital. On parle de rétinotopie. C'est l'aire visuelle primaire où les informations visuelles arrivent au cortex cérébral. L'aire 18 péristriée de Brodman est associative (interprétation de la vision). L'aire 19 parastriée de Brodman est oculomotrice et oculo-céphalogyre.

f. Lobe de l'insula

Le lobe de l'insula (*insula*) est visible au fond du sillon latéral, lorsqu'on écarte les deux lèvres du sillon latéral. Il est formé de plusieurs gyrus verticaux, répartis en trois zones :
- la pointe ou seuil ou cortex prépiriforme, formée d'un archéocortex ;
- le milieu ou allocortex végétatif, pour les mouvements du tube digestif et la salivation ;
- la base postérieure, formée d'un néocortex.

Le cortex insulaire aurait une fonction viscéro-sensitive et viscéro-motrice. La stimulation du cortex de l'insula modifie le péristaltisme gastrique, provoque des nausées et des vomissements. Des informations sensitives dans la région abdominale sont perçues, ainsi que des sensations gustatives.

g. Lobe limbique ou rhinencéphale

α. Définition

Le « grand lobe limbique » de Broca (1878), ou rhinencéphale (*rhinencephalon*), correspond aux structures cérébrales impliquées dans les émotions et les comportements.

β. Morphologie

Plusieurs structures lui sont rattachées :
- le gyrus cingulaire (*gyrus cinguli*) entre le sillon du cingulum et le sillon du corps calleux. Il rejoint la région septale en avant, et le splénium du corps calleux en arrière ;
- l'aire subcalleuse (*area subcallosa*), au-dessus du gyrus paraterminal ;

– le gyrus parahippocampal qui présente le lobe piriforme (*lobus piriformis*) à sa partie antérieure, subdivisé en trois zones d'avant en arrière, l'aire prépiriforme, pli de passage entre le crochet et l'espace perforé antérieur, le crochet (*uncus*), et l'aire entorhinale en arrière du crochet ;
– le gyrus intralimbique avec l'indusium griseum (*gyrus supracallosus*), les stries de Lancisi (*striae longitudinales*), le fasciola cinerea (*gyrus fasciolaris*), le gyrus dentatus ou corps godronné (*gyrus dentatus*), successivement entre les noyaux du septum (*nuclei septi*) et la corne d'Amon ou hippocampe (*hippocampus, pes hippocampi*) ;
– les formations qui sont rattachées fonctionnellement à ses structures sont décrites sous le nom de système limbique avec le corps amygdaloïde, le septum lucidum, les noyaux du septum, le gyrus paraterminal et l'appareil olfactif.

γ. Anatomie fonctionnelle

Le lobe limbique est en premier lieu associé aux **voies olfactives** :
– l'aire entorhinale (aire 28) reçoit des fibres olfactives après relais au niveau de l'aire prépiriforme et au niveau du noyau amygdalien. Des voies réflexes relient le système olfactif au noyau arqué de l'hypothalamus, à l'aire subcalleuse et au tronc cérébral où il existe des connexions avec les noyaux salivaires ;
– le gyrus cingulaire (aires 23 et 24) et l'aire entorhinale font partie du système de Papez qui participe aux réactions émotionnelles, en particulier à la douleur.

Le lobe limbique a un rôle essentiel dans la **mémoire** :
– la mémoire récente est stockée dans le gyrus parahippocampal, puis projetée dans le gyrus cingulaire (amnésie antérograde en cas de lésion bilatérale). La notion de situation dans l'espace et dans le temps serait stockée dans l'hippocampe. Le syndrome de Korsakoff est dû à un déficit en thiamine lors de l'alcoolisme chronique, une atteinte des corps mamillaires et du lobe parahippocampal est observée (Barr). Ce syndrome est marqué par la perte de la mémoire récente ;
– l'hippocampe ou corne d'Ammon (*hippocampus*) fonctionne comme un comparateur responsable de la mémoire récente (numéro ou nom que l'on retient quelques minutes), les signaux sont ensuite stockés après comparaison avec les informations existantes, puis intégrés dans la mémoire ancienne stockée dans les lobes temporal, pariétal et frontal.

Le lobe limbique intervient dans le **comportement émotionnel**. Le noyau amygdalien est associé à l'hypothalamus latéral, au lobe frontal, aux noyaux du septum et à la substance péri-aqueducale des pédoncules cérébraux. Il participe à la régulation de l'humeur et du comportement. Une excitation de ce système provoque des réactions agressives. Une destruction du noyau amygdalien provoque une cécité psychique (indifférence au groupe), syndrome de Klüver-Bucy décrit chez le singe.

Enfin, le lobe limbique intervient dans les **voies gustatives**. En effet, l'uncus de l'hippocampe reçoit des fibres gustatives.

V. MÉNINGES

Le système nerveux central est enveloppé par des gaines fibreuses appelées méninges (*meninges*). Le nom mère, appliqué aux méninges, vient d'après Haller d'un mot arabe qui désigne l'enveloppe d'un corps quelconque (J. Cruveilhier).

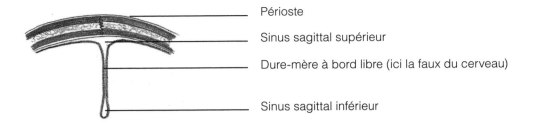

Périoste

Sinus sagittal supérieur

Dure-mère à bord libre (ici la faux du cerveau)

Sinus sagittal inférieur

Coupe schématique de la voûte crânienne

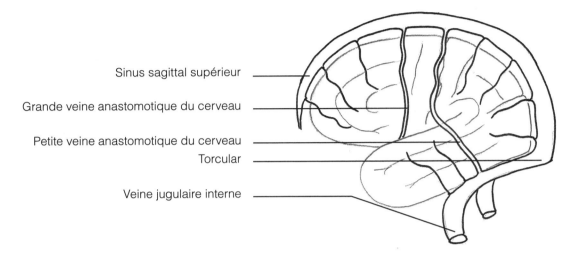

Sinus sagittal supérieur

Grande veine anastomotique du cerveau

Petite veine anastomotique du cerveau
Torcular

Veine jugulaire interne

Vue gauche du cerveau montrant les principales veines superficielles du cerveau

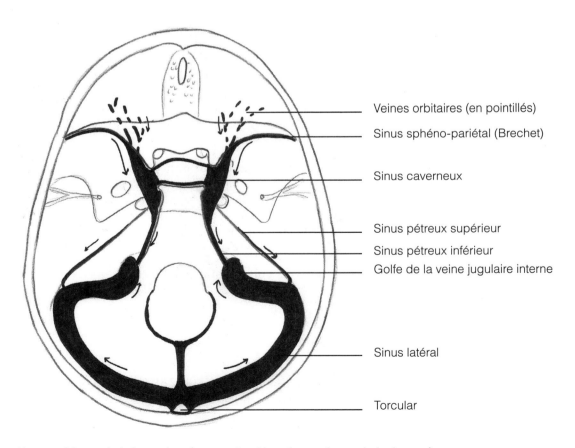

Veines orbitaires (en pointillés)

Sinus sphéno-pariétal (Brechet)

Sinus caverneux

Sinus pétreux supérieur

Sinus pétreux inférieur

Golfe de la veine jugulaire interne

Sinus latéral

Torcular

Vue supérieure de la base du crâne montrant les sinus veineux de la dure-mère.
Les flèches indiquent le sens de circulation du sang

1. Définition

Les méninges sont des enveloppes fibreuses disposées en trois couches de l'intérieur vers l'extérieur :
- la pie-mère (*pia mater*), fixée sur le névraxe, lame porte-vaisseaux. C'est une couche unicellulaire discontinue qui tapisse la surface du tissu nerveux ;
- l'arachnoïde (*arachnoidea*) est une couche cellulo-fibreuse lâche associée à une couche cellulaire externe continue qui tapisse la dure-mère ;
- la dure-mère (*dura mater*) est la couche fibreuse la plus résistante, la plus externe. La dure-mère cérébrale ou encéphalique se prolonge par des cloisons sagittales et transversales qui cloisonnent la cavité crânienne. Les faux (*falx*) sont des cloisons sagittales qui forment la faux du cerveau (*falx cerebri*) entre les deux hémisphères cérébraux, et la faux du cervelet entre les deux hémisphères cérébelleux. Les tentes et les diaphragmes sont des cloisons transversales qui forment le diaphragme de la selle turcique (*diaphragma sellae*) et la tente du cervelet (*tentorium cerebelli*) au-dessus de la fosse cérébrale postérieure.

2. Sinus veineux de la dure-mère

La dure-mère encéphalique s'applique dans la boîte crânienne contre le périoste, déterminant un espace normalement virtuel et non décollable, l'espace inter-périostéo-dural (P. Kehrli). Lorsque la dure-mère forme ses replis, ou lorsque la dure-mère encéphalique s'applique sur les anfractuosités de la base du crâne, cet espace devient réel. Il est alors rempli de sang veineux (sinus de la dure-mère) ou de graisse comme dans les espaces péri-duraux du canal vertébral ou la cavité orbitaire (S. Velut).

Ainsi, la faux du cerveau est bordée de deux sinus, le sinus sagittal supérieur et le sinus sagittal inférieur, dans lesquels la circulation veineuse se fait d'avant en arrière. Le sinus sagittal supérieur (*sinus sagittalis superior*) représente un dédoublement de la faux du cerveau qui commence dans la région frontale et se termine au niveau du torcular. Il est anastomosé avec les veines des fosses nasales par une veine émissaire qui traverse le foramen cæcum. Le sinus sagittal inférieur (*sinus sagittalis inferior*) chemine dans le bord libre de la faux du cerveau. Il reçoit des veines du corps calleux et de la face médiale des hémisphères cérébraux. Il se termine dans le sinus droit (*sinus rectus*).

La base du crâne est anfractueuse. La dure-mère encéphalique détermine des sinus de la base du crâne en s'y appliquant :
- le sinus caverneux (*sinus cavernosus*) est un lac veineux parahypophysaire qui s'étend de la fissure orbitaire supérieure en avant à l'apex pétreux en arrière. Il reçoit les veines ophtalmiques par la fissure orbitaire supérieure. Il se draine en arrière essentiellement par le sinus pétreux inférieur (*sinus petrosus inferior*). Dans le sinus caverneux cheminent l'artère carotide interne qui décrit un siphon et le nerf abducens (VI) ;
- le sinus latéral relie le torcular au foramen jugulaire. Deux portions lui sont décrites. Une portion horizontale, le sinus transverse (*sinus transversus*), se place dans la gouttière latérale de l'os occipital. Une portion verticale, le sinus sigmoïde (*sinus sigmoideus*), se place dans la gouttière pétro-mastoïdienne ;
- le sinus occipital (*sinus occipitalis*) relie le confluent des sinus au foramen jugulaire ;
- le confluent des sinus (*confluens sinuum*) ou pressoir d'Hérophile, ou torcular, est la confluence du sinus sagittal supérieur, du sinus droit, des sinus latéraux et des sinus occipitaux.

3.   Espaces liquidiens

a. Espaces liquidiens périphériques

Les méninges, d'après les observations traumatologiques et neurochirurgicales (Lazorthes), délimitent trois espaces :
- l'**espace péridural ou extra-dural ou épidural** (*cavum epidurale*) entre la dure-mère et la paroi osseuse recouverte de périoste. Au niveau de la voûte du crâne, la dure-mère est accolée au périoste qui tapisse la face interne de l'os. Lors d'une fracture du crâne, une rupture de l'artère méningée moyenne peut être associée, son saignement décolle cet espace réalisant un hématome extradural responsable d'une compression cérébrale qui peut être rapidement mortelle en l'absence d'évacuation chirurgicale. En clinique, le terme péridural est employé pour désigner l'espace extradural spinal ;
- l'**espace subdural** (*cavum subdurale*) entre la dure-mère et l'arachnoïde. Il enveloppe les vaisseaux et les nerfs qui émergent du tissu cérébral. Lorsqu'un hématome, le plus souvent d'origine veineuse, se développe dans cet espace, il réalise un hématome subdural entraînant une compression cérébrale lente ;
- l'**espace subarachnoïdien** (*cavum subarachnoideale*), entre l'arachnoïde et la pie-mère, où circule le liquide cérébro-spinal (*liquor cerebrospinalis*). Cet espace subarachnoïdien communique avec les citernes subarachnoïdiennes et avec les espaces subarachnoïdiens qui baignent la queue de cheval. C'est dans cet espace que se développent les hémorragies méningées et les méningites.

b. Espaces liquidiens centraux : ventricules, plexus choroïdes

Les ventricules cérébraux sont des cavités creusées dans le névraxe, dans lesquelles circule le liquide cérébro-spinal. Quatre ventricules sont décrits :
- le quatrième ventricule (*ventriculus quartus*), situé dans le tronc cérébral entre le cervelet en arrière et le tronc cérébral en avant qui forme son plancher ;
- le troisième ventricule (*ventriculus tertius*), fente sagittale située dans le diencéphale, entre les deux thalamus et les deux régions hypothalamiques ;
- les deux ventricules latéraux (*ventriculus lateralis*) situés dans chacun des hémisphères cérébraux. Ils communiquent avec le troisième ventricule par l'intermédiaire des foramens inter-ventriculaires (*foramen interventriculare*). En forme de C, ils présentent des renflements réalisant les cornes frontale (*cornu rostrale*), temporale (*cornu temporale*) et occipitale (*cornu occipitale*).

Les ventricules cérébraux communiquent entre eux : chaque ventricule latéral communique avec le troisième ventricule par le foramen interventriculaire (Monro). Le troisième ventricule est relié au quatrième ventricule par l'aqueduc du mésencéphale (*aqueductus mesencephali*, Sylvius). Le quatrième ventricule se prolonge au niveau de la moelle spinale avec le canal central (*canalis centralis*) qui est un espace virtuel.

Ces espaces liquidiens sont tapissé d'épendyme (*ependyma*) et communiquent avec l'espace subarachnoïdien de la fosse cérébrale postérieure par l'ouverture médiane du quatrième ventricule (*apertura mediana ventriculi*, Magendie).

Des cordons rougeâtres granuleux font saillie dans la lumière ventriculaire : ce sont les plexus choroïdes (*plexus choroideus*). Ils sont constitués de capillaires sanguins au centre, et sont recouverts d'un épithélium, le tout formant une barrière sang-liquide cérébro-spinal. Ils assurent la sécrétion de ce liquide. Les plexus choroïdes se développent au niveau d'accolements directs de l'épendyme et de la pie-mère.

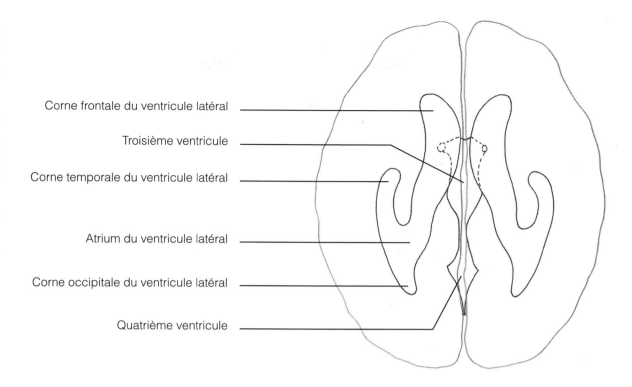

Corne frontale du ventricule latéral

Troisième ventricule

Corne temporale du ventricule latéral

Atrium du ventricule latéral

Corne occipitale du ventricule latéral

Quatrième ventricule

Vue supérieure du cerveau montrant la projection des ventricules cérébraux

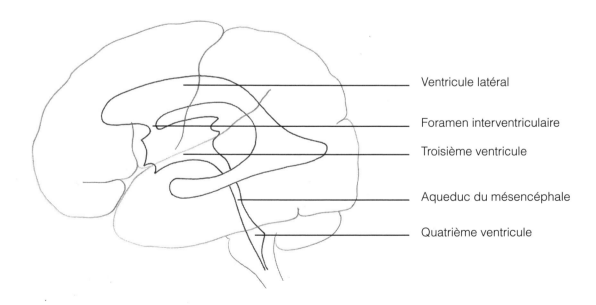

Ventricule latéral

Foramen interventriculaire

Troisième ventricule

Aqueduc du mésencéphale

Quatrième ventricule

Vue latérale gauche du cerveau montrant les projections des ventricules cérébraux

c. Liquide cérébro-spinal

Sécrété par les plexus choroïdes, le liquide cérébro-spinal circule. Il provient des plexus choroïdes (80 %) et de la production de liquide interstitiel dans le tissu cérébral. La circulation s'observe en résonance magnétique nucléaire. Depuis les ventricules latéraux, il se déplace vers le troisième ventricule, puis le quatrième ventricule. Il passe alors dans l'espace subarachnoïdien de la fosse crânienne postérieure par l'ouverture médiane du quatrième ventricule. Il est résorbé dans les granulations arachnoïdiennes (*granulationes arachnoideales*, Pacchioni) des sinus veineux et des plexus veineux péri-médullaires.

L'augmentation de la pression du liquide cérébro-spinal définit une hydrocéphalie. Lorsqu'une hydrocéphalie se développe chez l'enfant avant la fermeture des sutures de la voûte crânienne, elle entraîne une déformation du crâne (macrocéphalie). Plus tard, elle est responsable d'une compression cérébrale. Chez le vieillard peut s'observer une augmentation du volume du liquide cérébro-spinal dans des ventricules élargis, sans hypertension intra-crânienne : c'est l'hydrocéphalie à pression normale

VI.   VASCULARISATION CÉRÉBRALE

La vascularisation cérébrale est assurée par quatre artères : les deux artères carotides internes en avant, et les deux artères vertébrales en arrière. Le retour veineux est assuré essentiellement par les deux veines jugulaires internes.

1.   Vascularisation artérielle de l'encéphale

Les artères du cerveau sont issues de quatre artères : les deux artères carotides internes et les deux artères vertébrales. Ces quatre artères s'anastomosent par convergence au niveau du cercle artériel du cerveau (polygone de Willis) qui constitue le réseau de la base du crâne d'où naissent les artères cérébrales.

Les deux artères carotides internes se terminent en quatre branches : l'artère cérébrale antérieure, l'artère cérébrale moyenne, l'artère choroïdienne antérieure et l'artère communicante postérieure. Les deux artères vertébrales se réunissent en une artère basilaire en avant du pont. L'artère basilaire se termine en donnant les deux artères cérébrales postérieures.

Le cercle artériel du cerveau (*circulus arteriosus cerebri*, Willis) est formé de sept segments réalisant une véritable plate-forme à partir de laquelle naissent les artères du cerveau :
- trois segments antérieurs, les deux cérébrales antérieures et leur anastomose, l'artère communicante antérieure ;
- quatre segments postérieurs, les deux artères communicantes postérieures issues des carotides internes, s'unissant aux artères cérébrales postérieures issues du tronc basilaire.

Du cercle artériel du cerveau naissent deux types de branches :
- les artères profondes ou centrales qui se distribuent aux noyaux gris centraux et à la capsule interne. Elles sont le plus souvent <u>terminales</u> ;
- les artères superficielles ou corticales qui s'épanouissent en un réseau pie-mérien réalisant des anastomoses termino-terminales. Ce réseau assure une pression de perfusion homogène dans les différents territoires corticaux. Des <u>anastomoses</u> existent au niveau du cortex, entre les différents territoires. De ce réseau d'artères superficielles qui se divisent naissent des branches qui, lorsque le calibre est inférieur à un millimètre, perforent la surface du cerveau et en assurent la vascularisation en formant un réseau capillaire. En perforant

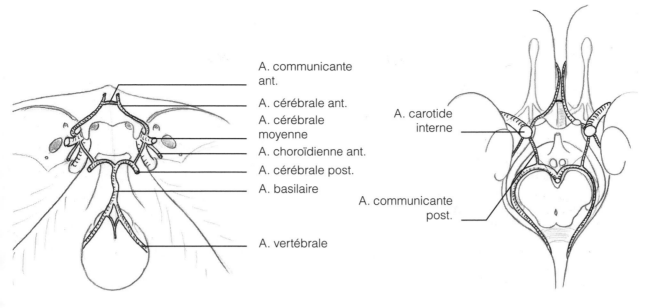

A. communicante ant.

A. cérébrale ant.

A. cérébrale moyenne

A. choroïdienne ant.

A. cérébrale post.

A. basilaire

A. vertébrale

A. carotide interne

A. communicante post.

Vue supérieure de la base du crâne focalisée sur le foramen magnum et la selle turcique montrant le cercle artériel de la base du cerveau (polygone de Willis)

Vue inférieure du cerveau montrant le cercle artériel de la base du cerveau (polygone de Willis)

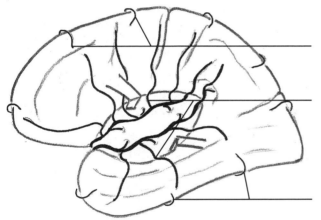

Branches de l'artère cérébrale antérieure

Branches ascendantes, decsendantes et insulaires de l'artère cérébrale moyenne

Branches de l'artère cérébrale postérieure

Vue latérale du cerveau montrant le dépoiement des branches de l'artère cérébrale moyenne (sylvienne)

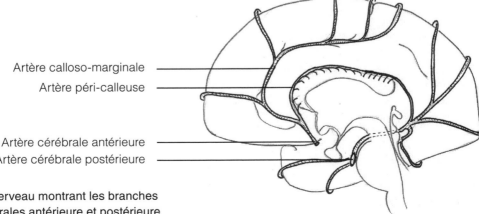

Artère calloso-marginale

Artère péri-calleuse

Artère cérébrale antérieure

Artère cérébrale postérieure

Vue médiale du cerveau montrant les branches des artères cérébrales antérieure et postérieure

la surface cérébrale, ces artères sont accompagnées d'arachnoïde et de liquide cérébro-spinal formant les espaces péri-vasculaires de Virschow-Robin (dans lesquels se développent les abcès à toxoplame chez les patients atteints par le VIH).

L'**artère cérébrale antérieure** (*arteria cerebri anterior*) est la branche de division médiale de l'artère carotide interne. Par ses branches centrales, elle vascularise la portion antérieure de l'hypothalamus et la tête du noyau caudé. Par ses branches corticales, elle vascularise la face médiale du lobe frontal et du lobe pariétal (G. Lazorthes). L'oblitération de l'artère cérébrale antérieure est à l'origine d'une hémiplégie controlatérale à prédominance crurale.

L'**artère cérébrale moyenne** (*arteria cerebri media*), ou artère sylvienne, prolonge le trajet de l'artère carotide interne. C'est la plus volumineuse artère du cerveau, c'est aussi elle qui est le plus souvent impliquée dans les accidents vasculaires cérébraux (AVC) ischémiques. Son territoire central comprend le corps du noyau caudé, le putamen, le pallidum externe, le bras antérieur et le genou de la capsule interne. Son territoire cortical comprend la face externe des lobes frontal, pariétal et occipital. L'oblitération de l'artère cérébrale moyenne est à l'origine d'une hémiplégie controlatérale à prédominance brachio-faciale.

L'**artère cérébrale postérieure** (*arteria cerebri posterior*) naît par bifurcation du tronc basilaire. Son territoire central comprend le thalamus postéro-inférieur, les noyaux subthalamiques, l'épiphyse, l'hypothalamus postérieur, le mésencéphale. Son territoire cortical comprend le lobe occipital, la région inférieure et médiale du lobe temporal. L'oblitération de l'artère cérébrale postérieure est à l'origine d'une hémiparésie controlatérale, d'un syndrome cérébelleux homolatéral et d'une hémianopsie latérale homonyme.

L'**artère choroïdienne antérieure** (*arteria choroidea anterior*), dernière branche du cercle artériel du cerveau, vascularise le plexus choroïde du ventricule latéral. Son intérêt clinique majeur est qu'elle tient sous sa dépendance le genou et le bras postérieur de la capsule interne, c'est-à-dire la zone d'un centimètre carré où se concentre le tractus pyramidal. L'oblitération de l'artère choroïdienne antérieure est à l'origine d'une hémiplégie controlatérale totale, et d'une hémianopsie.

Lors d'interruption du flux sanguin dans une des artères du cerveau (AVC), les anastomoses corticales permettent une revascularisation partielle à partir des territoires limitrophes, si la pression artérielle est suffisante. Ceci permet de limiter les séquelles corticales des AVC, si la prise en charge est très précoce (idéalement dans les deux heures). Rappelons qu'au delà de six heures d'ischémie, les lésions cérébrales sont irréversibles ! Il n'y a par contre pas de revascularisation possible des territoires centraux.

2.   Vascularisation veineuse de l'encéphale

Le retour veineux cérébral se fait par des veines superficielles, réparties en périphérie de l'encéphale, drainant le cortex, et profondes drainant les noyaux de la base (système de la grande veine cérébrale interne de Galien).

Ces deux types de circulation veineuse se rejoignent au niveau des sinus de la dure-mère. Le sang veineux de l'encéphale se draine par les veines jugulaires internes droite et gauche.

VII. CONNEXIONS DU SYSTÈME NERVEUX CENTRAL

Les connexions du système nerveux central s'effectuent par l'intermédiaire de faisceaux d'axones regroupés en tractus. Ces tractus (*tractus*) forment des masses de substance blanche visibles sur des coupes de cerveau, en anatomie, en IRM ou en tractographie. Selon la direction de la transmission des influx nerveux, ces tractus sont regroupés en voies descendantes lorsqu'elles vont de l'encéphale à la moelle spinale, et en voies ascendantes lorsqu'elles vont de la moelle spinale vers l'encéphale. Il existe par ailleurs des tractus d'association (inter-hémisphérique, intra-hémisphérique, cortico-cortical, cortico-nucléaire, nucléo-cortical ou internucléaire).

A. VOIES DESCENDANTES

Les voies descendantes (*via descendens*, <u>descending pathways</u>) prennent leur origine dans le cortex cérébral (tractus cortico-spinal et cortico-nucléaire), et dans les noyaux du tronc cérébral (tractus rubro-spinal, tecto-spinal, vestibulo-spinal, réticulo-spinal, hypothalamo-spinal…). Elles contrôlent la motricité, le tonus musculaire, la posture. Elles modulent les réflexes et les afférences sensitives.

1. Tractus pyramidal

a. Origine

Le tractus pyramidal (*tractus pyramidalis*, Türk, 1851) naît des cellules pyramidales du gyrus précentral (surtout aires 4 et 6 de Brodman). Il est formé du tractus cortico-nucléaire (*tractus corticonuclearis*) composé de fibres cortico-nucléaires, et du tractus cortico-spinal (*tractus corticospinalis*) composé de fibres cortico-spinales et de fibres cortico-réticulaires (*fibrae corticoreticulares*, Bucy, 1944). Les fibres cortico-nucléaires naissent de la partie inférieure du gyrus précentral, les fibres cortico-spinales de la partie moyenne, supérieure et médiale du gyrus précentral, selon la somatotopie établie par Penfield et Rasmussen (1950). Leur action est motrice activatrice. Les fibres cortico-réticulaires naissent des aires 4 et 6 et du gyrus cingulaire. Leur action est motrice inhibitrice.

b. Trajet

Le tractus pyramidal présente six portions :
- une portion hémisphérique périphérique, formant le centre semi-ovale (*centrum semiovale*, Vieussens, 1684) ;
- une portion hémisphérique centrale, formant le bras postérieur de la capsule interne (*crus posterior capsulae internae*) pour les fibres cortico-spinales. Les fibres cortico-nucléaires forment le genou de la capsule interne (*genu capsulae internae*), ce qui lui a valu le nom de faisceau géniculé ;
- une portion mésencéphalique, où le tractus pyramidal chemine à la partie ventrale du pédoncule cérébral (*pedunculus cerebri*), formant les deux tiers médiaux du crus cerebri (*crus cerebri*), autrement dit le pied du pédoncule cérébral. Les fibres cortico nucléaires sont les plus médiales ;
- une portion pontique, où le tractus pyramidal se dissocie entre les fibres cortico-ponto-cérébelleuses et les noyaux du pont. Il occupe la moitié ventrale du pont ;
- une portion bulbaire, où le tractus pyramidal chemine ventralement dans la pyramide de la moelle allongée (*pyramis medullae oblongatae*). À la partie inférieure de la moelle allongée, le tractus pyramidal présente une décussation (*decussatio pyramidum*, Mistichelli, 1709) qui intéresse 90 % des fibres du

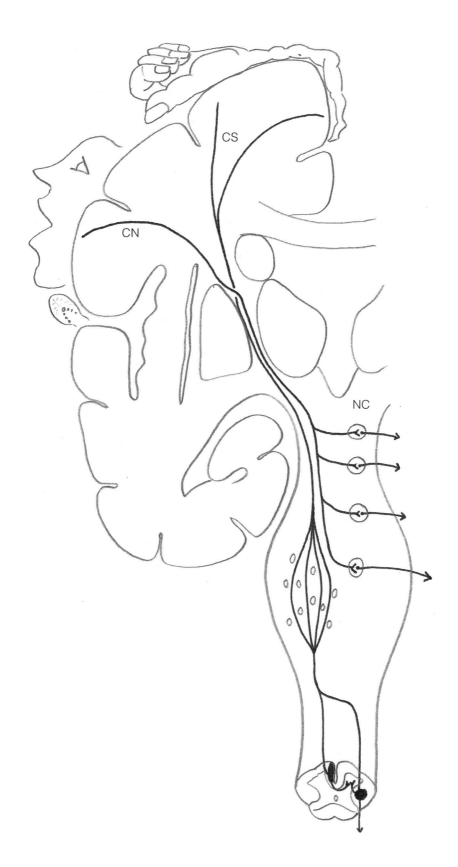

Tractus pyramidal.
CS : tractus cortico-spinal, CN : tractus cortico-nucléaire,
NC : noyaux moteurs des nerfs crâniens,
représentés ici de façon schématique pour faire comprendre la terminaison
du tractus cortico-nucléaire

tractus cortico-spinal. Les fibres qui décussent croisent la ligne médiane et vont constituer le tractus cortico-spinal latéral de la moelle spinale. Les fibres qui ne décussent pas rejoignent le tractus cortico-spinal ventral ou direct de la moelle spinale ;
- une portion médullaire où le tractus cortico-spinal latéral chemine dans le cordon latéral de la moelle spinale et le tractus cortico-spinal ventral, dans le cordon ventral de la moelle spinale.

c. Terminaison

Les fibres cortico-nucléaires se terminent par des synapses au niveau des moto-neurones des noyaux des nerfs crâniens. Elles décussent à chaque étage du tronc cérébral pour rejoindre le noyau moteur du nerf crânien correspondant. Les fibres cortico-spinales se terminent par des synapses au niveau des moto-neurones de la corne antérieure de la moelle spinale, mais aussi au niveau des couches V, VI, VII et VIII de Rexed et Truex. Toutes les fibres ont une terminaison contro-latérale par rapport à l'origine hémisphérique. Les fibres du tractus cortico-spinal latéral rejoignent la corne antérieure homolatérale (la décussation s'étant faite plus haut). Les fibres cortico-spinales ventrales décussent à chaque niveau médullaire pour rejoindre la corne ventrale controlatérale. Ces fibres n'existeraient que jusqu'aux premiers niveaux médullaires cervicaux.

d. Applications cliniques

Le syndrome pyramidal, après une interruption au-dessus de la décussation bulbaire du tractus pyramidal, réalise une hémiplégie controlatérale à la lésion, flasque puis spastique. Selon le siège de la lésion, l'hémiplégie est partielle (lésion corticale ou sous-corticale) ou totale (lésion au niveau de la capsule interne). L'hémiplégie est contro-latérale à la lésion avec un syndrome alterne (paralysie homolatérale d'un ou de plusieurs nerfs crâniens associée) au niveau du tronc cérébral. Une lésion du tractus pyramidal au niveau du cordon latéral de la moelle spinale réalise un syndrome de Brown-Séquart avec paralysie homolatérale à la lésion.

2.   Tractus rubro-spinal

Le tractus rubro-spinal (*tractus rubrospinalis*, von Monakow, 1884) naît du noyau rouge et, après une décussation (Meynert), il rejoint le cordon latéral de la moelle spinale. Il participe à la régulation du tonus musculaire.

3.   Tractus tecto-spinal

Le tractus tecto-spinal naît des neurones du toit du mésencéphale : colliculus supérieur et inférieur du mésencéphale. Après décussation (Forel, 1877), il rejoint le cordon ventral de la moelle spinale. Il se termine dans la base des cornes ventrale et dorsale de la moelle spinale (couches VI, VII et VIII de Rexed et Truex). Il participe aux activités oculo-céphalogyres. En particulier, il est impliqué dans les adaptations posturales de la tête et des membres supérieurs à des stimulus visuels ou auditifs (voies visuo-réflexe et acoustico-réflexe). Ce faisceau n'existerait qu'aux étages cervicaux supérieurs de la moelle spinale dans l'espèce humaine.

4.   Tractus vestibulo-spinal

Le tractus vestibulo-spinal naît des noyaux vestibulaires. Il rejoint le cordon ventral de la moelle spinale et se termine dans la base de la corne ventrale de la moelle spinale (couches VII et VIII de Rexed et Truex). Sa stimulation a une action inhibitrice sur les motoneurones, prédominant sur les muscles axiaux (Carpenter, 1996).

5.   Tractus olivo-spinal

Le tractus olivo-spinal naît de l'olive et forme un faisceau triangulaire à la coupe (Helweg, 1847-1901). Il rejoint le cordon ventral de la moelle spinale pour se terminer au niveau des moto-neurones dont il module l'activité. Il contribue entre autre à la modulation de l'activité des muscles extenseurs en réponse à une stimulation des propriocepteurs de l'appareil moteur (paléocérébellum).

6.   Tractus réticulo-spinal

Le tractus réticulo-spinal (*tractus reticulospinalis*) naît de la formation réticulaire du tronc cérébral (*formatio reticularis*) et rejoint la moelle spinale au niveau du cordon ventral et du cordon latéral. Il se termine à la base des cornes ventrale et dorsale (couches VI, VII et VIII de Rexed et Truex). Les voies spinales monoaminergiques à sérotonine (B), dopamine, adrénaline (C), noradrénaline (A), ainsi que les fibres hypothalamo-spinales peuvent être rattachées au tractus réticulo-spinal. Issu de la réticulée descendante de l'ancienne nomenclature, il agit sur le tonus musculaire.

B.   VOIES ASCENDANTES

Les voies ascendantes (*via ascendens*, ascending pathways) sont les voies de la sensibilité qui transmettent les informations des terminaisons nerveuses libres (*terminationes nervorum liberae*) sensibles à la douleur et au froid, et des corpuscules nerveux terminaux (*corpuscula nervosa terminalia*) sensibles à la pression, au toucher (Meissner), aux vibrations (Vater-Paccini, 1741-1840), au chaud, aux forces de distraction ou de cisaillement (Krause, 1858, Golgi-Mazzoni, 1890, Ruffini, 1891). Le neurone périphérique (ou protoneurone), dont le corps est dans le ganglion spinal, recueille ces informations qui seront transmises dans trois types de voies : cordonale postérieure, spino-cérébelleuse et spino-thalamique.

1.   Cordon dorsal

Le cordon dorsal (*funiculus dorsalis*, dorsal column) est formé par le faisceau gracile (*fasciculus gracilis*, Goll, 1860) et le faisceau cunéiforme (*fasciculus cuneatus*, Burdach, 1819-1826). Ces faisceaux transmettent des informations conscientes proprioceptives (kinesthésie, position spatiale), extéroceptives (pression, toucher épicritique) et les sensations vibratoires.

a. Origine

La voie cordonale dorsale prend son origine dans les neurones en T des ganglions spinaux (Ranvier, 1878). Ce sont les premiers neurones ou protoneurones. La dendrite fait partie du système nerveux périphérique. L'axone du neurone en T rejoint le cordon dorsal de la moelle spinale où il forme les faisceaux gracile et cunéiforme, dans le système nerveux central.

b. Trajet

Il s'agit d'une voie longue. Les axones des neurones en T cheminent dans le cordon postérieur de la moelle spinale et ne font synapse que dans la moelle allongée, au niveau des noyaux gracile et cunéiforme. Un deuxième relais se trouve dans le noyau latéro-ventral postérieur du thalamus :

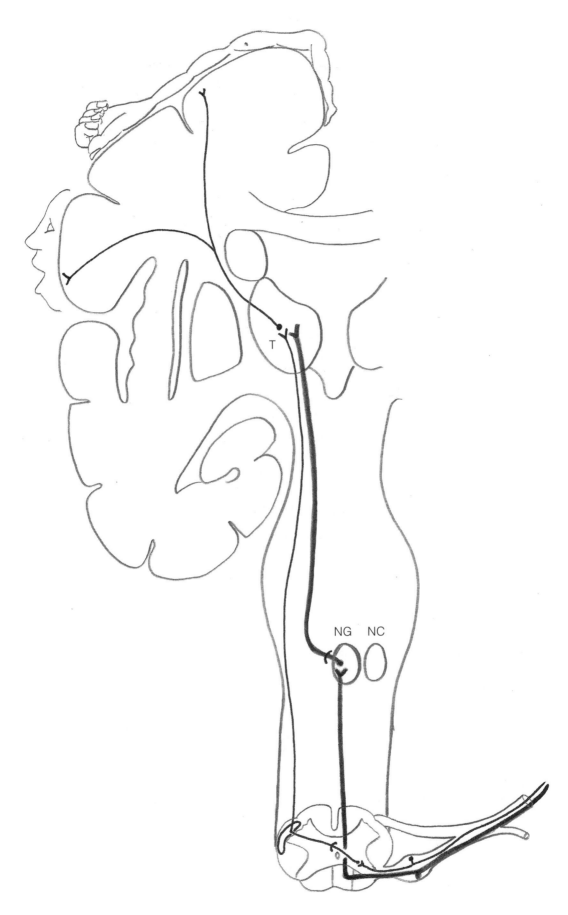

Voies de la sensibilité.
Le tractus spino-thalamique est figuré en trait noir fin, la voie cordonale dorsale en gras.
NG : noyau gracile, NC : noyau cunéiforme, T : thalamus

- dans la moelle spinale, le faisceau gracile recueille les fibres coccygiennes, sacrées et lombaires, le faisceau cunéiforme recueille les fibres thoraciques et cervicales ;
- dans le tronc cérébral, le faisceau gracile fait synapse avec le deuxième neurone dans le noyau gracile (Goll), le faisceau cunéiforme fait synapse avec le deuxième neurone dans le noyau cunéiforme (Burdach). Les axones du deuxième neurone croisent la ligne médiane au niveau de la décussation des lemnisques médiaux (*decussatio lemniscorum medialium sive decussatio sensoria*). Ils cheminent ensuite dans le lemniscus médial (*lemniscus medialis*, Reil, 1796) ;
- dans les hémisphères cérébraux, le lemnisque médial rejoint le thalamus et fait synapse avec un troisième neurone dans le noyau latéro-ventral postérieur. Les axones du troisième neurone forment le pédoncule supérieur du thalamus et traversent le centre semi-ovale.

c. Terminaison

La voie cordonale postérieure se termine au niveau du cortex pariétal de chaque hémisphère cérébral, au niveau du gyrus postcentral. Les informations sensitives se projettent selon une somatotopie qui ressemble à l'homonculus moteur.

d. Applications cliniques

Le syndrome cordonal postérieur comporte des douleurs associées à une abolition de la sensibilité profonde et du tact épicritique. Dans la neuro-syphilis (syphilis tertiaire), la destruction spécifique des cordons postérieurs porte le nom de tabès.

2.   Tractus spino-cérébelleux

Le tractus spino-cérébelleux (*tractus spino cerebellaris*) transmet les informations proprioceptives inconscientes des muscles, des tendons et des articulations au cervelet (afférences du paléocérébellum).

a. Origine

Le tractus spino-cérébelleux naît des neurones en T (Ranvier) des ganglions spinaux. Les dendrites recueillent les informations proprioceptices de l'appareil moteur.

b. Trajet

Les axones des cellules en T font relais dans le noyau thoracique ou colonne de Clarcke (*nucleus thoracicus*), ou dans le noyau de Bechterew au niveau de la base de la corne postérieure de la moelle spinale. À partir de ces noyaux se constitue un tractus spino-cérébelleux dorsal (*tractus spinocerebellaris dorsalis*, Flechsig, 1883) homolatéral, et un tractus spino-cérébelleux ventral controlatéral (*tractus spinocerebellaris ventralis*, Gowers, 1886) en avant du tractus spinocérébelleux dorsal opposé.

c. Terminaison

Le tractus spino-cérébelleux dorsal rejoint le pédoncule cérébelleux inférieur et se termine dans la portion caudale du vermis homolatéral. Le tractus spino-cérébelleux ventral croise la ligne médiane au niveau du tronc cérébral et rejoint le pédoncule cérébelleux supérieur pour se terminer dans la portion crâniale du vermis homolatéral au stimulus. Ainsi, la voie spino-cérébelleuse est la seule voie qui ne croise pas : les informations issues du côté droit du corps se projettent sur la partie droite du cervelet.

3. Tractus spino-thalamique

Le tractus spino-thalamique (*tractus spinothalamicus*) transmet la douleur, la température, le toucher et la pression non discriminative (tact protopathique).

a. Origine

Le tractus spino-thalamique est connecté aux axones des neurones des ganglions spinaux (Ranvier) qui font relais dans la corne postérieure de la moelle spinale. Le tractus spino-thalamique naît de la corne postérieure de la moelle spinale. Les fibres croisent la ligne médiane à chaque étage et forment un faisceau en croissant (Déjerine, 1906) en avant de la corne antérieure de la moelle spinale. Le tractus spino-thalamique latéral (Edinger, 1889) transmet la sensibilité thermo-algésique, le tractus spino-thalamique ventral transmet les informations sur la pression et le tact protopathique.

b. Trajet

Le tractus spino-thalamique présente plusieurs portions :
- dans la moelle spinale, il chemine en avant et latéralement par rapport à la corne antérieure ;
- dans la moelle allongée, le tractus spino-thalamique ventral rejoint le lemniscus médial, alors que le tractus spino-thalamique latéral s'individualise ;
- dans le pont, le tractus spino-thalamique ventral chemine avec le lemniscus médial, le tractus spino-thalamique latéral reste isolé ;
- dans le mésencéphale, les deux tractus se rejoignent ;
- dans les hémisphères cérébraux, les deux tractus rejoignent le noyau ventral latéral postérieur du thalamus où ils font synapse avec les neurones thalamo-corticaux.

c. Terminaison

Les neurones thalamo-corticaux se terminent dans le cortex pariétal, au niveau du gyrus postcentral. Les informations sensitives se projettent selon une somatotopie qui ressemble à l'homonculus moteur.

d. Applications cliniques

Le syndrome syringomyélique est dû à une interruption des fibres spino-thalamiques au niveau de leur décussation médullaire. La sensibilité douloureuse et thermique est abolie alors que la sensibilité épicritique et la sensibilité profonde sont conservées (sensibilité dissociée).

C. CONNEXIONS HÉMISPHÉRIQUES

Les connexions hémisphériques sont des faisceaux de substance blanche qui relient différentes zones corticales dans les deux hémisphères cérébraux. Elles sont constituées :
- de faisceaux ascendants ou descendants reliant le cortex aux noyaux sous-corticaux et à la moelle spinale, regroupés dans le centre semi-ovale et dans les capsules ;
- de faisceaux d'association réalisant des connexions intra-hémisphériques ;
- de faisceaux commissuraux inter-hémisphériques.

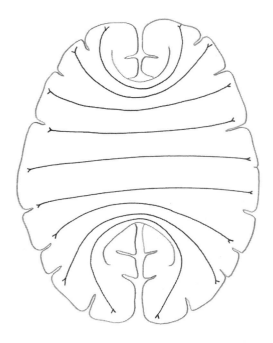

Vue supérieure du cerveau montrant la disposition des fibres du corps calleux

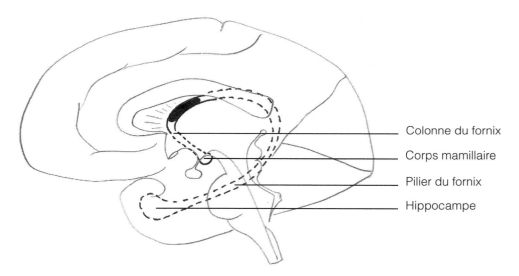

Colonne du fornix

Corps mamillaire

Pilier du fornix

Hippocampe

Vue médiale de l'hémisphère cérébral droit montrant la projection du fornix

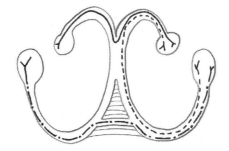

Vue supérieure du fornix montrant la systématisation des fibres du fornix

1.   Connexions cortico-sous-corticales

Les connexions cortico-sous-corticales sont regroupées essentiellement dans le centre semi-ovale (Vieussens) et dans les capsules.

a. Centre semi-ovale

Le centre semi-ovale est traversé par le tractus pyramidal, et par les faisceaux thalamo-corticaux et cortico-thalamiques, les tractus cortico-hypothalamiques et les fibres d'associations.

b. Capsules

Les capsules sont des lames de substance blanche situées entre les noyaux hémis-phériques : entre le cortex et le claustrum (*claustrum*) se trouve la capsule extrême, entre le claustrum et le noyau lenticulaire, la capsule externe, et entre le noyau lenticulaire et les noyaux thalamo-caudés, la capsule interne qui seule sera décrite.

La **capsule interne** (*capsula interna*) forme, sur une coupe horizontale, une lame de substance blanche coudée entre le noyau lenticulaire latéralement, le thalamus et le noyau caudé médialement. Elle présente d'avant en arrière :
- un bras antérieur (*crus anterius capsulae internae*) correspondant à la face anté-rieure du noyau lenticulaire. Il est constitué des fibres thalamo-corticales, cortico-thalamiques et inter-striées ;
- un genou (*genu capsulae internae*) constitué par le tractus cortico-nucléaire encore appelé faisceau géniculé ;
- un bras postérieur (*crus posterius capsulae internae*) constitué par le tractus cortico-spinal et les radiations optiques.

Une atteinte de la capsule interne se traduit par une hémiplégie totale controlatérale et parfois une hémianopsie latérale homonyme, comme dans les accidents vasculaires cérébraux de l'artère choroïdienne antérieure.

2.   Connexions intra-hémisphériques

Les connexions intra-hémisphériques sont représentées par des **fibres d'associa-tion courtes** qui relient les zones corticales adjacentes, formant des fibres en U (Meynert, 1892) et des fibres arquées (Arnold, 1838).

Les **fibres longues** connectent les lobes entre eux. Elles sont regroupées en cinq types de faisceaux :
- le cingulum (Foville, 1844) qui forme la substance blanche du lobe limbique ;
- le faisceau longitudinal supérieur (*fasciculus longitudinalis superior*, Burdach) qui relie le cortex du lobe frontal au cortex temporal et occipital ;
- le faisceau longitudinal inférieur (*fasciculus longitudinalis inferior*) qui relie le cortex temporal au cortex occipital ;
- le faisceau unciforme ou unciné (*fasciculus uncinatus*) qui relie la face orbitaire du lobe frontal au pôle antérieur du lobe temporal ;
- le fornix (*fornix*), qui forme une voûte à deux colonnes et deux piliers située en dessous du corps calleux. La colonne antérieure est reliée au tubercule mamillaire, le pilier postérieur est relié au gyrus de l'hippocampe et à l'uncus de l'hippocampe. Ainsi, le fornix relie de chaque côté le gyrus de l'hippocampe au tubercule mamillaire (fonctionnellement associé à l'hypothalamus). Il existe

aussi des fibres transversales qui relient les parties droite et gauche du fornix, en formant la commissure du fornix (*commissura fornicis*) reliant les deux hippocampes et les deux corps mamillaires. C'est pourquoi le fornix peut aussi être classé parmi les commissures inter-hémisphériques.

3.   Connexions inter-hémisphériques

Les connexions inter-hémisphériques relient les deux hémisphères entre eux. Il existe de nombreuses commissures de petite taille comme la commissure blanche postérieure ou la commissure blanche antérieure. Nous ne décrirons que le corps calleux qui est la commissure inter-hémisphérique la plus importante.

Le **corps calleux** (*corpus callosum*, Winslow, 1752) est constitué de fibres blanches transversales qui relient le cortex des deux hémisphères cérébraux. Il forme une lame de substance blanche quadrangulaire sur une vue supérieure, et arquée sur une coupe sagittale (par exemple en IRM).

Sur une coupe sagittale, la portion postérieure forme le bourrelet (*splenium corporis callosi*), c'est la partie la plus volumineuse. La portion moyenne forme le tronc du corps calleux (*truncus corporis callosi*). La partie antérieure du corps calleux forme le genou du corps calleux (*genu corporis callosi*) qui se termine en pointe ou bec du corps calleux (*rostrum corporis callosi*).

Le genou du corps calleux contient les fibres reliant le cortex des deux lobes frontaux ; elles forment un U à concavité antérieure appelé forceps mineur. Le tronc du corps calleux contient des fibres reliant les cortex précentral et postcentral. Le bourrelet du corps calleux contient des fibres reliant le cortex des lobes occipitaux ; elles forment un U à concavité postérieure appelé forceps majeur.

Une lésion du corps calleux entraîne des troubles regroupés sous le terme de déconnexion inter-hémisphérique, associant de façon variable une anomie tactile, une anomie visuelle, une anomie auditive, une anomie olfactive, une apraxie idéo-motrice gauche et une agraphie unilatérale gauche lorsque l'hémisphère gauche est dominant.

Chapitre 17

SYSTÈME NERVEUX AUTONOME
SYSTÈME ENDOCRINE

Les systèmes intégrateurs relient entre elles les différentes parties de l'organisme et lui donnent sa cohérence : le système nerveux autonome et le système endocrine en sont deux éléments majeurs.

Le système nerveux autonome est constitué du système sympathique, du système parasympathique, des systèmes neurovégétatifs centraux et du système neuroendocrine. Les activités du système nerveux autonome et du système somatique sont liées. En effet, des réflexes viscéraux peuvent être déclenchés par des stimulations somatiques, et réciproquement (acupuncture, ostéopathie).

Les interrelations entre le système nerveux autonome et le système endocrine s'observent dans tout l'organisme. C'est au niveau de l'hypothalamus que ces interrelations sont centralisées avec l'appareil hypothalamo-hypophysaire qui intègre le fonctionnement du système nerveux autonome et des principales glandes endocrines.

I. HISTORIQUE

Winslow, en 1732, introduit le terme de « sympathique » (du grec sympatein, συμπατειν, souffrir). Il désigne par « grand sympathique » les troncs sympathiques thoraciques, et par « moyen sympathique », le système parasympathique.

Haller, en 1760, décrit les rameaux communicants entre les ganglions sympathiques et les nerfs spinaux.

Bichat, en 1802, oppose la vie végétative ou organique et la vie animale ou de relation. Il distingue les troncs sympathiques périphériques, centres végétatifs, et la moelle spinale, centre de la vie de relation.

Johannes Müller, en 1840, distingue la musculature striée dépendante du système nerveux volontaire, et la musculature lisse des vaisseaux et des viscères, dépendante du système nerveux autonome.

Langley montre l'action de la nicotine sur les synapses des cellules sympathiques dans les relais ganglionnaires. Langley et Gaskell montrent que l'adrénaline est le neurotransmetteur du système sympathique. Gaskell désigne par « système nerveux involontaire » le système nerveux autonome de Langley. Langley introduit le terme de « parasympathique » en 1905. Il divise le système autonome en trois formations :
  – le sympathique dépendant des centres médullaires thoraco-lombaires ;
  – le parasympathique dépendant d'un centre au niveau du tronc cérébral et d'un centre au niveau de la moelle spinale sacrée ;
  – le système entérique constitué des plexus d'Auerbach et de Meissner.

Guillaume intègre le système nerveux autonome dans le système endocrine sous le nom de « système neuro-glandulaire de la vie organo-végétative ».

II. SYSTÈME NERVEUX PARASYMPATHIQUE

Les centres nerveux parasympathiques sont situés dans le tronc cérébral et dans la moelle spinale sacrée. Le système parasympathique présente des afférences et des efférences qui le relient aux structures de l'organisme.

1.   Centres nerveux parasympathiques

a. Tronc cérébral

Cinq noyaux parasympathiques, dont les fonctions sont expliquées dans le chapitre précédent, sont situés dans le tronc cérébral :
- le noyau végétatif du nerf oculomoteur (noyau d'Edinger-Westphal) ;
- le noyau salivaire supérieur ;
- le noyau lacrymo-muco-nasal (« noyau parasympathique du nerf facial » de la nomenclature INA) ;
- le noyau salivaire inférieur ;
- le noyau dorsal du nerf vague.

b. Moelle spinale sacrée

La moelle spinale sacrée, au niveau des segments S2 à S4, renferme des centres parasympathiques qui contrôlent la miction, la défécation et l'érection. Les deuxième, troisième et quatrième nerfs spinaux sacrés véhiculent ces fibres parasympathiques qui rejoignent le plexus hypogastrique inférieur : ce sont les nerfs érecteurs (Eckart).

2.   Connexions du système nerveux parasympathique

Le protoneurone situé au niveau des centres nerveux se prolonge par un axone qui fait relais dans les ganglions prévisiceraux avec le deutoneurone qui est situé dans la paroi des viscères.

III.   SYSTÈME NERVEUX SYMPATHIQUE

Le système nerveux sympathique comprend des centres sympathiques médullaires, des centres sympathiques périphériques et des connexions avec les différentes structures de l'organisme.

1.   Centres sympathiques médullaires

Au niveau de la moelle spinale, les centres sympathiques se répartissent dans la corne intermédiolatérale, des segments C8 à L2, de manière segmentaire pour les centres vaso-moteurs, pilo-moteurs et sudoraux. Des centres spécifiques sont répartis de haut en bas :
- le centre cilio-spinal irido-dilatateur de Budge, entre C8 et Th1, commande la dilatation de l'iris. En cas de paralysie, un myosis s'installe comme dans le syndrome de Pancoast-Tobias ;
- le centre accélérateur cardiaque est entre Th1 et Th4 ;
- le centre broncho-pulmonaire (broncho-dilatateur) est entre Th3 et Th5 ;
- le centre splanchnique est entre Th6 et L2 ;
- le centre de la rétention urinaire et anale, entre L2 et L4 ;
- le centre de l'éjaculation, en L3.

2.   Centres sympathiques périphériques

Les centres sympathiques périphériques sont formés par les ganglions (*ganglia trunci sympathici*) des troncs sympathiques (*truncus sympathicus*) qui forment deux chaînes latéro-vertébrales.

Le **tronc sympathique cervical** est latéro-vertébral entre la base du crâne et l'orifice supérieur du thorax. Il comprend :
- un ganglion cervical supérieur, en moyenne de cinq centimètres de long,
- un ganglion cervical moyen inconstant,
- un ganglion cervical inférieur formé d'un ganglion cervical ou stellaire rétro-artériel et un ganglion intermédiaire pré-artériel.

Le **tronc sympathique thoracique** comporte une dizaine de ganglions. Les connexions des ganglions supérieurs se font avec les organes médiastinaux et thoraciques. Les connexions des ganglions inférieurs se font avec les organes abdominaux.

Le **tronc sympathique lombaire** comporte trois à quatre ganglions connectés aux viscères abdominaux et pelviens.

Les deux **troncs sympathiques sacrés** comportent quatre ganglions reliés aux organes du pelvis. Ils sont reliés au ganglion impair en regard de la face pelvienne du coccyx (*ganglion impar*, coccygeal body, Walther).

3. Connexions des centres sympathiques périphériques

Les ganglions sympathiques sont connectés :
- aux nerfs spinaux par les rameaux communicants gris et blancs ;
- entre eux par des rameaux interganglionnaires ;
- au squelette et aux muscles par des nerfs qui suivent les vaisseaux sanguins, ou qui gagnent leurs effecteurs directement ;
- aux viscères, par les nerfs cardiaques supérieur, moyen et inférieur, les nerfs pharyngiens, œsophagiens, trachéaux, et les nerfs splanchniques ;
- aux artères (nerf carotidien interne, nerfs inter-carotidiens, nerf vertébral, nerfs de l'artère subclavière, nerfs de l'aorte et des collatérales de l'aorte). Les fibres sympathiques péri-artérielles forment un réseau qui contrôle la vaso-constriction artérielle et qui véhicule aussi des fibres recueillant la douleur, ce qui explique certaines douleurs profondes mal systématisées difficiles à traiter par les méthodes classiques (R. Leriche).

IV. SYSTÈME ENDOCRINE

Le système endocrine peut être divisé en un système central (l'appareil hypotha-lamo-hypophysaire) et un système périphérique (les glandes endocrines périphériques et le système endocrine diffus).

A. APPAREIL HYPOTHALAMO-HYPOPHYSAIRE

L'appareil hypothalamo-hypophysaire a été décrit avec le cerveau. Nous n'insiste-rons que sur les connexions entre l'hypothalamus et l'hypophyse. Ces deux organes sont reliés par la tige hypophysaire qui relie l'infundibulum (*infundibulum*) du *tuber cinereum* de l'hypothalamus au corps de l'hypophyse. Cette tige contient des éléments nerveux et des éléments vasculaires :
- des axones hypothalamo-hypophysaires qui rejoignent essentiellement le lobe postérieur de l'hypophyse où sont stockés l'ADH et la vasopressine sécrétés par l'hypothalamus (Pines, 1925) ;
- les artères hypophysaires inférieures, branches de l'artère carotide interne, formant un cercle artériel superficiel d'où émerge une artère interlobaire pour

l'hypophyse. Les artères hypophysaires inférieures, branches de l'artère carotide interne, alimentent un plexus autour de la base de la tige de l'hypophyse, à l'origine des artères infundibulaires (Sheehan, 1962) et des artères pour le lobe antérieur de l'hypophyse ;
– des systèmes portes entre un plexus porte primaire supérieur et un plexus porte inférieur reliés par des vaisseaux portes.

B.   GLANDES ENDOCRINES

Sept glandes endocrines principales peuvent être définies : la glande pinéale, la thyroïde, les parathyroïdes, les surrénales, le pancréas endocrine, le testicule et l'ovaire. Nous verrons ensuite dans le système endocrine les autres organes qui ont une activité endocrine.

1.   Corps pinéal

Le corps pinéal est appendu en arrière de la commissure habénulaire. Il a une importance régulatrice sur l'appareil hypothalamo-hypophysaire, le pancréas endocrine, les parathyroïdes, les surrénales et les gonades. Les indole-amines et les polypeptides sécrétés par les pinéalocytes ont une action inhibitrice sur la sécrétion des hormones hypophysaires. L'étude des rythmes circadiens et de la sécrétion de mélatonine montre des corrélations dans les variations (Vaughan, 1976).

2.   Glande thyroïde

La glande thyroïde (*glandula thyroidea*) est une glande fixée au cartilage thyroïde du larynx, située dans la loge viscérale du cou. Elle présente deux lobes et un isthme décrits dans le livre *Tête, cou, nerfs crâniens et organes des sens*. Elle sécrète, au niveau des follicules thyroïdiens, des hormones thyroïdiennes : la tri-iodo-thyronine (T_3) et la tétra-iodo-thyronine (T_4). Ces hormones ont une action de stimulation du métabolisme de base qui est perturbé en cas de déficit (hypothyroïdie), ou en cas d'excès de sécrétion (hyperthroïdie, maladie de Basedow). Des cellules C (du système APUD) sécrètent la thyrocalcitonine ou calcitonine qui participe à la régulation du métabolisme du calcium.

3.   Glandes parathyroïdes

Les glandes parathyroïdes (*glandula parathyroidea*) sont en général quatre glandes collées sur la face postérieure de la thyroïde. Elles sécrètent la parathormone (PTH) régulatrice du métabolisme calcique. L'insuffisance parathyroïdienne entraîne une hypocalcémie qui se traduit par des crises de tétanie. L'hyperparathyroïdie entraîne une hypercalcémie avec des risques de précipitation de calcium, en particulier au niveau des reins, et de pseudo-tumeurs à cellules géantes au niveau des os.

4.   Glandes surrénales

Les glandes surrénales (*glandula suprarenalis*, <u>suprarenal gland</u>, Eustache, 1563) sont deux masses jaunâtres situées au-dessus du pôle supérieur de chaque rein. D'abord appelées capsules surrénales, car leur partie centrale se liquéfie rapidement après la mort, c'est De Bordeu en 1751 qui leur donne le nom de glandes surrénales. Boeckler, en 1753, les nomme glandes suprarénales. C'est ce nom que les anglo-saxons continuent à utiliser.

Elles pèsent en moyenne 12 grammes et mesurent environ trois centimètres de long, 20 millimètres de haut et sept millimètres d'épaisseur. Elles sont séparées du rein par une cloison fibreuse inter-surréno-rénale. La glande surrénale droite s'inscrit dans une pyramide, elle est décrite en forme de bonnet phrygien. La glande surrénale gauche est semi-lunaire ou en forme de virgule à grosse extrémité inférieure. Chaque glande présente un hile (*hilus*) où se trouve le pédicule principal, une face antérieure (*facies anterior*), une face postérieure (*facies posterior*) et une face rénale (*facies renalis*).

À la coupe, chaque glande présente une capsule fibreuse (*capsula fibrosa*), une zone périphérique qui forme le cortex (*cortex*) ou cortico-surrénale, et une zone centrale qui forme la médulla (*medulla*) ou médullosurrénale.

La cortico-surrénale sécrète les minéralo-corticoïdes, les glucocorticoïdes et les androgènes, produits dans trois couches distinctes de la superficie à la profondeur. Les excès de sécrétion des cortico-surrénales sont à l'origine de la maladie de Cushing. Les défauts de sécrétion (par atteinte infectieuse ou nécrose) sont à l'origine de la maladie d'Addison.

La médullosurrénale, composée de cellules chromaffines, sécrète des catécholamines : adrénaline, noradrénaline et dopamine. Les tumeurs de cette région sont à l'origine de phéochromocytomes.

Les glandes surrénales sont vascularisées par trois groupes d'artères : supérieures (provenant de l'artère phrénique inférieure), moyenne (provenant de l'aorte) et inférieure (provenant de l'artère rénale). Chaque surrénale présente une veine médullaire qui émerge du hile et se jette à droite dans la veine cave inférieure et à gauche, dans la veine rénale gauche.

5. Pancréas endocrine

Les sécrétions exocrines du pancréas (*pancreas*, Mondino de Luzzi, 1315) ont été observées par Winslow dès 1722. Mais la fonction endocrine n'est apparue que progressivement avec les observations des amas cellulaires par Paul Langerhans en 1869, puis les observations des conséquences des pancréatectomies par Von Mering en 1889, et enfin par l'isolement de l'insuline à partir d'extraits pancréatiques par Banting et Best en 1922.

Le pancréas renferme des îlots pancréatiques (*insulae pancreatis*) qui forment des masses cellulaires tunnelisées, vascularisées par des branches des artères intra-lobulaires qui forment parfois des cercles artériolaires précapillaires autour de l'îlot. Les îlots reçoivent une innervation sympathique et para-sympatique importante, ce qui avait, à tort semble-t-il, poussé Roussy et Mosinger à envisager une neurocrinie pancréatique. Les principales hormones élaborées par les îlots pancréatiques sont l'insuline hypoglycémiante (cellules B), et le glucagon hyperglycémiant (cellules A).

6. Testicule endocrine

Le testicule renferme deux types de formations, les tubes séminifères où se fait la spermatogenèse, et les cellules interstitielles (Leydig, 1857) où sont élaborées les hormones. Le testicule sécrète essentiellement des androgènes, dont la testostérone et l'androstène-dione.

7. Ovaire endocrine

Le rôle endocrine de certaines cellules de l'ovaire a été mis en évidence par Born et Prenant qui indiquent que le corps jaune à une structure qui rappelle la structure des glandes à sécrétion interne. Bouin, en 1902, indique que l'ovaire a une dualité glandulaire sous la forme du corps jaune et des cellules interstitielles. Les premiers œstrogènes sont isolés en 1929 par Doisy, Veler et Thayer aux USA, et par Butenandt en Allemagne. La progestérone est isolée en 1934 par W. Allen et Wintersteiner chez l'animal, puis par Pratt en 1936 dans le corps jaune de la femme.

C.   SYSTÈME NEURO-ENDOCRINE DIFFUS

La plupart des structures du corps humain possède des cellules endocrines qui constituent le système neuro-endocrinien diffus. Pearse, en 1966, définit un système de cellules APUD (Amine Precursor Uptake and Decarboxylation) qui a la propriété de sécréter des amines qui peuvent être des hormones ou/et des neurotransmetteurs. Ces cellules comprennent les cellules chromaffines, les cellules productrices de peptides de l'hypothalamus, de l'hypophyse, de la glande pinéale, des parathyroïdes et du placenta. Ce système comprend en outre les cellules myo-endocrines de l'atrium et du ventricule cardiaque.

Le système chromaffine fait partie du système APUD. Les cellules chromaffines sont dérivées du neurectoderme. Elles sont innervées par des nerfs sympathiques pré-ganglionnaires et peuvent synthétiser les catécholamines (dopamine, noradrénaline et adrénaline). Ces cellules sont associées au système nerveux sympathique et se trouvent au niveau :
  – de la glande médullo-surrénale,
  – des corps para-aortiques,
  – du glomus carotidien (*glomus caroticum*),
  – des troncs sympathiques,
  – des plexus prévertébraux,
  – du tractus gastro-intestinal (cellules entéro-chomaffines) et respiratoire,
  – du pancréas et des glandes endocrines…

BIBLIOGRAPHIE

ARISTOTE : – *Les parties des animaux*, texte établi et traduit par P. Louis, Les Belles Lettres, Paris 1956.
– *De la génération des animaux*, texte établi et traduit par P. Louis, Les Belles Lettres, Paris 1961.
– *Histoire des animaux*, texte établi et traduit par P. Louis, Les Belles Lettres, Paris, 1964.

BAILLY M.A., 1953 : *Dictionnaire grec français*, 11e édition, Librairie Hachette éd., Paris.

BERNARD C., 1865 : *Introduction à l'étude de la médecine expérimentale*, Delagrave, 4e éd., Paris, 1920.

BLOCH F., 1946 : « *Nuclear induction* », Phys. Rev. 70, 460-473.

BOSSY J., 1999 : *La grande aventure du terme médical, filiation et valeurs actuelles*, Sauramps médical éd., Montpellier.

BRUNET C., 1981 : *Le thymus, éléments d'anatomie chirurgicale*, thèse pour le doctorat en médecine, Marseille.

CELSE : *De medicina*, translated by W.G. Spencer, Harvard University Press, London, 1971.

CHANTRAINE P., 1983 : *Dictionnaire étymologique de la langue grecque, histoire des mots*, Klincksieck, Paris.

CHEVREL J.P., 1994 : *Anatomie clinique*, tome I, *Les membres* (F. Bonnel, J.P. Chevrel, G. Outrequin) ; tome II, *Le tronc* (J.P. Chevrel) ; tome III, *Tête et cou* (J.P. Chevrel, C. Fontaine) ; tome IV, *Neuroanatomie* (J. Bossy), Springer Verlag, Paris.

CHUNG K.W., 2001 : *PCEM intensif, anatomie humaine*, traduction et adaptation française, A. Drizenko, Pradel, Paris.

CORMACK A.M., 1963 : « *Representation of a function by its line integrals with some radiological applications* », J. Appl. Phys., 34, 2722-2727.

COUINAUD C., 1957 : *Le foie. Études anatomiques et chirurgicales*, Masson, Paris.

CRUVEILHIER J., SÉE M., 1877 : *Traité d'anatomie descriptive*, 5e édition, P. Asselin éd., Paris.

DAMADIAN R., 1971 : « *Tumor detection by nuclear magnetic resonance* », Science, 171, 1151-1153.

DANINO A.M., TROST O., TROUILLOUD P., MALKA G., 2007 : *Techniques des curages ganglionnaires axillaires*. Encyclopédie Médico-Chirurgicale. 45-142-B.

D'AQUAPENDENTE J.F., 1603 : *De venarum ostiolis*, trad. J. Ravaute, présentation L. Pariente, éd. Louis Pariente, Paris, 1981.

DELMAS V., 2008 : *Anatomie générale*, Elsevier Masson, Paris.

DE ROCONDO J., 1995 : *Sémiologie du système nerveux*, Flammarion Médecine Sciences, Paris.

DESTOT E., 1911 : *Traumatisme du pied et rayons X*, Masson, Paris.

DIONIS P., 1729 : *L'anatomie de l'homme suivant la circulation du sang et les nouvelles découvertes*, 6e édition, Vve d'Houry, rue de la Harpe, Paris.

DORLAND, 2007 : *Dorland's illustrated Medical Dictionnary*, Saunders W. B. ed., Philadelphia.

DUBOIS J., MITTERAND H., DAUZAT A., 2001 : *Dictionnaire d'étymologie*, Larousse, Paris.

DUVERNOY H.M., 1992 : *Le cerveau humain*, Springer Verlag, Paris.

FIELD B., HARRISON J., 1976 : *Anatomical terms. Their origin and derivation*, University of Cambridge, Cambridge.

GABE M., GASC J.P., LESSERTISSEUR J., SABAN R., STARCK D., 1967 : *Traité de zoologie, anatomie systématique, biologie*, Tome XVI, *Mammifères, téguments et squelette*, publié sous la direction de P. Grassé, Masson, Paris.

GALIEN C. : *Medicorum graecorum opera quae exstant*, édition de K. G. Kühn, Lipsiae, 1821, rééd. Bibliothèque interuniversitaire, Paris.

GOUAZÉ A., 1987 : *Neuroanatomie clinique*, 3e édition, Expansion Scientifique Française, Paris.

GRAY H., 1858 : *Anatomy, Descriptive and Surgical*, J. W. Parker and Son ed., London.

GRAY H., 1901 : *Anatomy descriptive and surgical*, edited by T. Pickering Pick and R. Howden, Longman ed., réimpr. Running Press, Philadelphia, London, 1974.

GRAY H., 1913 : *Anatomy descriptive and applied*, by E. A. Spitzka, Lea Febiger ed., Philadelphia and New York.

GRÉGOIRE R., OBERLIN S., 1966 : *Précis d'anatomie*, J.-P. Baillière et fils éd., Paris.

GUNTZ M., 1975 : *Nomenclature anatomique illustrée*, Paris, Masson.

VON HAGENS G., 1979 : « *Impregnation of soft biological specimens with thermosetting resins and elastomers* », Anat Rec ; 194 : 247-255.

JONES W.H.S., 1984 : *Hippocrates*, Cambridge, Massachusetts, Harvard University Press, London.

JOLY R., DUMINIL M.P., 1967-1978 : *Hippocrate*, Les Belles Lettres, Paris.

HIRSCHFELD L., 1853 : *Névrologie ou description et iconographie du système nerveux et des organes des sens de l'homme*, J.-B. Baillière éd., Paris.

HOMÈRE : *Iliade*, texte établi et traduit par P. Mazon, Les Belles Lettres, Paris, 1947.

HOUNSFIELD G.N., 1973 : « *Computerised transverse axial scanning (tomography). Part 1. Description of system* », British Journal of Radiology, 46, 1016-1022.

HOVELACQUE A., 1934 : *Ostéologie : Fascicule I, Membres ; Fascicule II, Crâne et face ; Fascicule III, Thorax, colonne vertébrale*, Doin G. éd., Paris.

HUARD P., IMBAULT-HUART M.J., 1990 : *André Vésale, iconographie anatomique, fabrica, épitome, tabulae sex*, Roger Dacosta éd., Paris.

KAHLE W., LEONHARDT H., PLATZER W., 1981 : *Anatomie*, édition française dirigée par C. Cabrol, 2e édition, Flammarion, « Médecine-Science », Paris.

KAMINA P., 1983 : *Dictionnaire atlas d'anatomie*, Maloine, Paris.

LAZORTHES G., 1967 : *Le système nerveux central*, Masson, Paris.

LAZORTHES G., 1971 : *Le système nerveux périphérique*, Masson, Paris.

LAZORTHES G., GOUAZÉ A., SALAMON G., 1976 : *Vascularisation et circulation de l'encéphale*, Masson, Paris.

LE MINOR J.M., TROST O., 2004 : « *Bony ponticles of the atlas (C1) over the groove for the vertebral artery in humans and primates : Polymorphism and evolutionary trends* », American Journal of Physical Anthropology, 125 : 16-29.

LE MINOR J.M., BILLMANN F., 2007 : *Aide-mémoire d'anatomie descriptive. Appareil locomoteur*, Ellipses, Paris.

LIDELL E.G.T., SHERRINGTON C.S., 1925 : – *Recruitment and some features of reflex inhibition*, Proc. Roy. Soc. 97b, 488-518, Littré E., 1886.
– *Dictionnaire de médecine de chirurgie de pharmacie de l'art vétérinaire et des sciences qui s'y rapportent*, 16e édition, Librairie J.-P. Baillière et fils, Paris.

MAYOUX-BENHAMOU M.A., 2003 : *Nomenclatures d'Anatomie*, Med-line éditions, Paris.

MEUNIER J.M., SHVALOFF A., 1992 : *Neuro-transmetteurs*, Masson, Paris.

MILLER W.S., 1947. : *The lung*, Charles C. Thomas Publisher, Springfield, Illinois.

NIEUWENHUYS R., VOOGD J., VAN HUIZEN C., 2008 : *The Human central nervous system*, fourth edition, Springer Verlag éd., New York.

OLIVIER G., 1959 : *Les nouveaux termes anatomiques, lexique conforme à la nomenclature P.N.A.*, Vigot frères éd., Paris.

OLIVIER G., 1969 : *Tête et cou*, 3e édition, Doin G. éd., Paris.

OLLIER L., 1866 : *Traité expérimental et clinique de la génération des os*, Victor Masson et fils éd., Paris.

OLRY R., 1991 : *Dictionnaire critique des éponymes en anatomie*, Thèse de médecine, Nancy, 15 mai 1991.

OLRY R., 1995 : *Sémantique anatomique. Un langage pour une science*, Trois-Rivières éd., Bibliothèque Nationale du Québec, Québec.

PALLARDY G., PALLARDY M.J., WACKENHEIM A., 1989 : *Histoire illustrée de la radiologie*, Roger Dacosta éd., Paris.

PARENT A., 1996 : *Carpenter's Human Neuroanatomy*, 9th edition, Williams and Wilkins, Baltimore.

PATURET G., 1958 : *Traité d'anatomie humaine*, Masson et Cie éd., Paris.

PESCHAUD F., 2011 : *Innervation pelvi-périnéale : étude anatomique et immuno-histochimique avec reconstructions tridimensionnelles chez le fœtus et l'adulte féminin. Applications chirurgicales lors des prostatectomies pour cancer.* Thèse d'Université, Paris XI.

PLINE L'ANCIEN : *Histoire naturelle*, traduite en français avec texte latin, Vve Desaint, Librairie rue du Foin, Paris, 1771.

POIRIER P., CHARPY A., 1911 : *Traité d'Anatomie Humaine*, Masson et Cie éd., Paris.

PURCELL E.M., TORREY H.C., POUND R.V., 1946 : « *Resonance absorption by nuclear magnetic moments in a solid* », Phys. Rev., 69, 37-38, 1946.

RAMON Y CAJAL S., 1909 : *Histologie du système nerveux de l'homme*, Maloine, Paris.

REGNARD P.J., 2006 : « *Electra trapezio metacarpal prosthesis : results of the first 100 cases* », J. Hand Surg. Br., 31:621-628.

REY A., 1992 : *Dictionnaire historique de la langue française*, Le Robert, Paris.

RIOLAN J., 1618 : *Anthropographia*, Paris, Officina Plantiniana apud Hadrianum Perrier.

ROUVIÈRE H., DELMAS A., 2002 : *Anatomie humaine descriptive, topographique et fonctionnelle*, 15e édition, Masson, Paris.

SALOMON Ch., TROUILLOUD P., 2003 : *Le corps et ses mots, présentation de la Briefve collection de l'administration anatomique d'Ambroise Paré*, L'Harmattan, Paris.

SAPPEY P.C., 1888 : *Traité d'anatomie descriptive*, Delahaye & Lecrosnier éd., Paris.

SENNWALD G., 1987 : *L'entité radius-carpe*, Springer-Verlag, Paris.

SHERRINGTON C.S., 1947 : *The integrative action of the nervous system. A new edition with an introduction*, Samson Wright ed., Cambridge University Press.

SINGER C., 1934 : *Histoire de la biologie*, édition française de F. Gidon, Payot, Paris.

SOBOTTA I., 1977 : *Atlas d'anatomie humaine*, tome IV, *Nomenclature anatomique française*, Urban Schwarzenberg, édition française Maloine éd., Paris.

SOUBEYRAND M., OBERLIN C., DUMONTIER C., BERKHEYAR Z., LAFONT C., DEGEORGES R., 2006 : *Ligamentoplasty of the forearm interosseous membrane using the semitendinosus tendon : anatomical study and surgical procedure*, Surg Radiol Anat ; 28 : 300-307.

STANDRING S., 2008 : *Gray's Anatomy*, anniversary edition, 150 years, Churchill Linvingston, Elsevier éd.

STRAUCH B., YU H.L., 1993 : *Atlas of Microvascular Surgery*, Thieme Medical Publishers, New York.

TESTUT L., 1911 : *Traité d'anatomie humaine*, Octave Doin éd., Paris.

TESTUT L., LATARJET A., 1949 : *Traité d'anatomie humaine*, neuvième édition révisée par M. Latarjet, Doin G. éd., Paris.

THEIL N., 1841 : *Dictionnaire complet d'Homère*, Librairie Hachette, Paris.

THIEL W., 1992 : « *The preservation of the whole corpse with natural color* », Ann. Anat., 174, 185-195.

TOLDT C., 1912 : *Atlas d'anatomie humaine*, adaptation française d'après la huitième édition allemande par M. Lucien, Société d'éditions scientifiques et médicales, F. Gittler directeur, Paris.

TROST O., MOURTIALON P., DOUVIER S., TROUILLOUD P., 2013 : *Pelvis féminin : morphologie, morphogenèse, obstétrique*, Ellipses éd., Paris.

TROST O., TROUILLOUD P., 2011 : *Tête, cou nerfs crâniens et organes des sens*, Ellipses éd., Paris.

VACHER C., DELMAS V., 2009 : *Faut-il encore des dissections en faculté de médecine ?* Morphologie, 300, 6-8.

VANNEUVILLE G., SCHEYE Th., 1994 : *La cavité péritonéale, Anatomie clinique, le tronc*, Springer Verlag éd., Paris.

VÉSALE A., 1543 : *De humani corporis fabrica*, Oporinus éd., Bâle.

VINCI LÉONARD (DE) : *Les carnets de Léonard de Vinci*, traduit par L. Servicen, éditions Gallimard, Paris, 1942.

WHITE A., PANJABI M.M., 1975 : *Clinical biomechanics of the spine*, Lippincott éd., Philadelphie.

WILLIAMS P., WARWICK R., DYSON M., BANNISTER L.H., 1989 : *Gray's anatomy*, Thirty seven edition, Churchill Livingstone ed., New York.

WILLIS T. : *The anatomy of the brain and nerves*, Tercentenary edition, 1664-1964, McGill University Press, Montréal.

WINSLOW J.B., 1782 : *Exposition anatomique de la structure du corps humain*, Guillaume Desprez éd., Paris.

Table des matières

INDEX

M

Cet ouvrage a été achevé d'imprimer en janvier 2013
dans les ateliers de Normandie Roto Impression s.a.s.
61250 Lonrai
N° d'imprimeur : 130005
Dépôt légal : janvier 2013

Imprimé en France